Frank C. Mooren

ELSEVIER ESSENTIALS
Sportmedizin

Mit Beiträgen von: Alexander Muffert, Ennepetal (Kap. 11,12)

ELSEVIER

Elsevier GmbH, Bernhard-Wicki-Str. 5, 80636 München, Deutschland
Wir freuen uns über Ihr Feedback und Ihre Anregungen an kundendienst@elsevier.com

ISBN   978-3-437-21481-3
eISBN   978-3-437-17315-8

Wichtiger Hinweis für den Benutzer
Die medizinischen Wissenschaften unterliegen einem sehr schnellen Wissenszuwachs. Der stetige Wandel von Methoden, Wirkstoffen und Erkenntnissen ist allen an diesem Werk Beteiligten bewusst. Sowohl der Verlag als auch die Autorinnen und Autoren und alle, die an der Entstehung dieses Werkes beteiligt waren, haben große Sorgfalt darauf verwandt, dass die Angaben zu Methoden, Anweisungen, Produkten, Anwendungen oder Konzepten dem aktuellen Wissensstand zum Zeitpunkt der Fertigstellung des Werkes entsprechen.
Der Verlag kann jedoch keine Gewähr für Angaben zu Dosierung und Applikationsformen übernehmen. Es sollte stets eine unabhängige und sorgfältige Überprüfung von Diagnosen und Arzneimitteldosierungen sowie möglicher Kontraindikationen erfolgen. Jede Dosierung oder Applikation liegt in der Verantwortung der Anwenderin oder des Anwenders. Die Elsevier GmbH, die Autorinnen und Autoren und alle, die an der Entstehung des Werkes mitgewirkt haben, können keinerlei Haftung in Bezug auf jegliche Verletzung und/oder Schäden an Personen oder Eigentum, im Rahmen von Produkthaftung, Fahrlässigkeit oder anderweitig übernehmen.

Für die Vollständigkeit und Auswahl der aufgeführten Medikamente übernimmt der Verlag keine Gewähr.
Geschützte Warennamen (Warenzeichen) werden in der Regel besonders kenntlich gemacht (®). Aus dem Fehlen eines solchen Hinweises kann jedoch nicht automatisch geschlossen werden, dass es sich um einen freien Warennamen handelt.

Bibliografische Information der Deutschen Nationalbibliothek
Die Deutsche Nationalbibliothek verzeichnet diese Publikation in der Deutschen Nationalbibliografie; detaillierte bibliografische Daten sind im Internet über https://www.dnb.de abrufbar.

22 23 24 25 26   5 4 3 2 1

Für Copyright in Bezug auf das verwendete Bildmaterial siehe Abbildungsnachweis

In ihren Veröffentlichungen verfolgt die Elsevier GmbH das Ziel, genderneutrale Formulierungen für Personengruppen zu verwenden. Um jedoch den Textfluss nicht zu stören sowie die gestalterische Freiheit nicht einzuschränken, wurden bisweilen Kompromisse eingegangen. Selbstverständlich sind **immer alle Geschlechter** gemeint.

Planung: Dr. Bernhard Gall, München
Projektmanagement: Martina Gärtner, München
Redaktion: Dr. Nikola Schmidt, Berlin
Bildrechteklärung: Sophia Höver, München
Satz: Thomson Digital, Noida/Indien
Druck und Bindung: Printer Trento S.r.l., Trento/Italien
Umschlaggestaltung: SpieszDesign, Neu-Ulm
Titelfotografie: © Mopic – stock.adobe.com

Aktuelle Informationen finden Sie im Internet unter **www.elsevier.de**

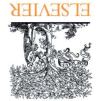

20210615b
Irrtümer vorbehalten. Stand 06/2021

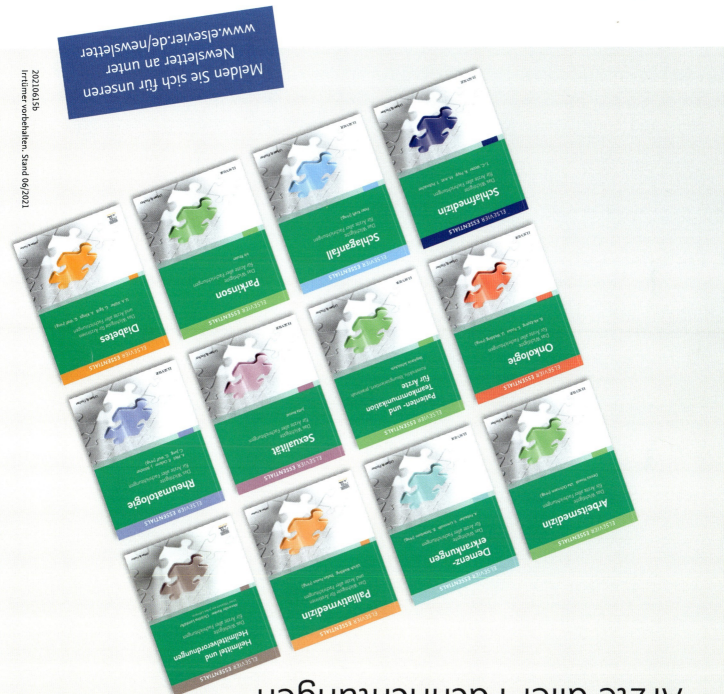

Elsevier ESSENTIALS
Das Wichtigste für Ärztinnen und
Ärzte aller Fachrichtungen

F. C. Mooren
ELSEVIER ESSENTIALS
Sportmedizin

Vorwort

Das Leben besteht in der Bewegung (Aristoteles 384 bis 322 v. Chr.)

Die Physiologie als Lehre von den Lebensvorgängen definiert Bewegung als ein wichtiges Merkmal des Lebens. In einem erweiterten Sinn ist Bewegung und damit körperliche Leistungsfähigkeit eine wichtige Voraussetzung für ein selbstbestimmtes und autarkes Leben. Umgekehrt wird immer deutlicher, dass Bewegungsmangel in der modernen und post-modernen Welt von zunehmender gesundheitlicher Bedeutung ist und mittlerweile als unabhängiger Risikofaktor gilt. Regelmäßige Bewegung ist daher ein notwendiger Reiz bzw. Stimulus und eine Grundvoraussetzung sowohl für die Fähigkeitsentwicklung als auch den Fähigkeitserhalt des Organismus. Dies betrifft hierbei keineswegs nur die reinen motorischen Funktionen des Organismus einschließlich Ausdauer, Kraft und Koordination. Bewegung beeinflusst zudem die mentale, die metabolische und die kardiovaskuläre Gesundheit. Entsprechend ließe sich ableiten, dass regelmäßige Bewegung ähnlich wie Ernährung, Schlaf oder soziale Zuwendung zu den Grundbedürfnissen des Organismus zählt.

Bewegung ist dabei ein Sammelbegriff für jegliche Form körperlicher Aktivität. Sie hat verschiedene Dimensionen wie Intensität, Dauer, Häufigkeit oder Vielfalt. Die Abgrenzung zwischen Bewegung und Sport liegt hierbei vor allem in Umfang und Intensität der durchgeführten Tätigkeiten. Daneben charakterisieren den Sport häufig zusätzlich planerische, strukturierende und gestaltende Elemente, wobei Sport im engeren Sinne auch kompetitive Aspekte umfasst. Der Trainingsprozess zur Entwicklung körperlicher Leistungsfähigkeit in ihren verschiedenen konditionellen oder koordinativen Eigenschaften ist gekennzeichnet durch eine sinnvolle Abfolge von Bewegungsreizen und regenerativen Maßnahmen. Im akademischen Bereich ist daher der Begriff der Sportmedizin und nicht der Bewegungsmedizin etabliert. Die Multidimensionalität und die vielen Facetten dieses Faches machen es entsprechend attraktiv, da ss die gesamte Breite vom Gesundheits- bis zum Leistungssport umfasst. Dazu gehört der Sport in den verschiedenen Lebensphasen vom Kinder- und Jugendsport bis hin zum Seniorensport. Der Einsatz des Sportes in der Prävention von Erkrankungen ist vielen geläufig, wobei das therapeutische Potential dagegen nicht selten sowohl von Ärzten als auch von Patienten unterschätzt wird. Eine Vielzahl von Untersuchungen zeigen jedoch, dass mit Sport und Bewegung therapeutische Effektstärken erzielt werden können, die medikamentösen und interventionellen Therapieverfahren oftmals nicht nachstehen, wobei unerwünschte Wirkungen seltener beobachtet werden. Diese sporttherapeutischen Potentiale im Detail zu beleuchten, ist ein wichtiges Anliegen des vorliegenden Buches. Daneben wird, wenn immer möglich, auch auf die molekularen und zellulären Effekte von Sport und Bewegung Bezug genommen. Die molekulare Sportphysiologie hat in den letzten Jahren enorme Fortschritte verzeichnet und konnte so eine Vielzahl von molekularen Targets identifizieren, die durch Sport und Bewegung adressiert werden. Dies betrifft sowohl intrazelluläre Signalwege, welche in die Adaptation des Organismus an Bewegung involviert sind, als auch solche, die im Rahmen von Krankheitsprozessen alteriert sind.

Da Sportmedizin auch Leistungsmedizin ist, werden sowohl erlaubte als auch unerlaubte Wege zur Leistungssteigerung beschritten, die in den Kapiteln Doping sowie Ernährung näher beleuchtet werden. Dem Arzt, Trainer und anderen Betreuern kommt eine wichtige Steuerungs- und Lenkungsfunktion zu, um den Trainingsprozeß zu optimieren und den Sportler vor Fehl- und Überbelastungen zu schützen. Schließlich gehört zur Sportmedizin auch die Untersuchung unterschiedlicher Umgebungseinflüsse wie Höhe, Temperatur, Druck oder Schwerelosigkeit auf die Sportausübung. Mit dieser breiten thematischen Aufstellung gelingt der Sportmedizin als Querschnittsfach eine Anschlussfähigkeit an nahezu jedes medizinische Fachgebiet. Sämtliches Wissen und detaillierte Informationen bedeuten dennoch nicht zwangsläufig, dass der Patient oder der Sportler sich tatsächlich an die vorgegebenen Empfehlungen hält. Die hierfür notwendige Änderung des Verhaltens, beispielsweise zur Überwindung der Bewegungsarmut, stellt eine wesentliche Herausforderung dar. Grundlegende gesundheitspsychologische Aspekte werden daher in einem abschließenden Kapitel thematisiert, um die Coachingfunktion des Arztes und Therapeuten zu unterstützen. Wenn dieses Buch die Leserschaft motiviert, Sport und Bewegung im eigenen Leben als auch in die Behandlung und Betreuung der Patienten neu zu integrieren, hat es ein wesentliches Ziel erreicht.

Kein Mensch ist frei von Fehlern. Trotz aller Sorgfalt kann es daher bei dieser ersten Auflage zum Thema Sportmedizin im Rahmen der Essential Reihe zu Unklarheiten und/oder Fehlern gekommen sein. Über korrigierende Anmerkungen der Leserschaft würden wir uns daher sehr freuen.

Mein Dank gilt den Mitarbeitern des Elsevier-Verlags, Frau Gärtner, Frau Schmidt, Frau Höver und Herr Dr. Gall, welche engagiert, dabei stets freundlich und geduldig zur Realisierung dieses Buches beigetragen haben. Schließlich danke ich allen Kollegen, Studenten, Sportlern und Patienten für den inhaltlichen Austausch und vielfältige Anregungen zum Thema sowie meiner Familie für ihre treue Unterstützung.

Ich wünsche Ihnen bei der Lektüre dieses Buches viel Freude und hoffentlich neue, spannende Einblicke in die Sport- und Bewegungsmedizin.

Ennepetal im Oktober 2021
Prof. Dr. Frank C. Mooren

Adressen

Prof. Dr. med. Frank C. Mooren
Lehrstuhl für Rehabilitationswissenschaften
Universität Witten/Herdecke
Alfred-Herrhausen-Straße 50
58448 Witten

Ärztlicher Direktor
Klinik Königsfeld
Holthauser Talstraße 2
58256 Ennepetal

Dr. Alexander Muffert
Klinik Königsfeld
Leitender Arzt Orthopädie
Holthauser Talstraße 2
58256 Ennepetal

Benutzerhinweise

Kernaussagen
Kurze Vorschau auf die wichtigsten Aspekte des Kapitels

INFO
Hinweise und ergänzende Erläuterungen

DEFINITION
Begriffserläuterungen

EVIDENZ
Studien und wissenschaftliche Fakten zum Thema

LEITLINIEN
Aussagen der aktuellen Leitlinien

CAVE
Darauf sollte man achten. Vorsicht!

Fehler gefunden?

https://else4.de/978-3-437-21481-3

An unsere Inhalte haben wir sehr hohe Ansprüche. Trotz aller Sorgfalt kann es jedoch passieren, dass sich ein Fehler einschleicht oder fachlich-inhaltliche Aktualisierungen notwendig geworden sind. Sobald ein relevanter Fehler entdeckt wird, stellen wir eine Korrektur zur Verfügung. Mit diesem QR-Code gelingt der schnelle Zugriff.

Wir sind dankbar für jeden Hinweis, der uns hilft, dieses Werk zu verbessern. Bitte richten Sie Ihre Anregungen, Lob und Kritik an folgende E-Mail-Adresse: kundendienst@elsevier.com

Abkürzungen

1RM	Einwiederholungsmaximum (One-Repetition-Maximum/1RM)		MET	Metabolisches Äquivalent
A./Aa.	Arteria/Arteriae		MVV	*Maximal voluntary ventilation*
ABI	Knöchel-Arm-Index (Ankle-Brachial-Index)		N./Nn.	Nervus/Nervi
AP	Angina pectoris		NADA	Nationale Anti-Doping-Agentur
AC-Gelenk	Akromiolavikulargelenk		NEM	Nahrungsergänzungsmittel
AVDO$_2$	Arterio-venöse Sauerstoffdifferenz		NFO	Nichtfunktionelles Overreaching
BAH	Belastungsassoziierte Hyponatriämie		PAL	*Physical activity level*
BDNF	*Brain-Derived Neurotrophic Factor*		PAVK	Periphere arterielle Verschlusskrankheit
BMI	Body-Mass-Index		PNF	Propriozeptive neuromuskuläre Fazilitation
CRP	C-reaktives Protein		R./Rr.	Ramus/Rami
CO	Cardiac Output		RA	Rheumatoide Arthritis
DOMS	*Delayed onset of muscle soreness*		RPE	Wahrgenommene Belastungsintensität (*Rating of perceived exertion*)
EPOC	*Excess postexercise oxygen consumption*		SREM	Syndrom des relativen Energiemangel
FEV1	Einsekundenkapazität		TUE	Medizinische Ausnahmegenehmigung (*therapeutic use exemption*)
FFM	Fettfreie Masse		ÜS	Übertrainingssyndrom
FVC	Forcierte Vitalkapazität		V./Vv.	Vena/Venae
HF	Herzfrequenz		VEGF	*Vascular Endothelial Growth Factor*
HMV	Herzminutenvolumen		VE$_{max}$	Maximale Ventilation
IGF	Insulinähnlicher Wachstumsfaktor		VC	Vitalkapazität
Lig./Ligg	Ligamentum/Ligamenta		VO$_{2max}$	Maximale Sauerstoffaufnahme
M./Mm.	Musculus/Musculi		WADA	Welt-Anti-Doping-Agentur
MaxLASS	Maximaler Laktat-Steady-State			
MLSS				

Abbildungsnachweis

Der Verweis auf die jeweilige Abbildungsquelle befindet sich bei allen Abbildungen im Werk am Ende des Legendentextes in eckigen Klammern. Alle nicht besonders gekennzeichneten Grafiken und Abbildungen © Elsevier GmbH, München.

F786-003 Sawka, M./ Périard, J./ Racinais, S.: Adaptations and mechanisms of human heat acclimation: Applications for competitive athletes and sports. In: Scandinavian Journal of Medicine & Science in Sports. Volume 25, Issue 1, Pages 20-38. May 2015.

F849-008 Piepoli, M. F./et al.: 2016 European Guidelines on cardiovascular disease prevention in clinical practice. In: Europen Heart Journal. Volume 37, Issue 29, Pages 2315–2381. Elsevier, August 2016.

F1055-004 Coffey, V. G./ Hawley, J. A.: Concurrent exercise training: do opposites distract? In: The Journal of Physiology. Volume 595, Issue 9, Pages 2883-2896. May 2017.

G1050 Wilmore, J./ Costill, D./ Kenney, L.: Physiology of Sports and Exercise. Human Kinetics 2008.

G1051 Goodman, S. R.: Goodman's Medical Cell Biology, 4th Edition. Elsevier Inc, 2021.

G1052 Kenyon, J./Kenyon, K.: The Physiotherapist's Pocketbook, 2nd Edition. Elsevier Churchill 2009.

G1053 Magee, D.: Orthopedic Physical Assessment, 7th Edition. Elsevier India 2021.

G1055 Bar-Or, O./Rowland, T. W.: Pediatric Exercise Medicine: From Physiologic Principles to Health Care Application. Human Kinetics, 2004.

H132-002 Dalgas, U./ et al.: Exercise as Medicine in Multiple Sclerosis – Time for a Paradigm Shift: Preventive, Symptomatic, and Disease-Modifying Aspects and Perspectives. In: Current Neurology and Neuroscience Reports. Volume 19, Issue 11, Article 88. November 2019.

H224-001 Hew-Butler T./et al.: Exercise-Associated Hyponatremia: 2017 Update. In: Frontiers in Medicine, Volume 4, Issue 21. March 2017.

H225-001 Winzer, E.B./ Woitek, F./ Line, A.: Physical Activity in the prevention and Treatment of coronary artery disease. In: Journal of the American Heart Association. Volume 7, Issue 4. February 2018.

H226-001 Jung, C.H./ Lee, W.J./ Song, K.H.: Metabolically healthy obesity: a friend or foe? In: The Korean Journal of Internal Medicine. Volume 32, Issue 4, Pages 611–621. July 2017.

H227-001 Rebelo-Marques, A./ et al.: Aging Hallmarks: The Benefits of Physical Exercise. In: Frontiers in Endocrinology. Volume 25, Issue 9. May 2018.

J787 colourbox.com

L106 Henriette Rintelen, Velbert

L143 Heike Hübner, Berlin

L157 Susanne Adler, Lübeck

L231 Stefan Dangl, München

L264 Claudia Flüss, München

M332 Dr. med. Andreas Ficklscherer, München

M761 PD Dr. med. Hae Young Sohn, München

M990 Prof. Dr. Karsten Krüger, Institut für Sportwissenschaft, Leibniz Universität Hannover Arbeitsbereich Sport und Gesundheit, Hannover

P1045 Prof. Dr. med. Frank C. Mooren, Universität Witten/ Herdecke

S700 Sobotta-Archiv

T616 Prof. Dr. Ralf Schwarzer, Institut für Arbeits-, Organisations- und Gesundheitspsychologie, Freie Universität Berlin

T825 WÜRMTAL-LABOR, Dr. med. Heinz Diem, Gauting

T1165 Klinik Königsfeld der Deutschen Rentenversicherung Westfalen, Ennepetal

W1159 Luig, P./Henke, T.: Acute Injuries in Handball. Universität Bochum, November 2011.

Inhaltsverzeichnis

1

Leistung und Aktivität

Kernaussagen

- Körperliche Leistungsfähigkeit beruht auf physischen, kognitiven und emotionalen Faktoren.
- Grundlage der körperlichen Leistungsfähigkeit sind die fünf grundlegenden motorischen Fähigkeiten Ausdauer, Kraft, Schnelligkeit, Koordination und Beweglichkeit.
- Die Entwicklung körperlicher Leistungsfähigkeit im Training als auch ihre Erbringung im Wettkampf hängt neben den körperlichen Faktoren von psychosozialen Fähigkeiten wie mentaler Fitness oder Teamfähigkeit ab.
- Externe Faktoren wie Sportmittel, Umweltfaktoren oder Zeitverschiebungen haben bedeutsamen Einfluss auf die Leistungsfähigkeit.
- Im Gesundheitsbereich hängt die Leistungsfähigkeit vor allem mit der Sicherung von Aktivität und Teilhabe zusammen. Beide Faktoren, körperliche Aktivität und Leistungsfähigkeit, haben Bedeutung in der Prävention von Erkrankungen.

1.1 Grundbegriffe körperlicher Leistungsfähigkeit

Leistungsfähigkeit ist ein vielschichtiger Begriff. Dies ist auch im medizinischen Kontext nicht anders. Dabei kann die Leistungsfähigkeit grob unterteilt werden in **physische, kognitive** sowie **emotionale Leistungsfähigkeit.** Aber auch die physische oder körperliche Leistungsfähigkeit wird vom Blickwinkel der jeweiligen Fachdisziplin unterschiedlich definiert:

Sozialmedizin So wird im sozialmedizinischen Bereich die Leistungsfähigkeit immer in Bezug auf die letzte sozialversicherungspflichtige Tätigkeit beurteilt. Sie stellt eine bestimmte Arbeitsanforderung dar, die von einer gesundheitlich beeinträchtigten Person vor dem Hintergrund der Kontextfaktoren in einer bestimmten Zeit bewältigt werden kann.

Sportmedizin Im Bereich der Sportmedizin ist der Begriff „Leistungsfähigkeit" recht unterschiedlich konnotiert: So wird in Sportarten mit künstlerischer Komponente wie Tanzen oder Eislaufen eine Bewertung verteilt, die neben der physischen Leistung auch die künstlerische Komponente abbildet. Hierbei wird also keine Leistung im physikalischen Sinne gemessen. Leistung im physikalischen Sinne findet sich am ehesten bei den Ausdauersportarten.

Physik Die physikalische Definition der Leistung P entspricht der pro Zeiteinheit Δt geleisteten Arbeit ΔW, wobei Letztere wiederum das Produkt aus Kraft und Weg darstellt:

$$P = \Delta W / \Delta t$$

Aber auch hier ist der Begriff genauer zu spezifizieren, unterscheidet man beispielsweise doch eine maximale Leistungsfähigkeit von einer Ausdauerleistungsfähigkeit. Während es bei der **maximalen Leistungsfähigkeit** darum geht, die höchste Belastungsstufe zu erreichen, die durch den Energiestoffwechsel bedingt nur über einen geringen Zeitraum aufrechterhalten werden kann, geht es bei der **Ausdauerleistungsfähigkeit** um die Fähigkeit, eine hohe Belastungsstufe über einen möglichst langen Zeitraum aufrechtzuerhalten. Selbst für die körperliche Leistungsfähigkeit werden hierdurch nur einige Aspekte im Ausdauer- bzw. Kraftsport beschrieben. Die strenge physikalische Definition deckt daher bei Weitem nicht alle Facetten des Begriffs „Leistung" in der Sportmedizin ab.

Freizeit- und Gesundheitssport Bezogen auf den Freizeit-, Gesundheits- bzw. Alterssport kommt der Leistungsfähigkeit eine besondere Bedeutung für die **Aufrechterhaltung der persönlichen Autonomie** zu. Dabei wird schnell deutlich, dass unter Leistungsfähigkeit mit Blick auf die regelmäßigen Belastungen im Alltag, z. B. im Haushalt, Kraftfähigkeiten oder koordinative Fähigkeiten viel häufiger gefordert sind als die reine Ausdauerleistungsfähigkeit. Eine Reihe von Studien belegt, dass verbesserte Ausdauer- bzw. Kraftleistungsfähigkeiten auch mit einer höheren Lebenserwartung verknüpft sind. Neben dem quantitativen Faktor Lebenszeit betrifft dies auch die **Lebensqualität** und die damit verbundenen Aspekte eines selbstständigen und möglichst behinderungsfreien Lebens.

1.2 Komponenten körperlicher Leistungsfähigkeit

Die Grundlagen für die körperliche Leistungsfähigkeit beruhen auf den sog. **motorischen Fähigkeiten** oder **motorischen Hauptbeanspruchungsformen.** Diese sind:

- Ausdauer
- Kraft
- Schnelligkeit
- Koordination
- Beweglichkeit

Diese fünf Hauptbeanspruchungsformen beruhen in jeweils unterschiedlichen Ausprägungen auf zwei wesentlichen Grundfähigkeiten, die als **konditionelle** oder **energetische Komponenten** sowie als **koordinative oder neuronale Komponenten** beschrieben werden können (➤ Abb. 1.1). **Ausdauer** und **Kraft** beruhen sehr stark auf den energetischen Komponenten, da die Physiologie des Energiestoffwechsels hier eine wesentliche Grundlage für deren Ausprägung darstellt. Bei den energetisch determinierten konditionellen Fähigkeiten können je nach Art und Weise der Energiebereitstellung weitere Unterformen differenziert werden: So kann bei der Ausdauerleistungsfähigkeit eine **aerobe** und eine **anaerobe Ausdauer** unterschieden werden. Ähnlich kann man bei den Kraftfähigkeiten **Kraftausdauerfähigkeiten** oder **Maximalkraft-** bzw. **Schnellkraft-orientierte Fähigkeiten** differenzieren.

Die Entwicklung der Kraft im Rahmen eines Trainings ist jedoch auch ein gutes Beispiel dafür, wie energetische und neuronale Komponente gekoppelt sind. Initial kommt es zur Zunahme der Kraft aufgrund einer verbesserten neuronalen Ansteuerung, erst im weiteren Verlauf verändert sich die energetisch strukturelle Komponente. Flexibilität und Koordination sind motorische Fähigkeiten, die besonders von einer optimalen neuronalen Ansteuerung und Abstimmung profitieren. Nachfolgend werden die einzelnen motorischen Fähigkeiten näher dargestellt.

1.2.1 Ausdauer

DEFINITION

Ausdauerleistungsfähigkeit wird als die Fähigkeit definiert, eine gegebene Leistung über einen längeren Zeitpunkt aufrechtzuerhalten. Sie wird dabei auch gerne als Ermüdungswiderstandsfähigkeit beschrieben.

Ausdauer wird weiterhin differenziert nach dem Umfang der beteiligten Muskulatur in **lokale** oder **globale Ausdauer.** Die Grenze liegt etwa bei einer Beteiligung von einem Sechstel der vorhandenen Muskulatur. Gemäß der Dauer der Belastung wird unterschieden in **Kurz-, Mittel- und Langzeitausdauer** sowie der Art der Energiebereitstellung über **aerobe** und **anaerobe Prozesse.**

Eine Möglichkeit, die Ausdauerleistungsfähigkeit diagnostisch zu beschreiben, ist die **Messung der maximalen Sauerstoffaufnahme** (VO_{2max}). Für Erkrankungen des kardiovaskulären Systems korreliert die maximale Sauerstoffaufnahme negativ mit der Mortalität der Patienten. Dies hebt die Bedeutung des regelmäßigen Trainings der Ausdauer in allen Lebensabschnitten hervor.

1.2.2 Kraft

DEFINITION

Unter Kraft versteht man die Fähigkeit des muskulären Systems, Wirkungen auf den eigenen Organismus bzw. andere Gegenstände auszuüben. So ermöglicht die Muskulatur, die auf den Organismus einwirkende Schwerkraft zu antagonisieren und zu einer aufrechten Haltung beizutragen.

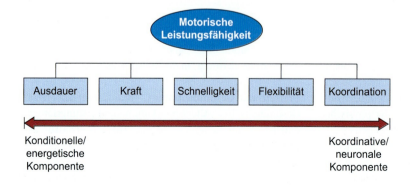

Abb. 1.1 Motorische Leistungsfähigkeit und ihre Komponenten [L143]

Mit Muskelkraft können Gegenstände bewegt oder verformt werden. Die Kraft tritt dabei in verschiedenen Erscheinungsformen auf wie, **Maximalkraft, Schnellkraft** oder **Kraftausdauer.** Über die letzten beiden Erscheinungsformen ergibt sich die Verbindung zu den anderen motorischen Fähigkeiten wie Schnelligkeit und Ausdauer. Die Grundlage der Kraftfähigkeit liegt in der Fähigkeit der Muskulatur, durch die Muskelkontraktionen Spannung aufzubauen bzw. sich zu verkürzen. Dementsprechend werden die **statische** oder **isometrische** sowie die **dynamische** oder **isotonische Arbeitsform der Muskulatur** voneinander unterschieden:

- **Statische Arbeitsformen** sind immer dort gefragt, wo festgelegte Positionen oder Haltungen eingenommen werden. Dies trifft zum Beispiel für große Teile der rumpfstabilisierenden Muskulatur zu.
- Bei den **dynamischen Kontraktionsformen** kommt es zu einer Bewegung im Gelenk, auf das die entsprechende Muskulatur wirkt. In Abhängigkeit der Kraftvektoren werden hierbei Ursprung und Ansatz der Muskulatur einander genähert oder voneinander entfernt. Dementsprechend unterscheidet man bei der dynamischen Arbeitsform der Muskulatur die **konzentrische** von der **exzentrischen Arbeitsweise.** Letztere zeichnet sich durch eine besondere Beanspruchung der Muskulatur aus und ist durch einen in der Abhängigkeit von der Belastungsintensität gesteigerten Muskelschaden gekennzeichnet.

1.2.3 Schnelligkeit

DEFINITION
Die **Geschwindigkeit** ist physikalisch definiert als das Verhältnis von zurückgelegtem Weg in einer bestimmten Zeit. Diese Beschreibung definiert die **Bewegungsschnelligkeit,** welche die motorische Komponente der Schnelligkeit erfasst. Dazu gehören sowohl zyklische (z. B. Sprintbelastungen) oder azyklische (z. B. Wurfbelastungen) Bewegungen.
Als weitere Komponente der Schnelligkeit wird die **Reaktionsschnelligkeit** definiert. Diese umfasst den Zeitraum von der Wahrnehmung eines Signals, z. B. des Startschusses, über Reizleitung und Verarbeitung bis zum Beginn der motorischen Antwort.

Die Bewegungsschnelligkeit hängt mit allen anderen motorischen Hauptbeanspruchungsformen eng zusammen.

Die Durchführung explosiver Bewegungen und der damit verbundenen Widerstände beruht auf der **Schnellkraft.** Die Bewegungsabläufe verlangen ein hohes Maß an koordinativen Fähigkeiten.

Die **Schnelligkeitsausdauer** beschreibt die Fähigkeit, hohe Bewegungsgeschwindigkeiten möglichst lange aufrechtzuerhalten. Man spricht auch vom Stehvermögen. Biologischerseits versteht man hierunter die Fähigkeit, die mit den anaeroben Belastungen verbundenen Stoffwechselveränderungen wie Laktatakkumulation, Elektrolytverschiebungen und Stresshormone zu tolerieren. Diese am ehesten als **anaerobe Ausdauer** beschriebene Fähigkeit grenzt sich damit von der aeroben Ausdauer als Grundlage der eigentlichen Ausdauerleistungsfähigkeit ab. Sprinter und Marathonläufer sind dementsprechend zwei Phänotypen, die eigentlich von Natur aus nicht miteinander kompatibel sind.

1.2.4 Flexibilität

DEFINITION
Eine weitere motorische Hauptbeanspruchungsform ist die Flexibilität oder Beweglichkeit. Sie ist gekennzeichnet durch das Ausmaß der Bewegungen in Gelenken oder Gelenksystemen.

Faktoren mit Einfluss auf die Beweglichkeit sind die Gelenkigkeit sowie die Dehnfähigkeit:

- Der **Gelenkigkeit** werden häufig natürliche Grenzen, insbesondere durch den knöchernen Bewegungsapparat gesetzt, die kaum beeinflussbar sind.
- Demgegenüber ist die **Dehnbarkeit,** welche eng mit der auf das Gelenk wirkenden Muskulatur, Sehnen, Bändern und Gelenkkapsel korreliert ist, sehr wohl **beeinflussbar.**

Das Ausmaß einer Bewegung wird dabei in eine aktive und eine passive Beweglichkeit unterschieden. Erstere ist das Ausmaß der Bewegung, welches durch die eigene Muskelkontraktion erreicht werden kann. Die passive Beweglichkeit meint dagegen das Bewegungsausmaß, welches durch äußere Kräfte induzierbar ist, und ist üblicherweise ausgeprägter als die aktive Beweglichkeit.

1.2.5 Koordination

DEFINITION
Koordination beschreibt alle mit der Planung und Ausführung von Bewegung verbundenen Prozesse, die sich in der Interaktion von zentralen und peripheren Nervensystem sowie dem aktiven Bewegungsapparat ausdrücken.

Die neuromuskuläre Ansteuerung wird einerseits durch Signale unterschiedlichster Rezeptoren vom visuellen System über den Gleichgewichtssinn bis hin zum taktilem System moduliert. Auf muskulärer Ebene unterscheidet man andererseits die **intra-** von der **intermuskulären Koordination:** Erstere meint das Zusammenspiel unterschiedlichster Muskelfasern eines Muskels, letzteres das Zusammenspiel aller an einer Bewegung beteiligten Muskeln. Hierbei geht es insbesondere um die optimale Abstimmung agonistischer und antagonistischer Muskeln. Das hierdurch unterstützte Vermeiden überschießender Bewegungen im Sinne einer verbesserten Koordination trägt damit auch zu einer verbesserten Bewegungsökonomie bei, die somit auch als ein möglicher Indikator für die koordinativen Fähigkeiten herangezogen werden kann.

1.3 Weitere Faktoren der körperlichen Leistungsfähigkeit

Ob ein Athlet eine bestimmte Leistung erbringen bzw. abrufen kann, hängt natürlich von den oben genannten motorischen Fähigkeiten bzw. deren zielgerichteter Entwicklung im Rahmen eines Trainingsprozesses ab. Ein nicht unwesentlicher Faktor hierbei ist die **Spezifität des Trainings.** Kniebeugen, durchgeführt mit Zusatzgewichten wie Hanteln, führen zu einer deutlichen Verbesserung der Kraftentwicklung. Obwohl für die Geräteübung Beinpresse nahezu die identischen Muskeln eingesetzt werden, fällt der Kraftzuwachs bei dieser Übung deutlich geringer aus. Ähnliches findet sich auch beim Laufsport, der in verschiedenen Umgebungen wie dem Bahn- und Straßenlauf oder dem Geländelauf absolviert werden kann. Daneben ist eine Reihe weiterer interner und externer, leistungsbeeinflussender Faktoren identifiziert worden (➤ Tab. 1.1).

Interne Faktoren

Bei den internen Faktoren differenziert man neben den körperlichen auch in nichtkörperliche Faktoren wie die psychosozialen Fähigkeiten. Hierunter fällt die **mentale Fitness.** Dazu gehört die Fähigkeit, an bzw. über seine eigenen Grenzen hinauszugehen und entsprechende, üblicherweise geschützte Leistungsreserven des Organismus anzuzapfen. Fehlendes Selbstbewusstsein, Ängste und Zweifel am Trainingsprozess und der eigenen Leistungsfähigkeit tragen dagegen nicht dazu bei, die eigene Leistungsfähigkeit vollständig abzurufen. Statt-

Tab. 1.1 Faktoren mit Einfluss auf die Leistungsfähigkeit

Interne Faktoren	Externe Faktoren
Körperliche Faktoren: • Kondition (Kraft, Schnelligkeit, Ausdauer) • Technik (koordinative Fähigkeiten, Beweglichkeit, Bewegungsfertigkeiten) • Veranlagungsbedingte, konstitutionelle und gesundheitliche Faktoren (Trainierbarkeit, Begabung, Konstitution, Gesundheit, Alter, Geschlecht, Ernährung) • Taktisch-kognitive Fähigkeiten (Intelligenz, Technik und Taktik) **Nichtkörperliche Faktoren:** • Psychosoziale Fähigkeiten (mentale Fitness, Persönlichkeit, Teamfähigkeit)	• Beziehungen (Familie, Beruf, finanzielle Absicherung) • Sportgerät, -anlage, -bekleidung • Umweltfaktoren (klimatische Bedingungen) • Zeitverschiebung/ Zeitzonen

dessen unterstützen ein ausgewogenes Selbstbewusstsein sowie das oft beschworene „Kämpferherz" die Leistungsfähigkeit.

Ebenso sind **soziale Kompetenzen** für die Leistungsentwicklung und -entfaltung von Bedeutung. Die **Persönlichkeit** eines Sportlers hat einen wesentlichen Einfluss darauf, was er aus seinen vorhandenen sportlichen Talenten und Fähigkeiten macht. Faktoren wie Disziplin, Umgang mit Erfolg, aber auch Misserfolg sowie Kritik sind bedeutsam, wenn es um die letzten Prozente an Leistungsfähigkeit geht. Hierzu gehört im Bereich der Teamsportarten aber auch die Fähigkeit, im Team gut zu kommunizieren, zu harmonieren und sich im höchsten Maße gegenseitig zu unterstützen.

Über die Psyche können auch **soziale Faktoren** auf die Leistungsfähigkeit einwirken. So gibt es im Zusammenhang mit dem Übertrainingssyndrom durchaus Hinweise, dass veränderte soziale Bedingungen wie Verlust von Freunden oder Angehörigen die Entwicklung der körperlichen Leistungsfähigkeit nachhaltig negativ beeinflussen. Ähnliches gilt auch für andere Stresssituationen wie berufliche Belastungen oder existentielle Sorgen, welche psychische und physische Ressourcen des Athleten binden.

> **C A V E**
>
> Wichtig für die Effektivität des Trainingsprozesses ist die **Trainierbarkeit,** die in einem nicht unbeträchtlichen Anteil **genetisch determiniert** ist. Der genetische Einfluss auf die Ausdauerleistungsfähigkeit liegt bei etwa 50 %, bei der Schnelligkeit sogar noch höher.

Externe Faktoren

Schließlich hat auch eine Reihe externer Faktoren Einfluss auf die Leistungsfähigkeit. **Technische Hilfsmittel** und deren optimale Anwendung oder **bewegungsökonomische Faktoren** bedingen, wie erfolgreich eine bestimmte Herausforderung bewältigt werden kann und damit, ob ein Athlet leistungsfähiger ist als sein Konkurrent. In einer Reihe von Sportarten sind es gerade diese extrakorporalen Faktoren, die mit über die Leistungsfähigkeit entscheiden. So kommt in manchen Disziplinen dem **Sportgerät** oder auch der **Sportanlage** eine wichtige Bedeutung zu. Eine Abschätzung des Einflussfaktors Sportgerät gelingt beim Vergleich von Sportarten mit vergleichbaren metabolischen Herausforderungen. Ein Beispiel hierfür stellen die Sportarten Langlauf bzw. Eisschnelllaufen dar: Bei heutzutage vergleichbaren Laufzeiten für den 5.000-Meter-Lauf und 10.000-Meter-Eisschnelllauf lag die Differenz beider Disziplinen im Jahr 1900 bei etwa 5 min, was den Einfluss extrakorporaler Faktoren wie Sportgeräte oder Sportbekleidung dokumentiert.

Auch **Umweltbedingungen** sind wichtige leistungsmodifizierende Faktoren. Hitze, Kälte und weitere Witterungseinflüsse sowie klimatische Bedingungen haben nachgewiesene Auswirkungen auf die Stoffwechselprozesse und damit die Leistungsfähigkeit des Organismus. Beim Wechsel zwischen verschiedenen Klimazonen sind deswegen entsprechende Akklimatisierungszeiträume unbedingt einzuplanen. Dies betrifft auch den Wechsel von Zeitzonen, die zu ausgeprägten Schlafstörungen führen können. Diese wiederum beeinträchtigen nachdrücklich die Regeneration des Organismus und damit seine Leistungsfähigkeit.

1.4 Alltagsaktivität

Die in ➤ Kap. 1.2 beschriebenen fünf motorischen Hauptbeanspruchungsformen sind die Grundlage für die Ausprägung der Leistungsfähigkeit. Während es im Leistungssport um das Erreichen bestimmter sportlicher Ziele oder Leistungen geht, ist im Gesundheits- bzw. Rehabilitationssport der **Erhalt bzw. die Verbesserung von Fähigkeiten für den Alltag** vordringlich. Dazu gehören ganz normale Alltagsaktivitäten wie das Ankleiden (Faktoren Beweglichkeit/Koordination), Tragen bzw. Halten von Lasten (Kraft/Ausdauer), Ausweichen (Schnelligkeit/Kraft) oder einfach auch nur der Erhalt einer basalen Alltagsaktivität. Messungen haben gezeigt, dass es für die Entwicklung von Übergewicht und Adipositas schon einen großen Unterschied macht, ob eine Person regelmäßig sitzt oder steht.

Für die Alltagsaktivität und Teilhabe bedeutsam sind neben der **Ausdauer** besonders **Kraftfähigkeiten** gefragt. Einfache Tätigkeiten wie das Aufdrehen eines Marmeladenglases oder das Aufstehen aus dem Sitzen sind kraftabhängig und mit dem zunehmenden Alter deutlich eingeschränkt (➤ Abb. 1.2).

Diese Alltagsaktivität hat in westlichen Ländern unter anderem aufgrund veränderter Lebensumstände in den letzten Jahrzehnten drastisch abgenommen. So beträgt die Alltagsaktivität des Durchschnittsbürgers in Deutschland, gemessen an der täglichen Schrittzahl, nur mehr ca. 3.500–4.200 Schritte pro Tag. Dieser zunehmende Bewegungsmangel ist ein nicht zu unterschätzender Faktor für die Zunahme der Inzidenz an metabolischen und kardiovaskulären Erkrankungen in den letzten Jahrzehnten (➤ Kap. 8.1 und ➤ Kap. 8.2). Damit kommt der Alltagsaktivität eine wichtige Rolle in der Bewegungsförderung zu. Die von der Weltgesundheitsorganisation WHO genannten Bewegungsempfehlungen (z. B. mindestens 150 min moderate Aktivität pro Woche) stellen allerdings für viele Menschen mittlerweile eine fast unüberwindbare Hürde dar. Positive, gesundheitliche Effekte sind jedoch bereits bei geringeren Bewegungsumfängen bzw. einer erhöhten Alltagsaktivität zu erwarten (Hall et al. 2020). Über die Vermittlung dieser niedrigschwelligen Bewegungsangebote im Rahmen von Alltagsbelastungen kann so ein erster Schritt zu einem aktiven Lebensstil erfolgen.

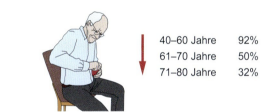

40–60 Jahre	92%
61–70 Jahre	50%
71–80 Jahre	32%

a

Abb. 1.2 Einschränkungen der Kraftfähigkeiten im Alter: Die Kraft ist die bedeutendste Hauptbeanspruchungsform für den alten Menschen, da viele Alltagsbelastungen kraftabhängig und unveränderlich im Lebenslauf sind. Kraftbelastungen verlangen daher oftmals Spitzenkräfte, während Ausdauerleistungen dagegen häufig aufgeteilt werden können. a) Öffnen eines Marmeladenglases und Prozentsatz derjenigen einer Altersklasse, die dazu nicht mehr ohne Hilfsmittel in der Lage sind. b) Aufrichten aus der sitzenden Position und altersbezogene Schwellen der Einschränkungen für schnelles und langsames Aufstehen. [G1050, Zeichner: L157]

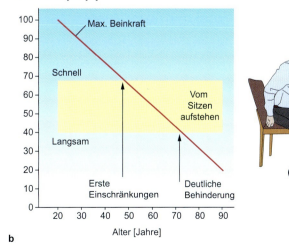

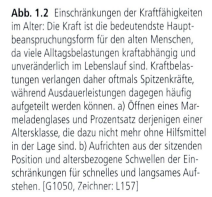

b

CAVE

Als Indikator eines körperlich aktiven Lebensstils gelten **10.000 Schritte/Tag.**
Hier ist ein Umdenken im Bewegungsverhalten dringend geboten und der Arzt sollte nicht nachlassen, diese bedeutsame Komponente eines gesunden Lebensstils den Patienten immer wieder neu zur Umsetzung zu empfehlen.

1.5 Ist das Aktivitätsverhalten vererbbar? Gene und Aktivität

Der oben beschriebene Einfluss sozialer Faktoren auf die Alltagsaktivität sollte nicht darüber hinwegtäuschen, dass es mittlerweile eine Reihe von Hinweisen gibt, dass körperliche Aktivität bzw. das Aktivitätsverhalten in ihren verschiedenen Facetten von der Alltagsaktivität über die körperliche Aktivität am Arbeitsplatz sowie das Sporttreiben in der Freizeit auch in einem hohen Grad genetisch determiniert sind.

EVIDENZ

Zwillingsstudien ergaben, dass der genetische Einfluss auf die körperliche Aktivität bei etwa 50 % liegt. So ließen sich sowohl für Humanstudien als auch tierexperimentelle Untersuchungen Hinweise auf eine Reihe von Genen finden, welche die körperliche Aktivität bzw. Leistungsfähigkeit beeinflussen.

Obwohl der Einfluss der Einzelgene in tierexperimentellen Ansätzen durchaus beeindruckend ist, erscheint ihre Bedeutung für den Menschen jedoch sehr begrenzt. Vielmehr ist es das **komplexe Zusammenwirken** einer Vielzahl von **genetischen und epigenetischen Informationen,** die den Phänotyp „Körperliche Aktivität" bedingen. So erscheinen sowohl das Bewegungsverhalten als auch die körperliche Leistungsfähigkeit genetisch determiniert.

LITERATUR

Hall KS, et al. Systematic review of the prospective association of daily step counts with risk of mortality, cardiovascular disease, and dysglycemia. Int J Behav Nutr Phys Act. 2020 Jun 20; 17(1): 78.

2 Sportmedizinische Untersuchung

Kernaussagen

- Ziele der sportmedizinischen Untersuchung sind die Erfassung individueller Risiken der Sportausübung, die Beurteilung der Leistungsfähigkeit sowie die Ableitung detaillierter Trainingsempfehlungen.
- Labordiagnostik und apparative Diagnostik umfassen obligate sowie fakultative Parameter je nach Alter, Sportanamnese, kardiovaskulärer Risikokonstellation, klinischer Symptomatik sowie Zielen der zukünftigen Sportausübung. In der kardiovaskulären Risikostratifizierung ist der Stellenwert des Belastungs-EKGs auf begrenzte Sensitivität und Spezifität zurückgestuft worden.
- Die Ermittlung der Vortestwahrscheinlichkeit einer stenosierenden koronaren Herzerkrankung hilft in der Entscheidungsfindung zum Einsatz funktioneller oder morphologischer Untersuchungsverfahren. Wesentliche Labortestverfahren zur Beurteilung der körperlichen Leistungsfähigkeit sind die Spiroergometrie sowie die Laktatleistungsdiagnostik. Wichtige Voraussetzung für deren Aussagekraft ist die Stabilität der Belastungsprotokolle.
- Die Ermittlung der körperlichen Leistungsfähigkeit über Feldtestverfahren ermöglicht oftmals eine sportartspezifische Testung und schont zeitliche sowie personelle Ressourcen. Komplexe Testverfahren weisen allerdings oftmals eine geringere Genauigkeit auf.
- Goldstandard in der Beurteilung der Leistungsfähigkeit ist die Spiroergometrie, da sie integrativ Auskunft über die Belastungsabhängigkeit einer Reihe von kardiopulmonalen Parametern gibt.
- In der pulmonalen Diagnostik steht beim Sportler neben der Lungenfunktionsdiagnostik die Diagnostik des Belastungsasthmas mittels eines kontinuierlichen Laufbandergometertests sowie repetitiver Bestimmungen der Einsekundenkapazität im Vordergrund.

2.1 Ziele der sportmedizinischen Untersuchung

Die sportmedizinische Untersuchung hat verschiedene Zielrichtungen:

Beurteilung der Sporttauglichkeit Zunächst geht es um die Beurteilung der Sporttauglichkeit. Es gilt, potenzielle Gefährdungen für den Sportler durch die Sportausübung im Vorfeld zu erkennen. Besonderes Augenmerk liegt auf der detaillierten Erfassung der individuellen, kardiovaskulären Risikokonstellation. Dies schließt die sorgfältige Sport- und Bewegungsanamnese mit Fragen nach den zuletzt durchgeführten Sportarten, der Art und Weise des Trainings sowie medizinischen Beeinträchtigungen oder Zwischenfällen bei der Sportausübung ein. Besondere Beachtung finden hierbei mögliche Symptome einer fehlerhaften kardiovaskulären Belastungsreaktion wie Schwindel, Herzrhythmusstörungen oder Synkopen. Ergänzend werden Fragen zu den Alltagsaktivitäten gestellt (Anzahl Schritte pro Tag/Treppensteigen/Gartenarbeit etc.). Die Befragung kann systematisch durch **standardisierte Fragebögen** unterstützt werden, die der Sportler im Vorfeld ausfüllen kann (z. B. Freiburger Bewegungsfragebogen; Physical Activity Readiness Questionaire [PAR-Q]) (S1 Leitlinie Vorsorgeuntersuchung im Sport).

2

Beurteilung der individuellen Leistungsfähigkeit des Sportlers und Ableitung detaillierter Trainingsempfehlungen   Weiteres Ziel der sportmedizinischen Untersuchung ist die Beurteilung der individuellen Leistungsfähigkeit des Sportlers. Hieraus ergeben sich die wesentlichen Eckpunkte, aus denen ein individualisierter Trainingsplan abgeleitet werden kann. Im Bereich des Gesundheits- und Freizeitsports ist der sportmedizinisch versierte Arzt häufig gefragt, diese Aufgaben der Trainingsempfehlungen zu übernehmen. Wichtige Fragen sind, welche Sportart mit dem Vorliegen einer bestimmten Erkrankung kompatibel ist oder in welcher Dosis die Sportausübung therapeutisch genutzt werden kann (Trainingsintensität/-volumen/-häufigkeit). Die Anamnese wird ergänzt durch Fragen über Ernährung, Körpergewichtsveränderungen sowie dem Impfstatus. Abschließend erfolgt eine Medikamentenanamnese, einschließlich der Aufnahme von Nahrungsergänzungsmitteln. Bei Leistungssportlern und positiver Medikamentenanamnese ist an die Möglichkeit unerlaubter Anwendungen (Doping) zu denken und eventuell eine medizinische Ausnahmegenehmigung (*therapeutic use exemption* – TUE) zu erwirken.

2.2 Inhalte der körperlichen sportmedizinischen Untersuchung

Die sportmedizinische Untersuchung umfasst sowohl einen internistischen als auch einen orthopädischen Teil:

Internistische Untersuchung   Zur internistischen Untersuchung gehören:
- **Inspektion** von Haut und Schleimhäuten, inklusive Tonsillen, sowie ein **Lymphknotenstatus** zur Erfassung möglicher Infektionsherde
- Der **kardiovaskuläre Status** umfasst Auskultation und Perkussion des Herzens in liegender/stehender Position, die beidarmige Blutdruckmessung, Registrierung und Seitenvergleich der peripheren Pulse sowie die Auskultation der Strömungsgeräusche über den großen Gefäßen.
- Bei der **pulmonalen Untersuchung** stehen mögliche Flüssigkeitsvermehrungen in Lunge/Pleuraspalt sowie Verengungen der Atemwege im Vordergrund.
- In der **abdominellen Untersuchung** können beim Sportler Leber und Milz palpatorisch vergrößert sein.
- Außerdem sollte eine **orientierende neurologische Untersuchung** mit Erfassung des Reflexstatus erfolgen. Einige Besonderheiten ergeben sich bei der Beurteilung der Tauchtauglichkeit (➤ Info-Box).

INFO

Beurteilung der Tauchtauglichkeit

Eine Sonderform in der Beurteilung der Sporttauglichkeit stellt die Tauchtauglichkeit dar. Mit der **„Checkliste Tauchtauglichkeit"** haben die deutschsprachigen Gesellschaften für Tauch- und Hyperbarmedizin differenzierte Empfehlungen und Untersuchungsstandards für die medizinische Vorsorgeuntersuchung von Sporttauchern veröffentlicht (https://www.gtuem.org/342/literatur).
Standardisierte Untersuchungsbögen und Tauchtauglichkeitsbescheinigungen können kostenlos auf den Internetseiten der Gesellschaft für Tauch- und Überdruckmedizin heruntergeladen werden (www.gtuem.org). Grundsätzlich kann in Deutschland jeder approbierte Arzt eine Tauchtauglichkeit ausstellen. Aufgrund der besonderen physiologischen und physikalischen Bedingungen, unter denen diese Sportart allerdings ausgeführt wird, sollten einschlägige Kenntnisse vorhanden sein. Dies fängt an bei den veränderten physiologischen Bedingungen, wie der Immersion, welche mit einer vermehrten Volumenbelastung des Herzens einhergeht. Durch die Veränderungen des Umgebungsdrucks in der Tiefe (pro 10 m Wassertiefe Zuwachs um ca. 1 bar zum bestehenden Luftdruck von 1 bar), kann es zu **Barotraumen** in den gasgefüllten Hohlräumen, wie Mittel- und Innenohr, Nasennebenhöhlen und der Lunge, kommen. Aber auch Augen und Haut können betroffen sein. Der dem Umgebungsdruck angepasste Druck der Atemgase führt einerseits zur Reizung der Atemwege, andererseits zu einer Gasanreicherung in den Körpergeweben. Fällt der Druck bei schnellem Auftauchen dann zu rasch ab, kann ist eine nachfolgende Gasblasenbildung mit Embolien in unterschiedlichsten Geweben möglich **(Dekompressionsunfall)**. Die **Anamnese** sollte gezielt alle Erkrankungen und eine eventuelle Medikamenteneinnahme umfassen. Effekte und Nebenwirkungen der Medikamente sind detailliert zu prüfen, um mögliche Beeinträchtigungen der kognitiven und körperlichen Belastbarkeit zu erfassen. Daneben sollte erfragt werden, ob es bei früheren Tauchgängen zu irgendwelchen Problemen gekommen ist, die Anlass für eventuell weiter gehende Untersuchungen sein können (z. B. persistierendes offenes Foramen ovale).
In der **körperlichen Untersuchung** bekommt die Beurteilung des Hals-, Nasen-, Ohrenbereichs sowie der psychischen Fähigkeiten und neurologischen Befunde besondere Bedeutung. Ruhe-EKG und Lungenfunktionsdiagnostik gehören zu den obligaten apparativen Untersuchungen. Ab dem 40. Lebensjahr wird ein Belastungs-EKG gefordert. Das empfohlene Untersuchungsintervall der Tauchtauglichkeitsuntersuchung beträgt 3 Jahre (unterhalb des 40. Lebensjahres) bzw. 1 Jahr (ab dem 40. Lebensjahr).

Orthopädische Untersuchung   In der orthopädischen Untersuchung geht es **inspektorisch** um die Erfassung von Fehlhaltungen und -stellungen, wie die Beurteilung der Wirbelsäulenschwingungen in den verschiedenen Ebenen, Schulter- und Beckenfehlstellungen oder muskulären Dysbalancen sowie Längen- bzw. Umfangsdifferenzen der Extremitäten. Bei Auffälligkeiten des Beckenstandes oder Skoliose der Wirbelsäule erfolgt eine Bestimmung der Beinlänge. Die tatsächliche Beinlänge kann nur mit radiologischen Methoden exakt bestimmt werden. In der alltäglichen Praxis ist die wahre Beinlänge dagegen nicht eindeutig zu messen, da diese am Oberrand des Hüftkopfes endet, der nicht exakt tastbar ist. Daher werden als Ersatzpunkte die Crista iliaca, die Spina iliaca anterior superior oder die Trochanterhöhe verwendet, von denen bis zum Innenknöchel des jeweiligen Beines gemessen wird (Angabe des genauen Messpunktes ist obligat).

Es folgt eine Reihe von einfachen **Koordinations- oder Beweglichkeitstests,** wie z. B. Nacken- und Schürzengriff für die Schulterbeweglichkeit, Zehen- bzw. Hackenstand für Sprung- und Zehengelenke. Die Beweglichkeit aller großen Gelenke sollte mittels der Neutral-Null-Methode erfolgen. Die Beweglichkeit der Wirbelsäule wird über Schober-, Ott-Maß und Fingerbodenabstand bestimmt.

2.3 Labordiagnostik und apparative Untersuchungen

Wichtige Kriterien für den Umfang der eingesetzten Untersuchungen sind Alter des Sportlers, die kardiovaskuläre Risikokonstellation, die klinische Symptomatik und auch Umfang/Intensität der beabsichtigten Sportausübungen.

2.3.1 Labordiagnostik

Die Labordiagnostik im Rahmen einer sportmedizinischen Vorsorgeuntersuchung besteht aus obligaten sowie fakultativen Parametern. Hierbei ist eine Zuordnung nicht immer ganz eindeutig möglich. So ist bei einem Breitensportler die Bestimmung von Ferritin bei einem normwertigen kleinen Blutbild nicht notwendig. Beim Ausdauersportler gibt es aber durchaus Hinweise, dass Ferritinwerte im unteren Normbereich bereits leistungsbegrenzend wirken und entsprechend substituiert werden sollten. Die Bestimmung von Cholesterin- und Triglyzeridspiegeln erscheint bei jungen Sportlern verzichtbar (Ausnahme: positive Familienanamnese für Hypercholesterinämie bzw. Lp(a)-Erhöhung), ist bei Sportlern ab 35 Jahren aber wesentlich zur Beurteilung des kardiovaskulären Risikoprofils.

Die nachfolgende ➤ Tab. 2.1 gibt eine Übersicht über die Parameter einer sportmedizinischen Labordiagnostik, inklusive deren Beeinflussung durch akute bzw. chronische Belastungen.

Tab. 2.1 Beeinflussung der Parameter einer sportmedizinischen Labordiagnostik durch akute und chronische Belastung

Laborparameter	Akute, intensive Belastung	Chronische, moderate Belastung = Training
Hämoglobin/Hämatokrit	↑	↓
Leukozyten	↑	↓ (Lymphozyten)
C-reaktives Protein	↑	→
CK	↑ – ↑↑↑	→ – ↑
Troponin T	↑	→
Laktatdehydogenase	↑ – ↑↑	→
Glutamat-Oxalacetat-Transaminase	↑ – ↑↑	→
Glutamat-Pyruvat-Transaminase	↑	→
Gamma-Glutamyl-Transferase	→	→
Harnsäure	↑ – ↑↑	→
Harnstoff	↑ (pH-abhängig; nicht bei laktaziden Belastungen)	→
Kreatinin	↑	→ – ↓
Ferritin	↑	↓
Eisen	→	↓
Löslicher Transferrinrezeptor	→ – ↑	↓
Vitamin B$_{12}$	→	↓
Magnesium	↑	↓
HDL-Cholesterin	→	↑
LDL-Cholesterin	→	→ – ↓
D-Dimere	↑	→
Proteinurie	↑	→
Hämaturie	↑	→
Okkulte Blutung/Hämatochezie	↑	↑

→ = unverändert; ↑ = leichter Anstieg; ↑↑ = mittlerer Anstieg; ↑↑↑ = starker Anstieg; ↓ = leichter Abfall

C A V E
Sportliche Aktivität kann zu teilweise drastischen Veränderungen der Laborwerte führen. So sind z. B. nach Marathonläufen Veränderungen der Keratinkinase im mittleren fünfstelligen Bereich durchaus möglich.

2.3.2 Apparative Diagnostik

Körperbau und -zusammensetzung

An anthropometrischen Daten werden in der Praxis überwiegend Körpergröße und -gewicht bzw. der abgeleitete **Body-Mass-Index** (BMI, Normwerte Männer 20–25 kg/m^2; Frauen 19–24 kg/m^2) sowie der **Taille-Hüfte-Quotient** erhoben (Normwerte Männer ≤ 1; Frauen ≤ 0,85). Ihre Aussagekraft bezüglich der Körperzusammensetzung ist jedoch begrenzt. So kann ein hoher Muskelmassenanteil bei Kraftsportlern mit einem BMI oberhalb des Normbereichs einhergehen. Die **Messung der Körperzusammensetzung** ergibt daher Aufschluss über die Verteilung von Fett und fettfreier Masse. Je nach dem zugrunde liegenden Kompartiment-Modell (1- bis 4-Kompartiment-Modelle) gelingt eine weitere Differenzierung der fettfreien Masse in Körperzellmasse/extrazellulärer Masse oder in Proteine/Wasser/Knochenmineral. Methoden, welche auf dem **2-Kompartiment-Modell** beruhen, sind:

- **Hautfaltenmessung an standardisierten Punkten:** Vorteil: einfache Umsetzung; Nachteil: untersucherabhängig an standardisierten Punkten.
- **Unter-Wasser-Wiegen:** Vorteil: Genauigkeit; Nachteil: aufwendiges Verfahren.
- **Luftverdrängungsplethysmografie:** Vorteil: kurze Untersuchungszeit.

Die **Bioelektrische Impedanzanalyse (3-Kompartiment-Modell)** beruht auf den unterschiedlichen elektrischen Widerständen (bzw. Leitfähigkeiten) der verschiedenen Gewebe-/komponenten. Einfache Geräte (z. B. BIA-Waagen mit zwei Elektroden) sind häufig wenig zuverlässig. Dagegen zeigen Systeme mit vier oder mehr Elektroden teilweise hohe Korrelationen zu den Goldstandards in der Messung der Körperzusammensetzung, wie der **Dual Energie X-Ray Absorptiometrie (DEXA)** und die **Magnetresonanztomografie (MRT)** (Vorteil: Genauigkeit; Nachteil: kostenintensive Verfahren). Letztere Verfahren geben auch Auskunft über den prognostisch wichtigen, viszeralen Fettanteil.

Kardiovaskuläre Diagnostik

Ruhe-EKG

Das 12-Kanal-Ruhe-EKG wird bei allen, die Sport wettkampf- bzw. leistungsorientiert betreiben, als eine **obligate Unter**suchung angesehen. Ein Trainingsvolumen von über 5 h/Woche kann hier als eine leistungssportliche Ambition betrachtet werden. In Deutschland gilt außerdem die Empfehlung, dass bei Sportlern über 35 Jahren das Ruhe-EKG fester Bestandteil des Untersuchungsprogramms ist. Darüber hinaus sollte das Ruhe-EKG bei entsprechender klinischer Beschwerdesymptomatik aufgezeichnet werden.

Belastungs-EKG

Eine weit verbreitete Untersuchung in der sportmedizinisch-kardiologischen Funktionsdiagnostik ist das Belastungs-EKG. Neben der Beurteilung der körperlichen Leistungsfähigkeit werden wichtige Funktionsparameter wie Herzfrequenz und Blutdruck und ihre Belastungsabhängigkeit dokumentiert. **Indikationen** für die Durchführung sind die Diagnostik bzw. Verlaufskontrolle der koronaren Herzerkrankung, die Erkennung belastungsassoziierter Herzrhythmusstörungen oder einer hypertensiven Belastungsreaktion, das Frequenzverhalten von Schrittmachern sowie die Risikostratifizierung bei Vitien und Kardiomyopathie.

L E I T L I N I E N
Der Stellenwert des Belastungs-EKGs in der nichtinvasiven Diagnostik der chronischen koronaren Herzerkrankung ist aufgrund der begrenzten Sensitivität und Spezifität in den aktuellen Leitlinien zurückgestuft worden. Eine wichtige Rolle in der Entscheidungsfindung des geeigneten diagnostischen Weges spielt die **Vortestwahrscheinlichkeit,** die im hausärztlichen Bereich mittels des Marburger Herz-Scores und auf kardiologischer Versorgungsebene mittels der Studiendaten von Genders et al. ermittelt werden. Die Leitlinie der ESC (2019) hat demgegenüber die Vortestwahrscheinlichkeiten gemäß neuer Daten überarbeitet, was zu einer deutlichen Herabsetzung der Werte in den Altersgruppen geführt hat. Die Vortestwahrscheinlichkeit hat nach den Theorien von Bayes neben den eigentlichen Testgütekriterien Sensitivität und Spezifität Einfluss auf die Aussagekraft eines Tests (➤ Info-Box).
In Abhängigkeit der Sensitivität/Spezifität der übrigen nichtinvasiven Verfahren der **KHK-Diagnostik,** die etwa bei 85 % liegen, wurden drei Bereiche für die Vortestwahrscheinlichkeit definiert:
- **Vortestwahrscheinlichkeit < 15 %:** vermutlich andere Ursache der Beschwerden, keine nichtinvasive KHK-Diagnostik
- **Vortestwahrscheinlichkeit > 85 %:** stenosierende KHK anzunehmen und weitere Therapie einzuleiten
- **Vortestwahrscheinlichkeit 15–85 %:** differenzierte nichtinvasive Diagnostik

Hierbei wird zwischen funktionellen (Stressechokardiografie, Myokardperfusions-SPECT, Stressperfusions-MRT, Dobutamin-Stress-MRT je nach Verfügbarkeit) und morphologischen Verfahren (CT-Koronarangiografie im Vortestbereich 15–50 % und bei schlanken Patienten) unterschieden. Das Belastungs-EKG ist nur noch bei einer Vortestwahrscheinlichkeit von 15–30 % als Option vorgesehen. Aufgrund seiner weiten Verbreitung und dem Einsatz bei anderen Indikationen, wie z. B. der Leistungsdiagnostik und der Sporttherapieplanung, ist es aber weiterhin eine häufige Untersuchung in der Sportmedizin.

INFO

Testgütekriterien, Testtheorie

Unter einem Test versteht man ein wissenschaftliches Routineverfahren zur Untersuchung
1. des Vorliegens eines oder mehrerer Merkmale oder Eigenschaften sowie
2. dem Ziel einer Quantifizierung des relativen Grades der individuellen Merkmalsausprägung.

Diese Darstellung geschieht in der klassischen Testtheorie unter Einbeziehung der jeweiligen Variabilitäten (= Messfehler) eines Messwerts.

Testgütekriterien treffen eine Aussage über die Qualität eines Testverfahrens. Neben den drei Hauptgütekriterien Objektivität (= Untersucherunabhängigkeit), Reliabilität (= Zuverlässigkeit) und Validität (= Gültigkeit), werden unterschiedliche Nebenkriterien (Normiertheit, Vergleichbarkeit, Ökonomie, Nützlichkeit, Zumutbarkeit etc.) verwendet.

In der **Testtheorie**, einem Teilbereich der mathematischen Statistik, wird mithilfe geeigneter Kriterien die Aussagekraft von Testverfahren und diagnostischen Tests untersucht. Zu diesen statistischen Gütekriterien diagnostischer Tests gehören Begriffe wie Sensitivität, Spezifität, Vortestwahrscheinlichkeit, Likelihood-Ratio, positiver bzw. negativer Vorhersagewert etc. Deren jeweilige Bedeutung und Zusammenhang soll an der folgenden **Vierfeldertafel** erläutert werden, welche die grundsätzlich möglichen Ergebnisse eines diagnostischen Tests in Abhängigkeit von Merkmalsausprägung und Testergebnis beschreibt.

- Die **Sensitivität** beschreibt die Wahrscheinlichkeit, als Merkmalsträger positiv getestet zu werden, während die **Spezifität** die Wahrscheinlichkeit beschreibt, als Merkmalsfreier negativ getestet zu werden.
- Unter **Falsch-positiv-Rate** wird die Wahrscheinlichkeit verstanden, als Merkmalsfreier positiv getestet zu werden. Bei der **Falsch-negativ-Rate** handelt es sich um die Wahrscheinlichkeit, als Merkmalsträger negativ getestet zu werden.
- Der **positive Vorhersagewert** beschreibt die Wahrscheinlichkeit, ein Merkmalsträger zu sein, wenn das Testergebnis positiv ist. Demgegenüber berichtet der **negative Vorhersagewert** die Wahrscheinlichkeit, bei negativem Testergebnis auch gesund zu sein. Beide Begriffe beschreiben damit die **Nachtestwahrscheinlichkeit.**
- Mit der **Prävalenz** wird das Auftreten des Merkmals in der Gesamtpopulation (= Merkmalsbestand) erfasst, sie entspricht somit der **generellen Vortestwahrscheinlichkeit.**
- Die **Likelihood-Ratio (LR)** gibt an, welche Auswirkungen das Resultat eines diagnostischen Tests auf die Wahrscheinlichkeit für das Vorliegen einer Krankheit hat. Sie fasst die Testqualitäten Sensitivität und Spezifität in einer einzigen Zahl, unabhängig von Vortestwahrscheinlichkeit bzw. Prävalenz, zusammen. Die **Likelihood-Ratio für einen positiven Test (LR+)** gibt an, wie viel Mal wahrscheinlicher sich ein positives Testergebnis bei einem Merkmalsträger findet als bei einem Merkmalfreien (LR+ > 3 = mittlere Wahrscheinlichkeit; LR+ > 10 = hohe Wahrscheinlichkeit). Sie ist eine Maßzahl für die Einschlusskraft eines Tests. Die **negative Likelihood-Ratio (LR–)** gibt an, wie viel Mal wahrscheinlicher sich ein negatives Testergebnis bei einem Merkmalsträger als bei einem Merkmalsfreien findet (oder anders ausgedrückt, ein positives Testergebnis fehlt). Sie ist damit eine Maßzahl für die Ausschlusskraft eines Tests und sollte möglichst klein sein (LR– < 0,3 = mittlere Wahrscheinlichkeit; LR– < 0,1 = hohe Wahrscheinlichkeit). LR+ bzw. LR– von 1 sind ohne Aussage.

- Die **Nachtestwahrscheinlichkeit** ergibt sich aus der Multiplikation der Vortestwahrscheinlichkeit mit der Likelihood-Ratio. Zu beachten ist allerdings, dass hierbei die Wahrscheinlichkeiten nicht in der Einheit „Prozent" sondern „Odds" angegeben sein müssen. Alternativ kann unter Umgehung der Odds die Nachtestwahrscheinlichkeit aus dem Fagan-Nomogramm ermittelt werden.

		Merkmal			
		Ja - vorhanden	Nein – nicht vorhanden		
Test-ergebnis	Positiv	Richtig positiv RP	Falsch positiv FP	Gesamt positiv (= RP + FP)	Positiver Vorhersage-wert RP/(RP + FP)
	Negativ	Falsch negativ FN	Richtig negativ RN	Gesamt negativ (= FN + RN)	Negativer Vorhersage-wert RN/(FN + RN)
		Alle Merkmals-träger (= RP + FN)	Alle Merkmals-freie (= FP + RN)		
Prävalenz (RP + FN)/ (RP + FP + FN + RN)		Sensitivität RP/(RP + FN)	Falsch-positiv-Rate = 1-Spezifität FP/(FP + RN)		Positive Likelihood-Ratio = Sensitivität/ 1-Spezifität
		Falsch-negativ-Rate = 1-Sensitivität FN/(RP + FN)	Spezifität RN/(FP + RN)		Negative Likelihood-Ratio = 1-Sensitivität/ Spezifität

Durchführung   In der praktischen Durchführung sollte zunächst ein geeignetes **Belastungsprotokoll** ausgewählt werden. Um eine Vergleichbarkeit wiederholter Untersuchungen zu gewährleisten, sollte das Protokoll nicht verändert werden. Eingangsstufe, Stufendauer und Stufenhöhe sollten an den erwarteten Leistungszustandes des Sportlers bzw. des Patienten angepasst werden. So wird eine Fahrradergometrie bei einem kardiologischen Patienten üblicherweise gemäß dem WHO-Protokoll bei 25 Watt begonnen, mit einer Steigerung der Belastung alle 2 min um 25 Watt. Die Eingangsstufen können aber auch 50 oder 100 Watt je nach Leistungsfähigkeit des Athleten betragen, wobei die Stufendauern von 3–5 min bzw. Stufenhöhen von 25–50 Watt betragen können. Generell sollte das Protokoll eine Belastungszeit von 15–18 min nicht überschreiten. Andererseits sollte auch auf eine gute Ausbelastung geachtet werden, um die ohnehin eingeschränkte Sensitivität der Untersuchung nicht noch weiter einzuschränken.

Kontraindikationen und Abbruchkriterien   Die **Kontraindikationen** der Untersuchung werden in relative (u. a. Hauptstammstenose) und absolute (u. a. akutes Koronarsyndrom, fieberhafte Infekt) unterteilt. Ebenso werden relative

(u. a. RR-Abfall) und absolute **Abbruchkriterien** (Patienten-wunsch, ventrikuläre Tachykardie, ST-Elevation > 0,1 mV) formuliert. Bewegungsbedingt kann es insbesondere bei sehr leistungsfähigen Sportlern zu entsprechenden Artefakten in der Aufzeichnung kommen. Hier sind möglichst körper-nahe Lokalisation der Extremitätenableitungen sowie ent-sprechende Hilfsmittel zur Fixierung der Elektroden emp-fehlenswert.

Auswertung   Zur **Beurteilung des Ausbelastungsgrades** stehen objektive und subjektive Methoden zur Verfügung. **Objektive Parameter** sind die maximal erreichte Leistung sowie die maximale Herzfrequenz. Für die maximal erreichte Leistung sind entsprechende Normwerttabellen verfügbar. Es bietet sich dabei an, die Leistung auf das Körpergewicht oder die Körperoberfläche zu normieren. Bei der Herzfrequenz ist neben dem erreichten Maximalwert auch qualitativ das Herzfrequenzverhalten zu beachten. Üblicherweise kommt es gegen Ende der Belastung zu einer Abflachung des linearen Herzfrequenzanstiegs (*leveling off*). Für die **maximale Herz-frequenz** existiert eine Reihe von Formeln, die vor allem die Altersabhängigkeit berücksichtigen, z. B.:

$$HF\,max. = 220 - Alter$$

Andere Formeln lauten:

$$200 - 0{,}7 \times Alter\,(in\,Jahren)\,für\,die\,Fahrradergometrie$$

sowie

$$209{,}3 - 0{,}72 \times Alter\,(in\,Jahren)\,bei\,der\,Laufbandergometrie$$

Auffällig im Sinne einer **chronotropen Inkompetenz** sind Werte von weniger als 85 % der erwarteten maximalen Herz-frequenz.

Zu den **subjektiven Parametern** gehört die Einschätzung der wahrgenommenen Belastungsintensität (*rating of perceived exertion, RPE*) durch den Probanden mithilfe der Borg-Skala. Die **Borg-Skala** reicht dabei von 6 bis 20 als leichteste bzw. schwerste Endpunkte der Skala. Diese subjektiven Belastungs-werte wurden von dem schwedischen Physiologen Gunnar Borg gemäß der Gleichung Herzfrequenz × 0,1 = RPE empi-risch abgeleitet. Werte ab 17 gelten als Ausbelastungswerte. In ähnlicher Weise können auf einer 10-stufigen Visuell-analogen Skala AP-Beschwerden, Dyspnoe, muskuläre Belastung oder auch Gesamtanstrengung dokumentiert werden.

In der Beurteilung des EKGs sind ST-Streckenveränderun-gen von besonderer Bedeutung. Eine **pathologische ST-Stre-ckensenkung** besteht bei einer Amplitude ≥ 1 mm (≥ 0,1 mV) 80 ms nach dem J-Punkt (bzw. 60 ms, wenn HF >130/min) mit horizontaler oder deszendierender ST-Senkung. Bei einer Hebung von > 1 mm spricht man von einer signifikanten ST-Streckenhebung. Hierbei ist die Belastung sofort abzubrechen.

Diese Hebungen haben allerdings bei Ableitungen mit pa-thologischen Q-Zacken als Hinweis auf frühere Infarktgebiete keinen diagnostischen Wert.

Gefäßdiagnostik

In der Diagnostik der peripheren arteriellen Verschluss-krankheit pAVK haben nichtinvasiv die **Bestimmungen des Knöchel-Arm-Indexes (ABI)** sowie die farbkodierte Du-plexsonografie den höchsten Stellenwert. Die Bestimmung der arteriellen Verschlussdrucke der A. dorsalis pedis und der A. tibialis posterior am liegenden Patienten und die Kalkulation des Knöchel-Arm-Indexes sind die wesentlichen Eingangsuntersuchungen zur Beurteilung des Gefäßstatus. Im diagnostischen Algorithmus folgt dann die **farbkodierte Duplexsonografie,** die in Hand eines erfahrenen Untersuchers eine hohe Sensitivität und Spezifität zeigt und damit auch als alleinige diagnostische Methode zur Therapieplanung und Entscheidung fungiert (S3-Leitlinie PAVK AWMF 2015). Ein wichtiger, prädiktiver Marker des kardiovaskulären Risikos ist die **Intima-Media-Dicke,** die sonografisch üblicherweise an der A. carotis communis bestimmt wird.

Zur Objektivierung der klinischen Symptomatik und der Gehstreckenbestimmung wird auch die **Laufbandergometrie** eingesetzt (Protokoll mit einer kontinuierlichen Laufgeschwin-digkeit von 3,2 km/h und einer Steigerung zwischen 10 und 12 %). Registriert werden die schmerzfreie bzw. maximale Gehstrecke und die Gehzeit. Diese sind vor allen Dingen von Bedeutung für Therapieplanung und -kontrolle. Eine Kombina-tion der Laufbandergometrie mit der ABI-Messung optimiert die diagnostische Aussagekraft. Eine Abnahme des ABI um 20 % ist hierbei beweisend für die Diagnose pAVK.

Leistungsdiagnostik

Die Beurteilung der körperlichen Leistungsfähigkeit kann mit Feld- oder Laboruntersuchungen erfolgen:

- **Feldtestverfahren** haben Vorteile hinsichtlich zeitlicher und personeller Ressourcen, da häufig mehrere Sportler zeitgleich untersucht werden können. Je nach Test-verfahren kann auch eine sportartspezifische Testung erfolgen. So stellt der „Hoff-Test" eine fußballspezifische Variante des „Cooper-Tests" dar, der zur Überprüfung der allgemeinen Ausdauer eingesetzt wird:
  - Im **Cooper-Test** wird die maximal zurückgelegte Lauf-distanz innerhalb von 12 min bestimmt.
  - Im **Hoff-Test** soll ein Fußball-Parcours möglichst oft in 10 min durchlaufen werden. Neben der reinen Ausdau-erleistungsfähigkeit werden dabei auch koordinativen Funktionen wie die Ballfertigkeit erfasst. Komplexe Testverfahren weisen allerdings häufig eine geringere Genauigkeit im Test-Retest-Vergleich auf.

- Die Vorteile von **Labortestverfahren** sind eine bessere Standardisierbarkeit des Untersuchungsverfahrens, eine damit verbundene erhöhte Präzision der aufgezeichneten Messparameter sowie auch der Umfang der erhobenen Untersuchungsgrößen.

Spiroergometrie

In der Spiroergometrie werden zusätzlich zur normalen Belastungsuntersuchung Messungen der Atemgase (O_2-Aufnahme/CO_2-Abgabe) sowie der Ventilation durchgeführt.

Die Spiroergometrie ist eine wichtige Untersuchungsmethode zur Beurteilung der maximalen Leistungsfähigkeit als auch der Dauerleistungsfähigkeit. Neben der sportmedizinischen Leistungsbeurteilung und Beurteilung des Trainingserfolgs sind noch weitere Indikationen zu benennen:

- Risikoabschätzung vor größeren Operationen z. B. Herz- oder Lungentransplantationen
- Begutachtung der Leistungsfähigkeit, z. B. in der Arbeitsmedizin
- Differenzialdiagnostische Abklärung einer Dyspnoe
- Beurteilung der Leistungsbereitschaft eines Probanden

Die Belastungsuntersuchung während der Spiroergometrie wird üblicherweise als **Rampenbelastung** durchgeführt. Aus der Fülle der registrierten Messdaten erfolgt eine systematische Darstellung im Rahmen der 9-Felder-Grafik, die von K. Wassermann und seiner Arbeitsgruppe entwickelt wurde (➤ Abb. 2.1). Die Felder 2, 3 und 5 geben dabei Auskunft über die Kardiozirkulation, die Felder 1 und 4 über die Ventilation und die Felder 6 und 9 Hinweise zum Gasaustausch. Durch eingezeichnete Sollwertlinien ist häufig ein direkter Vergleich mit einem Normkollektiv möglich. Bei den Parametern unterscheidet man direkt gemessene Werte, wie z. B. die Sauerstoffaufnahme oder die Herzfrequenz, und abgeleitete Werte, wie z. B. den Sauerstoffpuls als Quotient der Sauerstoffaufnahme und der Herzfrequenz.

Feld 1 Zeichnet das Atemminutenvolumen über dem Lastanstieg auf und vergleicht die gemessene maximale Ventilation (VE_{max}) sowohl mit den kollektiven Sollwerten als auch dem individuellen Atemgrenzwert (MVV = maximal voluntary ventilation, berechnet über FEV1 × 35). Der letzte Vergleich ermöglicht eine Aussage zur Atemreserve (normal: > 20 % von VE_{max}; > 15 l/min)

Feld 2 Auftragung der Herzfrequenz sowie des O_2-Pulses über der Belastungszeit. Beurteilung des Sauerstoffpulses anhand qualitativer (flache Steigung, abgeflachtes Plateau) und quantitativer Kriterien: Normwerte: Frauen ca. 10 ml VO_2 pro Herzschlag, Männer ca. 15 sowie Sportler > 20.

Feld 3 Auftragung der O_2-Aufnahme und der CO_2-Abgabe über der Zeit. Häufig ist auch die Last in Watt angegeben. Das Feld bietet Hinweise zur Leistungsfähigkeit und zur Mitarbeit des Probanden.

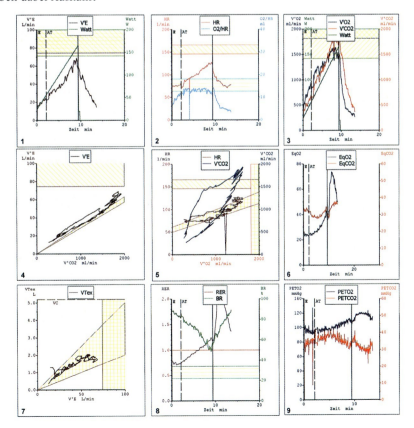

Abb. 2.1 9-Felder-Grafik (Beispiel) [M761]

Feld 4   Darstellung der Ventilation über der CO_2-Abgabe = Produktion. Die Steigung der Kurve entspricht dem Atemäquivalent. Insgesamt nicht linearer Verlauf mit dem Wendepunkt im respiratorischen Kompensations-Punkt.

Feld 5   Zentrale und komplexe Grafik mit der Darstellung der Beziehung der CO_2-Abgabe (zweite Y-Achse) über der O_2-Aufnahme (X-Achse) im rechten unteren Dreieck der Abbildung sowie der Veränderung der Herzfrequenz über der O_2-Aufnahme und gleichzeitige Darstellung des O_2-Aufnahme-Sollwertkorridors. Letztere entspricht einer alternativen Darstellung des Sauerstoffpulses. Die Beziehung von O_2-Aufnahme zu CO_2-Abgabe ermöglicht die Bestimmung der ventilatorischen Schwellen.

Feld 6   Darstellung der Atemeffizienz oder Atemökonomie durch die Auftragung der Atemäquivalente für Sauerstoff ($EQO_2 = VE/VO_2$) und Kohlendioxid ($EQCO_2 = VE/VCO_2$) über der Untersuchungszeit.

Feld 7   Auftragen des Atemzugvolumens über dem Atemminutenvolumen. Zusätzlich ist ein Korridor zwischen den Atemfrequenz-Isoplethen von 20 und 50 Atemzügen pro Minute eingetragen. Die Darstellung ermöglicht die Einschätzung einer Atemstörung im Sinne einer Obstruktion (Verlauf nahe der Isoplethe 20) oder Restriktion (Verlauf der Atemfrequenz nahe der Isoplethe 50).

Feld 8   Darstellung des respiratorischen Quotienten als Indikator für die Ausbelastung des Patienten (> 1,15). Optionale Darstellung der Atemreserve über der Zeit.

Feld 9   Verlauf des O_2- bzw. CO_2-Partialdrucks zum Ende der Expiration über die Zeit. Diese sog. End-Tidal-Werte entsprechen näherungsweise den alveolären Werten für Sauerstoff und Kohlendioxid. In Verbindung mit einer Blutgasanalyse ergeben sich Rückschlüsse auf den Gasaustausch.

Laktatleistungsdiagnostik

Mit zunehmender Intensität einer sportlichen Belastung ist der Organismus nicht mehr in der Lage, den Energiebedarf allein über aerobe energiebereitstellende Prozesse zu decken. Dies hängt mit den unterschiedlichen Kinetiken der einzelnen Abschnitte des Energiestoffwechsels zusammen. Aerobe Leistungsfähigkeit ist dabei in hohem Maße abhängig von der oxidativen Kapazität der Mitochondrien. Ein Überschreiten dieser Kapazität führt zu einem **Anfall von Pyruvat** als letztem Metabolit der Glykolyse und von **Reduktionsäquivalenten** ($NADH/H^+$). Um dem Organismus in dieser Situation eine weitere Energiebereitstellung zu ermöglichen, wird Pyruvat zu Laktat umgesetzt, ein Prozess bei dem gleichzeitig NAD^+ generiert wird. Dieses ist die Voraussetzung, um eine weitere Energiegewinnung über die Glykolyse zu ermöglichen.

Die Laktatleistungsdiagnostik versucht, diesen Bereich des aeroben/anaeroben Übergangs näher zu charakterisieren. Damit liefert sie Hinweise zur Trainingssteuerung, indem sie hilft, verschiedene Intensitäts- bzw. Belastungsbereiche abzugrenzen. In den 1980er-Jahren wurde eine Vielzahl von Laktatschwellen-Konzepten entwickelt. Hier kann man grundsätzlich zwischen **fixen Laktatschwellen** und **individuellen Laktatschwellen** unterscheiden. Letztere entstanden aus der Erkenntnis, dass es u. a. im Verlauf eines Trainingsprozesses zu Veränderungen der Laktatschwellen kommt. Das Festhalten an fixen Laktatschwellen kann hier zu fehlerhaften Belastungsempfehlungen führen.

Grundsätzlich sind alle Laktatleistungskurven das Resultat von laktatbildenden, laktattransportierenden und laktateliminierenden Prozessen. Dieses wird deutlich bei der Bestimmung des maximalen Laktat-Steady-State (MaxLASS oder MLSS), dem Goldstandard bei der Validierung von Laktatschwellen. Bei der Bestimmung des MaxLASS ist eine Reihe von Belastungsversuchen mit jeweils konstanten Belastungen über einen Zeitraum von 30 min zu absolvieren. Das bedeutet, dass dieses Verfahren sich natürlich nicht für den Routineeinsatz eignet. Solange die Laktatelimination die Laktatbildung kompensieren kann, wird es bei den Dauerversuchen auf den jeweiligen Stufen zu keinen wesentlichen Laktatakkumulationen kommen. Erst wenn die Laktatbildung die Elimination überschreitet, kommt es auch zu einer zunehmenden Akkumulation von Laktat während der Dauerbelastung.

> **DEFINITION**
>
> Als maximales Laktat-Steady-State (**MaxLASS** oder **MLSS**) wurde daher die Belastung definiert, bei der das Laktat in den letzten 20 min einer 30-minütigen Dauerbelastung nicht mehr als 1 mmol/l ansteigt (➤ Abb. 2.2a).

Die Laktatleistungsdiagnostik ist der Versuch, sich in einem stufenförmigen Belastungstest diesem Punkt der Laktatakkumulation in ökonomischer Weise zu nähern. Da es auf jeder Belastungsstufe mit einer Verzögerung zu einer Einstellung des Laktatgleichgewichts kommt, ist leicht nachvollziehbar, dass über die Wahl der Stufendauer bzw. der Leistungssteigerung pro Stufe, Form und Lage der Laktatleitungskurve beeinflusst werden können. Der Einfluss des Belastungsprotokolls ist dabei allerdings unterschiedlich, je nachdem, welches der jeweiligen Schwellenkonzepte für die Auswertung verwendet wird.

Damit wird deutlich, dass für einen effektiven Einsatz der Laktatleistungsdiagnostik die **methodische Stabilität** eine unbedingte Voraussetzung ist. Darüber hinaus haben auch die **Ernährung** und der damit zusammenhängende Glykogengehalt in der Muskulatur einen Einfluss auf das Ergebnis des Laktatleistungstestes. So führt eine **Glykogenverarmung** in der Muskulatur, z. B. durch eine kurzfristige Fastenperiode, zu einer Rechtsverschiebung der Laktatleistungskurve. Dies ist in diesem Fall allerdings nur eine scheinbare Leistungsverbesserung, da die Fähigkeit zur Laktatbildung reduziert ist.

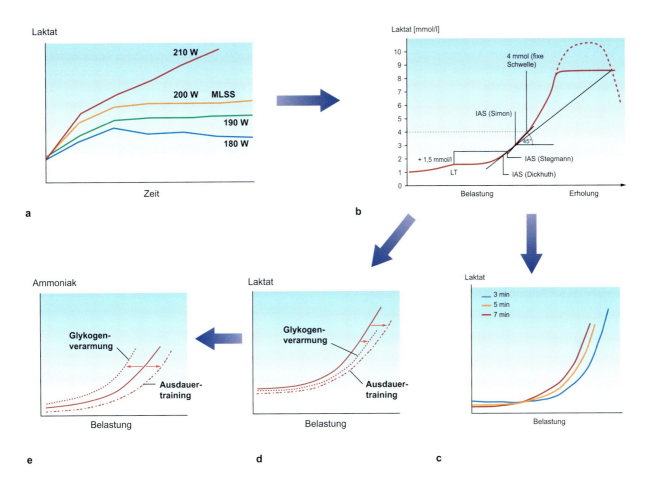

Abb. 2.2 Aspekte der Laktatleistungsdiagnostik: a) Annäherung an das maximale Laktat-Steady-State (MLSS) über wiederholte Dauerbelastungen unterschiedlicher Leistungsstufen. b) Gemeinsame grafische Darstellung unterschiedlicher Laktatschwellenkonzepte anhand einer beispielhaften Laktatleistungskurve. c) und d) Einfluss des Belastungsprotokolls, hier die Stufendauer (c) der Ernährungsgewohnheiten sowie eines Trainingsprozesses (d) auf die Lage der Laktatleistungskurve. e) Die gleichzeitige Bestimmung von Ammoniak ermöglicht die Differenzierung eines Ausdauertrainierten von einem Glykogen-verarmten Zustand, die bei der Laktatleistungskurve ansonsten gleichsinnige Veränderungen zeigen (d). (nach Schulz 2001 und Heck 2008). [L157]

Die in Folge des Glykogenmangels kompensatorisch erhöhte Gluconeogenese aus Proteinen führt zu einem erhöhten Anfall von Ammoniak, der zur differenzialdiagnostischen Unterscheidung zwischen tatsächlicher und scheinbar verbesserter Leistungsfähigkeit bestimmt wird.

Pulmonale Diagnostik

Lungenfunktionsdiagnostik

In der einfachsten Variante wird die Lungenfunktionsdiagnostik mit dem **Spirometer** durchgeführt. Hierbei werden unterschiedliche Lungenvolumina sowie ihre dynamischen Veränderungen im Rahmen der Volumen-Zeit-Kurven als auch der Fluss-Volumen-Kurven registriert. Hieraus lassen sich unterschiedliche Werte ableiten:

- **Vitalkapazität VC:** maximales Luftvolumen, das ein- oder ausgeatmet werden kann
- **Einsekundenkapazität FEV1:** Luftmenge, die in einer Sekunde maximal ausgeatmet werden kann
- **Tiffeneau-Index:** Verhältnis der maximalen Ausatmung zur Vitalkapazität/Einatmungsvolumen

Damit gelingt eine erste Differenzierung zwischen obstruktiven und restriktiven Lungenerkrankungen. In der **Ganzkörperplethysmografie** oder **Bodyplethysmografie** werden zusätzlich weitere Parameter wie der Atemwegswiderstand, das intrathorakale Gasvolumen oder die Diffusionskapazität bestimmt. Die Lungenfunktionsprüfungen können mit gezielten inhalativen Provokationen (= Provokationstest) als auch der Gabe von Bronchospasmolytika (= Bronchospasmolysetest) kombiniert werden. Der **Bronchospasmolysetest** zeigt bei Vorliegen einer Obstruktion deren Reversibilität an. Hieraus lassen sich Rückschlüsse auch auf den Einsatz der antiobstruktiven Medikation ziehen. **Inhalative Provokationstests** bieten sich an, wenn in der Anamnese der Hinweis auf frühere Asthmaattacken besteht. Zur Provokation werden Reizgase, aber auch kalte Luft verwendet. Kommt es danach zu einer Verschlechterung der Lungenfunktion, ist dies ein Beleg für eine bronchiale Hyperreagibilität.

Diagnostik des Belastungsasthmas

Bei Vorliegen einer bronchialen Hyperreagibilität kann eine körperliche Belastung Asthmaattacken auslösen. Zur Diagnostik des Anstrengungsasthmas wird üblicherweise ein Belastungstest auf dem Laufbandergometer eingesetzt. Im Gegensatz zu den stufenförmigen Leistungstests, wird beim Belastungsasthma-Test auf einer Stufe entsprechend etwa 80–90 % der maximalen erhobenen Leistungsfähigkeit gearbeitet. Die Belastungsdauer liegt in Abhängigkeit vom Trainingszustand zwischen 6 und 10 min. Die Lungenfunktionsdiagnostik erfolgt vor der Belastung sowie zu verschiedenen Zeitpunkten nach Belastung (z. B. 2, 5, 10, 15 und 20 min). Ein Abfall der Einsekundenkapazität um mehr als 15 % gegenüber dem Ausgangswert spricht für das Vorliegen eines Belastungsasthmas. Anhand des prozentualen Abfalls der Einsekundenkapazität spricht man vom leichten (15–20 %), mittelschweren (21–40 %) sowie schweren Belastungsasthma (FEV1-Abfall > 40 %).

LITERATUR

Deutsche Gesellschaft für Sportmedizin und Prävention. S1-Leitlinie Vorsorgeuntersuchung im Sport. https://www.dgsp.de/seite/278046/.

Genders TS, et al. A clinical prediction rule for the diagnosis of coronary artery disease: validation, updating, and extension. Eur Heart J. 2011 Jun; 32(11): 1316–30.

Heck, H./ Beneke, R.: Deutsche Zeitschrift für Sportmedizin, 2008.

Nationale VersorgungsLeitlinie Chronische KHK. 5. Aufl., 2019. Version 1. AWMF-Register-Nr. nvl-004.

Schulz, H./Heck, H.: Ammoniak in der Leistungsdiagostik; Deutsche Zeitschrift für Sportmedizin, 2001; https://ausdauercoach.at/wp-content/uploads/2013/11/30-jahre-Laktat-Schwellen-was-ist-zu-tun.pdf

3 Sportphysiologie

Kernaussagen

- Körperliche Aktivität ist ein wesentlicher Reiz für den menschlichen Organismus, verbunden mit Herausforderungen an dessen Homöostase.
- Bedeutsam für die Kontrolle der muskulären Aktivität sind das Verhältnis von Alpha-Motoneuron zur Anzahl der versorgten Muskelfasern (= motorische Einheit), die Anzahl bzw. Typus der aktivierten Muskelfasern (= Rekrutierung), die Häufigkeit der neuronalen Stimulation (= Frequentierung), Faserlänge und -durchmesser sowie die Ermüdbarkeit der Muskelfaser.
- Das kardiovaskuläre System deckt über den Anstieg des Herzminutenvolumens den vermehrten Bedarf nach Sauerstoff bzw. energieliefernden Substraten über die Veränderungen der Herzfrequenz, des Schlagvolumens sowie die arteriovenöse Sauerstoffdifferenz. Belastungsassoziiert kommt es zu einer ausgeprägten Umverteilung der Perfusion im kontraktilen Gewebe bzw. der Haut auf Kosten des gastrointestinalen Systems.
- Die für die kontraktile Aktivität notwendige Energie wird in Form von ATP über anaerobe bzw. aerobe Prozesse bereitgestellt. Deren jeweiliges Verhältnis ist abhängig von Intensität bzw. Dauer der Belastung. Kohlenhydrate und Triglyzeride sind die wesentlichen energieliefernden Substrate. Die freigesetzte Energiemenge pro Gramm Substrat ist am höchsten bei Triglyzeriden. Bezogen auf 1 l Sauerstoff wird am meisten Energie beim Kohlenhydratabbau freigesetzt.
- Die Leistungsanpassung des pulmonalen Systems unter Belastung beruht auf Veränderungen der Atemfrequenz sowie des Atemzugvolumens.
- Die akute Belastungsreaktion unterliegt einer endokrinologischen Steuerung vor allem durch Katecholamine, Kortisol sowie die blutzuckerregulierenden Hormone Insulin und Glugakon. Andere Hormone wie Wachstumshormone, Testosteron oder Wachstumsfaktoren sind bedeutsamer für folgende Adaptationsprozesse.
- Ausgeprägte Veränderungen der Zusammensetzung des Blutes, z. B. Leukozytose, Elektrolytverschiebungen, Hämokonzentration etc. finden sich nach Maximalbelastungen.
- Hyponatriämie, Hyperthermie und muskelzellulärer Schaden kennzeichnen wichtige pathologische Verläufe der akuten Belastungsreaktion.

Die Fähigkeit zur Bewegung ist eines der grundlegenden Kennzeichen des Lebens. Wenn die Physiologie die Lehre von den Lebensvorgängen ist, so untersucht die Sportphysiologie alle Prozesse eines Organismus, welche dessen Bewegung ermöglichen.

Gleichzeitig ist Bewegung aber auch ein wichtiger Reiz für den Organismus, der von entsprechenden akuten und chronischen Reaktionen (= Adaptationen) beantwortet wird. Funk-tion und Struktur von Systemen, Organen, Geweben, Zellen und subzellulären Einheiten stehen dabei in wechselseitiger Beziehung. Obwohl die akute sportliche Belastung in der kontinuierlichen Wiederholung ein wesentlicher Reiz für das Gesamtsystem ist, stellt sie andererseits eine nicht unerhebliche Herausforderung an die Homöostase dar. Dieser Herausforderung begegnet der Organismus mit einer orchestrierten und integrierenden Reaktion aller beteiligten Systeme, insbesondere der neuromuskulären Bewegungssteuerung und Ausführung, der inneren und äußeren Atmung, der Temperaturregulation sowie des kardiovaskulären Systems.

Die physiologische Belastungsantwort und auch die Leistungsfähigkeit des Organismus hängen dabei von einer Reihe von Faktoren ab, von denen die wichtigsten **Alter, Geschlecht** und **genetische Prädisposition** sind. Die genetische Disposition kann dabei je nach betrachteter Hauptbeanspruchungsform zwischen 25 und 50 % der Varianz ausmachen. Mit dem Alter kommt es zu einem kontinuierlichen Rückgang der Leistungsfähigkeit, welche aber durch geeignete Trainingsmaßnahmen deutlich verzögert werden kann.

Die Leistung des weiblichen Organismus ist im Durchschnitt etwa 20–25 % niedriger als des männlichen Organismus. Die nachfolgende Übersicht stellt aus didaktischen Gründen die beteiligten Organsysteme getrennt vor. Wann immer angebracht, werden aber Querverbindungen hergestellt, um die notwendige integrative Sicht zu fördern, die für ein umfassendes Verständnis einer Physiologie der Bewegung hilfreich ist. Außerdem werden wichtige pathologische Verläufe der akuten Belastungsreaktion – Hyponatriämie, Hyperthermie und muskelzellulärer Schaden – an passender Stelle vorgestellt.

3.1 Neuromuskuläres System

Die grundlegenden Bausteine des Nervensystems sind Neurone und Gliazellen. Für die mit dem Nervensystem assoziierten Funktionen der Informationsgenerierung, -weiterleitung und -speicherung sind vor allem die elektrisch erregbaren Neurone verantwortlich. Neben dem Zellkörper verfügen sie über eine unterschiedliche Anzahl von Fortsätzen, wobei die Dendriten Informationen an das Neuron weitergeben und die Axone Informationen des Neurons senden. Aus funktioneller Sicht kann man sensorische und motorische Neurone bzw. Interneurone unterscheiden:

- **Sensorische Neurone** übermitteln Informationen aus der Körperperipherie, die mittels geeigneter Rezeptoren die jeweiligen Reizqualitäten aufnehmen.
- **Motorische Neurone** dienen der Bewegungsausführung und -steuerung.
- **Interneurone** machen den größten Teil der Nervenzellen im zentralen Nervensystem aus und sind für die umfangreiche Verschaltung zwischen sensorischen und motorischen Neuronen verantwortlich.

Nur 10 % der Zellen im Gehirn sind Neurone, während der überwiegende Teil aus **Neurogliazellen** besteht. Es werden verschiedene Arten von Gliazellen unterschieden (Astrozyten, Oligodendrozyten, Schwann-Zellen, Mikrogliazellen). Neben ihrer stützenden und ernährenden Funktion für die Neurone sind sie beteiligt an immunologischen Prozessen und beeinflussen die Informationsübertragung zwischen den Nervenzellen. Neben den bekannten Markscheiden, die für eine schnelle Erregungsübertragung sorgen, organisieren sie das Mikromilieu um die Nervenzellen mit Einstellungen von pH-Wert und Elektrolytkonzentrationen.

3.1.1 Elektrische Erregungsbildung und -weiterleitung

Grundlage für die Informationsübertragung in Neuronen ist deren elektrische Erregbarkeit. Diese beruht auf den folgenden Prinzipien:

- Aufrechterhaltung eines Konzentrationsgradienten, vor allem für Natrium und Kalium durch aktive Transportprozesse (Na^+-K^+-ATPase)
- Selektive Permeabilität der Zellmembran für die unterschiedlichen Ionen

Sie führen zur Bildung des sog. **Ruhemembranpotenzials.** Das Innere der Zelle ist dabei negativ gegenüber dem Extrazellularraum aufgeladen. Im Rahmen der elektrischen Erregung einer Nervenzelle, dem **Aktionspotenzial,** kommt es innerhalb von Bruchteilen von Sekunden zu einer Umkehrung der Polarität. Diese elektrische Erregung breitet sich schließlich wellenförmig über die Nervenfortsätze aus. Die Ausbreitungsgeschwindigkeit (= Nervenleitgeschwindigkeit) hängt von der Dicke und der Myelinisierung der Nervenfasern ab. Sie variiert zwischen 0,5 und 120 m/s. Die direkte Ausbreitung des Aktionspotenzials über Zellgrenzen hinweg ist nicht möglich. An den entsprechenden Zell-Zell-Kontakten befinden sich zwischen den Nervenzellen **Synapsen** und zwischen Nervenzelle und Muskelzelle die **motorische Endplatte.** Hier wird an der präsynaptischen Membran das elektrische Signal in ein chemisches Signal umgewandelt. Diese Freisetzung von Neurotransmittern in den synaptischen Spalt führt in der postsynaptischen Membran wiederum zu Veränderungen des elektrischen Potenzials. Grundlage für diese Form von Zell-Zell-Kontakten sind **Rezeptoren,** deren Besetzung durch einen Liganden in der Zielzelle entsprechende Funktionsänderungen initiiert.

Die Übertragung des elektrischen Impulses endet, sobald der ausgeschüttete Neurotransmitter im synaptischen Spalt nicht mehr verfügbar ist. Die Generierung eines Aktionspotenzials in der Zielzelle muss allerdings nicht zwangsläufig erfolgen. Erst wenn an der postsynaptischen Membran wiederum ein überschwelliges, elektrisches Potenzial entstanden ist, kommt es zur Weiterleitung des Aktionspotenzials. Hierdurch bieten sich viele Möglichkeiten, **die Informationsübertragung zu modulieren:** Dies umfasst die Neurotransmitter-abhängige Generierung von exzitatorischen als auch inhibitorischen Potenzialen, die zeitliche und räumliche Summation von Signalen sowie die präsynaptische Inhibition. Rezeptoren sind neben der neuro-neuronalen und neuro-muskulären Übertragung an den unterschiedlichsten Stellen des Körpers verfügbar, um dem Nervensystem alle notwendigen Informationen über den

Zustand und Funktion der Körpersysteme zu geben. Dabei wandeln sie die unterschiedlichsten Signale (mechanische, thermische, elektromagnetische oder chemische Signale) in elektrische Potenziale um, die an das zentrale Nervensystem rückgemeldet werden.

3.1.2 Neuromuskuläre Verbindung und elektromechanische Kopplung

Grundlage eines Bewegungsvorgangs ist die Verknüpfung neuronaler elektrischer Impulse mit skelettalen Kontraktionen. Die Übertragung des elektrischen Impulses vom Axon auf die Muskelzelle geschieht an der motorischen Endplatte. Eingehende Aktionspotenziale setzen aus Vesikeln an der neuronalen Seite **Acetylcholin** frei. Dies bindet wiederum an Rezeptoren, die an der Muskelzelloberfläche lokalisiert sind, worauf es zur Depolarisierung der Muskelzellmembran und nachfolgend zu einem weitergeleiteten Aktionspotenzial kommt. Über spezielle Invaginationen der Muskelzellmembran in die Tiefe, sog. **transversale Tubuli oder T-Tubuli,** wird das elektrische Signal auch in die Tiefe der Muskelfaser geleitet. Die Depolarisierung der Zellmembran in diesem Bereich über spannungsabhängige Kalziumkanäle zwischen den transversen Tubuli und dem im Zellinneren ausgespannten sarkoplasmatischem Retikulum führt zu einer Aktivierung von Ryanodin-Rezeptoren in der lateralen Wand des sarkoplasmatischem Retikulums mit der konsekutiven Freisetzung von Kalzium ins Zytosol. Das freigesetzte Kalzium bindet an Troponin, einem assoziierten Protein an den dünnen Aktinfilamenten. Dies führt zu einer räumlichen Lageänderung des Troponins und indirekt auch zu einer räumlichen Lageänderung eines zweiten assoziierten Proteins, dem Tropomyosin. Hierdurch wird eine Möglichkeit geschaffen, dass die dünnen Aktinfilamente mit der zweiten in der Muskelfaser vorhandenen Filamentgruppe, den dicken Myosinfilamenten, interagieren können.

Nach dem Kontakt der Filamente kommt es zur Kippung des Myosinköpfchens, wodurch Aktin- und Myosinfilamente ineinander gleiten. Dies ist der eigentliche kontraktile Vorgang. Der gesamte Vorgang wird durch die **Spaltung von ATP** unterstützt. Nach Bindung eines erneuten ATP-Moleküls an das Myosinköpfchen kommt es zur Lösung der Verbindung zum Aktinfilament und der Fähigkeit zu einer erneuten Kontraktion.

DEFINITION

Ein wichtiger Begriff im Zusammenhang der neuronalen Kontrolle der muskulären Aktivität ist die **motorische Einheit.** Hierunter versteht man das Neuron und alle durch sein Alpha-Motoneuron versorgten Muskelfasern (= Muskelzellen).

Das hat zur Folge, dass über das Alpha-Motoneuron laufende Aktionspotenziale simultan mehrere Muskelfasern zur Kontraktion bringen. Das Verhältnis von Motoneuron zu Muskelfasern variiert dabei stark in Abhängigkeit der Präzision der durchzuführenden Bewegungen. **Feinmotorische Bewegungen** bedingen eine sehr gezielte Ansteuerung von Muskelfasern, weshalb hier das Verhältnis von Axon zu Muskelfasern sehr gering ist, beispielsweise bei der Augenmuskulatur im Verhältnis von 1:10 bis 1:100. Zur Durchführung **grobmotorischer Bewegungen** wie bei der Oberschenkelmuskulatur ist auch eine grobere Ansteuerung möglich, sodass hier ein Axon bis zu 1.000 Muskelzellen versorgen kann. Dabei versorgt ein Motoneuron aber immer nur Muskelfasern eines Typs.

3.1.3 Muskelfasertypen und Kraftentfaltung

Mittels histochemischer und elektrophysiologischer Methoden gelingt die nähere Typisierung der Muskelfasern. Diese basiert auf Kriterien wie der Kontraktionsgeschwindigkeit, der oxidativen Kapazität, der Ermüdbarkeit sowie molekularen Signaturen wie Isoformen der schweren Myosinketten. Experimentell sind hierdurch sehr genaue Differenzierungen möglich. Im Rahmen dieser Darstellung sollen die folgenden Formen unterschieden werden:

• **Typ-I-Muskelfasern**	Kontraktion: langsam zuckend; Metabolismus: oxidativ
• **Typ-IIa-Muskelfasern**	Kontraktion: schnell zuckend; Metabolismus: oxidativ glykolytisch
• **Typ-IId(x)-Muskelfasern**	Kontraktion: schnell zuckend; Metabolismus: glykolytisch

Deren wesentlichen Unterscheidungsmerkmale sind in ➤ Tab. 3.1 dargestellt. Die kontraktilen Eigenschaften eines Muskels beruhen daher unter anderem auch auf der genauen Zusammensetzung der einzelnen Fasertypen bzw. ihrer motorischen Einheiten.

Die Rekrutierung der einzelnen motorischen Einheiten zur abgestuften Kraftentfaltung eines Muskels folgt aber immer nach gleichem Muster: So werden zunächst bei niedriger Belastungsintensität motorische Einheiten mit **langsamen Typ-I-Muskelfasern** rekrutiert. Das liegt daran, dass deren Aktivierungsfrequenz deutlich niedriger liegt als bei den motorischen Einheiten mit **schnellen Typ-IIa- bzw. Typ-IId(x)-Fasern.** Mit zunehmender Muskelkraft werden dann zunächst die motorischen Einheiten der **schnell zuckenden, oxidativ glykolytischen Typ-IIa-Fasern** rekrutiert und erst ab einem Wert von 75 % der Maximalkraft werden auch die **schnell zuckenden, glykolytischen Typ-IId(x)-Fasern** rekrutiert.

Neben der Anzahl der Fasern spielt für die Intensitätsabstufung der Muskelkontraktion auch die **Spannung bzw.**

3

Tab. 3.1 Eigenschaften der Muskeltypen [Zeichnungen: L143]

Eigenschaften	Muskelfasertyp		
	I	IIa	IId (x)
Struktur:			
• Faserdurchmesser	↑	↑↑	↑↑↑
• Farbe	Tiefrot	Hellrot	Weiß/blass
• Mitochondrien	↑↑↑	↑↑	↑
• Myoglobin	↑↑↑	↑↑	↑
• Kapillardichte	↑↑↑	↑↑	↑
Stoffwechsel:			
• ATPase-Aktivität	↑	↑↑	↑↑↑
• Fettverbrennung (aerobe Kapazität)	↑↑↑	↑↑	↑
• Glykogengehalt	↑	↑↑	↑↑↑
• Laktazide Kapazität	↑	↑↑	↑↑↑
Mechanik: • Einzelzuckung			
• Kraft	↑	↑↑	↑↑↑
• Geschwindigkeit	Langsam	Mittel	Schnell
• Rekrutierungsfolge			
Ermüdung			
Aufgaben	Dauereinsatz → Körperhaltung	Stehen/Gehen	Max. Krafteinsatz → Springen

Kraft der individuellen Faser eine wichtige Rolle. Faktoren, die hierauf Einfluss haben, sind:

- **Frequentierung:** Darunter versteht man die Frequenzspannungsbeziehung. Das bedeutet, je häufiger Aktionspotenziale einlaufen, umso größer die entwickelte Kraft, bis es bei maximaler Stimulation zum muskulären Tetanus kommt.
- **Faserlänge:** Auch sie hat Einfluss auf die entwickelbare Muskelspannung. Dies hängt zusammen mit dem Grad der Überlappung der kontraktilen Filamente, welche bei maximaler Stauchung und exzessiver Dehnung beeinträchtigt ist. In Bezug auf die Bewegungspraxis haben das optimale Aufwärmen und die Durchführung von Dehnungsübungen vor einer Belastung positive Auswirkungen auf die Längen-Kraft-Beziehungen des Skelettmuskels mit entsprechender Leistungsoptimierung.

- **Faserdurchmesser:** Je größer der Durchmesser einer Muskelfaser, umso größer der Anteil der verfügbaren kontraktilen Elemente und damit auch die erzeugte Kraft. In diesem Zusammenhang von Bedeutung ist eben auch der **Fiederungsgrad** der Muskulatur. Hierdurch gelingt es, die Querschnittsebene der Sarkomere zu vermehren, wobei durch den Fiederungswinkel auch ein gewisser Kraftverlust in Kauf zu nehmen ist. So lange dieser aber unter 30° ist, wird immer noch ein Kraftgewinn gegenüber einem nicht gefiederten Muskel erzielt. Umgekehrt haben Muskeln, deren Muskelfasern möglichst parallel zum Muskelverlauf liegen, Vorteile in der Verkürzungsgeschwindigkeit und dem Ausmaß der Verkürzung, d. h. den Gelenkbewegungen.
- **Ermüdbarkeit der Faser**

3.1.4 Arbeitsformen der Muskulatur

DEFINITION

Der Begriff **Kontraktion einer Muskelfaser** ist häufig irreführend, da man hierbei häufig auch eine Verkürzung der Muskelfaser annimmt. Dies ist aber nicht notwendigerweise der Fall. Kontraktion meint die kraftgenerierende Fähigkeit durch die Komplexbildung der Aktin-Myosin-Filamente.

Hierbei sind verschiedene Kontraktionsformen möglich. Diese gelten sowohl unter In-vitro- als auch unter In-vivo-Bedingungen.

- Bei den **dynamischen** oder **isotonischen Kontraktionsformen** ändert sich die Länge des Muskels, aber nicht die entwickelte Spannung. Hierbei unterscheidet man:
  - Konzentrische Kontraktionsform: Muskelenden nähern sich einander.
  - Exzentrische Kontraktionsform: Muskelenden werden voneinander entfernt.
- Bei der **statischen** oder **isometrischen Arbeitsform der Muskulatur** entwickelt sich eine Spannungsänderung bei gleichbleibender Faserlänge. Vor allem **exzentrische Kontraktionsformen** sind mit einem belastungsinduzierten zellulären Muskelschaden assoziiert (➤ Info-Box).

INFO

Belastungsinduzierter Muskelschaden

Mit der Sportausübung kann es zu unterschiedlichsten muskulären Traumata wie Kontusionen, Zerrungen oder Faserrissen kommen. Diese eher makroskopischen Traumata werden in ➤ Kap. 12 behandelt. Mit dem Begriff „belastungsinduzierter Muskelschaden" werden **ultrastrukturelle Verletzungen des feingeweblichen Aufbaus der Muskelfaser und ihrer Komponenten** verstanden. (Elektronen-)mikroskopische Untersuchungen zeigen Schäden an den Sarkomeren und insbesondere auch an den die Sarkomere begrenzenden Z-Scheiben. Deren kontinuierlicher Verlauf ist unterbrochen und verschmiert. Zytoskelettale Proteine mit Verbindung zu den Sarkomerstrukturen wie Desmin oder Dystrophin sind vermindert nachweisbar, die Muskelzellmembran zeigt eine vermehrte Permeabilität, die durch die Aufnahme von entsprechenden großmolekularen Farbstoffen belegt werden kann.

Zu den typischen Symptomen des belastungsinduzierten Muskelschadens gehört ein Kraftverlust des Muskels, verbunden mit der als **Muskelkater** beschriebenen Schmerzsymptomatik, die einige Stunden nach Belastungsende beginnt (DOMS; *delayed onset of muscle soreness*). Die Muskeln fühlen sich hart und steif an, die Bewegungsausführung ist schmerzhaft und in ihren Bewegungsradien reduziert. Der Muskelschaden ist begleitet von einer Freisetzung myozellulärer Proteine wie der Kreatinkinase, dem Myoglobin oder auch Fragmenten der Myofilamente. Die Kinetik der einzelnen Symptome ist dabei zeitlich recht unterschiedlich (➤ Abb. 3.1), wobei Muskelkraftverlust und Bewegungseinschränkung zuerst auftreten. Das Ausmaß des Kraftverlusts steht in direkter Beziehung zur Regenerationszeit des Muskels. Das verzögerte Auftreten der Schmerzsymptomatik ist vermutlich durch die sich anschließende zweite Phase inflammatorischer und regenerativer Prozesse im Bereich der Muskulatur verursacht. Im Rahmen des Muskelschadens kommt es zu einer Kalziumüberladung der Muskelzellen mit der Aktivierung proteolytischer und degradierender Prozesse, welche von regenerierenden und adaptiven Vorgängen beantwortet werden. Es kommt zu einer stufenförmigen Invasion der Leukozyten-Subpopulation, angefangen von neutrophilen Granulozyten über Makrophagen sowie zu T-regulatorischen Lymphozyten und Mastzellen. Dieser konsekutive Ablauf erstreckt sich über mehrere Tage. Der initiale pro-inflammatorische Verlauf unterstützt die weitere Gewebedegradation. Hieran sind vor allen Dingen die Phagozytose der Neutrophilen und Makrophagen und die von ihnen produzierten zytotoxischen Enzyme und reaktiven, freien Radikale beteiligt. Die im Rahmen dieses Entzündungsprozesses freigesetzten Entzündungsfaktoren induzieren die Produktion von Neurotrophinen, welche wiederum über Nozirezeptoren die typische Schmerzsymptomatik auslösen.

Im weiteren Verlauf kommt es zur zunehmenden Auflösung der Entzündung und einer adaptiven Antwort des Muskels. Ein wichtiger Prozess hierbei ist der **Phänotyp-Switch der Makrophagen** vom pro-inflammatorischen M1- zum anti-inflammatorischen M2-Phänotyp. Dieser Prozess ist an eine Aktivierung der residenten Muskelstammzellen oder auch Satellitenzellen gekoppelt. Während M1-Makrophagen vornehmlich die Proliferation der Satellitenzellen anregen, induzieren M2-Makrophagen deren Differenzierung. Auch dies ist ein weiterer Beleg für den **stadienhaften Ablauf des gesamten Entzündungs-Regenerationsvorgangs.** Der Umfang der aktivierten Satellitenzellen ist dabei vor allem abhängig vom Anteil der exzentrischen Muskelkontraktionsform.

Belastungsinduzierter Muskelschaden findet sich bei den verschiedensten Bewegungsformen, langen Laufbelastungen wie Marathon, Bergabläufe, aber auch Krafttraining und hochintensives Intervalltraining. Wichtig scheint das **Verhältnis von aktueller Belastung zur Belastbarkeit der Strukturen** zu sein. Dies erklärt beispielsweise, warum eigentlich gut trainierte Sportler auch bei neuen Bewegungsformen erneut eine entsprechende Schmerzsymptomatik aufweisen können. Unabhängig von den verschiedenen Belastungsmodalitäten sind es aber vor allem die exzentrischen Formen der Muskelkontraktion, welche den belastungsinduzierten Muskelschaden auslösen. Demgegenüber kommt es bei konzentrischen Muskelkontraktionsformen zu keinem wesentlichen Schaden. Das Ausmaß des Muskelschadens bei exzentrischen Belastungen hängt u. a. von der ausgeübten Maximalkraft, der Anzahl der Kontraktionen, der Muskellänge sowie der Muskelregionen ab. Hier sind z. B. die Armmuskeln verletzlicher als die Beinmuskeln. Es gibt auch Hinweise, dass die Typ-II-Muskelfasern deutlich stärker betroffen sind. Ihre im Vergleich zu Typ-I-Fasern vermehrte schnelle Kraftentfaltung ist natürlich für die beim Bergablaufen notwendigen Bremsvorgänge von großer Bedeutung – eine exzentrische Bewegung. Hierdurch wird auch die einzelne Faser besonders stark belastet, da im Vergleich zu den konzentrischen Belastungen weniger Fasern aktiviert werden.

In der Vorbeugung des belastungsinduzierten Muskelschadens spielt der Muskelschaden selbst eine wesentliche Rolle. Die im Rahmen des Muskelschadens eingeleiteten adaptiven Vorgänge führen zu einer **Verstärkung aller muskulären Strukturen** sowohl der Muskelzellen als auch der extrazellulären Matrix. Aus diesem Grund sind die muskeldestruierenden Effekte bei wiederholt ausgeführten, muskulären Belastungen im Abstand von wenigen Tagen bei der zweiten Belastung deutlich geringer ausgeprägt (Wiederholungseffekt). Darüber hinaus wurden eine Vielzahl von Verfahren und Substanzen untersucht, die **Einfluss auf den Erholungs- und Regenerationsprozess** nehmen sollen. Dabei hat sich gezeigt, dass Interventionen, welche die pro-inflammatorische Komponente des Prozesses unterbrechen, zu einer Einschränkung der Muskelregeneration führen. Massagen sind laut aktuellen Metaanalysen in der Reduktion der Schmerzsymptomatik und der wahrgenommenen Ermüdung wirksam. Kompressionsstrümpfe und Kältetherapie verbessern die Wiederherstellung der Muskelkraft. Für die überwiegende Anzahl an Nahrungsergänzungsmitteln und Supplementen gibt es dagegen keine eindeutigen Wirkungsnachweise.

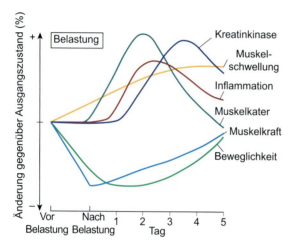

Abb. 3.1 Zeitlicher Verlauf von Symptomen und Befunden nach einem belastungsinduziertem Muskelschaden [L143]

3.1.5 Bewegungskontrolle

Die Bewegungsausführung wird über willkürliche und unwillkürliche Mechanismen gesteuert. Eine einfache Form der unwillkürlichen Bewegungssteuerung sind **reflektorische Antworten.** In der einfachsten Form umfassen sie lediglich einen Rezeptor mit einem afferenten Neuron, welches auf Spinalkanalebene auf ein Alpha-Motoneuron und den Skelettmuskel als Effektororgan umgeschaltet wird, den sog. **Reflexbogen.** In dieser Form funktioniert der **Patellarsehnenreflex,** in der die Muskelspindel als Mechanorezeptor durch den Schlag auf die Patella eine Dehnung erfährt und reflektorisch eine Kontraktion des M. rectus femoris initiiert wird. Muskelspindeln enthalten allerdings nicht nur afferente, sondern auch efferente Innervationen. Diese efferente Innervation zieht zu Muskelfasern innerhalb der Muskelspindeln und ermöglicht eine Sollwertverstellung (γ-Motoneuron). Die gemeinsame Aktivierung von α- und γ-Motoneuronen sorgt so dafür, dass die Muskelspindel auch während der Bewegung jederzeit einsatzbereit ist und die Bewegung jederzeit kontrollieren kann. Die sog. Gammaschleife ist auch in die feinmotorische Kontrolle von Bewegungen involviert.

C A V E
Muskuläre Verspannungen können zu einer Beeinträchtigung der Gammaschleife und damit auch zur Beeinträchtigung der Bewegungskontrolle führen.

Willkürliche geplante Bewegungen beruhen auf der Aktivität des **Motorkortex,** welcher im Lobus frontalis lokalisiert ist. Verschiedene Gebiete zählen zum Motorkortex, unter anderem der primäre (Brodmann Areal 4) und sekundäre (Brodmann Areal 6, prämotorischer Kortex und supplementär-motorischer Kortex), motorische Kortex, das Broca-Sprachzentrum sowie das frontale Augenfeld. Vom primär motorischen Kortex im Gyrus praecentalis gehen die Fortsätze der hier lokalisierten Pyramidenzellen über den kortikospinalen Trakt ins Rückenmark und verschalten hier auf die Motoneurone (laterales System). Die Verteilung der Pyramidenbahnzellen im Gyrus praecentalis ist dabei nicht gleichmäßig, sondern entsprechend dem Aufgabenprofil. Feine abgestufte Bewegungen, wie sie in der Gesichtsmuskulatur oder in der Handmuskulatur möglich sind, werden entsprechend auch durch ein größeres Areal von Pyramidenzellen repräsentiert. Der **primäre motorische Kortex** realisiert dabei Bewegungsprogramme, die vom sekundär motorischen Kortex im Zusammenspiel mit Basalganglien und Kleinhirn entworfen worden sind. Informationen aus diesen Bereichen und weiterer Sinnesorgane (Gleichgewicht, Gesichtssinn etc.) greifen modulierend ein in die Bewegungsausführung über die extrapyramidalen Bahnen (ventro-mediales System). So gelingt eine abgestufte und flüssige Bewegungsausführung. Auf diesen Ebenen gehen auch weitere Informationen wie visuelle Reize ein, auf die z. B. bei den Ballspielsportarten mit entsprechenden muskulären Bewegungen reagiert werden muss. Dabei unterliegt die gesamte Bewegungsausführung einer permanenten Kontrolle, die wesentlich ist für die Sicherheit des Ablaufs und für das Lernen von Bewegungsabläufen.

3.2 Kardiovaskuläres System

Mit Beginn der sportlichen Belastung erhöht sich sprunghaft der Bedarf der arbeitenden Muskulatur nach Sauerstoff und im weiteren Verlauf auch energieliefernden Substraten, wie Kohlenhydraten und Fettsäuren. Die Aufgabe des Herz-Kreislauf-Systems ist es, diesen erhöhten Perfusionsbedarf zu decken. Dies geschieht im Rahmen einer abgestimmten Reaktion des Herzens, des Gefäßsystems und der Muskulatur. Einige der beteiligten Prozesse unterliegen dabei einer Regulation durch das sympathische Nervensystem.

3.2.1 Herz

Von kardialer Seite wird der Mehrbedarf der arbeitenden Muskulatur durch einen Anstieg des Herzminutenvolumens (HMV; Cardiac Output – CO) unterstützt. Dies geschieht sowohl durch einen **Anstieg der Herzfrequenz** als auch eine **Erhöhung des Schlagvolumens.** Hierbei ist beim untrainierten Sportler der Einfluss des Herzfrequenzanstiegs auf die Leistungsfähigkeit deutlich größer als der Anstieg des Schlagvolumens unter Belastung. Während die Herzfrequenz sich um einen Faktor 2,3–2,7 je nach Alter des Sportlers ändert, ist der Faktor beim Schlagvolumen mit etwa 1,5 geringer ausgeprägt. Dabei gilt die Regel, dass die Herzfrequenz zwischen 2 und 4 Schlägen zunehmen muss, damit 1 ml Sauerstoff/min und kg Körpergewicht aufgenommen werden kann (oder anders ausgedrückt: pro 3,5 ml O_2/kg KG und min eine Veränderung der Herzfrequenz von 10 Schlägen). Werte unterhalb dieser Relation werden als **chronotrope Inkompetenz** bezeichnet. Die Erhöhung der Herzfrequenz ist dabei Folge einer vermehrten sympathischen Stimulation über die Freisetzung von Norepinephrin aus sympathischen Nervenendigungen am Sinusknoten als auch am AV-Knoten. Hinzu kommt ein Anstieg von Adrenalin und Noradrenalin im Blut als Folge einer vermehrten Freisetzung, z. B. aus der Nebenniere.

Neben der Herzfrequenz wirkt die vermehrte sympathische Stimulation aber auch auf die Verbesserung der Kontraktilität des Herzmuskels. Die vermehrte Kontraktilität führt wiederum zu einer **erhöhten Ejektionsfraktion** unter Belastung. So kann die Ejektionsfraktion von Werten um 60 % in Ruhe auf Werte von 85 % unter Belastung ansteigen. Dies ist einer der Faktoren, der zu einem deutlichen Anstieg des Schlagvolumens unter Belastung führt. Der zweite ist der erhöhte venöse Rückfluss in Folge der Muskelkontraktion, welcher zu einem erhöhten enddiastolischen Volumen führt. Die mit der erhöhten Vorlast verbundene Ventrikeldehnung wird zu einer verbesserten Auswurfleistung (Frank-Starling-Mechanismus). Insgesamt kommt es so zu einem **Anstieg des HMV** von ~5 l/min in Ruhe zu Werten bei maximaler Belastung von ~20 l/min beim gesunden Untrainierten und ~40 l/min bei ausdauertrainierten Athleten. Das Ziel des Organismus, den belastungsbedingten Mehrbedarf an Sauerstoffaufnahme zu decken, wird gemäß dem Fickschen Gesetz (VO_2 = HMV × $AVDO_2$) neben dem Herzminutenvolumen auch durch eine Änderung der arteriovenösen Sauerstoffdifferenz ($AVDO_2$) erreicht. Beide Mechanismen tragen zur **vermehrten Sauerstoffbereitstellung unter Belastung** etwa in der gleichen Größenordnung (Faktor HMV: ~ 3,5; Faktor $AVDO_2$ ~ 3) bei.

3.2.2 Gefäßsystem

DEFINITION

Dem peripheren Gefäßsystem fällt die Aufgabe zu, das belastungsbedingte erhöhte Herzminutenvolumen zunächst in Richtung der Muskulatur zu dirigieren, um den hier anfallenden Sauerstoffmehrbedarf zu decken. Im weiteren Verlauf der Belastung kommt es dann auch zu einer vermehrten Durchblutung der Haut, um die in Folge des erhöhten Metabolismus angefallenen Wärmemengen zu dissipieren (➤ Info-Box).

Die veränderte Durchblutungssituation während akuter Belastungen ist Folge der Veränderungen der Gefäßquerschnitte. So führt eine Halbierung des Radius zu einer 16-fachen Reduktion des Gefäßwiderstands und einem entsprechenden Perfusionsanstieg. Mechanistische Grundlage des Gefäßwiderstands ist die Kontraktion der glatten Gefäßmuskulatur in der Gefäßwand. Deren Tonus wird beeinflusst sowohl durch zentrale als auch periphere Signale. Diese beiden Signalebenen zeigen während einer akuten sportlichen Belastung eine gegenläufige Reaktion. So kommt es unter Belastung durch den erhöhten Sympathikotonus, der bereits zur Steigerung der Herzfrequenz und Kontraktilität führt, auch zu einem erhöhten Vasotonus auf arterieller und venöser Seite, letzterer ein Grund für den erhöhten venösen Rückstrom während der Belastung. Der erhöhte Sympathikotonus trägt auch dazu bei, belastungsinduzierte Hypotensionen zu vermeiden. Denn die peripheren Signale führen zu einer deutlichen Vasodilatation der Gefäße in der Muskulatur und später auch der Haut.

INFO

Belastungsinduzierte, dekompensierte Hyperthermie

Pathophysiologie

Der **Anstieg der Körperkerntemperatur während körperlicher Belastung** ist zunächst einmal ein physiologischer Vorgang. Der mit Belastungsbeginn erhöhte Stoffwechselumsatz setzt neben den benötigten Energieäquivalenten in Form von ATP auch Wärmeenergie frei. Damit stellt sich ein neues Temperaturgleichgewicht ein (**kompensierte Hyperthermie**). Dies beträgt beispielsweise für eine Belastung bei 50 % der VO_{2max} ca. 37,3 °C, während sich bei einer Belastung entsprechend 75 % der VO_{2max} dieses Temperaturgleichgewicht bei etwa 38,5 °C einstellt. Die relative Belastungsintensität scheint dabei maßgeblich für das neue Temperaturgleichgewicht unter Belastung zu sein. Sowohl untrainierte als auch trainierte Personen erreichen daher etwa denselben Temperaturbereich, wenn sie sich bei der gleichen relativen Belastungsintensität belasten. Absolut gesehen, ist dabei die Leistung des trainierten Athleten natürlich höher, weshalb er insgesamt auch deutlich mehr Wärme produziert. Aufgrund aber im Rahmen des Trainingsprozesses verbesserter Mechanismen der Hitzedissipation, z. B. durch vermehrtes Schwitzen, verfügt der Athlet über verbesserte Fähigkeiten, die vermehrte Wärmemenge abzugeben.

Klinik

Kann solch ein Temperaturgleichgewicht nicht aufrechterhalten werden, kommt es zur dekompensierten Hyperthermie. Der zunehmende **Hitzestress** führt neben ausgeprägtem Durstgefühl zu vermehrter Ermüdung, Sehstörungen und Gleichgewichtsstörungen. Der Übergang zur **Hitzeerschöpfung** ist fließend. Die kardiovaskulären Regulationsmechanismen versagen, der Blutvolumenmangel (als Folge starken Schwitzens), verbunden mit venösem Pooling, führt zu einer deutlichen Reduktion des Herzminutenvolumens. Charakteristische Zeichen sind ein schwacher und schneller Puls, Blutdruckabfall, Kopfschmerzen und eine generelle Ermüdung und Schwäche, die zum Belastungsabbruch führen. Typischerweise ist die Körperkerntemperatur niedriger als 40 °C. Dagegen zeichnet sich der **Hitzeschlag** durch deutlich erhöhte Körperkerntemperaturen von mehr als 40–41 °C aus. Die Zeichen der zentral-nervösen Dysfunktionen umfassen extreme Konfusion, Delirium, Krämpfe bis hin zur Bewusstlosigkeit und Koma. Die Haut ist häufig heiß und trocken und dennoch

3

schwitzen bis zu 50 % der Betroffenen. Im Rahmen des Hitzeschlags kommt es zu ausgeprägten Anstiegen der Katecholamine, aber auch der Endotoxinspiegel im Blut. Letztere sind Ausdruck der beeinträchtigten intestinalen Integrität („Leaky-Gut"), welche mit der erhöhten Körperkerntemperatur gut korreliert. Ein wesentlicher Faktor, welcher die Hyperthermie begünstigt, ist die Dehydratation. Daher sind heiße Temperaturen und hohe Luftfeuchtigkeit externe Bedingungen, die eine Wärmeabgabe des Organismus erschweren und das Hitzestressrisiko begünstigen. Bereits ein geringer **Verlust der Körperflüssigkeit** (etwa 2 % des Körpergewichtes) beeinträchtigt die Thermoregulation sowie die kardiovaskuläre Belastungsreaktion, die wiederum einen negativen Einfluss auf die Leistungsentwicklung haben. Eine adäquate Rehydratation während der Belastung ist eine wichtige Voraussetzung der Aufrechterhaltung von Blutdruck und Herzminutenvolumen, welche wesentlich sind für eine effektive Temperaturregulation durch gute Hautdurchblutung und entsprechende Schweißraten. Umgekehrt kann eine exzessive Rehydratation auch negative Folgen haben (siehe belastungsinduzierte Hyponatriämie, ➤ Kap. 3.6.2). Das Risiko einer belastungsinduzierten, dekompensierten Hyperthermie ist bei erhöhtem BMI sowie einer Reihe von Erkrankungen (z. B. Herzinsuffizienz, Multiple Sklerose) und auch nach der Einnahme von Medikamenten (z. B. Schilddrüsenhormonen, Amphetaminen, Antihistaminika, Diuretika oder Betablockern) gesteigert.

Therapie
Therapeutisch sollte bei den Stadien der belastungsinduzierten dekompensierten Hyperthermie eine möglichst schnelle Rückführung der Körperkerntemperatur erfolgen, da die Mortalität in direkter Beziehung zu Ausmaß und Dauer der Hyperthermie steht. Als effektive Maßnahme hat sich die Ganzkörperkühlung mittels Eis- oder Kaltwasserimmersion erwiesen. Parallel erfolgt eine Ergänzung des Flüssigkeitshaushalts über orale oder intravenöse Flüssigkeitszufuhr.

Trotz der drastischen Steigerung des Herzminutenvolumens unter Belastung kommt es daher bei **dynamischen Ausdauerbelastungen** nur zu sehr moderaten Anstiegen des arteriellen Mitteldruckes. Während es zu moderaten Anstiegen des systo-

lischen Blutdrucks kommen kann, zeigt der diastolische Wert häufig nur geringe Veränderungen. Gerade zu Beginn der Belastung sind hier auch niedrigere Werte möglich aufgrund des deutlich vergrößerten Gesamtquerschnitts des arteriellen Stromgebiets. Anders sieht die Reaktion bei **isometrischen Kraftbelastungen** aus. Hier sind deutliche Anstiege sowohl des systolischen als auch des diastolischen Blutdruckes zu verzeichnen mit Werten > 300 bzw. 150 mmHg.

Die periphere, lokale Kontrolle der Gefäßweite kann über eine ganze Reihe von physikochemischen Reizen erfolgen (➤ Abb. 3.2). Hierzu gehören der intravaskuläre Druck (über die Laplace-Wandspannung) sowie der blutflussabhängige Scherstress (über die laminare Schubspannung).

Zwischen intramuskulärem Druck und Gefäßweite besteht ein nichtlinearer Zusammenhang: Im niedrigen und hohen Druckbereich kommt es proportional zum Druck zur **Vasodilation.** Im mittleren Bereich dagegen eher zur **Vasokonstriktion.** Der Scherstress kann an der Endothelzelle die Freisetzung vasodilatierender Substanzen induzieren (s. u.). Chemische Mediatoren, welche eine Vasodilatation induzieren, werden dabei aus verschiedenen Quellen freigesetzt. So kann das im Rahmen der neuromuskulären Übertragung freigesetzte Acetylcholin an den Kapillaren eine Hyperpolarisation und Dilatation auslösen, welche retrograd in Richtung der Arteriolen fortgeleitet wird. Zirkulierende rote Blutkörperchen mit niedriger Sauerstoffsättigung sind in der Lage, ATP freizusetzen, welches Endothelzellen stimuliert. Endothelzellen setzen neben dem stärksten Vasodilatator Stickstoffmonoxid auch weitere vasodilatierend wirkende Substanzen wie Prostaglandin E2 oder endothelabhängigen, hyperpolarisierenden Faktor frei. Aus den arbeitenden Muskeln wirken sowohl der Anstieg des CO_2-Gewebepartialdrucks und damit zusammenhängend der pH-Abfall als auch Adenosin und ein vermehrter Anfall von Kaliumionen gefäßdilatierend. Die gemeinsame

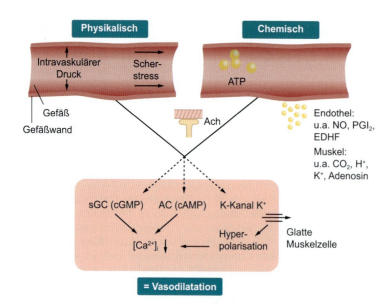

Abb. 3.2 Physiko-chemische Signale zur Regulation der Gefäßweite [L157]

Endstrecke aller dieser vasodilatierenden Mechanismen ist die glatte Muskelzelle in der Gefäßwand. Wichtige Zielstrukturen sind die Adenylatzyklase, die lösliche Guanylatzyklase als auch Kaliumkanäle in der Zellmembran der glatten Muskelzelle. Alle Signalwege konvergieren auf ein gemeinsames Ziel: die Senkung der intrazellulären Kalziumkonzentration, welche zu einer Relaxation der glatten Muskelzelle führt. Dies gelingt entweder über die Hemmung von Kalziumkanälen und/oder die Aktivierung von kalziumausschleusenden aktiven Transportsystemen. Während vermutlich alle beschriebenen Faktoren in der Aufrechterhaltung der Vasodilatation während der akuten Belastung beteiligt sind, ist immer noch unklar, wie der initiale Zusammenhang zwischen Muskelarbeit und beginnender Hyperperfusion aussieht. Da es nur einen minimalen zeitlichen Verzug zwischen Beginn der Muskelarbeit und der Hyperperfusion gibt, spricht vieles für eine direkte mechanische Kopplung, da zu solch einem frühen Zeitpunkt die Bildung und Freisetzung chemischer Metabolite noch verzögert ist. Da die Auswirkung der zentralen und lokalen Regulationsfaktoren in den einzelnen Gefäßgebieten sehr unterschiedlich ist, findet unter Belastung eine deutliche Perfusionsumverteilung statt. Während es zu einer deutlichen Hyperperfusion von Muskulatur und später auch der Haut kommt, geht vor allen Dingen die Perfusion des Gastrointestinaltrakts deutlich zurück.

Das belastungsassoziierte Sauerstoffmehrangebot an die Muskeln resultiert neben der Perfusionsumverteilung aber auch von einer verbesserten Sauerstoffausschöpfung des Blutes.

DEFINITION

Definitionsgemäß ist die arteriovenöse Sauerstoffdifferenz der Unterschied des Sauerstoffgehalts im arteriellen Blut des linken Ventrikels und im gemischt-venösen Blut im rechten Ventrikel. Die arteriovenöse Sauerstoffdifferenz kann sich dabei von Werten von 5–7 ml pro 100 ml Blut in Ruhe auf Werte von bis zu 15 ml pro 100 ml Blut unter Belastung nahezu verdreifachen. Im metabolisch aktiven Gewebe wie der kontraktilen Muskulatur kann die Sauerstoffentsättigung des venösen Blutes bis auf 19 ml pro 100 ml Blut ansteigen. Der normale Sauerstoffgehalt im arteriellen Blut liegt in Ruhe bei etwa 20 ml/100 ml Blut.

Zur Aufrechterhaltung des Blutkreislaufs und damit einer genügenden Vorlast des Herzens ist es während der Belastung genauso wichtig, dass auch auf venöser Seite das Blut zügig zum Herzen zurücktransportiert wird. Aufgrund des geringen Blutdruckgradienten gibt es verschiedene Mechanismen, die den **venösen Rückfluss** unterstützen:

1. Die Sympathikus-abhängige Steigerung des venösen Vasotonus mit entsprechender Minderung ihrer kapazitiven Funktion
2. Die Muskelpumpe, in Verbindung mit einer effektiven Venenklappenfunktion
3. Die Atempumpe mit wechselnden Druckgradienten zwischen Bauch- und Brustraum, die unter Ruhebedingungen und besonders während Belastung bedeutsam ist

3.3 Metabolisches System

Alle mit der Muskelarbeit verbundenen Prozesse sind stark energieabhängig. Die hierfür in Form von ATP zur Verfügung stehende Menge ist mit etwa 5–6 mmol/kg Muskelmasse sehr überschaubar. Für eine submaximale Belastung (entsprechend etwa 75 % der VO_{2max}) würde sie für etwa 15 s Belastungszeit reichen, für eine Maximalbelastung (entsprechend etwa 300 % der VO_{2max}) sogar nur für maximal 2 s Belastungsdauer. Die kontinuierliche **Resynthese von ATP unter Belastung** ist daher zwingend notwendig. Verschiedene Wege stehen hierfür zur Verfügung. Diese können unterteilt werden in nichtoxidative oder anaerobe Prozesse sowie oxidative bzw. aerobe Prozesse:

- Bei **nichtoxidativen/anaeroben Prozessen** erfolgt eine direkte Substratphosphorylierung. Diese Prozesse sind sehr schnell, u. a. dadurch, dass sie im Zytosol stattfinden.
- Demgegenüber stehen die **oxidativen Prozesse** unter Einbeziehung der inneren Mitochondrienmembran, welche deutlich langsamer ablaufen (➤ Abb. 3.3).

Die verschiedenen Geschwindigkeitszeitkonstanten der unterschiedlichen ATP-resynthetisierenden Prozesse sind die biochemische Grundlage für den hyperbolen **Zusammenhang von Intensität und Dauer einer Belastung,** die man täglich neu erfahren kann: Hohe Intensitäten können nur für kurze Zeiträume aufrechterhalten werden, über lange Zeiträume können nur Belastungen niedriger Intensität dauerhaft erfolgen. Individuelle Unterschiede in der Expression anaerober und aerober ATP-resynthetisierender Reaktionen in der Muskelzelle führen zu einer Drehung der Hyperbel um den Scheitelpunkt, verbunden mit einer Verbesserung der Ermüdungswiderstandsfähigkeit entweder bei niedrigen oder hohen Belastungsintensitäten.

Der Anteil der jeweiligen ATP-resynthetisierenden Prozesse an der Gesamtenergiebereitstellung hängt neben der Dauer und der Intensität einer Belastung auch von Faktoren wie Pausen oder Regenerationszeiten sowie dem Trainingszustand des Athleten ab. Hierbei ist für Sprintbelastungen entscheidend, ob eine vollständige Regeneration der ATP- und Phosphokreatininvorräte sowie ein Abbau des Laktats gelingen. Umgekehrt ist bei Ausdauerbelastungen von Bedeutung, dass die intramuskulären Glykogenspeicher wieder aufgefüllt werden. Sind diese Bedingungen durch ein geeignetes Verhältnis von Belastungs- zu Regenerationszeit nicht gegeben, kommt es zu entsprechenden Leistungseinbußen.

EVIDENZ

Letztlich findet bei jeder Belastungsform immer eine Energiebereitstellung aus allen Stoffwechselwegen statt. So werden selbst bei einem Sprint über 3 s etwa 3 % der bereit gestellten Energie über aerobe Prozesse geliefert. Umgekehrt werden bei einer etwa 1-stündigen Ausdauerbelastung etwa 2 % der bereitgestellten Energie durch anaerobe Prozesse gedeckt. Bereits bei einem 800-Meter-Lauf

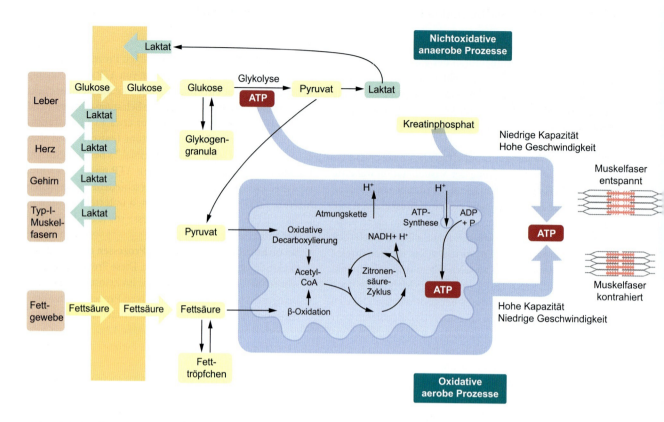

Abb. 3.3 Makronährstoffe und energieliefernde Prozesse während sportlicher Belastung [L157]

wird mehr als die Hälfte der benötigen Energie aus aeroben Prozessen generiert. Der Zeitpunkt des Wechsels einer überwiegenden Energiebereitstellung von anaeroben hin zu aeroben Prozessen liegt damit im Bereich von 30–90 s, wobei auch hier unterschiedliche Einflussfaktoren wie Sportart und Trainingszustand zu berücksichtigen sind.

Der zu Belastungsbeginn fehlende Anteil der Energiebereitstellung durch aerobe Prozesse wird auch als **Sauerstoffdefizit** beschrieben. Am Ende der Belastung kommt es daher zu einer überhängenden Sauerstoffmehraufnahme (EPOC; *excess postexercise oxygen consumption*).

3.3.1 Laktatgeneration und -elimination

Unabhängig von der Belastungsform stellen zu Belastungsbeginn die anaerob-laktazide Prozesse einen wichtigen Anteil an der gesamten Energiebereitstellung. Bei Belastungen im submaximalen Bereich (in der Regel bei einer Intensität geringer als 60 % der maximalen Sauerstoffaufnahme) kommt es jedoch zu keiner weiteren Laktatanreicherung. Erst mit höheren Belastungsintensitäten und der damit verbundenen **Rekrutierung nichtoxidativer Typ-II-Muskelfasern** kommt

es zu einer **vermehrten Laktatgeneration.** So lange allerdings die Laktatgeneration durch Eliminationsprozesse kompensiert wird, findet sich keine Akkumulation des Laktats in Gewebe und Blut, inklusive der damit verbundenen Azidose. An der Elimination beteiligt sind neben Leber und Herz der Laktat-Shuttle zwischen Typ-I- und Typ-II-Fasern. Die molekulare Grundlage für diesen Laktataustausch ist ein Transportsystem, der **Monocarboxylat-Transporter MCT.** Hiervon sind verschiedene Isoformen mit unterschiedlichen Transportkapazitäten und Gewebeexpressionen identifiziert worden (MCT 1 bis 8).

Ein **Wechsel der Energiebereitstellungsform** tritt natürlich nicht nur zu Belastungsbeginn auf. Auch während einer Ausdauerbelastung kann es, z. B. im Rahmen eines Zwischensprints, zu einer Verschiebung des Anteils der jeweiligen ATP-resynthetisierenden Reaktionen kommen, mit entsprechenden kurzfristigen Laktatanstiegen. Eine weitere Akkumulation des Laktats muss dann allerdings vermieden werden (z. B. durch Reduktion der Intensität im Rahmen einer Bergab-Belastung), um einer weiteren Laktatakkumulation und damit dem Belastungsabbruch vorzubeugen. Die molekulare Abstimmung zwischen den einzelnen energieliefernden Prozessen auf zellulärer Ebene ist dabei nur zum Teil verstanden.

3.3.2 Metabolismus bei Ausdauer-belastungen

EVIDENZ

Die Makronährstoffe Kohlenhydrate, Lipide und Proteine können grundsätzlich alle zur Deckung des Energiebedarfs bei Ausdauerbelastungen im Rahmen aerober Prozesse beisteuern. Dabei tragen Proteine nur zu einem sehr kleinen und häufig vernachlässigbarem Anteil zur Gesamtenergiebereitstellung bei. So werden bei Belastungen von weniger als 1 h maximal 2 % der benötigten Energie durch den Proteinabbau bereitgestellt. Bei Belastungen zwischen 3 und 5 h trägt der Proteinstoffwechsel zwischen 5 und 15 % zur ATP-Resynthese bei. Damit stellen der **Kohlenhydrat- als auch der Fettsäuremetabolismus** den größten Anteil an verfügbarer Energie zur Verfügung.

Die **Kohlenhydratressourcen** stammen dabei aus der Nahrung (vor bzw. während der Belastung), der Leber und der Muskulatur, während die Mobilisation der Fettsäuren aus den Fettspeichern erfolgt, die vornehmlich im Fettgewebe und der Muskulatur lokalisiert sind.

Muskelglykogenspeicher   Die **Glykogenspeicher der Muskulatur** werden vor allem zu Belastungsbeginn und mit zunehmender Belastungsintensität beansprucht. So werden bei einer Belastungsintensität entsprechend 85 % der VO_{2max} mehr als die Hälfte der bereitgestellten Energie durch die Muskelglykogenvorräte abgedeckt. Mit zunehmender Belastungsdauer reduziert sich der Anteil der Muskelglykogenspeicher an der Gesamtenergiebereitstellung kontinuierlich, sodass bei einer Belastungszeit von etwa 4 h nur noch 10 % über Muskelglykogen abgedeckt werden. Die Entleerung der Muskelglykogenspeicher folgt dabei dem Muster ihrer Rekrutierung während der Belastung. Bis zu einer Intensität von 60–70 % der maximalen Sauerstoffaufnahme erfolgt die Glykogenolyse hauptsächlich in Typ-I-Fasern. Erst bei längeren und intensiveren Belastungen kommt dann auch die Glykogenolyse in Typ-II-Fasern hinzu. Bei längeren Ausdauerbelastungen ab 3 h bei niedriger Intensität findet sich Glykogen schließlich nur noch in Typ-II-Fasern. Bei supramaximalen Belastungen kommt es dagegen zur Entleerung der Glykogenspeicher in beiden Fasertypen.

Das Muskelglykogen ist assoziiert mit einer Vielzahl von Enzymproteinen, welche Glykogenauf- und -abbau regulieren. Dabei sind die Glykogenspeicher heterogen. Mindestens zwei verschiedene Typen, Makro- bzw. Proglykogen, können unterschieden werden: Das **Proglykogen** zeigt im Gegensatz zum Makroglykogen ein niedriges Verhältnis von Kohlenhydraten zu Proteinen. Es ist die **Vorstufe des Makroglykogens** und achtmal häufiger in den Muskelfasern vertreten als Makroglykogen. Außerdem wird es deutlich dynamischer reguliert und ist daher während Belastungen schneller abgebaut und gleichzeitig auch in der Erholungsphase schneller resynthetisiert. Ein wichtiges die **Glykogenphosphorylase**

aktivierendes Signal ist ein ansteigender Kalziumspiegel in der Muskelzelle. Zu den weiteren **Regulationsfaktoren der Muskelglykogenolyse** gehört ein Anstieg des Adenosinmonophosphatgehalts bzw. des Phosphatgehalts in der Muskulatur sowie der über die Stresshormone vermittelte Anstieg von zyklischem AMP in der Muskelzelle. Zu den externen Regulationsfaktoren der Muskelglykogenolyse gehört unter anderem die Nährstoffzusammensetzung der aufgenommenen Nahrung. So führt eine über mehrere Tage vermehrte Kohlenhydrataufnahme zu einer vermehrten Glykogennutzung während der Belastung, während im Gegenteil eine vermehrte Fettaufnahme zu verringerter Glykogenutilisation führt.

Kohlenhydrate aus der Zirkulation   Da die Kohlenhydratreserven der Muskelzelle begrenzt sind, kommt es bereits mit Belastungsbeginn zu einer **Kohlenhydrataufnahme aus der Zirkulation.** Die Aufnahme von Glukose in die Muskelzelle korreliert dabei mit Intensität und Dauer der Belastung. Verantwortlich hierfür ist das GLUT4-Transportprotein, welches mithilfe intrazellulärer Vesikel in die Zellmembran der Muskelzelle eingebaut wird. Aktiviert wird der Einbau von GLUT4-Molekülen in die Zellmembran durch eine Reihe von Kinasen, wie die AMP-abhängige Kinase oder die Mitogen-aktivierten Proteinkinasen, welche ihrerseits durch die Muskelkontraktion unmittelbar aktiviert werden. Damit wird die Muskelzelle während der Belastung gewissermaßen unabhängig von der Insulin-Signalübertragung. Dies ist sinnvoll, da die Insulinkonzentration unter Belastung tendenziell abfällt und damit die notwendige Blutzuckeraufnahme in die Muskelzelle nicht unterstützt.

Hepatische Glykogenspeicher und Glukoneogenese   Zur Kompensation des belastungsinduzierten Glukoseeinstroms in die Muskelzelle und gleichzeitigen Aufrechterhaltung eines adäquaten Blutzuckerspiegels ist neben der belastungsbegleitenden Kohlenhydratzufuhr über die Nahrung vor allem die **Leber** als zentrales Stoffwechselorgan beteiligt. Neben dem Abbau der hepatischen Glykogenspeicher ist mit zunehmender Belastung vor allem die Glukoneogenese von großer Bedeutung. Allerdings kann auch sie auf lange Sicht die verringerte Glykogenverfügbarkeit nicht kompensieren. Vorwärts sowie rückwärts koppelnde Signalwege sind in der Regulation der hepatischen Glukosemobilisation beteiligt. Insulinabnahme und Glukagonanstieg während der Belastung wirken synergistisch auf die Glukoneogenese. Die adrenerge Kontrolle der hepatischen Glukosemobilisation unter Belastung ist derzeit noch umstritten. Die glukosemobilisierenden Prozesse der Leber unterliegen allerdings auch einer Substratkontrolle. Nach einer kohlenhydratreichen Diät ist die belastungsinduzierte Glukosefreisetzung verbessert. Fasten wiederum reduziert die Glykogenolyse, wodurch gleichzeitig der Anteil der Glukoneogenese erhöht wird.

3

Muskellipidspeicher   Analog den Kohlenhydraten können auch für die Fette verschiedene Speicherorte identifiziert werden. Neben den freien **Fettsäuren in der Zirkulation** sind dies die **Lipidspeicher in der Muskelzelle und im Fettgewebe.** Die Freisetzung der freien Fettsäuren aus Triglyzeriden geschieht dabei in einem sequentiellen hydrolytischen Prozess. Triglyzeride werden dabei primär von der Adipose-Triglyzerid-Lipase (ATGL), Diacylglyzeride von der hormonsensitiven Lipase (HSL) und Monoacylglyzeride von der Monoglyzeridlipase (MGL) umgesetzt. Die Katalyse der fettsäurefreisetzenden Enzyme findet dabei an der Oberfläche der Lipidtröpfchen (Lipid Droplets) sowohl in Muskulatur als auch im Fettgewebe statt. Dies geschieht in enger Abstimmung mit weiteren Proteinen im Lipidmonolayer des Lipidtröpfchens, wie z. B. den Perilipinen. ATG und HSL unterliegen dabei unter anderem einer Kontrolle durch verschiedene Hormone wie Katecholamine, atrial-natriuretischem Peptid oder auch durch das Wachstumshormon. Dagegen ist die Regulation der MGL unklar. In der Muskulatur werden die freien Fettsäuren in den weiteren aeroben Abbauprozess eingeschleust. Die aus dem Fettgewebe freigesetzten freien Fettsäuren werden, gebunden überwiegend an Albumin aber auch an weitere Lipoproteine, den peripheren Zielgeweben, wie der Muskulatur, zur Verfügung gestellt. Der übrig gebliebene Glycerolrest wird entweder in die Glukoneogenese eingeschleust oder er wird für die erneute Triglyzeridsynthese genutzt.

Fettgewebe und freie Fettsäuren   Da die Lipidspeicher der Muskelzelle analog den Kohlenhydratspeichern mengenmäßig begrenzt sind, ist die Muskelzelle auf Zufuhr von freien Fettsäuren **aus den Fettgeweben** angewiesen. Dementsprechend steigen mit zunehmender Belastungsintensität die Lipolyse im Fettgewebe und der Spiegel der freien Fettsäuren im Blut. Während die Lipolyse auch bei höheren Belastungsintensitäten bis 85 % der maximalen Sauerstoffaufnahme erhöht bleibt, kommt es zu einem kontinuierlichen Abfall des Plasmaspiegels der freien Fettsäuren. Er ist vermutlich das Resultat einer verringerten Durchblutung des Fettgewebes und einer konsekutiv verringerten Freisetzung.

Obwohl freie Fettsäuren durchaus in der Lage sind, die Lipiddoppelschicht der Muskelzellmembran zu überqueren, geschieht die Hauptaufnahme der freien Fettsäuren in die Muskelzelle über einen **proteinvermittelten Transport** im Sinne einer erleichterten Diffusion. Hierzu gehören die Fettsäure-Translokase (FAT/CD36) sowie das fettsäurebindende Protein der Plasmamembran (FABPpm). Auch für diese Proteine wurde eine Umverteilung aus intrazellulären Vesikeln in die Zellmembran im Rahmen der kontraktilen Aktivität der Muskelzelle nachgewiesen. Nach Aufnahme der freien Fettsäuren in die Muskelzelle erfolgt deren **Weitertransport in die Mitochondrien.** Hierfür verantwortlich sind mindestens zwei Transportsysteme: die Carnitin-Palmitoyl-Transferase (CPT-1), die einen Co-Transport zwischen Carnitin und Fettsäure darstellt, sowie der bereits für die Muskelzellmembran

beschriebene FAT/CD36-Transporter. Damit wird deutlich, dass die Verstoffwechselung der Fettsäuren deutlich mehr Reaktionsschritte benötigt als der Kohlenhydratmetabolismus, ein wesentlicher Grund für die deutlich niedrigere Energieflussrate im Fettstoffwechsel (Hargreaves & Spriet, 2018).

3.3.3 Abstimmung von Kohlenhydrat- und Fettstoffwechsel während Belastung

EVIDENZ

Die Utilisation von Kohlenhydraten und Triglyzeriden zur Energiebereitstellung verändert sich gegenläufig mit zunehmender Belastungsintensität. Während in **Ruhe und bei langdauernden, moderaten Ausdauerbelastung Triglyzeride** den wesentlichen Anteil der Energiebereitstellung darstellen, sinkt ihr Anteil mit zunehmender Belastungsintensität kontinuierlich ab. Dagegen steigt der **Anteil der Kohlenhydrate** an der Energiebereitstellung mit **zunehmender Belastungsintensität** an.
Der Anteil der verschiedenen Speicher für Kohlenhydrate und Triglyzeride verändert sich dabei ebenfalls mit zunehmender Belastungsintensität.

Wie genau die Abstimmung der Kohlenhydrat- und Triglyzeridutilisation auf systemischer und zellulärer Ebene funktioniert, ist nicht im Detail geklärt. Verschiedene Mechanismen werden hierbei diskutiert. Der mit höheren Belastungsintensitäten verbundene erhöhte Sympathikotonus führt zu einer Vasokonstriktion und damit einer reduzierten Perfusion der Fettgewebe. Dies resultiert in einer reduzierten Verfügbarkeit der freien Fettsäuren im plasmatischen Pool. Dieser Mechanismus scheint jedoch nur begrenzte Auswirkungen zu haben, da eine vermehrte Verfügbarkeit von Triglyzeriden, z. B. durch Infusionen, während der Belastung nicht zu einer erhöhten Oxidationsrate führt. Ein wichtiger **limitierender** Punkt im Lipidstoffwechsel ist der **Transport der Fettsäuren über die innere Mitochondrienmembran,** welche über die Carnitinverfügbarkeit reguliert werden kann. Hier greift das bei guter Glukoseverfügbarkeit vermehrt synthetisierte Malonyl-CoA inhibierend an. Eine vermehrte Fettsäureoxidation führt über den vermehrten Anfall von Acetyl-CoA und Zitrat zu negativen Rückkopplungen auf den Kohlenhydratabbau. Umgekehrt kann eine vermehrte Kohlenhydratverfügbarkeit, z. B. durch vermehrte Kohlenhydrataufnahme vor Belastung, zu einer Inhibition des Fettsäuremetabolismus mit fallenden Fettsäurekonzentrationen im Plasma und verringerter lipolytischer Aktivität in Fett- und Muskelgewebe führen. Die bei höheren Belastungsintensitäten aus den vermehrt rekrutierten Typ-II-Muskelfasern generierten Laktatmoleküle scheinen darüber hinaus eine Re-Esterifikation von Fettsäuren zu fördern.

Die **vermehrte Utilisation von Kohlenhydraten bei höheren Belastungsintensitäten** ist auch aus anderer Sicht vorteilhaft. Während die pro Gramm Substrat freigesetzte Energiemenge mit 9,4 kcal bei Triglyzeriden deutlich höher ist als bei Kohlenhydraten und Proteinen (jeweils 4,1 kcal/g), wird bezogen auf den Liter Sauerstoff mehr Energie durch den Kohlenhydratabbau freigesetzt (5 kcal/l O_2 im Vergleich zu Fetten 4,7 kcal/l O_2 und Proteinen mit 4,5 kcal/l O_2). Umgekehrt machen die erzielte Energiemenge pro Gramm Substrat und der große Umfang der Fettreserven im Körper **Triglyzeride** zum bevorzugten Substrat während **langandauernder Belastungen.** Diese würden rein rechnerisch für viele Belastungsstunden reichen.

C A V E

Trotz ausreichender Sauerstoffversorgung und Verfügbarkeit von freien Fettsäuren tritt aber trotzdem eine Ermüdung ein, die vor allem durch eine Reduktion von Leber- und Muskelglykogenvorräten bedingt ist. Von daher ist eine Glukoseaufnahme während der Belastung über die Nahrung bei höheren Belastungszeiten (ca. > 60 min) sinnvoll.

3.4 Pulmonales System

Die äußere Atmung kann in die Prozesse **Ventilation, Diffusion und Perfusion** untergliedert werden. Hinzu kommt der Begriff der **Distribution,** mit dem das Verhältnis von Ventilation zu Perfusion erfasst werden kann.

Mit Beginn der körperlichen Belastung kommt es zu einer Leistungsanpassung des Atemsystems. Das Atemminutenvolumen kann dabei von 6–8 l/min in Ruhe auf 100–125 l/min während maximaler dynamischer Belastungen ansteigen. Dieser Anstieg ist eine Folge sowohl einer Veränderung der Atemfrequenz als auch des Atemzugvolumens. Die Atemfrequenz kann dabei von Werten von 10–18 Atemzügen/min auf 40–50 Atemzüge/min gesteigert werden. Das Atemzugvolumen verändert sich dabei von etwa 500 ml auf 2,5 l. Der Anstieg des Atemzugvolumens geht dabei sowohl auf Kosten des inspiratorischen als auch des exspiratorischen Reservevolumens. Wichtig in der **Beurteilung des Atemminutenvolumens** unter Belastung ist der Bezug zu den Atmungsreserven, die über dem Atemgrenzwert bestimmt werden können. Hierbei handelt es sich um das Volumen, welches willentlich maximal in 1 min eingeatmet werden kann.

E V I D E N Z

Üblicherweise steigt das Atemminutenvolumen auch bei maximaler körperlicher Arbeit nicht wesentlich höher als 80 % des Atemgrenzwerts. Dies ist auch ein Hinweis dafür, dass die **Atmung normalerweise nicht leistungsbegrenzend** ist. Lediglich in Einzelfällen gibt es Hinweise darauf, dass es bei Athleten unter maximaler Belastung zu Einschränkungen der Sauerstoffaufnahme kommen kann. Ursächlich werden einerseits Compliance-Probleme der Thoraxwand vermutet, welche zu geringeren pleuralen Drücken und damit geringeren Flussraten bzw. Atemminutenvolumina führen. Außerdem gibt es Hinweise, dass bei stark ausdauertrainierten Individuen das bestehende, hohe Herzminutenvolumen zu einer Verminderung der

pulmonalen, kapillären Transitzeit führt, was wiederum in einer eingeschränkten Sauerstoffaufsättigung des Blutes resultiert. Als Beleg für diese Limitationen konnte gezeigt werden, dass die Einatmung von sauerstoffangereicherter Luft (26 % gegenüber 21 % Sauerstoff) zu einem deutlichen Anstieg der maximalen Sauerstoffaufnahme bei dieser Athletensubgruppe führte.

Während submaximaler Belastung zeigt die **Ventilation** Variationen in Abhängigkeit der Belastungsform. Belastungen der oberen Extremität oder des Oberkörpers zeigen eine relativ stärkere Ventilation im Vergleich zum Radfahren. Ebenso zeigen statische Belastungen deutlich ausgeprägtere Veränderungen der Ventilation als dynamische Belastungen.

Der Anstieg der Ventilation mit zunehmender Belastungsintensität erfolgt dabei über den gesamten Belastungsbereich nicht linear. Während zunächst im submaximalen Belastungsbereich bis etwa 60 % der maximalen Sauerstoffaufnahme ein linearer Anstieg zwischen Ventilation und Belastungsintensität zu verzeichnen ist, kommt es danach zu einem deutlich stärkeren Anstieg der pulmonalen Ventilation, verglichen zum Belastungsanstieg. Ursächlich hierfür ist ein vermehrter Anfall von Säureäquivalenten und Folge des beginnenden Laktatanstiegs. Daneben scheinen auch andere Faktoren, wie Noradrenalin, erhöhte Kaliumspiegel sowie ein Anstieg der Körpertemperatur, beteiligt zu sein.

Da wie oben ausgeführt allerdings die Sauerstoffaufnahme während einer Belastung über den gesamten Intensitätsbereich nahezu linear verläuft, kommt es im Verlauf der Belastung zu **Veränderungen der Atemäquivalente,** d. h. des Verhältnisses von Atemminutenvolumina zu Sauerstoffaufnahme bzw. Kohlendioxidabgabe. In Ruhe beträgt das Atemäquivalent für Sauerstoff 25, das bedeutet, es müssen 25 l Luft aufgenommen werden, um 1 l Sauerstoff aufzunehmen. Mit Belastungsbeginn sinkt das Atemäquivalent initial als Ausdruck einer ökonomischeren Atmung aufgrund einer besseren Sauerstoffausschöpfung. Im Belastungsbereich entsprechend etwa 50 % der maximalen Sauerstoffaufnahme erreicht das Atemäquivalent ein Minimum, den Punkt des sogenannten optimalen Wirkungsgrades der Atmung. Mit zunehmender Belastungsintensität steigt das Atemäquivalent kontinuierlich an als Ausdruck einer vermehrt unwirtschaftlichen Atmung. Der Punkt der **respiratorischen Kompensation** ist definiert als die Belastungsintensität, an der sowohl das Atemäquivalent für O_2 als auch für CO_2 ihre Kinetik erneut verändern und sich kreuzen.

Der **Diffusionsprozess** der Atemgase an der alveolokapillären Membran zeigt keine direkte Abhängigkeit von körperlichen Belastungen. Rein rechnerisch ergibt sich allerdings eine deutliche Verbesserung der Diffusionskapazität unter Belastung gegenüber den Ruhewerten. Für O_2 als auch für CO_2 kommt es zu einer Verbesserung der Diffusionskapazitäten um den Faktor 3–3,5. Dies ist vornehmlich Folge einer besseren Belüftung apikaler Lungenbezirke und damit allgemein verringerter Ventilations-Perfusions-Inhomogenitäten. Insgesamt ergibt sich infolge aller beschriebenen Mechanismen eine Verbesserung der Sauerstoffaufnahme von Ruhewerten um 250–350 ml Sauerstoff/min auf etwa 6.000 ml Sauerstoff/min unter maximaler Belastung.

3.4.1 Atmungsregulation

Die Regulation der Atmung und ihre Anpassung während der Belastung unterliegt der **Kontrolle des Atemzentrums** in der Medulla oblongata und der Brücke. Die unwillkürliche Steuerung der Atemmuster kann durch eine Vielzahl **externer Signale** moduliert werden:

- Chemische Signale der Säureäquivalente bzw. Sauerstoff- und Kohlendioxidpartialdruck im Aortenbogen bzw. dem Bulbus der A. carotis
- Hormonelle Stimulation, beispielsweise über Katecholamine
- Dehnungs- und Chemorezeptoren in der Lunge bzw. den Atemmuskeln
- Körperkerntemperatur
- Chemorezeptoren zentral an der Medulla oblongata
- Signale des motorischen Kortex und der Propriorezeptoren in Gelenken und Muskeln (➤ Abb. 3.4a)

Die Atmungsregulation bei Belastung läuft in **mehreren Phasen** ab: Gerade die kurz vor bzw. mit Beginn der Belastung bereits vermehrte pulmonale Ventilation ist Folge einer vermehrten Stimulation aus dem Bereich des Motorkortex, da zu diesem Zeitpunkt noch keine atmungssteigernde Information aus den Chemorezeptoren vorliegen kann (schnelle Zeitkonstante, **Phase I**; siehe ➤ Abb. 3.4b). Im weiteren Verlauf einer submaximalen Belastung kommt der hormonellen Regulation eine wichtige Rolle in der **Einstellung des ventilatorischen Steady-State** zu, bei dem sich Sauerstoffaufnahme und -verbrauch im Gleichgewicht befinden **(Phase III)**. Diese Einstellung verläuft mit einer langsameren Zeitkonstante als die initiale Anpassung. Die Regulation der Ventilation über Chemorezeptoren spielt vor allem bei höheren Belastungen eine Rolle. So wird bei progressiven, erschöpfenden Belastungen

im submaximalen Bereich eine kontinuierliche Zunahme der Ventilation beobachtet, deren Kinetik sich ab dem Punkt der respiratorischen Kompensation bis zum Belastungsabbruch beschleunigt (Phasen II und III) (➤ Abb. 3.4b).

3.5 Endokrines System

Aufgrund der fundamentalen Bedeutung der hormonellen Signalübertragung für die Körperhomöostase ist es leicht verständlich, dass es durch einen Bewegungsreiz auch zu ausgeprägten Veränderungen der Hormonspiegel im Blutplasma und darüber hinaus in ihren Zielgeweben kommt. Bei den Veränderungen der Hormonkonzentrationen im Blut ist allerdings immer zu hinterfragen, ob es tatsächliche oder nur scheinbare Anstiege sind. In Folge der belastungsinduzierten Plasmavolumenverschiebungen und der damit verbundenen Hämokonzentration (siehe unten) kommt es automatisch zu einem Konzentrationsanstieg. Dieser Effekt kann allerdings leicht bei Kenntnis der Blutbildveränderungen kalkuliert werden. Die Bedeutung belastungsinduzierter Veränderungen der Hormonkonzentrationen ist darüber hinaus abhängig von der Verfügbarkeit ihrer entsprechenden Rezeptoren als auch der Verfügbarkeit von Substraten, wie beispielsweise von Aminosäuren im Falle anabol wirkender Hormone.

> **CAVE**
> Die nachfolgende Übersicht der Effekte akuter sportlicher Belastungen auf verschiedene Hormone muss sehr vorsichtig interpretiert werden, da es durch die Vielfalt der verwendeten Belastungsprotokolle zu sehr heterogenen Ergebnissen kommen kann.

3.5.1 Katecholamine

Ab einer Belastungsintensität von etwa 50 % der maximalen Sauerstoffaufnahme steigen die **Katecholamine exponentiell**

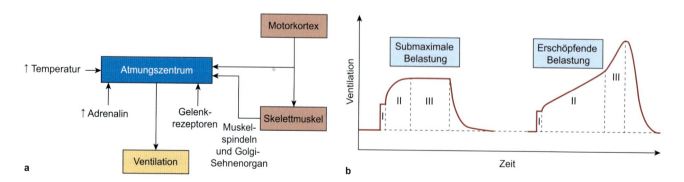

Abb. 3.4 Kontrolle der Atmung unter Belastung. a) Regulierende Steuerungssignale auf das Atemzentrum. b) Verlauf der Ventilationsphasen bei unterschiedlichen Belastungsintensitäten (nach https://www.slideshare.net/openmichigan/111808ld-alecyresp-control). [L143]

mit zunehmender Belastungsintensität an. Dabei ist der Anstieg von Noradrenalin deutlich ausgeprägter als der von Adrenalin. Bei einer Halbwertzeit der Hormone von etwa 2 min kommt es nach Ende der Belastung zu einem schnellen Abfall auf die Ausgangswerte. Neben den kardiovaskulären Angriffspunkten ist die Signalübertragung der Katecholamine von Bedeutung für den Metabolismus mit der Stimulation der Glykogenolyse bzw. Lipolyse. Außerdem sind sie verantwortlich für die belastungsinduzierte Leukozytose.

3.5.2 Kortisol

Ab einer Belastungsintensität von etwa 70 % der maximalen Sauerstoffaufnahme und höher kommt es zur Freisetzung von Kortisol. Auch entsprechend intensive Krafttrainingseinheiten führen zu einem **Anstieg der Kortisolkonzentration im Blut.** Die Kortisolanstiege können dabei deutlich überhängen in die Nachbelastungsperiode. Bedeutsam sind die metabolischen Wirkungen des Kortisols mit einer Steigerung der Glykogenolyse sowie durch seine katabole Rolle mit der damit verbundenen Freisetzung von Aminosäuren in die Zirkulation. Außerdem mobilisiert Kortisol freie Fettsäuren aus dem Fettgewebe. Schließlich spielt Kortisol eine Rolle bei der transienten Immunsuppression am Ende langandauernder Belastungen.

3.5.3 Insulin/Glukagon

Die blutzuckerregulierenden Hormone Insulin und Glukagon zeigen eine gegenläufige Regulation während der körperlichen Aktivität. Während **Insulin** während der körperlichen Belastung **abfällt,** kommt es zu einem **Anstieg der Glukagonspiegel** im Blut. Mit dem Abfall des Insulinspiegels entfällt der inhibierende Einfluss auf die Glykogenolyse der Leber, womit die Aufrechterhaltung des Blutglukosespiegels während der Belastung gewährleistet ist.

3.5.4 Wachstumshormon/Somatotropin

Der **Anstieg von Wachstumshormonen** während der Belastung verläuft nahezu linear mit ansteigender Intensität der Belastung. Dabei ist der Anstieg etwas verzögert und startet nicht sofort mit Belastungsbeginn. Dafür können die Wachstumshormonspiegel auch für mehrere Stunden nach der Belastung noch deutlich erhöht sein. Verschiedene Belastungsformen und Protokolle, wie z. B. auch repetitive Belastungen, sind gleichermaßen effektiv in der Mobilisation von Wachstumshormonen. Für das Krafttraining konnte gezeigt werden, dass höhere Intensitäten und geringere Ruhezeiten mit einer deutlich erhöhten Wachstumshormonfreisetzung verbunden sind.

3.5.5 Testosteron

Sowohl Kraft- als auch Ausdauertraining führen zu einem **Anstieg des Serumtestosteronspiegels.**

EVIDENZ

Es besteht allerdings eine Geschlechtsabhängigkeit, denn Frauen zeigen nach einem Krafttraining keinen bedeutsamen Anstieg des Testosterons.

Der Testosteronanstieg während kurz- bis mittelfristigen Belastungen scheint dabei von Katecholaminen gefördert zu werden. Umgekehrt zeigt sich bei langandauernden Belastungen, dass hier eine vermutlich Kortisol-abhängige Hemmung der Testosteronproduktion erfolgt. Gleiches gilt auch für den Vorläufer Dehydroepiandrosteron. Bedeutsam ist das Testosteron für die **Gewebereparatur,** vor allem in der Nachbelastungsphase.

3.5.6 Endogene Opioide

Zur Gruppe der endogenen Opioide gehören Alpha- und Beta-endorphine sowie Enkephaline. Unter Belastung kommt es mit Überschreiten der aerob/anaeroben Schwelle zu einem **Anstieg der endogenen Opioide** mit vielfältigen physiologischen Effekten, u. a. im kardiovaskulären und pulmonalen System, aber auch in der Immunzellaktivierung. Darüber hinaus spielen sie eine Rolle in der Schmerzwahrnehmung.

3.5.7 Diverse Wachstumsfaktoren

In den letzten Jahren bzw. Jahrzehnten wurde eine Vielzahl von Wachstumsfaktoren beschrieben, die unterschiedlichste Aufgaben in der Differenzierung von Geweben wahrnehmen. Dabei hat sich zuletzt für eine Reihe dieser Wachstumsfaktoren auch eine Beteiligung von Prozessen ergeben, die vom Gewebe ihrer Erstbeschreibung deutlich abweichen.

Insulinähnlicher Wachstumsfaktor (IGF)

Hierbei handelt es sich um eine Klasse von Wachstumsfaktoren, die eine hohe strukturelle Ähnlichkeit mit Insulin besitzen. Für IGF-1 ist eine gegenseitige Regulation mit Somatotropin beschrieben. Insulinähnliche Wachstumsfaktoren haben wichtige anabole Funktionen für Muskulatur, Knorpel- und Knochengewebe. Sowohl Ausdauer- als auch Krafttrainingseinheiten führen zu einem Anstieg **des Serumspiegels für das Gesamt-IGF-1.** Dabei finden sich höhere Effektstärken für den Ausdauerstimulus als für den Kraftstimulus ohne Bezug zur Belastungsintensität.

Wachstumsfaktor BDNF

Der Wachstumsfaktor BDNF (*brain-derived neurotrophic factor*) ist ein sog. Neurotrophin, welches dem Schutz bestehender Nervenzellen dient und die Entwicklung neuer Neurone unterstützt. Neben seiner Bedeutung für die neuronale Plastizität besitzt BDNF auch systemische Wirkungen, u. a. auf den zellulären Energiehaushalt. Eine Verbesserung der Insulinsensitivität findet sich dementsprechend auch in den peripheren Geweben. **BDNF-Anstiege** finden sich sowohl nach Ausdauer- als auch nach Krafttrainingseinheiten ohne klaren Einfluss der Belastungsintensität.

Endothelwachstumsfaktor (VEGF)

VEGF (abgeleitet vom englischen *vascular endothelial growth factor*) steht für eine Gruppe von Proteinen, welche die Bildung neuer Blutgefäße über angiogenetische und vaskulogenetische Prozesse regulieren. Der Einfluss akuter sportlicher Belastung auf den VEGF-Serumspiegel zeigt in der verfügbaren Literatur keine einheitlichen Effekte. Für längere Ausdauerbelastungen wie Marathon- oder Ultramarathon-Läufe konnte gezeigt werden, dass die Veränderungen der Plasmaspiegel für VEGF mit dem Ausmaß der Mobilisation von endothelialen Vorläuferzellen korrelierte.

3.6 Blut- und Immunsystem

EVIDENZ

Eine akute sportliche Belastung führt zu einer Reduktion des Plasmavolumens mit einem entsprechenden Anstieg der korpuskulären Elemente. Diese **belastungsinduzierte Hämokonzentration** beginnt schon beim Lagewechsel aus liegender in die stehende Position. Der Grad der Hämokonzentration ist abhängig von der Intensität der Belastung und variiert zwischen 10 bis etwa 20 % von leichter bis intensiver Belastung.

Verantwortlich hierfür ist initial der erhöhte intravaskuläre Druck, der die Flüssigkeitsverschiebungen aus dem vaskulären ins extravaskuläre Kompartment forciert. Ein weiterer Grund für die belastungsinduzierte Hämokonzentration ist der Flüssigkeitsverlust durch die Transpiration. Dieser Mechanismus ist allerdings erst bei Belastungen längerer Dauer oder vermehrter Schweißsekretion, z. B. Belastungen bei hohen Umgebungstemperaturen oder Sportausübung in Schutzkleidung, von Bedeutung. Ein eindeutiger Bezug der belastungsinduzierten Hämokonzentration zur Belastungsform, Ausdauer- oder Kraftbelastung, scheint nicht vorhanden zu sein.

3.6.1 Blutgerinnung

Sportliche Belastung zeigt auch Auswirkungen auf die Parameter der Blutgerinnung. So gibt es Hinweise, dass das fibrinolytische System bereits bei moderaten Belastungen aktiviert wird. Die Hämostase dagegen wird erst unter maximalen Belastungen vermehrt aktiviert. Insgesamt ergibt sich dadurch eine **leichte Zunahme der fibrinolytischen Aktivität** unter Belastung, die allerdings nicht als klinisch relevant betrachtet werden sollte. Umgekehrt gibt es aus den vorliegenden Daten auch keinen Hinweis darauf, dass körperliche Aktivität thrombotische Ereignisse über die Veränderung des Gerinnungssystems begünstigen sollte. Die belastungsassoziierte Aktivierung der Fibrinolyse bzw. Hämostase zeigt einen Bezug zur Sportart in folgender, abnehmender Reihenfolge: Laufen > Radfahren > Schwimmen.

3.6.2 Elektrolyte

Unter körperlicher Belastung kommt es zu teilweise deutlichen Veränderungen einzelner Elektrolyte:
- Eine besondere Alteration ist die **belastungsassoziierte Hyponatriämie** (➤ Info-Box). Für die Serumkaliumkonzentration wurde eine Spanne von 3–10 mmol/l im Rahmen unterschiedlicher körperlicher Belastungen beschrieben.
- **Hypokaliämien** finden sich gerne bei repetitiven Belastungsformen sowie auch bei Ausdauerbelastungen, wenn entsprechend ein übermäßiger Flüssigkeitsersatz (Hyperhydration) erfolgt.
- **Hyperkaliämien** dagegen sieht man bei erschöpfenden, hochintensiven Belastungen. Sie sind Ausdruck eines Kaliumverlusts der Muskelzelle, der infolge zunehmender Ermüdung und damit einhergehender ATP-Verarmung nicht mehr durch die Aktivität der Natrium-Kalium-ATPase verhindert werden kann. Außerdem spielen hier auch ein belastungsassoziierter Zellzerfall und eine Freisetzung des intrazellulären Kaliums eine Rolle.
- Für das **Gesamtmagnesium** zeigt sich bei kurzzeitigen Belastungen ein Konzentrationsanstieg, während es bei Langzeit-Belastungen eher zu einer Hypomagnesiämie kommt. Insgesamt sind die Daten aber sehr variabel.

I N F O

Belastungsassoziierte Hyponatriämie (BAH)

Einteilung und Klinik

Eine verminderte Konzentration der Natriumionen im Plasma bzw. Serum bezeichnet man als Hyponatriämie. Der Grenzwert liegt dabei bei 135 mmol/l. Es werden drei Schweregrade unterschieden:

- Mild: Serumnatriumkonzentration (Na_{ex}) 130–135 mmol/l
- Moderat: Na_{ex} 125–129 mmol/l
- Schwer: Na_{ex} < 125 mmol/l

Diese Einteilung anhand der Laborwerte korreliert aber nur unvollkommen mit der klinischen Symptomatik. Denn hierbei ist auch entscheidend, wie schnell der Abfall des Serumnatriumspiegels erfolgt. Das osmotische Ungleichgewicht führt zu Flüssigkeitsverschiebungen in die Gewebe, wobei die Entwicklung eines Hirnödems die Symptomatik der Hyponatriämie maßgeblich bestimmt. Zunächst finden sich Schwindel, Übelkeit und Erbrechen; in den fortgeschrittenen Stadien Konfusion, Desorientierung, Krampfanfälle bis hin zu komatösen Zuständen.

Verlaufsformen und Pathophysiologie

Man unterscheidet daher eine asymptomatische von einer symptomatischen BAH. Die Inzidenz der **asymptomatischen Verlaufsform** reicht bis zu Werten um 50–70 % bei Teilnehmern von Ultramarathonläufen.

Die Inzidenz der **symptomatischen BAH** ist dagegen deutlich geringer zwischen 0,05 und 1 %, je nach Untersuchung. Dabei findet sich diese pathologische Belastungsreaktion nicht nur bei Extremausdauersportlern, sondern auch bei Spielsportarten wie Fußball oder American Football, vor allem wenn sie bei hohen Außentemperaturen ausgeübt werden.

Gemäß dem aktuellen Konsensus-Statement (Hew-Butler et al. 2015) können die folgenden Risikofaktoren für eine BAH definiert werden:
- Übermäßige Zufuhr hypotoner Flüssigkeiten
- Gewichtszunahme während Belastung
- Belastungsdauer > 4 h
- Unzureichender Trainingszustand
- Wenig Erfahrung mit der Teilnahme an Sportveranstaltungen
- Lange Wettkampfzeiten bzw. geringe Leistungserbringung
- Hoher oder niedriger Body-Mass-Index
- Hohe Verfügbarkeit von Flüssigkeiten

Die beiden wesentlichen Determinanten des Serumnatriumspiegels sind die mobilisierbaren Natriumspeicher des Organismus sowie das Gesamtkörperwasser. Deren alleinige oder kombinierte Veränderung ist für die Ätiologie der beiden Formen der BAH verantwortlich:

Bei der **iso- bzw. hypervolämischen Form** der BAH kommt es zu einer deutlichen Erhöhung des Gesamtkörperwassers in Bezug auf den Natriumpool. Dies ist Folge einer übermäßigen Zufuhr von hypotonen Flüssigkeiten während der Belastung, welche die belastungsinduzierten Flüssigkeitsverluste durch Schweiß oder Urin deutlich übersteigen. Dementsprechend kommt es auch zu einer Zunahme des Körpergewichts.

Bei der **hypovolämischen Form** der BAH steht der Verlust von Natrium bzw. die fehlende Mobilisation aus Körperspeichern im Vordergrund. Trotz eines Körpermassenverlusts von bis zu 10 % am

Ende sehr langer Belastungen (> 20 h), welcher überwiegend einen Flüssigkeitsverlust darstellt, finden sich Plasma-Natriumspiegel von Werten unterhalb von 130 mmol/l. Die hypovolämische Form der BAH findet sich vor allem auch bei heißen Umgebungsbedingungen (mit hoher Luftfeuchtigkeit), die entsprechend zu starken Schweißraten führen (➤ Abb. 3.5). Diese liegen bei Frauen in einer Spanne zwischen 0,7 bis 1,5 l/h und bei Männern bei 1,8–2,1 l/h, wobei in Einzelfällen auch deutlich höhere Werte erreicht worden sind. Auch wenn der Natriumgehalt des Schweißes mit 13–47 mmol/l deutlich unter dem Serumnatriumspiegel liegt, kann es bei langen Belastungen zu signifikanten Natriumverlusten kommen. Hierbei sind außerdem noch renale und endokrinologische Mechanismen beteiligt. So kommt es belastungsinduziert zu einer Perfusionsumverteilung, die dazu führt, dass der renale Blutfluss sich vor allem während intensiver Belastungen reduziert. In diesem Zusammenhang ist auch eine vermehrte Vasopressin-Sekretion von Bedeutung. **Belastungsassoziierte Faktoren,** die zu einer **vermehrten Vasopressin-Sekretion** führen, sind ein Interleukin-6-Anstieg, eine Plasmavolumenkontraktion, Hyperglykämien oder auch erhöhte Körperkerntemperaturen. Diese führen zusätzlich zu einer verringerten Wasser-Clearance mit entsprechender Verdünnung des Serumnatriumspiegels. Dieser Mechanismus dient der Vermeidung von Hypovolämien und einem damit verbundenen Blutdruckabfall. Es kann vermutet werden, dass der Organismus der Regulation des Blutdrucks gegenüber einer Regulation der Osmolalität Vorrang einräumt.

Behandlung und Prävention der BAH

Bei der **asymptomatischen BAH** sollte ein Übergang in die symptomatische Form unbedingt verhindert werden. Daher empfiehlt sich, auf die Gabe von hypotonen oder isotonen Flüssigkeiten zu verzichten, bis erneut Urin gelassen werden kann. Die Gabe einer oralen hypertonen Kochsalzlösung kann versucht werden. Der Sportler sollte darüber informiert werden, dass er sich bei Auftreten neurologischer Symptome (siehe oben) in den 24 h nach Belastungsende umgehend in medizinische Behandlung begeben sollte.

Für die **symptomatische BAH** ist die Gabe einer intravenösen hypertonen Kochsalzlösung indiziert. Dies kann als Bolusgabe von 100 ml 3 % NaCl-Lösung geschehen, die im Abstand von 10 min 2-mal wiederholt gegeben werden kann, sofern keine klinische Besserung eintritt. Kontraindiziert ist die intravenöse Gabe von hypotonen und isotonen Kochsalzlösungen zu diesem Zeitpunkt.

In der **Prävention der BAH** sind zwei Faktoren als wesentlich beschrieben worden:
- Zunächst ist bedeutsam, die **Flüssigkeitsaufnahme vom Durstgefühl abhängig** zu machen. Dieser banal klingende Satz wird allerdings häufig nicht beachtet. Frühere Empfehlungen „zu trinken, bevor der Durst kommt", richteten sich primär auf besondere Umgebungsbedingungen, wie z. B. sehr hohe Temperaturen, und sind daher nicht allgemein gültig.
- Der zweite Faktor bezieht sich auf die **Aufnahme von natriumhaltigen Getränken.** Diese können zumindest den Abfall des Serumnatriumspiegels bremsen. Es ist jedoch wichtig zu betonen, dass auch diese Getränkesorte bei Aufnahme größerer Flüssigkeitsmengen während der Belastung eine Hyponatriämie nicht verhindern kann. Der Natriumgehalt der Sportgetränke ist mit bis zu 40 mmol/l deutlich niedriger als die Serumnatriumkonzentration.

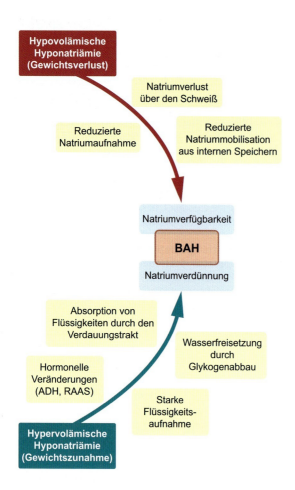

Abb. 3.5 Verlaufsformen der Belastungsassoziierten Hyponatriämie (BAH) [L157/ H224-001]

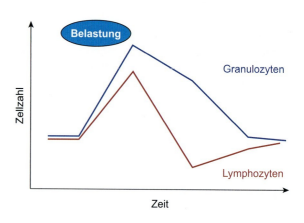

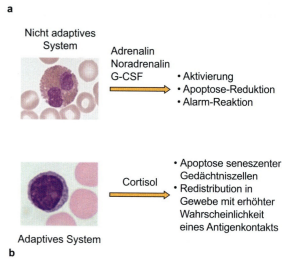

Abb. 3.6 Belastungsinduzierte Veränderungen der Leukozytenpopulationen (a) und zugrunde liegende Mechanismen (b) [L143/T825]

3.6.3 Belastungsinduzierte Leukozytose

E V I D E N Z

Während und nach akuter sportlicher Belastung kommt es zu deutlichen Veränderungen der verschiedenen Parameter des Immunsystems. Die belastungsinduzierte Leukozytose wurde dabei schon Anfang des letzten Jahrhunderts beschrieben. Die Veränderungen zeigen eine deutliche Korrelation zur Intensität der Belastung. So finden sich nach Marathonläufen durchschnittlich Werte von Leukozyten von 15.000 bis 20.000 Zellen/µl, wobei einzelne Sportler durchaus Werte von bis zu 30.000 bis 40.000 Zellen/µl erreichen.

Die Leukozytensubpopulationen verhalten sich dabei in unterschiedlicher Art und Weise: Granulozyten sind kontinuierlich während und in der Nachbelastungsphase über ihr Ausgangsniveau erhöht. Sie erreichen dieses bei moderaten Belastungen innerhalb einer Stunde wieder, bei maximalen Belastungen kann dies jedoch bis zu einen Tag und länger dauern. Lymphozyten zeigen demgegenüber ein ambivalentes Verhalten. Während und unmittelbar nach Belastung findet man einen Anstieg der Lymphozytenzahlen über das Ausgangsniveau,

welches sich jedoch innerhalb kurzer Zeit nach Belastungsende umkehrt auf Werte unterhalb des Ausgangsniveaus. Diese sog. **Nachbelastungs-Lymphozytopenie** kann in Abhängigkeit von der Belastungsintensität bis zu mehreren Tagen andauern. Weitere Differenzierungen der Lymphozytensubpopulation deuten Unterschiede in deren Sensitivität gegenüber dem belastungsassoziierten Stress an. Natürliche Killerzellen steigen häufig stärker an unter Belastung als T- und B-Lymphozyten. T-Suppressorzellen wiederum steigen stärker an als T-Helferzellen. Damit kann das Verhältnis der CD4⁺- zu CD8⁺-T-Zellen um mehr als 50 % abfallen. Unter Belastung werden bevorzugt CD45R0-positive Gedächtniszellen im Vergleich zu den CD45RA-positiven-naiven T-Zellen mobilisiert.

Belastungsassoziiert kommt es auch zu **Veränderungen der Apoptose** der Leukozytenpopulationen. Während die Apoptose von Lymphozyten zunimmt, hier sind insbesondere die seneszenten T-Zellen betroffen, findet man bei neutrophilen Granulozyten eine Reduktion der Apoptose im Sinne einer Akut-Phase-Reaktion. Neben der Apoptose spielen aber auch Umverteilungen der Zellpopulationen für die veränderten belastungsassoziierten Zellzahlen eine wichtige Rolle. So kommt es zu einer vermehrten Mobilisation der Granulozyten aus der Bindung zur Endothelzelle, dem sog. Gefäßpool, als auch aus dem Knochenmark. Umgekehrt gibt es für Lymphozyten Hinweise, dass sie belastungsassoziiert in verschiedene Gewebe wie Lunge oder Darm migrieren (➤ Abb. 3.6).

3.6.4 Immunfunktionen und Zytokine

EVIDENZ

In Bezug auf die immunologischen Prozesse kann man feststellen, dass moderate Belastungen isolierte Zellfunktionen wie Zellproliferation, Phagozytose oder auch Impfantworten etc. stimulieren. Umgekehrt führen starke Belastungen zu deren Inhibition.

Ebenfalls bedeutende Änderungen finden sich nach sportlicher Belastung bei den Serumkonzentrationen einzelner Zytokine. Besonders ausgeprägt sind die Veränderungen für Interleukin-6, welches sich je nach Intensität der Belastung vervielfachen kann. Bei erschöpfenden Belastungen finden sich auch proinflammatorische Zytokine wie TNF-alpha oder Interleukin-1β im Serum signifikant erhöht. Bedeutsam für die belastungsinduzierten Zytokinveränderungen ist auch, dass deren Quelle auch nichtimmunologische Gewebe umfasst. So wurde eine Freisetzung von Interleukin-6 aus der Muskulatur beschrieben. Unterschiedliche Mechanismen spielen eine Rolle bei der Vermittlung der belastungsinduzierten Immunantwort. Hierzu gehören hormonelle und inflammatorische Mediatoren, wie z. B. Katecholamine oder Kortisol, der Energiemetabolismus, welcher die Verfügbarkeit von Nährstoffen für die Immunzellen moduliert, sowie Veränderungen im Redoxstatus mit der Freisetzung von freien Radikalen, die allesamt vielfältige Signalübertragungsprozesse in Immunzellen modulieren können.

LITERATUR

Clifford PS, Hellsten Y. Vasodilatory mechanisms in contracting skeletal muscle. J Appl Physiol, 2004; 97(1): 393–403.

Hargreaves M, Spriet LL. Exercise metabolism: fuels for the fire. Cold Spring Harbor perspectives in medicine, 2018; 8(8): a029744.

Hew-Butler T, et al. Statement of the 3rd international exercise-associated hyponatremia consensus development conference, Carlsbad, California, 2015. Brit J Sports Med, 2015; 49(22): 1432–1446.

Whyte JJ, Laughlin M. The effects of acute and chronic exercise on the vasculature. Acta physiol, 2010; 199(4): 441–450.

4 Trainingsprozess

--- Kernaussagen ---

- Regelmäßige körperliche Aktivität (= Training) führt zu langfristigen Adaptationen der Funktion und der Struktur des menschlichen Organismus.
- Das Modell der Superkompensation beschreibt die bereits nach einer einmaligen Belastung erkennbare Steigerung der Funktion/Struktur als Belastungs-Regenerations-Adaptations-Sequenz.
- Für die während der Belastung einsetzende Ermüdung sind unterschiedliche Prozesse wie die neuromuskuläre Erregbarkeit, die Verfügbarkeit von Energiereserven oder strukturelle Schäden etc. verantwortlich.
- Die Regeneration umfasst wiederherstellende Prozesse zerstörter Strukturen, entleerter Energiespeicher etc. Regenerationsfördernde Maßnahmen umfassen Ruhe, Schlaf, physikalische Maßnahmen sowie ausreichende Nährstoffzufuhr.
- Auf molekularer Ebene bedeutsame Regenerationsprozesse sind die Autophagie sowie die Mobilisation von Stamm- und Vorläuferzellen.
- Trainingsprinzipien oder -regeln dienen der Gestaltung eines systematischen und effektiven Trainingsprozesses.

Neben der Bewegung sind die **Erregbarkeit** sowie die **Anpassungsfähigkeit oder Adaptation** weitere grundlegende Kennzeichen des Lebens. Im engen physiologischen Sinne löst ein physikalisch/chemischer Reiz oder Stimulus in einer Zielzelle eine spezifische und reproduzierbare Reaktion aus. Eine Vielzahl physiologischer Vorgänge verlaufen nach diesem Muster, wie z. B. die Auslösung elektrischer Signale durch Mechanorezeptoren bei der Wahrnehmung von Tast- oder Berührungsreizen. Die Reaktionen auf einen Reiz sind dabei umso vielfältiger, je komplexer der betrachtete Organismus und der einwirkende Reiz sind. Die im ➤ Kap. 3 geschilderten Regulationsmechanismen der verschiedenen Körpersysteme auf den „Reiz" einer akuten körperlichen Belastung sind Ausdruck einer kurzfristigen, schnellen Reaktion. Diese haben den Zweck, die Funktionalität und die Integrität des Körpers auch im Belastungszustand sicherzustellen und das innere Gleichgewicht bzw. Milieu zu erhalten.

DEFINITION

Parallel zu den kurzfristigen, schnellen Reaktionen wird aber auch eine über das Belastungsende hinausgehende **längerfristige Anpassungsreaktion** oder **Adaptation** induziert. Sie beruht auf einer weiteren wichtigen Eigenschaft lebender Organismen: der **Plastizität.** Diese beschreibt die Fähigkeit von Zellen und Organismen, ihre Morphologie und Funktion in Abhängigkeit geänderter Umgebungsbedingungen bzw. Reizen längerfristig anzupassen.

Mit diesen trainingsinduzierten Veränderungen der Funktion und Struktur ist der Organismus in der Lage, zukünftigen Belastungen besser standzuhalten. Hierzu gehören die Verbesserung der Ermüdungswiderstandsfähigkeit (= Ausdauer), eine vermehrte Muskelkraft oder eine optimierte neuromuskuläre Koordination.

Grundsätzlich sind **alle motorischen Hauptbeanspruchungsformen trainierbar,** wobei der genaue Effekt neben den Reizmodalitäten von einer Fülle innerer und äußerer Faktoren abhängt. Die trainingsinduzierten Adaptationen lassen sich dabei schon nach einer einzigen Belastung nachweisen. Dieses vom sowjetischen Biochemiker Jakowlew erstmalig beschriebene Modell der Superkompensation wird nachfolgend als **„Belastung-Regeneration-Adaptation-Sequenz"** dargestellt (➤ Abb. 4.1a). In der Auftragung der Leistungsfähigkeit oder Funktionalität eines Systems über der Zeit lassen sich der Einfluss eines akuten Belastungsreizes und seine Folgen darstellen: Mit **Belastungsbeginn** kommt es mit zunehmender Belastungsdauer zu einer Abnahme der Leistungsfähigkeit bzw. Funktionalität als Ausdruck einer zunehmenden Ermüdung. Nach Belastungsende beginnt die **Phase der Regeneration:** Die Leistungsfähigkeit erreicht mit der Zeit wieder die Ausgangswerte vor Belastung. Dabei bleibt das System aber nicht stehen, sondern im weiteren Verlauf kommt es in der Phase der Adaptation zu einer Verbesserung der Funktion gegenüber dem Vorbelastungsniveau.

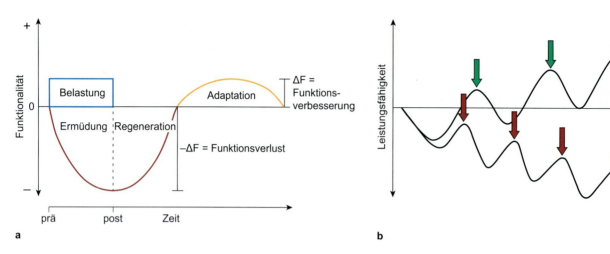

Abb. 4.1 Modell der Superkompensation: Entwicklung von Funktionalität (a) über die Zeit der Belastung bzw. Nachbelastungsphase sowie der Leistungsfähigkeit (b) in Abhängigkeit der Frequenz der Belastungsreize in der Trainingsphase [L143]

CAVE

Die hier aus didaktischen Gründen dargestellte Unterteilung der einzelnen Phasen ist aus biologischer Sicht nicht haltbar. Stattdessen findet auf molekularer und zellulärer Ebene eine **Überschneidung der Phasen** statt. Wichtige Signale für die Adaptation werden bereits während der Belastung gesetzt und regenerative und adaptive Prozesse laufen nicht selten miteinander gekoppelt ab.

4.1 Ermüdung

DEFINITION

Unter **Ermüdung** versteht man die durch eine Inanspruchnahme eines Systems hervorgerufene reversible Einschränkung (im Gegensatz zur Verletzung) der Funktionalität. Bezogen auf den Sport, bedeutet die Inanspruchnahme die muskuläre Tätigkeit, welche in Abhängigkeit von Intensität und Dauer der Belastung zu einem Abfall der Leistungsfähigkeit führt. Dabei ist es unerheblich, ob die Tätigkeit aufrechterhalten werden kann oder abgebrochen werden muss.

Erschöpfung kennzeichnet dagegen das Ende des Ermüdungsprozesses, bei dem eine Fortführung der Belastung nicht mehr möglich ist.

Verschiedene **Formen der Ermüdung** werden unterschieden:
- So steht einer **lokalen** Ermüdung die **generalisierte** Ermüdung des gesamten Körpers gegenüber.
- Eine **akute** Ermüdung kann von einer **chronischen** Ermüdung unterschieden werden.
- Außerdem erfolgt eine Lokalisierung der Ermüdung in **zentrale und periphere Prozesse.** Diese Unterscheidung findet sich vor allem bei der neuromuskulären Ermüdung, wo Ermüdungsprozesse auf der ganzen Signalschiene von der Bewegungsplanung bis zur Bewegungsausführung auftreten können. Andererseits ist eine derartige Ab-

grenzung häufig schwierig, da über die wechselseitigen Verbindungen der Systeme auch periphere Signale in der Lage sind, zentrale Ermüdungsprozesse zu induzieren. Nach der **Schutzmechanismus-Theorie** dient die Ermüdung dem Schutz des Organismus vor einer Überbeanspruchung durch den Zugriff auf autonom-geschützte Reserven. Solch eine Form der Überbeanspruchung des Organismus würde eine Gefahr für die körperliche Integrität mit sich bringen.

Molekulare Mechanismen und Zeichen der Ermüdung

Unterschiedliche molekulare Mechanismen wurden als mögliche Erklärung für Ermüdungsprozesse vorgeschlagen. Es ist zu vermuten, dass das Phänomen Ermüdung **multifaktoriell** bestimmt ist und dementsprechend unterschiedliche Mechanismen dazu beitragen. Diese können den nachfolgenden Prozessen zugeordnet werden:
- Neuromuskuläre Erregbarkeit: z. B. herabgesetzte Aktivität motorischer Zentren/veränderte Ionengradienten über der Zellmembran
- Temperaturregulation/Flüssigkeitshaushalt: z. B. Flüssigkeitsverluste
- Verfügbarkeit von Energie(-reserven): z. B. leere Glykogenspeicher
- Strukturelle Schäden: z. B. Membranschäden, Sarkomere
- Anreicherung von Stoffwechselprodukten: z. B. freie Radikale

Im Verlauf längerer, sportlicher Belastungen kommt es zu einer zunehmenden Reduktion der elektrischen Erregung der unterschiedlichen zentralen motorischen Bahnen. Diese **zentrale Ermüdung des Gehirns** setzt vor der lokalen Ermüdung ein, da direkte Stimulation des Motoneurons oder der Arbeitsmuskulatur die Verluste an Kontraktionskraft aufheben können. Ursächlich vermutet werden eine Verarmung als auch ein Überschuss an Neurotransmittern. Letzteres besagt die Theorie der Überschwemmung des Gehirns mit **Tryptophan,** ein Effekt der bei langen Ausdauerbelastungen verbunden mit einem Anstieg der freien Fettsäuren im Blut beobachtet wird. Nach Überwindung der Blut-Hirn-Schranke kommt es zu einer **vermehrten Serotoninbildung,** welche vermehrte Müdigkeit und ein erhöhtes Schlafbedürfnis induziert. Zumindest für die medikamentös induzierte erhöhte Verfügbarkeit von Serotonin lässt sich eine schnellere Ermüdung im submaximalen Leistungsbereich nachweisen.

In der **Peripherie** wird die elektrische Erregbarkeit durch eine **Dissipation des Kaliumgradienten** reduziert. Bei lang andauernden Belastungen kann es aufgrund zunehmender energetischer Verarmung der Muskelzelle zu einer reduzierten Aktivität der Na^+/K^+-ATPase kommen mit extrazellulären Kaliumspiegeln von bis 10 mmol/l.

Die Dissipation des Kaliumgradienten findet sich dabei häufiger bei schnellen als bei langsamen Muskelfasern. Veränderungen des Elektrolythaushalts sind häufig assoziiert mit **Störungen im Flüssigkeitshaushalt.** Eine relative muskuläre Minderperfusion ergibt sich bei erhöhter Körperkerntemperatur, wenn zur Hitzedissipation die Hautperfusion zunimmt. Die erhöhte Körperkerntemperatur kann sowohl direkt als auch indirekt über die veränderte Gewebeperfusion die gastrointestinale Integrität beeinträchtigen. Der Übertritt von Lipopolysacchariden in die Blutbahn und die Auslösung inflammatorischer Signale kann zur zentralen Ermüdung beitragen.

Die Energiereserven der Muskulatur in Form von Glykogen und Fettdepots sind begrenzt. Eine Vermehrung der Glykogenspeicher mit dem Training findet statt und ist der am besten validierte Nachweis für die oben beschriebene Belastung-Regeneration-Adaptation-Sequenz. Dennoch bleiben die Glykogenspeicher auch beim Ausdauertrainierten limitierend und sind der Grund für den „Hungerast" oder „Hammermann", der ab Kilometer 30 so manchen Marathonläufer betrifft. Die mit der Kohlenhydratverarmung einhergehende Umstellung der energiebereitstellenden Prozesse, wie die vermehrte Freisetzung von Fettsäuren und ihrer hormonellen Regulation, durch z. B. Leptin, sind wiederum mit den oben beschriebenen zentralen Ermüdungsprozessen gekoppelt.

Zeichen der strukturellen Ermüdung finden sich insbesondere in der Peripherie, wie der **belastungsinduzierte Muskelschaden** (➤ Kap. 3). **Störungen der Integrität** lassen sich auch an Erythrozyten nachweisen. Deren osmotische Fragilität als auch die Deformierbarkeit sind nach Belastungen beeinträchtigt. Die strukturelle Ermüdung betrifft aber auch subzelluläre Strukturen und Organellen wie die Mitochondrien.

EVIDENZ
Obwohl vor allem Ausdauersport die mitochondriale Biogenese stimuliert, gibt es auch Hinweise, dass Maximalbelastungen eine mitochondriale Dysfunktion bzw. Schädigung induzieren (Ostojic 2016).

Vor allem hochintensive und intervallartige Belastungen sind mit einem **gehäuften Anfall von intramuskulärem Laktat und Säureäquivalenten** verbunden. Die pH-Verschiebungen führen zu einer deutlichen Reduktion der Aktivität einer Reihe von Enzymen im Energiestoffwechsel. Die leistungseinschränkende Wirkung kann anhand einer Bikarbonat-Supplementation demonstriert werden, welche zu einer Verbesserung der anaeroben Kapazität führt. Längerfristige Ausdauerbelastungen sind mit einer **erhöhten Generation von freien Radikalen** verbunden. Diese aggressiven Substanzen können eine Reihe von Strukturen schädigen wie die Zellmembran oder auch die Membran intrazellulärer Organellen. Darüber hinaus hat der Redoxstatus eine modulierende Wirkung auf die Regulation der Muskelkontraktion.

4.2 Regeneration

DEFINITION
Unter Regeneration versteht man alle Prozesse, die den ursprünglichen Zustand einer Zelle, eines Gewebes oder eines Organs wiederherstellen. Dies umfasst die Erneuerung bzw. die Reparatur zerstörter Bestandteile wie auch die Wiederauffüllung von Speichern und Gradienten, den Abbau oder die Entsorgung von funktionell schädlichen Stoffwechselprodukten und damit allgemein die Wiederherstellung der Homöostase.

Diese Aufstellung lässt bereits vermuten, dass die **Zeitschiene** für die unterschiedlichen, regenerativen Prozesse **sehr unterschiedlich** ist. So ist die Wiederauffüllung der Glykogenvorräte der Muskulatur ein relativ schneller Prozess, der innerhalb von 10–16 h nach Belastungsende abgeschlossen ist. Dagegen verläuft die Reparatur von Zell- und Gewebeschäden deutlich langsamer und benötigt bis zu eine Woche. Der Umfang der Regeneration richtet sich nach Intensität/Dauer etc. der vorausgegangenen Belastung und ist von weiteren Faktoren wie dem Alter und dem generellen Trainingszustand abhängig Regenerationsfördernde Maßnahmen sind Ruhe, Schlaf, Massage, Kaltwasserexposition sowie Dehnungsübungen. Auch die Ernährung hat Einfluss auf die Regeneration, wie die schnelle Auffüllung der Kohlenhydratspeicher durch frühzeitige und ausreichende Kohlenhydratzufuhr belegt.

CAVE
Eine gezielte Supplementation einzelner Vitamine oder sekundärer Pflanzeninhaltsstoffe scheint dagegen nicht sinnvoll, sondern eher die generelle Bereitstellung einer **obst- und gemüsereichen Kost.**

Regenerative Prozesse

Der Umfang regenerativer Prozesse hängt vom gesetzten Schaden ab. Hier werden unterschiedliche Formen an Zell- und Gewebeschädigungen unterschieden:

- Belastungsinduzierte Schäden an der DNA induzieren abhängig vom Ausmaß **Reparaturmechanismen** oder lösen den Zelltod aus.
- Geschädigte Proteine werden markiert und über **Hitzeschockproteine** regeneriert oder über den Proteasom-Weg oder Autophagie entsorgt.
- Die **Autophagie** entsorgt auch geschädigte Organellen wie das endoplasmatische Retikulum oder Mitochondrien (➤ Info-Box).
- Der **nekrotische Zelltod** ist von einer ausgeprägten Entzündungsreaktion begleitet.
- Demgegenüber ist die **Apoptose,** der programmierte Zelltod, eine geordnete Form des Zelluntergangs, bei der die resultierenden apoptotischen Körperchen von phagozytierenden Zellen ohne eine besondere Entzündungsreaktion entfernt werden (➤ Abb. 4.2).

EVIDENZ

Die den regenerativen Prozess **begleitenden entzündlichen Vorgänge** sind für die im weiteren Verlauf einsetzenden adaptiven Prozesse von Bedeutung. So ist eine antiinflammatorische Therapie tierexperimentell mit einer reduzierten Entwicklung der Ausdauerleistungsfähigkeit verbunden. Beim Menschen führt die Gabe von nichtsteroidalen Antiphlogistika zu Einschränkungen in der Muskelhypertrophie und dem Kraftzuwachs nach einem Krafttraining.

Ein intrazellulärer Prozess über dessen Rolle in der Regeneration und Adaptation nur wenig bekannt ist, ist die **Autophagie** (➤ Info-Box). Die Anreicherung beschädigter oder dysfunktionaler Zellbestandteile durch Stresssituationen, wie sie auch eine akute Belastung darstellt, führt zur Aktivierung der Autophagie. Der Umfang des zellulären Autophagieflusses hat einen Bezug sowohl zur Intensität der akuten Belastung als auch zum eigentlichen Ausdauertrainingsprozess. Anpassungsvorgänge wie mitochondriale Biogenese oder der Muskelfaser-Shift sind mit einem vermehrten Autophagiefluss assoziiert.

INFO
Autophagie

Die Autophagie, abgeleitet vom altgriechischen Autophagos (= sich selbst verzehrend) bezeichnet einen intrazellulären Regulationsprozess, durch den **fehlerhafte Strukturen** von Proteinen bis hin zu Zellorganellen **geordnet abgebaut** werden. Die Autophagie stellt in diesem Sinne einen wichtigen Pfeiler eines effektiven Qualitätsmanagements der Zelle dar. Autophagie ist Teil der Selbsterneuerung der Zelle. Dabei können Bestandteile der abgebauten Strukturen energiesparend genutzt werden, um neue Strukturen aufzubauen. Zellstress in jeglicher Form kann die Autophagie verstärken. Hierzu gehören z. B. das Fasten oder die körperliche Belastung. Mechanistisch kommt es intrazellulär aus Anteilen des endoplasmatischen Retikulums zur Bildung einer Doppelmembran, welche markierte schadhafte Strukturen wie Mitochondrien umgibt. Nach Vollendung dieses Phagophores zum kompletten Autophagosom kommt es nach der Verschmelzung mit Lysosomen zur Bildung des Autolysosoms. Die enzymatischen Bestandteile des Lysosoms führen zur Degradation der eingeschlossenen Zellbestandteile (➤ Abb. 4.3).

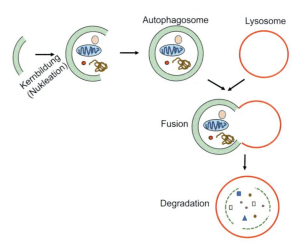

Abb. 4.3 Autophagie [G1051]

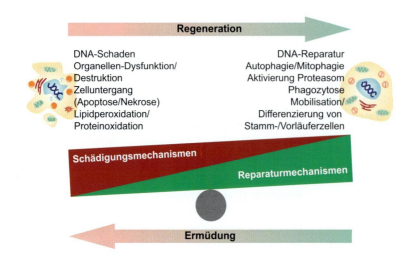

Abb. 4.2 Belastungsinduzierte schädigende und regenerative Prozesse auf zellulärer und molekularer Ebene [L157]

Eine aus zellphysiologischer Perspektive für die Regeneration wichtige Zellpopulation sind **Stamm- und Vorläuferzellen** (➤ Info-Box). Zu den **freisetzenden und aktivierenden Faktoren** der verschiedenen Progenitorzellen gehören Zytokine, wie G-CSF, Wachstumsfaktoren, wie VEGF, und Hormone, wie Erythropoietin, sowie andere Signale (z.B. O_2-Mangel). Hierzu gehört auch Stickstoffmonoxid, welches eine Aktivierung und Differenzierung von Satellitenzellen induzieren kann.

Akuter Belastungsstress ist in Abhängigkeit von den Belastungsmodalitäten Intensität sowie Art und Dauer der Belastung von unterschiedlichen **Mustern der Freisetzung von Vorläuferzellen** begleitet. Aber auch das Niveau der normalen Alltagsaktivität korreliert mit den Zahlen für Progenitorzellen in der Zirkulation. Der belastungsinduzierte Muskelschaden wird sowohl durch residente Stammzellen (= Satellitenzellen) als auch mesenchymale bzw. hämatopoetische Vorläuferzellen aus der Zirkulation behoben. Endotheliale Vorläuferzellen spielen eine wichtige Rolle in der Reparatur beschädigter Gefäße und der Bildung neuer Gefäße. Hierzu differenzieren die Vorläuferzellen an Ort und Stelle in reife Endothelzellen. Bedeutsam sind dabei die Mikroumgebung, die Kontakte mit der Extrazellulärmatrix sowie das lokale Milieu, inklusive Entzündungs- und Wachstumsfaktoren.

INFO

Stamm- und Vorläuferzellen

Stammzellen weisen keine oder nur eine geringe Differenzierung auf. Als adulte Stammzellen findet man sie z.B. im Knochenmark. Aufgrund ihrer geringen Differenzierung sind sie in der Lage, als regenerativer Pool für unterschiedlichste Zelltypen zur Verfügung zu stehen.
Die **Vorläuferzelle (Progenitorzelle)** ist das Produkt einer sich teilenden Stammzelle. Sie weist ähnliche Regenerationsfähigkeiten wie eine Stammzelle auf, ist aber bezüglich ihrer Differenzierungsmöglichkeiten deutlich stärker festgelegt. Man spricht daher auch von **determinierten Stammzellen.** Zu den am umfangreichsten untersuchten Stamm- bzw. Vorläuferzellen gehören mesenchymale, hämatopoetische und endotheliale Stamm- bzw. Progenitorzellen. Sie haben ein Regenerationspotenzial für Herz und Gefäße, aber auch für Skelettmuskel und Knochen. Neben den mobilisierbaren Vorläuferzellen gibt es auch residente Stammzellen, wie die Satellitenzellen. Sie haben ebenfalls eine hohe proliferative Kapazität, sind aber in der Möglichkeit, sich differenzieren zu können, noch weiter eingeschränkt. Sie sind das regenerative Potenzial für Skelettmuskelzellen.

4.3 Adaptation

DEFINITION

Unter Adaptation versteht man unter sportmedizinischen Gesichtspunkten die Veränderung der Funktion und/oder der Struktur einer Zelle, eines Organs oder des gesamten Körpers als Anpassung auf eine regelmäßige und andauernde sportliche Belastung. ➤ Kapitel 5.

Die verschiedenen Anpassungsmechanismen zeigen wie die regenerativen Prozesse **unterschiedliche Zeitschienen.** So sind es beispielsweise die **funktionellen Veränderungen,** die üblicherweise **frühzeitig** im Trainingsprozess auftreten, z.B. der initiale Kraftzuwachs nach einem Krafttraining ohne Zeichen der muskulären Hypertrophie oder eine verbesserte Gewebeperfusion durch vermehrte Gefäßrelaxation ohne eine vermehrte Gewebekapillarisierung. Dagegen benötigen die **strukturellen Prozesse** deutlich **mehr Zeit** für ihre Realisierung. Funktionelle Änderungen sind dabei häufig Ausdruck optimierter oder geänderter Signalübertragungsvorgänge. Dagegen benötigen strukturelle Prozesse eine Vermehrung der zellulären Substanz. Dies wird realisiert über eine veränderte Netto-Protein-Masse, wobei sowohl vermehrte Proteinsynthese als auch verminderte Proteindegradation beteiligt sein können.

4.4 Trainingsprozess und -regeln

Das sportliche Training ist charakterisiert durch eine regelmäßige und kontinuierliche Wiederholung akuter Belastungen. Insofern kann der **Trainingsprozess** als eine **Kette von Belastung-Regeneration-Adaptation-Sequenzen** aufgefasst werden. Das Ergebnis des Trainingsprozesses ist davon abhängig, inwieweit es zu einer sinnvollen Zusammenstellung der Einzeleinheiten kommt. Eine korrekte, zeitliche Abfolge der einzelnen Belastungsreize führt zu der gewünschten Verbesserung oder zumindest dem Erhalt der Leistungsfähigkeit. Dagegen kann eine nichtadäquate Belastungsfolge zu Überlastung und Maladaptation führen, was Leistungsverlust und erhöhte Verletzungsanfälligkeit nach sich ziehen kann (➤ Abb. 4.1b).

Zur Vermeidung derartiger Fehlentwicklungen ist eine **vernünftige Trainingsplanung** wesentlich. Dies gilt sowohl für den Leistungs- als auch den Freizeit- und Gesundheitssport.

DEFINITION

Trainingsplanung ist ein geplanter und strukturierter Prozess mit einer klar umrissenen Zielvorstellung. Um dieses Ziel zu erreichen, steht zu Beginn eine Charakterisierung des jeweiligen konditionellen und koordinativen Anforderungsprofils der ausgeübten Sportart. Dabei gibt es vor allem bei den Spielsportarten deutliche Unterschiede innerhalb der verschiedenen Spielpositionen, die berücksichtigt werden sollten. Daneben müssen technische, kognitiv-taktische sowie psychische Anforderungen geschult und in den Trainingsplan integriert werden.

Zur Verbesserung der motorischen Leistungsfaktoren wurden eine Reihe von **Trainingsprinzipien** oder -regeln formuliert, die für ein effektives Training hilfreich sind. Sie basieren einerseits auf sportbiologischen Grundlagen und Erkenntnissen und sind andererseits Resultat langjähriger praktischer Erfahrungen. Insofern ist eine klare wissenschaftliche Evidenz nicht immer nachweisbar, was deren Gültigkeit nicht grundsätzlich infrage stellt, aber zumindest berücksichtigt werden sollte. Eine gängige Unterteilung der Trainingsprinzipien sieht wie folgt aus:

- Trainingsprinzipien der Belastung und Auslösung von Anpassungserscheinungen:
  - Prinzip des wirksamen Belastungsreizes
  - Prinzip der zunehmenden (progressiven) Belastungssteigerung
  - Prinzip der variablen Trainingsbelastung
- Trainingsprinzipien der Zyklisierung zur Sicherung der Anpassung:
  - Prinzip der optimalen Gestaltung von Belastung und Erholung
  - Prinzip der Wiederholung und Kontinuität
  - Prinzip der Periodisierung und Zyklisierung
- Trainingsprinzipien zur spezifischen Steuerung der Anpassung:
  - Prinzip der Individualität und Altersgemäßheit
  - Prinzip der zunehmenden Spezialisierung
  - Prinzip der regulierenden Interaktion einzelner Trainingselemente

Trainingsprinzipien der Belastung und Auslösung von Anpassungserscheinungen   Zur Induktion einer Anpassungsreaktion sollte ein Trainingsreiz eine bestimmte Schwelle überschreiten (= wirksam sein), im Laufe des Trainingsprozesses stetig an die aktuelle Leistungsfähigkeit angepasst werden und möglichst nicht monoton sein. Gerade das Prinzip der Belastungsvariation ist wichtig für das Überwinden von Leistungsbarrieren im Hochleistungssport. Die Bedeutung eines ausgewogenen Verhältnisses von Belastungsreiz und Erholungsphase wurde bereits oben ausführlich beschrieben. In Abhängigkeit von Dauer und Intensität des Belastungsreizes existieren sportartspezifisch Hinweise auf einen optimalen Regenerationszeitraum. Abhängig sind diese auch von einer Reihe von Faktoren wie Trainingsstatus, Geschlecht, Alter, Ernährung etc.

Trainingsprinzipien der Zyklisierung zur Sicherung der Anpassung   Für Anpassungsvorgänge ist die ständige Wiederholung des Belastungsreizes notwendig. Intensität und Spezifität des Trainingsreizes werden dabei systematisch verändert, indem das Trainingsjahr in verschiedene Phasen bzw. Zyklen eingeteilt wird. Hintergrund ist hierbei, das Optimum der Leistungsfähigkeit zu bestimmten Saisonhöhepunkten zu erreichen. Darin liegt aber auch gleichzeitig die Beschränkung dieser Periodisierungsregel. Denn viele Sportarten zeigen durch den hohen Grad an Kommerzialisierung heutzutage nicht mehr nur einen oder zwei Saisonhöhepunkte, sondern verlangen häufig eine durchgehend hohe Leistungsfähigkeit. Dem kann die klassische Periodisierung oftmals kaum mehr gerecht werden.

Trainingsprinzipien zur spezifischen Steuerung der Anpassung   Die Individualisierung eines Trainings bekommt einen immer größeren Stellenwert. Im Gesundheitssport spielen Alter, Vorerkrankungen, Geschlecht und motivationale Faktoren eine wichtige Rolle. Im Leistungssport sind die Trainingsvorerfahrung, der Trainingszustand sowie frühere Verletzungen wichtige Einflussfaktoren. Aber auch genetische Voraussetzungen werden durch die Verfügbarkeit neuer Technologien zukünftig nicht nur in der Talentsuche, sondern auch in der Trainingsbegleitung eine wichtige Rolle spielen. Eine Fokussierung auf spezifische Belastungsreize und damit Anpassungen (z. B. Sprintstärke) sollte erst dann erfolgen, wenn unspezifische Anpassungen, wie die Grundlagenausdauer, eingetreten sind. Die Spezialisierung folgt also dem Prinzip vom Allgemeinen zum Speziellen. Wenn unterschiedliche Belastungsreize gesetzt werden, müssen deren Interaktion und korrekte Reihenfolge bedacht werden. So sollten koordinative Übungen nicht nach einer langen ermüdenden Ausdauereinheit durchgeführt werden. Ein aerobes Ausdauertraining kann unter bestimmten Voraussetzungen negative Auswirkungen auf die Entwicklung der Maximalkraft im Rahmen eines Krafttrainings haben. Die Integration wissenschaftlicher Erkenntnisse und abgeleiteter Trainingsprinzipien, verbunden mit langjähriger Erfahrung und der aufmerksamen Beobachtung des Trainingsprozesses des individuellen Athleten, machen dabei den erfolgreichen Trainer aus.

LITERATUR
Ostojic M. Exercise-induced mitochondrial dysfunction: a myth or reality? Clinical Science, 2016; 130(16): 1407–1416.

KAPITEL

5 Training und Adaptation

Kernaussagen

- Regelmäßige körperliche Aktivität induziert Adaptationen des neuromuskulären Systems, welche als neuronale bzw. muskuläre Plastizität bezeichnet werden. Hierzu gehören Neuro- und Synaptogenese infolge der Einwirkung unterschiedlichster Wachstumsfaktoren, wie BDNF, IGF-1, VEGF oder NGF.
- Die trainingsassoziierte Veränderung des muskulären Phänotyps zeigt eine Relation zum Trainingsreiz. Ausdauerbelastungen adressieren vor allem die mitochondriale Biogenese, die Angio- bzw. Kapillarogenese, die Vermehrung intrazellulärer Energiespeicher sowie eine Muskelfasertypverschiebung oxidativer Typ-I-Muskelfasern. Dagegen führt Krafttraining initial über eine neuronale Adaptation zu Veränderungen der Muskelkraft und im weiteren Verlauf zu einer Muskelfaserhypertrophie.
- Die kardialen Anpassungsreaktionen (= Sportherz) beginnen ab etwa 5 Trainingsstunden/Woche und können sowohl Veränderungen der Wanddicken als auch der Herzhöhlen betreffen. Mittels relativer Wanddicken bzw. linksventrikulären Massenindex gelingt eine phänotypische Unterteilung verschiedener Anpassungsformen, wie exzentrische/konzentrische Hypertrophie oder konzentrisches Remodeling.
- Ausdauertraining ist der wesentliche Stimulus für eine muskuläre Angiogenese mit erhöhter Kapillardichte, vergrößertem kapillären Gesamtquerschnitt und verbesserten Gas- und Stoffaustauschbedingungen.
- Anpassungen der mitochondrialen Biogenese führen auch zu metabolischen Umstellungen mit vermehrter Fettsäureutilisation während Belastungen, einer damit verbundenen Einsparung der Glukosevorräte sowie einer Erhöhung intrazellulärer Energiedepots.
- Zu den trainingsassoziierten Maladaptationen gehören das Übertrainingssyndrom und das Syndrom des relativen Energiemangels . Der akute Herztod wird aus didaktischen Gründen hier aufgeführt.

Nach der Darstellung der theoretischen Grundlagen des Trainingsprozesses (➤ Kap. 4) folgt nun eine Übersicht der konkreten Adaptationen der einzelnen Organsysteme. Die Reihenfolge der Darstellung orientiert sich dabei an den akuten Belastungsreaktionen der Organsysteme (➤ Kap. 3). Hierdurch wird ein schneller Vergleich der Effekte akuter und chronischer sportlicher Belastung auf die Organsysteme ermöglicht. Dabei können Trainingsadaptationen unter bestimmten Voraussetzungen nicht nur vorteilhaft sein. Drei unterschiedliche **Maladaptationen,** das Übertrainingssyndrom, das Syndrom des relativen Energiemangels sowie der plötzliche Herztod des Athleten, werden im Kontext der jeweiligen Organsysteme besprochen. Die Einordnung des akuten Herztodes des Athleten als Maladaptation mag dabei hinterfragt werden, erscheint aber sowohl aus didaktischen als auch aus inhaltlichen Gründen angebracht.

5.1 Neuromuskuläres System

Das neuromuskuläre System zeigt eine Reihe von Adaptationen gegenüber regelmäßiger körperlicher Aktivität. Diese neuronale und muskuläre Plastizität betrifft differenzierte **strukturelle Veränderungen,** die sich teilweise spezifisch einzelnen Trainingsformen zuordnen lassen. Neben den strukturellen Veränderungen gibt es aber auch **funktionelle Adaptationen,** welche üblicherweise frühzeitig im Trainingsprozess nachweisbar sind. ➤ Kap. 3.1.

5.1.1 Neuronale Adaptation

So findet sich bereits nach wenigen Tagen eines **Krafttrainingsprogramms** eine deutliche **Verbesserung der Maximalkraft,** wobei Veränderungen von Muskelmasse bzw. Muskelfaserquerschnitt (noch) nicht stattgefunden haben (➤ Abb. 5.1). Die frühen Veränderungen sind Teil einer Adaptation auf supraspinaler als auch auf spinaler Ebene. Es finden sich veränderte elektrophysiologische Eigenschaften der Motoneurone wie **erhöhte maximale Entladungsraten** oder **Erregungsfrequenzen.** Die erhöhte Erregbarkeit aufgrund der Absenkung der Rekrutierungsschwellen führt zu einer vermehrten Aktivierung motorischer Einheiten bei der gleichen relativen Kraft nach einem Krafttraining. Darüber hinaus kommt es zur Modifikation von inhibitorischen neuronalen Übertragungswegen mit Einfluss auf die Agonist-Antagonist-Co-Aktivierung.

Veränderungen der elektrischen Erregbarkeit finden sich auch nach **Ausdauertraining,** wobei sich die Parameter je nach spezifischem Trainingsprotokoll unterschiedlich verändern. Damit gibt es Hinweise auf eine differenzielle Regulation der neuronalen Adaptation durch unterschiedliche Trainingsarten (Ausdauer/Intervall/Krafttraining) sowie durch die Arbeitsformen der Muskulatur (dynamisch-konzentrisch bzw. -exzentrisch/isometrisch). Aufgrund der unterschiedlichen Untersuchungsmethoden (z. B. Elektromyografie versus Einzelelektrodenableitung etc.) und der damit verbundenen nicht unerheblichen Variabilitäten bleibt das Bild der neuronalen Adaptation in vielen Details allerdings noch unscharf.

Regelmäßige körperliche Aktivität optimiert auch **funktionelle Fähigkeiten des zentralen Nervensystems,** wie die motorisch-exekutive Funktion, Lernen und Gedächtnis sowie allgemeine mentale Funktionen. So wird die Ausführung einer Bewegung durch regelmäßiges Üben stetig verbessert, wie man es beim Spielen eines Instruments oder der Ausführung einer technischen Sportart kennt. Daneben gibt es Hinweise, dass spezifische motorische Fähigkeiten besser erlernt werden können, wenn sie in Verbindung mit einer aeroben Ausdauereinheit eingeübt werden.

EVIDENZ

Eine Vielzahl von Untersuchungen belegt die trainingsassoziierte **Verbesserung kognitiver Funktionen.** Für das Ausdauertraining wurden Verbesserungen exekutiver Funktionen wie der Aufmerksamkeitssteuerung sowie des Lernprozesses und der Gedächtnisbildung beschrieben. Bereits eine einzige Bewegungseinheit ist mit positiven Effekten verknüpft. Die Effekte sind **nachweisbar über alle Altersgruppen.** So zeigen Untersuchungen mit älteren Patienten (> 65 Jahre) eine Umkehr der altersassoziierten Abnahme der Gedächtnisleistung nach Ausdauertraining.

Für **kraftbetonte Bewegungen** sind ebenfalls positive Effekte auf die kognitiven Funktionen beschrieben worden. Dabei ließen sich stimulierende Effekte nach einzelner akuter Kraftbelastung als auch nach mehrmonatigem Krafttraining belegen. Dabei zeigte sich allerdings im Gegensatz zum Ausdauertraining eine reduzierte Aktivierung im präfrontalen Kortex. Insgesamt ist die Anzahl der bislang verfügbaren Untersuchungen allerdings zu klein, um detaillierte Hinweise auf differenzielle Effekte der unterschiedlichen Komponenten eines Krafttrainings ableiten zu können.

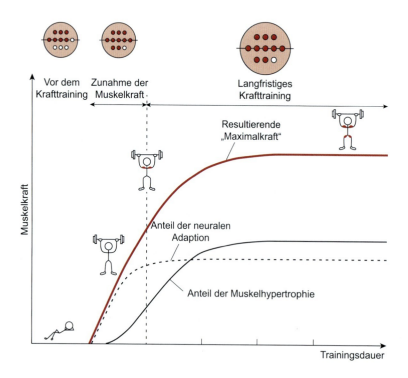

Abb. 5.1 Kinetik adaptiver Prozesse beim Krafttraining (mod. nach Sale 1988) [L143]

Eine Fülle von Befunden unterstreicht die Förderung der Gehirngesundheit durch Sport und Bewegung. Dabei wurde ein nichtlinearer, hyperboler Effekt festgestellt, mit einer optimalen Spanne zwischen 2,5 und 7,5 h wöchentlicher körperlicher Aktivität.

Sport und Bewegung induzieren aber auch ausgeprägte **strukturelle Änderungen** sowohl bei **Nerven- als auch bei Gliazellen.** Kernspintomografische Untersuchungen belegen nach einem aeroben Ausdauertraining eine deutliche Zunahme des Gehirnvolumens in unterschiedlichsten Regionen wie dem präfrontalen und dem temporalen Kortex (Lin et al. 2018). Die trainingsinduzierte Neurogenese ist dabei besonders eindrücklich im Hippocampus, einem für die kognitiven Prozesse wesentlichen Areal, zu beobachten. Dabei sind sowohl die graue als auch die weiße Substanz betroffen, was sowohl für zahlenmäßige Veränderungen der Neurone, der Synapsen als auch der axonalen und dendritischen Verbindungen spricht. Daneben kommt es zu einer deutlichen Verbesserung der Verschaltungen der Nervenzellen. Diese Synaptogenese ist eine wichtige Basis beispielsweise für die Neurorehabilitation von Apoplexen. Feingewebliche Untersuchungen zeigen eine Vergrößerung und Verdichtung des Dendritenbaums sowie eine deutliche Vermehrung der dendritischen Dornen mit ihren synaptischen Kontakten. Diese strukturellen Veränderungen sind begleitet von einer erhöhten Amplitude der Langzeitpotenzierung, dem elektrophysiologischen Korrelat der erhöhten synaptischen Plastizität. Diese Veränderungen sind wiederum sehr ausgeprägt in der Hippocampusregion. Der Einfluss von Krafttraining auf die Gehirnstruktur unterscheidet sich von dem des Ausdauertrainings. So sind das Gehirnvolumen als auch die kortikale weiße Substanz nach einem Krafttraining reduziert, während die graue Substanz, wie beim Ausdauertraining, in einzelnen Gehirnarealen vermehrt ist.

Die Effekte körperlicher Aktivität lassen sich auch an den Gliazellen, wie Astrozyten oder Mikrogliazellen, nachweisen. Zellzahl und Zellvolumen der Astrozyten nehmen nach Ausdauertraining zu. Die altersinduzierte Aktivierung und Proliferation von Mikrogliazellen, verbunden mit einem vermehrten pro-inflammatorischen Status, wird durch regelmäßige Belastung dagegen reduziert.

Mediatoren neuronaler Adaptation

Die Vermittlung dieser positiven Effekte von Bewegung auf kortikale Strukturen und Funktionen geschieht dabei über unterschiedlichste Mediatoren. **Hormon- und Wachstumsfaktoren** wie BDNF, IGF-1, VEGF oder auch Nervenwachstumsfaktor (NGF) sind an den Prozessen Neurogenese, Synaptogenese und Angiogenese der zentralen Hirnregionen beteiligt (Lin et al. 2018).

Daneben finden sich Hinweise, dass in diese Prozesse auch der Metabolit **Laktat** eingebunden ist. So ist Laktat offenbar einerseits in der Lage, die Mobilisation von BDNF zu fördern.

Andererseits dient es den Neuronen als wichtige Energiereserve, da es die Bluthirnschranke mithilfe der Monocarboxylat-Transporter überqueren kann. Neue Befunde zu BDNF weisen über seine Rolle als neurotropher Faktor hinaus. Die pleiotropen, häufig indirekt über die Freisetzung anderer Hormone ausgeübten Effekte greifen in die Regulation des Energiehaushalts ein und haben Einfluss auf die Entwicklung metabolischer Erkrankungen wie Adipositas und Typ-2-Diabetes mellitus.

5.1.2 Muskuläre Adaptation

Muskuläre Plastizität wird als die Fähigkeit beschrieben, auf geänderte Anforderungen mit strukturellen und metabolischen Anpassungen zu reagieren. Ausdauer- und Kraftbelastungen sind die beiden wichtigsten physiologischen Reize, die eine Veränderung des muskulären Phänotyps induzieren. Eine Übersicht über die teilweise abweichenden Anpassungsmechanismen an beide Trainingsreize gibt ➤ Tab. 5.1.

Ausdauertraining

Der Ausdauerphänotyp ist charakterisiert durch eine mitochondriale Biogenese, eine vermehrte Angio- und Kapillarogenese sowie Speicherung energiereicher Substrate, wie Glykogengranula und Lipid Droplets, die vermehrte Expression von Myoglobin sowie eine Fasertypverschiebung hin zu oxidativen Muskelfasern. Der ursprünglich beschriebene spezifische Reiz für diese Form der Anpassung ist ein Training mit niedriger Intensität und hohem Umfang (= kontinuierliches Ausdauertraining). Neue Daten zeigen, dass auch andere Trainingsformen wie Sprintintervalltraining oder hochintensives Intervalltraining in der Lage sind, diese Veränderungen des muskulären Phänotyps zu induzieren.

Tab. 5.1 Anpassungsmechanismen der Skelettmuskulatur bei Ausdauer- und Krafttraining

	Ausdauer	Kraft
Hypertrophie	↔	↑↑↑
Kraft	↔↓	↑↑↑
Fasergröße	↔↑	↑↑↑
Neuronale Adaptation	↔↑	↑↑↑
Anaerobe Kapazität	↑	↑↑
Synthese von Myofibrillen	↔↑	↑↑↑
Mitochondriale Proteinsynthese	↑↑	↔↑
Laktattoleranz	↑↑	↔↑
Kapillarogenese	↑↑	↔
Mitochondriendichte Aerobe (oxidative) Kapazität	↑↑↑	↔↑
Ausdauerkapazität	↑↑↑	↑

Zelluläre/intrazelluläre Signalübertragung

Eine Vielzahl von Signalen aus unterschiedlichen beteiligten Systemen ist an der Veränderung des muskulären Phänotyps beteiligt, u. a.:

- Motoneuronaktivität/elektrische Signale
- Muskelkontraktion und assoziierte Signale
- Energiehaushalt bzw. Verfügbarkeit energetischer Substrate
- Sauerstoffgehalt

Auf zellulärer Ebene führt der Belastungsreiz zu Alternationen des inneren Milieus durch Veränderungen der freien Kalziumkonzentration, reaktiver Sauerstoffspezies und Anstieg der AMP-Konzentration. Dies wiederum resultiert in einer Aktivierung einer Reihe von intrazellulären Kinasen, wie der AMP-abhängigen Kinase, der P38-Mitogen-aktivierten Proteinkinase als auch der Calmodulin-Kinase, welche gemeinsam auf den **Peroxisom-Proliferator-aktivierten Rezeptor γ-Coaktivator 1-α (PGC-1α)** konvergieren. Dieses Protein interagiert mit einer Vielzahl von Transkriptionsfaktoren und beeinflusst eine Reihe von biologischen Aktivitäten. Hierbei ist besonders die Veränderung des muskulären Phänotyps zum oxidativen Phänotyp zu nennen, wobei es die unterschiedlichsten Prozesse wie die mitochondriale oxidative Phosphorylierung, die Fettsäureoxidation oder die Autophagie beeinflusst. Neben PGC-1α hat sich in den letzten Jahren als ein wichtiges Regulatorprotein

auch **p53** herausgestellt. Das Tumorsuppressor-Protein p53 kontrolliert den zellulären Mitochondriengehalt vermutlich über Verbindungen zur mitochondrialen DNA (➤ Abb. 5.2).

Mitochondriale Biogenese

Die Mitochondrien in der Skelettmuskelzelle werden anhand ihrer räumlichen Lokalisierung in **subsarkolemmale Mitochondrien** und **intermyofibrilläre Mitochondrien** unterschieden. Erstere liegen netzartig unterhalb der Muskelzellmembran, letztere zwischen den Myofibrillen beiderseits der Z-Linie. Die Neubildung von Mitochondrien durch den Zusammenbau von Lipiden, Proteinen und mitochondrialer DNA ist ein komplexer und hochgradig regulierter Prozess, der auf der koordinierten Transkription nukleärer als auch mitochondrialer DNA beruht. **PGC-1α** interagiert dabei sowohl mit dem Östrogen-bezogenen Rezeptor ERR, welcher die mitochondrialen Gene auf der nukleären DNA abliest, als auch mit dem nukleären respiratorischen Faktor NRF-1, welcher für sich und in Verbindung mit dem wichtigen Faktor Tfam die mitochondriale DNA-Transkription aktiviert.

Auch p53 scheint seine Wirkung auf die mitochondriale Biogenese über die transkriptionelle Aktivierung des Tfam Gens auszuüben. Die Bildung neuer Mitochondrien kann dabei sowohl auf der Grundlage bereits existierender Mitochondrien als auch durch Neubildung erfolgen.

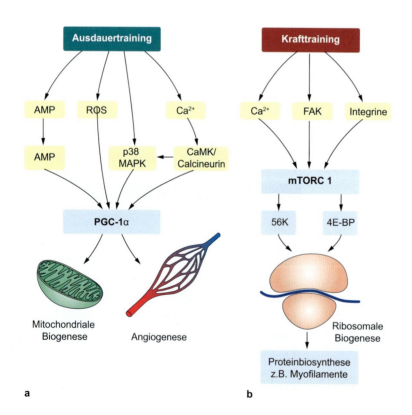

a   b

Abb. 5.2 Wichtige intrazelluläre Signalübertragungswege in der zellulären Adaptation gegenüber Ausdauer- (a) und Krafttrainingsreizen (b) [F1055-004]

EVIDENZ

Für die Mitochondrien konnte gezeigt werden, dass sie intrazellulär in netzartigen Strukturen verbunden sind. Die neugebildeten „gesunden" Mitochondrien sind dabei in der Lage, mit dem mitochondrialen Netzwerk zu fusionieren. Umgekehrt werden geschädigte mitochondriale Anteile, charakterisiert durch einen Verlust des Potenzials der inneren Membran, aus dem Netzwerk abgeschnitten und mittels Autophagie entsorgt. Diese **Prozesse von Fusion und Deletion** neuer bzw. alter **Mitochondrien mit dem mitochondrialen Netzwerk** können als wesentliche Prozesse zum Erhalt der mitochondrialen Leistungsfähigkeit bzw. Qualität angesehen werden. Dabei gibt es Hinweise, dass sowohl akute als auch chronische Belastung nicht nur die Vermehrung der mitochondrialen Struktur induzieren, sondern auch den stetigen Selbsterneuerungsprozess unterstützen. Dabei führt eine akute Belastung primär zu einer Aktivierung der Deletion beschädigter mitochondrialer Areale mit nachfolgender belastungsinduzierter Aktivierung der **Mitophagie,** wie die Autophagie von Mitochondrien genannt wird. Mitophagie scheint dabei in ihrer basalen Aktivität durch Ausdauertraining erhöht zu sein, was für eine verbesserte Erneuerung zellulärer Systeme spricht.

Muskelfasertyp

Der Veränderung des strukturellen Muskelphänotyps gehen Veränderungen der Gefäßneubildung voraus. Diese ermöglichen den Wechsel auf die überwiegend aerobe Energiegewinnung mit nachfolgendem Wechsel von IId(x)- auf IIa- bzw. von IIa- auf I-Fasertyp. Die **Fasertypverschiebungen** sind dabei fließend bzw. sequenziell und verlaufen nicht sprunghaft. Hierauf deuten zumindest tierexperimentelle Daten hin, die deutlich umfangreicher verfügbar sind als humanexperimentelle Studien. Es finden sich hierbei auch Hybridfasern mit der Expression unterschiedlicher MHC-Klassen.

Krafttraining

Muskelhypertrophie

Die Reaktion des Skelettmuskels auf eine Kraftbelastung führt zu einer **Vermehrung der Muskelfasermasse** infolge erhöhter Proteinsynthese, die sich mikroskopisch als eine **Hypertrophie der Faser** mit entsprechendem vergrößertem Faserquerschnitt äußert. Dabei werden neue Myofilamente gebildet und neue Sarkomere angelegt. Deren Ausrichtung orientiert sich an der Ausrichtung der vorhandenen Sarkomere. Es kommt zu keinen Veränderungen der Myofilamentstrukturen oder ihrer Packungsdichte. Das Ausmaß der Hypertrophie zeigt einen Bezug zum Muskelfasertyp. So ist die Hypertrophie ausgeprägter in Typ-II-Fasern im Vergleich zu Typ-I-Fasern. Auch bezüglich des im Hintergrund ablaufenden Proteinmetabolismus scheint es bei beiden Fasertypen unterschiedliche Reaktionen zu geben. Die erhöhte Anzahl an Myofibrillen resultiert in Typ-II-Muskelfasern aus einer erhöhten Proteinsynthese, während diese in Typ-I-Fasern Folge einer Abnahme der Proteindegradation ist.

Die Trainingsreize Ausdauer und Kraft sind allerdings bei der Sportausübung häufig nicht eindeutig klar voneinander abzugrenzen, da bei vielen Sportarten beide Aspekte zum Tragen kommen. So ist es nicht verwunderlich, dass es nach einem eigentlich als Ausdauertraining angesehen Fahrrad- bzw. Ergometertraining auch zu einer hypertrophen Reaktion kommen kann. Hier sind die genauen Randbedingungen des Trainings wie Intensität, Dauer etc. zu beachten. Inwieweit die muskuläre Hypertrophie von einer Hyperplasie begleitet ist, ist immer noch nicht endgültig geklärt. Sollte sie beteiligt sein, dann nur in einem sehr geringen Umfang.

Die Hypertrophie der Muskelfaser ist begleitet von einer **Zunahme der Zellkerne** in der Muskelfaser mithilfe der Satellitenzelle. Belastungsstress oder Formen von Zellschaden im Muskelfaser- oder Bindegewebe aktivieren die Satellitenzellen. Es kommt zu einer Vermehrung und zu einer Fusion mit den Muskelfasern, wodurch die DNA-Maschinerie der Muskelzelle vermehrt wird. Diese Zunahme an genetischem Material ist notwendig, um den vermehrten Anforderungen an die Muskelproteinsynthese nachzukommen.

Kinetik und Signalübertragung

Nach einem Krafttraining sind strukturelle Anpassungen, wie die muskuläre Masse, etwa nach 8–12 Wochen nachweisbar. Die Veränderungen der Muskelkraft sind dagegen schon sehr viel eher feststellbar als Ausdruck einer initialen neuronalen Adaptation (siehe oben) und erst im weiteren Verlauf als Ausdruck der vermehrten Muskelmasse (➤ Abb. 5.1). In der intrazellulären Signalübertragung spielen ähnliche, aber auch unterschiedliche Signale gegenüber dem Ausdauertraining eine Rolle. So kommt es auch zu **Veränderungen der intrazellulären freien Kalziumkonzentration.** Wichtige Einflüsse haben die fokale Adhäsionskinase sowie Integrine, welche als Mechanosensoren fungieren. Deren Signale konvergieren auf den wichtigen Proteinkomplex mTORC1 (*mechanistic target of rapamycin complex 1*). Nachgeordnete Ziele von mTORC1 sind ribosomale Proteinkinasen und Initiationsfaktoren (4E-BP), welche über die Initiierung der Translation und der vermehrten Ribosomen-Biogenese die Proteinsynthese in der Muskelzelle fördern (➤ Abb. 5.2b).

Interferenz von Ausdauer- und Krafttraining

Viele Sportarten basieren nicht ausschließlich auf einer motorischen Hauptbeanspruchungsform. Vielmehr ist es so, dass zur erfolgreichen Umsetzung verschiedene Hauptbeanspruchungsformen eingesetzt werden. Dementsprechend verwenden die Athleten im Trainingsalltag auch **unterschiedliche Stimuli,** weshalb sich die Frage nach der Interferenz der Belastungsreize stellt.

5

EVIDENZ

Die Arbeiten von Hickson aus den späten 1980er-Jahren konnten zeigen, dass ein simultanes Ausdauer- und Krafttrainingsprogramm zu einer Einschränkung der Kraftentwicklung führt, während die Entwicklung der Ausdauerleistungsfähigkeit dagegen unverändert abläuft (Hickson 1980).

Das gleichzeitige Training von Kraft und Ausdauer führt offensichtlich zu einer Konkurrenzsituation auf Kosten der Kraftentwicklung. Dieser Effekt zeigt aber einen deutlichen Bezug zu Trainingsintensität und Umfang. Unterhalb einer Schwelle von vier Trainingstagen/Woche und einer Intensität unterhalb von 70 % der maximalen Sauerstoffaufnahme ist der inhibierende Effekt auf Muskelkraft und Hypertrophie reduziert bzw. nicht mehr nachweisbar. Als eine mögliche Ursache für die Interferenz wurde daher ein mögliches **trainingsinduziertes Energiedefizit** ausgemacht. Das durch die hohen Trainingsintensitäten und -umfänge entstehende Energiedefizit hat Einfluss auf die Proteinbalance in Form einer reduzierten Proteinsynthese. Eine alternative Erklärung sieht die Ursache für den konkurrierenden Effekt in einer **reduzierten motorischen Aktivität** aufgrund des Ausdauertrainings.

Auf molekularer Ebene gibt es Hinweise, dass die AMP-Kinase, welche für die metabolischen Anpassungen im Ausdauertraining wesentlich ist, eine inhibierende Wirkung auf mTORC1 hat und damit einen wesentlichen molekularen Mediator des Krafttrainings blockiert. Diese Ergebnisse aus Zellkulturen bzw. Tierexperimenten ließen sich allerdings bislang in Humanexperimenten nicht verifizieren. Neben weiteren möglichen Signalmolekülen, wie den PGC-1α-Isoformen, gibt es Hinweise, dass auch die Satellitenzellen in den konkurrierenden Effekt beider Trainingsformen involviert sind. So lässt sich eine Aktivierung von Satellitenzellen auch nach Ausdauertraining nachweisen, diese führt allerdings nicht zu einer zellulären Hypertrophie und ist gleichzeitig in der Lage, die krafttrainingsinduzierte Satellitenzellaktivierung zu behindern.

INFO

Übertrainingssyndrom

Die Anpassung an ein sportliches Training hängt vom **richtigen Verhältnis des Ausmaßes des Belastungsreizes zur nachfolgenden Regenerations- und Erholungszeit** ab. Wenn diese Balance gestört wird, entweder durch einen zu intensiven Trainingsprozess (= übertrainieren) oder durch unzureichende Regenerationszeiten, können verschiedene Überlastungsstadien oder -zustände die Folge sein. Diese Stadien unterscheiden sich hauptsächlich durch die Dauer der notwendigen Regenerationszeiten. Die Stadien im Einzelnen lauten (➤ Abb. 5.3):

- **Overreaching:** Durch Akkumulation von Trainings- und Nichttrainingsreizen (siehe unten) kommt es zu einem kurzfristigen Leistungsverlust mit/ohne physiologische und psychologische Auffälligkeiten bzw. zu Symptomen der Maladaptation. Die Wiederherstellung der Leistungsfähigkeit kann von Tagen bis zu mehreren Wochen dauern. Gemäß dem ECSS-Konsensus-Statement wird das Overreaching noch unterteilt in zwei Unterstadien:
  1. Das **funktionelle Overreaching** ist gekennzeichnet durch üblicherweise nur kurzfristige Leistungseinbußen, wie z. B. am Ende eines intensiven Trainingslagers auftreten. Wird eine ausreichende Regenerationszeit (mehrere Tage bis wenige Wochen) gewährt, kommt es hier im weiteren Verlauf zur gewünschten Leistungsverbesserung.
  2. Zum **nichtfunktionellen Overreaching (NFO)** kommt es bei nicht ausreichender Regeneration, gekennzeichnet durch Stagnation bzw. Abfall der Leistungsfähigkeit. Der zeitliche Aufwand, um dieses Stadium zu überwinden, geht über mehrere Wochen bis Monate (Meeusen 2013).
- **Übertrainingssyndrom (ÜS):** Wenn die Phase des Leistungsverlusts über Monate anhält, spricht man vom ÜS. Der Begriff „Syndrom" deutet zunächst die multifaktorielle Ätiologie des Geschehens an, denn häufig finden sich neben sportlichen Belastungen weitere Stressfaktoren, z. B. Beziehungsprobleme, finanzielle Sorgen etc., die zusätzliche psychische Stressreize setzen. Physische und psychische Reize scheinen akkumulierbar bzw. verhalten sich potenziell synergistisch. Außerdem verdeutlicht der Begriff Syndrom, dass neben der eingeschränkten Leistungsfähigkeit, weitere Funktionseinschränkungen wie beispielsweise ein Schlafmangel oder psychische Auffälligkeiten (etwa zu 30 % bzw. 20 % bei Spitzensportlern vertreten) zu verzeichnen sind. Mögliche Indikatoren sind u. a. affektive Störungen von der Niedergeschlagenheit bis hin zur Depression, Menstruationsstörungen und Libidoverlust.

Voraussetzung für die Diagnose des ÜS ist die Ausschlussdiagnostik anderer chronischer Erkrankungen, welche auch eine reduzierte Leis-

Prozess	Training	Trainingsintensivierung		
Stadium	Akute Fatigue	Funktionelles Overreaching (Kurzzeit-FO)	Nichtfunktionelles Overreaching (NFO)	Übertrainingssyndrom (ÜS)
Regeneration	Tage(e)	Tage – Wochen	Wochen – Monate	Monate
Leistung	Zunahme	Vorrübergehender Leistungsabfall	Stagnierender Leistungsabfall	Leistungsabfall

Abb. 5.3 Unterscheidung chronischer Überlastungszustände hinsichtlich der Dauer des Leistungsabfalls bzw. dessen Reversibilität [L143]

tungsfähigkeit verursachen können. Dies ist umso wichtiger, als es keine klaren diagnostischen Kriterien für das Übertrainingssyndrom gibt. Die im ECSS-Konsensus-Statement vorgegebenen Kriterien für Marker des NFO bzw. des ÜS treffen auf keinen der aktuell verfügbaren Untersuchungsparameter zu (Meeusen 2013).

Diagnostik

Zur Unterscheidung zwischen NFO und ÜS wird die Bestimmung von Prolaktin bzw. des adrenokortikotropen Hormons (ACTH) nach einem wiederholten erschöpfenden Belastungstest vorgeschlagen (ÜS: PRL/ACTH nach 2. Test ↑; NFO: PRL/ACTH nach 2. Test ↓). Übertrainierte Sportler zeigen reduzierte maximale Laktatwerte nach Stufentest bzw. auch im Wettkampf. Dagegen sind die submaximalen Laktatwerte unverändert. Die Bestimmung von Markern der Muskeldestruktion bzw. der Proteindegradation wie Kreatinkinase und Harnstoff ist allenfalls von Bedeutung, wenn langfristige individuelle Verläufe vorliegen und die Werte unter sehr standardisierten Bedingungen bestimmt wurden.

Prävalenz

Aufgrund der schwierigen Diagnose der unterschiedlichen Überlastungsstadien sind auch die Zahlen zur Prävalenz des ÜS mit Vorsicht zu interpretieren. Bei Spitzensportlern werden Zahlen von 30 % genannt, die mindestens einmal ein Überlastungsstadium erlebt haben. Im Laufsport wurden sogar Zahlen bis zu 60 % beschrieben.

Pathophysiologische Theorien

Eine Vielzahl unterschiedlicher Theorien zur Entstehung der Überlastungszustände wurde publiziert. Neben Dysbalancen des sympathischen und parasympathischen Nervensystems werden metabolische Ursachen wie die Verfügbarkeit von Aminosäuren bis hin zu Zytokin-Theorien mit einer chronischen, systemischen Entzündung als Ursache diskutiert. Vermutlich werden an der Entstehung der Überlastungszustände wie bei der Ermüdung zentrale und periphere Mechanismen beteiligt sein. So gibt es Hinweise, dass die neuronale Aktivität im lateralen präfrontalen Kortex durch physische Überanstrengung signifikant vermindert ist. Dieses Areal ist üblicherweise für die Entscheidungsfindung bedeutsam. Betroffene Athleten zeigten eine geänderte kognitive Kontrolle mit auffallend impulsiveren Entscheidungen. Die peripher wirksamen Mechanismen umfassen alle in ➤ Kap. 4 bereits genannten Ermüdungsprozesse.

5.2 Kardiovaskuläres System

5.2.1 Sportherz

DEFINITION

Seit mehr als 100 Jahren ist bekannt, dass ein sportliches Training von hohem Umfang und/oder Intensität zu einer kardialen Anpassung, dem Sportherz, führt. Einer der Erstbeschreiber war Prof. Henschen, der 1899 schrieb: *„aus all diesen Daten scheint man vollkommen zu dem Schlusssatz berechtigt zu sein, dass der Skisport kräftige große Herzen von ganz anderer Bedeutung als die, welche wir in unseren Krankenhäusern antreffen, schafft"*.
Die von Henschen getroffene Abgrenzung gegenüber pathologischen Verlaufsformen wurde jedoch lange Zeit kontrovers diskutiert. Mittlerweile ist das Sportherz als physiologischer Anpassungsmechanismus akzeptiert, welcher zu funktionellen und strukturellen An-

passungserscheinungen des Herzens führt. Der Umfang der Veränderungen zeigt dabei Abhängigkeiten zum Alter, dem Geschlecht, dem Trainingsstatus, dem genetischen Profil und natürlich zu Art, Umfang und Intensität des Trainings.

Im Vordergrund stehen hierbei das dynamische Ausdauertraining und die damit verbundenen erhöhten Volumenbelastungen. Die Anpassung beim statischen, isometrischen Krafttraining und der damit verbundenen Druckbelastung ist geringer ausgeprägt. Als untere Grenze des Trainingsumfangs, welche notwendig ist, diese Adaptationen zu induzieren, gelten etwa 5 Trainingsstunden/Woche, entsprechend ca. 65 km Laufen, 15 km Schwimmen oder 150 km Radfahren.

Die funktionellen Anpassungen erfolgen dabei frühzeitiger als die strukturellen Anpassungen, wobei jedoch beide eng miteinander verzahnt sind. Dies wird am Beispiel der **Herzfrequenz** deutlich (➤ Kap. 3.2).

EVIDENZ

Regelmäßiger Ausdauersport ist ein wesentlicher Stimulus für einen Abfall der Ruheherzfrequenz. Eine Ursache hierfür ist der früh einsetzende Wechsel des vegetativen Tonus mit einem in der Ruhe erhöhten Parasympathikotonus. Mit den im Trainingsverlauf zunehmenden strukturellen Veränderungen, dem vergrößerten linksventrikulären enddiastolischem Volumen, kommt es zu einem erhöhten Schlagvolumen, was ebenfalls eine niedrigere Herzfrequenz unterstützt.

Insgesamt ist dabei das Herzminutenvolumen in Ruhe kaum verändert. Unter Belastung ist die Herzfrequenz auf gleichen submaximalen Belastungsstufen beim Trainierten geringer als beim untrainierten Organismus (➤ Abb. 5.4). Während das Schlagvolumen beim untrainierten Organismus nur bis zu einer Belastungsintensität von etwa 50 % der maximalen Sauerstoffaufnahme ansteigt, kann das **Schlagvolumen** beim trainierten Athleten nahezu über den gesamten Belastungsbereich ansteigen. Die niedrigere Herzfrequenz und die damit verlängerte diastolische Phase führen zu einer verbesserten Füllung des Herzens. Hinzu kommt eine erhöhte Vorlast aufgrund des erhöhten zirkulierenden Blutvolumens und einer verbesserten myokardialen Relaxation. Außerdem führt eine myokardiale Kontraktionssteigerung zu einer **Verbesserung des Schlagvolumens.** Neue echokardiografische Untersuchungsmethoden, wie Gewebedoppler oder Speckle-Tracking, geben erste Hinweise darauf, dass im Sportherz die myokardiale Gewebedeformation und die Geschwindigkeit der Herzmuskelkontraktion verändert sind, wobei eindeutige Aussagen bislang nicht möglich sind.

Da die maximale Herzfrequenz zwischen trainiertem und untrainiertem Organismus nur wenig differiert, ist die deutliche Zunahme der maximalen Sauerstoffaufnahme mit dem Ausdauertraining vor allem Resultat des erhöhten Schlagvolumens und einer Verbesserung der peripheren Sauerstoffausschöpfung. Hieran ist neben der verbesserten Kapillari-

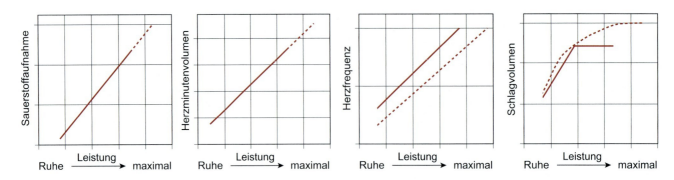

Abb. 5.4 Vergleich von Sauerstoffaufnahme, Herzminutenvolumen, Herzfrequenz und Schlagvolumen von Untrainierten (durchgezogene Linien) und Trainierten (gestrichelte Linien) [L143]

sierung und einer Verlängerung der kapillären Transitzeit zur optimierten Gas- und Sauerstoffaustausch auch eine **erhöhte Expression der Enzyme des aeroben Energiestoffwechsels** beteiligt.

Die strukturellen Anpassungen des Sportherzens können alle Herzwände und Herzhöhlen betreffen. Die meisten verfügbaren Daten beziehen sich allerdings auf den linken Ventrikel Nach einem dynamischen Ausdauertraining kommt es zu einer **harmonischen Vergrößerung des linken Ventrikels**, d.h., sowohl Herzwände als auch enddiastolisches Volumen vergrößern sich. Hierbei wurden Veränderungen des linksventrikulären enddiastolischen Durchmessers (LVEDD) bereits nach der ersten Trainingswoche beschrieben, während die Veränderungen der Wanddicke deutlich länger dauern. Die relative Wanddicke, d.h. das Verhältnis der Summe von linksventrikulärer Hinterwand und Septum zum linksventrikulären enddiastolischen Durchmesser, erhöht sich langfristig nur geringfügig und bleibt zumeist unter dem gemäß Leitlinien festgelegten Cut-off-Wert von 0,42. Die seit Mitte der 1970er-Jahre verbreitete Ansicht, dass isometrisches Krafttraining zu einer konzentrischen Hypertrophie führt (linksventrikulärer Massenindex Herzgewicht [g/m² Körperoberfläche] erhöht sowie relative Wanddicke > 0,42), wird dagegen mittlerweile kritisch hinterfragt. Gründe hierfür sind vermutlich der Einfluss anaboler Substanzen, die im Kraftsport sehr verbreitet sind, als auch die Verwendung zu wenig sensitiver, bildgebender Verfahren.

Aktuelle Untersuchungen zeigen, dass krafttrainierte Athleten ähnliche Hypertrophien der Herzwände zeigen können wie ausdauertrainierte Athleten. Dagegen scheint der linksventrikuläre enddiastolische Durchmesser geringer zu sein als bei ausdauertrainierten Athleten, aber dennoch signifikant erhöht gegenüber untrainierten Personen. Zum Einfluss der Trainingsform auf die relative Wanddicke finden sich unterschiedliche Aussagen in Studien und Metaanalysen, welche vermutlich auch auf die Untersuchungsmethodik zurückzuführen sind. So gibt es deutliche Unterschiede in der Beurteilung der linksventrikulären Parameter zwischen Echokardiografie und Kernspintomografie, was u. a. mit den zugrunde liegenden Formeln bzw. Methoden zur Bestimmung dreidimensionaler Parameter begründet wird.

LEITLINIEN

Eine kürzlich erschienene Übersichtsarbeit macht dagegen überzeugend deutlich, wie die verschiedenen Trainingsformen jeweils in der Lage sind, alle unterschiedlichen Adaptationen des Herzens zu induzieren. Diese werden gemäß den Leitlinien der Europäischen und Amerikanischen Gesellschaft für Echokardiographie in vier Gruppen eingeteilt (Lang et al. 2015):
- Normale Geometrie: relative Wanddicke RWT < 0,42, linksventrikulärer Masse-Index LVM < 95 g/m² bei Männern/< 115 g/m² bei Frauen
- Exzentrische Hypertrophie: RWT < 0,42, LVM > 95 bei Männern, > 115 bei Frauen
- Konzentrisches Remodeling: normale LVM und erhöhte RWT
- Konzentrische Hypertrophie: erhöhte LVM und erhöhte RWT

Eine Untersuchung bei mehr als 1.000 Elitesportlern in Großbritannien zeigte, dass unabhängig von der Trainingsform nur etwa 30 % der Studienteilnehmer Abweichungen von der normalen Herzgeometrie aufwiesen. Jede der drei untersuchten Trainingsformen (dynamisches Training; statisches Training; gemischte Trainingsform) war in der Lage, jede Abweichung der Herzergometrie zu induzieren, wobei die relativen Häufigkeiten nur gering differierten (Finocchiavo et al. 2017).

Beim dynamischem Ausdauersport und gemischten Sportarten war der Anteil der exzentrischen Hypertrophie am höchsten. Bei statischem Krafttraining dagegen war der Anteil des konzentrischen Remodelings am höchsten. Die konzentrische Hypertrophie war dagegen nur sehr gering ausgeprägt, der höchste Anteil zeigte sich nach dynamischem Training. Damit kann vermutet werden, dass je nach Anteil des hämodynamischen Stimulus entsprechend der genauen Trainingsinhalte die Ventrikelstruktur modifiziert wird. Eine dichotome Aufteilung (Ausdauertraining induziert exzentrische Hypertrophie bzw. Krafttraining konzentrische Hypertrophie) erscheint daher als zu vereinfacht und nicht haltbar.

Wichtig in diesem Zusammenhang ist vor allem, dass die **physiologischen Anpassungsvorgänge** in den allermeisten Fällen von **krankhaften Veränderungen** abgegrenzt werden können. Denn eine Reihe von Untersuchungen konnte belegen, dass bestimmte Grenzwerte nur äußerst selten überschritten werden. So zeigen nur etwa 2 % männlicher Topathleten eine

Verdickung der Herzwände von mehr als 12 mm bzw. nur 15 % eine linksventrikuläre Dilatation mit LVEDD > 60 mm.

Da die Volumenbelastung des Ausdauertrainings nicht auf den linken Ventrikel limitiert ist, ist es wenig verwunderlich, dass neuere Arbeiten auch ein **Remodeling des rechten Ventrikels** beschreiben. Zumindest für das **Ausdauertraining** ist eine Vergrößerung des rechtsventrikulären Diameters beschrieben. Demgegenüber finden sich keine Anpassungen des rechten Ventrikels bei einem regelmäßigen Krafttraining.

Vergrößerungen des linken Vorhofs finden sich ebenfalls überwiegend nach Ausdauertraining. Etwa 20 % der Athleten zeigten hier Vorhofgrößen von mehr als 40 mm (2 % sogar mehr als 45 mm). Auch die Aorta scheint eine leichtgradige Vergrößerung des Durchmessers nach Ausdauertraining zu zeigen. Diese liegen größenordnungsmäßig im sehr niedrigen einstelligen Millimeterbereich. Erweiterungen der Aortenwurzel mit Werten über dem Normbereich sollten daher bis zum definitiven Ausschluss des Gegenteils als pathologisch betrachtet werden.

5.2.2 Zelluläre Signalübertragungsprozesse

Wie in der Skelettmuskelfaser spielt der Co-Transkriptionsfaktor PGC-1α auch in der Herzmuskelzelle eine wichtige Rolle für die metabolischen Anpassungsreaktionen des Sportherzens. Über die Aktivierung des Peroxisom-Proliferator-aktivierten-Rezeptors α (PPARα) erfolgt eine **vermehrte Expression der Proteine,** die am Fettsäure-Import, der Fettsäurespeicherung und der Fettsäure-Oxidation in der Herzmuskelzelle beteiligt sind.

Die **mitochondriale Biogenese** wird wie in der Skelettmuskelzelle über den Östrogen-bezogenen Rezeptor (ERR) und den nukleären Rezeptorfaktor 1 (NRF-1) reguliert. Eine **Aktivierung von PGC-1α** erfolgt beispielsweise über eine Bindung an β-adrenerge Rezeptoren und die nachgeschaltete Aktivierung von AMP abhängiger Kinase bzw. cAMP-Response-Element-Binding-Protein (CREB). Die **metabolische Neuprogrammierung,** welche mit dem Ausdauertraining stattfindet, ist weiterhin abhängig von der Aktivität der endothelialen Stickstoffmonoxid-Synthase und dem von ihr produzierten Stickstoffmonoxid. Die NO-abhängige Stimulation der Guanylatzyklase, verbunden mit Anstiegen von cGMP und Protein-Kinase-G-Aktivierung, ist verantwortlich für die **kardioprotektiven Effekte körperlicher Belastung** gegenüber einem Ischämie-Reperfusions-Schaden. Die metabolische Programmierung der Herzmuskelzellen durch ein Ausdauertraining unterscheidet sich dabei diametral von der metabolischen Umprogrammierung im Rahmen der Entwicklung einer Herzinsuffizienz. Hier kommt es zu einer deutlichen Herabregulation der Komponenten des Fettsäuremetabolismus und der mitochondralen, oxidativen Kapazität.

Die **intrazelluläre Phosphorylierungskaskade** über Phosphoinositid-3-Kinase (PI3 K) sowie Protein-Kinase B (Akt), stellt den zentralen Signalweg zur physiologischen, kardialen Hypertrophie dar. Die Signalkaskade wird über Membranrezeptoren für Insulin und Insulin-ähnlichen Wachstumsfaktor-1 (IGF-1) angestoßen, für welchen eine veränderte Expression beim Athleten gezeigt wurde. Darüber hinaus gibt es noch eine Reihe anderer Signalwege, die an den myokardialen Anpassungsreaktionen beim Training beteiligt sind, deren Darstellung aber zu weit führen würde. Hingewiesen sei lediglich noch auf die Rolle der **epigenetischen Modellierung der physiologischen Hypertrophie** über eine Vielzahl von microRNAs, wie z. B. MIR-222.

INFO

Athlet und plötzlicher Herztod

Der plötzliche Herztod ist generell ein Ereignis, welches für Angehörige und Freunde des Betroffenen eine Vielzahl von Fragen aufwirft. Die Situation ist aber umso herausfordernder, wenn es sich beim Betroffenen um einen Athleten handelt. Denn allgemein verbindet man mit der regelmäßigen Sportausübung nur positive Assoziationen, wie verbesserte Leistungsfähigkeit, Vorbeugung chronischer Erkrankungen und Langlebigkeit.

Definition
Der plötzliche Herztod ist definiert als ein unerwarteter Tod aufgrund eines kardiovaskulären Ereignisses, der innerhalb von 1 h nach Symptombeginn einsetzt.

Ätiologie
Ursächlich zugrunde liegt häufig eine unerkannte kardiale Grunderkrankung, welche zu einem Pumpversagen aufgrund einer ventrikulären Arrhythmie, zumeist Kammerflimmern führt. Sportliche Aktivität kann hierbei aufgrund der Vielzahl von Veränderungen im inneren Milieu, wie z. B. Elektrolytverschiebungen, Generation von freien Radikalen, hormonellen Umstellungen etc. ein auslösender Trigger sein. Diese Veränderungen sind aber allein zumeist nie ausreichend, einen Herztod auszulösen. Hierzu bedarf es einer **prädisponierenden Erkrankung.** Diese Erkrankungen zeigen eine Relation zum Alter. Bei **jungen Athleten (Alter < 35 Jahre)** können generell drei Kategorien definiert werden:
1. Erworbene kardiale Abnormalitäten
2. Elektrische kardiale Abnormalitäten
3. Strukturelle kardiale Abnormalitäten
Bei **älteren Athleten** (> 35 Jahre) ist dagegen die koronare Herzerkrankung, die häufigste Prädisposition für den plötzlichen Herztod (Emery und Kovacs 2018).
Die Inzidenz des plötzlichen Herztods im Sport beträgt je nach Untersuchung zwischen 0,4 und 3,6 Todesfälle pro 100.000 Personen und Jahr. Männer sind dabei 3- bis 5-mal häufiger betroffen als Frauen. Bei der sportartspezifischen Inzidenz des plötzlichen Herztods liegen Sportarten wie Basketball, Fußball und American Football vorne.
Von den **strukturellen Herzerkrankungen** spielen die hypertrophe Kardiomyopathie und die arrhythmogene rechtsventrikuläre Erkrankung die wichtigste Rolle. Bei einer Reihe von Athleten finden sich allerdings auch keine strukturellen Veränderungen. Hierzu gehören Kanalopathien, die zu kardialen Erregungsstörungen führen können, wie Long- oder Short-QT-Syndrome. Diese Erkrankungen verlaufen lange Jahre symptomfrei.

Prävention
Dies wiederum unterstreicht die Bedeutung präventiver Maßnahmen zur Risikostratifizierung. Die Untersuchung der Sporttauglichkeit

sollte daher ein Muss nicht nur für Athleten, sondern auch für den ambitionierten Sportler sein. Bei familiärer Vorbelastung kann eine genetische Untersuchung sinnvoll sein, wobei die psychische Belastung der Betroffenen berücksichtigt werden sollte. Daneben kommt dem richtigen präventiven Verhalten des Athleten und seiner Betreuer eine wesentliche Rolle zu. So sollten mögliche Prodromie wie Schwindel, Herzrhythmusstörungen oder Leistungsverlust ernst genommen werden und zu weiteren Untersuchungen Anlass geben. Die Risiken der Einnahme bestimmter Medikamente, Nahrungsergänzungsmittel oder sonstiger Genussmittel sollten bekannt sein. So zeigen beispielsweise Energy Drinks, vermutlich aufgrund ihres teilweise hohen Gehalts an Koffein und Zucker, eine Vielzahl von Nebenwirkungen wie Palpitationen, QT-Zeit-Verlängerung, Hypertension (Carbone et al. 2017). Für eine Reihe von leistungssteigernden Mitteln konnte ein kardiotoxischer Effekt gezeigt werden. Ein weiterer Punkt betrifft die häufig fehlende Aussetzung von Training und Wettkampf beim Vorliegen fieberhafter Infekte und/oder einer Antibiotikaeinnahme. Die resultierende myokardiale Beteiligung ist als Auslöser des plötzlichen Herztodes belegt.

Schädigt exzessiver Sport das Herz?

Die Detektion kardialer Schadensmarker im Serum nach intensiven und lang andauernden sportlichen Belastungen wird als Indiz für eine Überforderung und Störung der zellulären Integrität des Herzmuskels angesehen. Tierexperimentell findet man eine Zunahme des programmierten Zelltods (Apoptose) in Kardiomyozyten nach intensiven akuten Belastungen. Die genaue myokardiale Adaptation im Rahmen des Trainingsprozesses ist vermutlich entscheidend für das weitere Remodeling. In den allermeisten Fällen kommt es dabei zur physiologischen Entwicklung des Sportherzens. Aber es mehren sich auch die Befunde für eine pathologische Anpassungsreaktion. So gibt es Hinweise, dass es bei den Reparaturprozessen nicht nur zum Zellersatz durch neue Kardiomyozyten kommt, sondern dass auch eine Fibrosierung des Gewebes durch Kollagenablagerung entstehen kann. Kernspinuntersuchungen zeigen eine Gadolinum-Anreicherung in fibrotischen Bezirken bei exzessiv trainierenden Athleten. Diese Ablagerungen fanden sich vor allem im Bereich des Septums und des rechten Ventrikels und können Ausganspunkt ventrikulärer Tachykardien sein (Carbone et al. 2017).
Ob solche strukturellen Veränderungen nach Ausdauertraining das Korrelat für die in einzelnen Studien vermehrte Inzidenz ventrikulärer Rhythmusstörungen bei Sportlern mit hohem Trainingspensum sind, müssen zukünftige Untersuchungen zeigen.

5.2.3 Gefäßsystem

Regelmäßige sportliche Aktivität führt auch zu einem funktionellen und strukturellen **Remodeling der Blutgefäße.** So finden sich in Quer- und Längsschnittuntersuchungen **erhöhte Durchmesser der arteriellen Gefäße** in den Extremitäten. Dies führt sogar zu ausgeprägten intra-individuellen Unterschieden an den Gefäßen vom dominanten und nichtdominantem Arm, beispielsweise bei Tennisspielern. Die Veränderungen des arteriellen Durchmessers sind häufig begleitet von einer reduzierten Wanddicke der Gefäße, die sich funktionell in einer verringerten Steifheit der Gefäße ausdrückt. Neben den arteriellen Leitungsgefäßen finden sich trainingsbedingt auch Anpassungen an den Widerstandsgefäßen. Der arterielle

Gefäßbaum vergrößert sich und hiermit auch die an den jeweiligen mikrovaskulären Einheiten hängenden Kapillaren. So kommt es zu einer deutlichen Erhöhung der peripheren Blutflusskapazitäten. Im Gegensatz zum Ausdauertraining scheint Krafttraining zu einer Verdickung der Gefäßwände zu führen, verbunden mit einer reduzierten Compliance.

Diese Veränderungen führen auch zu **Anpassungen des Blutdrucks.** Es kommt nach einem Ausdauertraining zu einem signifikanten Abfall. Der Einfluss ist beim Normotensiven nur gering, deutlicher höher ausgeprägt jedoch beim hypertensiven Patienten. Wiederum zeigt ein Krafttraining geringere Effektstärken als ein Ausdauertraining.

Nach einem Ausdauertraining kommt es auch zu einer Verbesserung der Mechanismen der lokalen Durchblutungsregulation. Die Verfügbarkeit von Stickstoffmonoxid (NO) sowohl durch vermehrte Bildung als auch durch verringerten Abbau ist nach Ausdauertraining erhöht. Für die meisten der anderen für die lokale Hyperämie verantwortlichen Faktoren wie EDHF, ATP, Prostaglandine etc. finden sich dagegen bislang keine eindeutigen Regulationsmechanismen nach sportlichem Training.

Die trainingsassoziierte Verbesserung des Herzminutenvolumens kann nur dann effektiv in eine Leistungsverbesserung umgesetzt werden, wenn es auf muskulärer Ebene zu einer verbesserten Kapillarisierung kommt. Diese führt zu einer Verbesserung des Gas- und Stoffaustausches über vergrößerte Diffusionsflächen und geringere Diffusionsdistanzen. Die trainingsinduzierte Vergrößerung des kapillären Gesamtquerschnitts resultiert trotz erhöhten Herzminutenvolumens in einer Reduktion der Geschwindigkeit des Blutflusses und damit in einer erhöhten kapillären Transitzeit mit verbesserten Austauschbedingungen. Die Daten aus human- und tierexperimentellen Studien zeigen dabei, dass eine Verbesserung der Kapillarisierung um den Faktor 2–2,5 auch nach einem sehr umfangreichen Ausdauertraining nicht überschritten wird. So liegt das Verhältnis von Kapillare pro Muskelfaser bzw. die Kapillardichte beim Untrainierten in einer Spanne von 1,5–2,5 bzw. 300–400 Kapillaren pro mm^2 und kann beim ausdauertrainierten Athleten auf Werte um 2–3,5 Kapillaren pro Muskelfaser bzw. 400–600 Kapillaren pro mm^2 ansteigen. Die **Angiogenese** verläuft dabei nicht linear im Verlauf des Trainingsprozesses, sondern die Gefäßneubildung ist am größten innerhalb der ersten Trainingswochen. Von den verschiedenen Trainingsformen sind vor allen Dingen das kontinuierliche Ausdauertraining als auch das hochintensive Intervalltraining wirksam in der Bildung neuer Gefäße. Dagegen ist der Einfluss des Krafttrainings deutlich geringer. Hier kommt es lediglich zu einer Zunahme der Kapillaren entsprechend der Zunahme der Muskelfaserfläche, sodass im Anpassungsprozess eine gleichbleibende Kapillardichte resultiert. Die Gefäßneubildung im Sport fördert neben molekularen Faktoren wie Hypoxie-induzierbarer Faktor 1-Alpha (HIF-1α) und *Vascular endothelial growth factor* (VEGF) Stamm- und Vorläuferzellen, wie endotheliale Progenitorzellen.

5.3 Metabolisches System

Die trainingsassoziierten Veränderungen im Energiestoffwechsel hängen sehr eng mit der im vorigen Abschnitt erläuterten **verbesserten oxidativen Kapazität des Muskels** infolge einer Zunahme von Masse und Funktionalität der Mitochondrien (mitochondriale Biogenese) zusammen. Dies führt nach Ausdauertraining zu einer **veränderten Substratutilisation** – einer vermehrten Nutzung von Triglyzeriden, während Kohlenhydrate eingespart werden können.

Der trainierte Organismus ist daher in der Lage, seinen Plasmaglukosespiegel über einen längeren Belastungszeitraum konstant zu halten. Dies ist ein wichtiger Mechanismus, um einer frühzeitigen Ermüdung vorzubeugen. Hierfür sind verschiedene Ursachen verantwortlich (➤ Kap. 3):

1. Vergrößerte Glykogenspeicher in der Muskulatur
2. Verringerte Glukoseutilisation in der Muskelzelle wegen verbesserter Triglyzeridverwertung
3. Verbesserte glukoneogenetische Kapazität der Leber

Die intramuskulären Glykogen- als auch Triglyzeridspeicher sind nach einem Ausdauertraining vergrößert. Die Glykogen- und Fettvorräte der Leber sind dagegen unverändert bzw. sogar reduziert. Der Gehalt an Glukose- (GLUT-4) sowie Fettsäure-Transportern (FABP) steigt mit dem Ausdauertraining in der Muskelfaser an. Während der Belastung ist auf gegebener Belastungsstufe die Glukosenutzung gegenüber dem untrainierten Zustand deutlich reduziert. Dies beruht sowohl auf einem verminderten Glukoseeinstrom durch reduzierte GLUT-4-Translokation in den Muskelzellmembranen als auch auf einer reduzierten intramuskulären Glykogenolyse. Ein Grund hierfür ist die reduzierte Glykogenphosphorylase-Aktivität, die vor allem durch ADP, AMP und Phosphat allosterisch aktiviert wird. Deren Gehalt ist allerdings aufgrund der verbesserten oxidativen Kapazität und der damit vermehrten Triglyzeridverwertung auf den gegebenen Stufen jeweils geringer. Sichtbarer Ausdruck dieser metabolischen Veränderungen ist die Rechtsverschiebung der Laktatkurve mit verbesserter Ausdauerleistungsfähigkeit. Trotz reduziertem Glukosefluss in der Glykolyse bleibt die Laktatproduktion vom Trainingszustand wenig beeinflusst.

Die **Rechtsverschiebung der Laktatleistungskurve** ist unmittelbar die Folge von Laktatproduktion und Laktatelimination. Im trainierten Organismus ist je nach Belastungsbereich sowohl der periphere Laktatanstieg als auch die die Laktatelimination (= Laktat-Clearance) verändert, womit beide Prozesse zu dieser Rechtsverschiebung der Laktatleistungskurve führen (➤ Abb. 5.5). Ursächlich hierfür verantwortlich ist eine vermehrte Expression der Laktattransportsysteme in den Zellmembranen (Monocarboxylat-Transporter MCT) durch die chronische Aktivität. Dies unterstützt den sog. Laktatshuttle, den Transport von Laktat aus laktatgenerierenden Typ-II-Muskelfasern hin zu laktatkonsumierenden Organen/ Geweben, wie Typ-I-Muskelfasern, dem Herz, dem Gehirn und der Leber. Während üblicherweise Laktat in die aerobe Energiegewinnung einfließt, nutzt die Leber Laktat auch für die Glukoneogenese und zur Aufrechterhaltung des Plasmaglukosespiegels letztlich auf Kosten des muskulären Glykogenspeichers. Hier unterstützt die trainingsinduzierte vermehrt exprimierte Phosphoenolpyruvat-Carboxykinase (PEPCK) (Covi-Zyklus).

Parallel zur reduzierten Muskelglykogenolyse während der Belastung kommt es beim ausdauertrainierten Athleten auch zu einer **reduzierten Leberglykogenolyse.** Gleichzeitig steigt allerdings mit dem Ausdauertraining die glukoneogenetische Kapazität der Leber an.

Die trainingsbedingte **Steigerung der Glukoneogenese** beruht neben Laktat auf einer verbesserten Aufnahme und Desaminierung der Aminosäure Alanin (Glucose-Alanin-Zyklus). Die vermehrte Glukoneogenese aus Aminosäuren bedeutet allerdings auch einen vermehrten Anfall des zelltoxischen Ammoniaks, welches über den Harnstoffzyklus entgiftet wird. Im Rahmen des Ausdauertrainingsprozesses kommt es zu einer vermehrten Expression von Enzymen des Harnstoffzyklus unter anderen durch die hormonellen Regulatoren Kortisol und Glukagon.

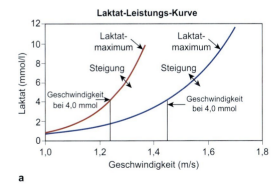

a

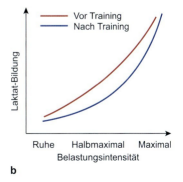

b

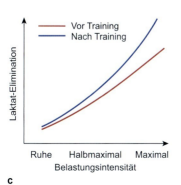

c

Abb. 5.5 Veränderungen der Laktatleistungskurve nach einem Ausdauertraining (a) infolge eines geringeren Laktatanstiegs (= Laktatformation) im submaximalen Belastungsbereich (b) und einer verbesserten Laktatelimination, vornehmlich im maximalen Belastungsbereich (c) [L143]

Dagegen finden sich keine klaren Hinweise, dass Krafttraining die Expression von GLUT-4-Transportern in der Muskelzelle erhöht. Auch bezüglich anderer Glukosestoffwechselwege gibt es unterschiedliche Einflüsse der beiden Trainingsformen. Während Ausdauertraining die Hexokinase-Aktivität und die Glykogenspeicher erhöht, sind die Effekte beim Krafttraining wesentlich variabler und damit weniger eindeutig. Wichtige Faktoren sind Dauer, Intensität und Typ des Krafttrainings, ohne dass die genauen Randbedingungen hierfür bislang definiert worden wären. Dagegen werden die Schrittmacherenzyme der Glykolyse, wie die Phosphofruktokinase, durch beide Trainingsformen ähnlich positiv reguliert. Die Einflüsse körperlichen Trainings auf den Hexosamin- bzw. Pentosephosphatweg sind dagegen unklar.

INFO

Syndrom des relativen Energiemangels im Sport (vormals Triade der sporttreibenden Frau)

Die **Assoziation von Essstörung mit Amenorrhö und Osteoporose** führte Ende der 1990er-Jahre zur Beschreibung der „Triade der sporttreibenden Frau". Im weiteren Verlauf wurde der Begriff der „Essstörung" durch den Begriff der „Energieverfügbarkeit" ersetzt. Dieser Begriff schließt Essstörungen mit ein, ist aber nicht auf sie begrenzt. Die eingeschränkte Verfügbarkeit energetischer Substrate bzw. das relative Energiedefizit wurde als zentraler ätiologischer Faktor identifiziert. Die Erkenntnis, dass dieses Energiedefizit nicht nur Menstruationszyklus und Knochengesundheit beeinflusst und zusätzlich auch männliche Athleten betreffen kann, hat zu einer veränderten Terminologie geführt. So spricht man mittlerweile vom **Syndrom des relativen Energiemangels (SREM),** welches Auswirkungen auf anabole Prozesse sowie kardiovaskuläre, psychologische und immunologische Funktionen besitzt (Mountjoy et al. 2014). Damit kommt es zu Einschränkungen der körperlichen Leistungsfähigkeit auf den unterschiedlichsten Stufen von steuernden, kognitiven Prozessen über adaptive Mechanismen bis zu den ausführenden motorischen Prozessen. Die individuelle Entwicklung des Athleten auf dem Weg zum Vollbild des Syndroms verläuft dabei in sehr unterschiedlichen Zeitkonstanten. So kann sich die Energieverfügbarkeit innerhalb von Tagen ändern, die Effekte auf Menstruation bzw. auf die Knochengesundheit sind aber häufig erst nach Monaten oder Jahren erkennbar.

Definition relativer Energiemangel
Die **verfügbare Energie** wird definiert als die Menge an Energie, die täglich in Form von Nahrung zugenommen wird, abzüglich der Energie, die für Bewegung und Sport aufgewendet wird. Die Werte werden normalisiert auf die energiekonsumierenden Gewebe. Das bedeutet, die Einheit ist kcal/kg fettfreie Masse (FFM). Der resultierende Wert beschreibt also die Energiemenge, welche den Bedarf für Grundumsatz und Thermogenese deckt. Ein Wert von $\geq$ 45 kcal/kg FFM/Tag wird als optimal angesehen. Ein Wert von < 30 kcal/kg FFM/Tag kennzeichnet die Schwelle, ab der mit ungünstigen, gesundheitlichen Entwicklungen gerechnet werden muss und beschreibt den Bereich des relativen Energiemangels.
Diese Grenzwerte können bei Heranwachsenden durchaus noch höher ausfallen. Neue Untersuchungen zeigen, dass hier deutliche individuelle Unterschiede bestehen, und dass bereits im Korridor von 30–45 kcal/kg FFM/Tag ein nicht unbeträchtlicher Anteil der Athletinnen mit Störungen der Menstruationsfunktion auf-

fällig wird. Die Folgen des relativen Energiemangels sind, dass der Körper kurzfristig nicht unbedingt notwendige Prozesse wie Reproduktion oder Knochenumbau herabreguliert, um Energie einzusparen. Tatsächlich kommt es unter diesen Bedingungen auch zu einer Reduktion des Grundumsatzes und entsprechenden Veränderungen endokriner Marker (höhere Kortisol-Level bzw. niedrigerer Testosteron-Kortisol-Quotient) als Ausdruck eines katabolen Zustands (➤ Abb. 5.6).
Die fehlende adäquate Kompensation des bewegungs-/sportinduzierten Energieverbrauchs durch eine adäquate Nahrungsaufnahme kann verschiedene Gründe haben, wie Essstörungen, Einhaltung bestimmter Diäten evtl. in Verbindung mit Diätpillen oder Abführmittel. Schließlich gibt es auch unbeabsichtigte Formen, in denen beispielsweise durch die Verwendung einer angeblich gesunden Ernährungsform dennoch nicht die notwendigen Kalorien aufgenommen werden. Hierbei werden Diäten, die weniger als 4 kcal/g Körpergewicht pro Tag enthalten, als Niedrigenergiediäten klassifiziert.

Prävalenz
Die Prävalenz des Vollbildes des SREM mit den drei Bausteinen relativer Energiemangel, Amenorrhö und Osteoporose liegt bei etwa 4 % aller Athletinnen (genaue Zahlen für Männer nicht verfügbar). Die Prävalenzen für die einzelnen Faktoren sind dagegen sehr unterschiedlich:
• Relativer Energiemangel: bis zu 50 %
• Essstörungen: 13–20 bzw. 3–8 % der weiblichen bzw. männlichen Athleten
• Sekundäre Amenorrhö: 5–65 %
Hohe Werte werden vor allen Dingen bei Ausdauersportarten wie Langstreckenlauf, Radfahren, aber auch beim Tanzen registriert. Deutlich häufiger sind Individualsportler betroffen als Teamsportler. Generell sind alle Sportarten mit Gewichtsklassen prädestiniert für das SREM.

Pathophysiologische Mechanismen
Der relative Energiemangel führt zu einer Reihe **neuroendokriner Veränderungen,** welche für die weiteren phänotypischen Merkmale des Syndroms, z. B. Verletzungs- und Infektanfälligkeit, affektive und kognitive Störungen, verantwortlich sind:
• Störung der Hypothalamus-Hypophysen-Keimdrüsen-Achse mit unterdrückter Pulsatilität für Gonadotropin-freisetzendes Hormon (GnRH), abnehmenden Konzentrationen für LH bzw. FSH bzw. für Östrogen und Testosteron
• Beeinträchtigungen der Fortpflanzungsfunktion (Frauen: Zyklusstörungen bis sekundäre Amenorrhö; Männer: reduzierte Testosteron-Level bis hypogonadotroper Hypogonadismus)
• Störungen der Hypothalamus-Hypophysen-Nebennierenrinden-Achse mit erhöhten Werten für ACTH bzw. Kortisol
• Reduzierte Plasmaspiegel für anabole Hormone wie IGF-1 bzw. Insulin
• Gegensätzliche Regulation von Leptin (↓) bzw. Ghrelin (↑) als wichtige Signale für den Energiehaushalt bzw. Appetit
• Reduzierte Spiegel für TSH bzw. T3/T4 mit Reduktion des Grundumsatzes
• Verringerte Knochendichte durch gestörte Knochenmineralisierung aufgrund reduzierter Spiegel anaboler Hormone
• Bei Frauen vermehrte endotheliale Dysfunktion aufgrund des Östrogenmangels
• Verringerter Sympathikotonus mit erniedrigter Herzfrequenz, Hypotonie und konsekutiven Einschränkungen der körperlichen Leistungsfähigkeit

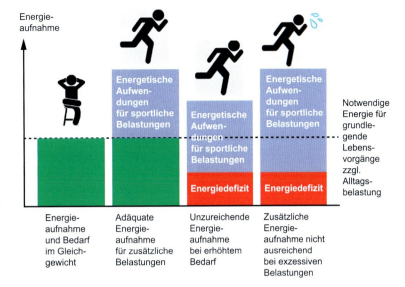

Abb. 5.6 Syndrom des relativen Energiemangels im Sport. Die Energieaufnahme sollte an den Energieverbrauch der jeweiligen Lebenssituation angepasst sein. Wird der erhöhte Energiebedarf bei erhöhtem Trainingsumfang/-intensität nicht (zweite Säule von rechts) oder nicht ausreichend (rechte Säule) gedeckt, resultiert ein Energiedefizit mit möglichen Auswirkungen auf grundlegende Lebensvorgänge. [L157]

Prävention, Behandlung und Sporttauglichkeit

Zur Vorbeugung des SREM können nachfolgende Punkte wichtig sein:
- Ernährungsberatung als festen Bestandteil im Trainingsprogramm integrieren
- Verzicht auf kritische Stellungnahmen zu Körperfigur und -gewicht durch Betreuer/Team
- Setzen realistischer Ziele bezüglich der Entwicklung von Körpergewicht und Zusammensetzung sowie planhaftes, kontrolliertes Umsetzen
- Besondere Beachtung/Befragung bezüglich der kritischen Punkte (Gewichtsverlust, verzögerte Entwicklung, menstruelle Dysfunktion, Leistungsverlust, affektive Störung) im Rahmen der regelmäßigen, sportärztlichen Vorstellungen. Für Einzelsymptome, wie die Essstörung, liegen entsprechende validierte Fragebögen vor.

Sollte im Rahmen einer ärztlichen Untersuchung eine Auffälligkeit zu Tage treten, die mit dem SREM im Zusammenhang steht, dann sollten weitere diagnostische Schritte eingeleitet werden, um die assoziierten Funktionsstörungen abzuklären. Ziel der Therapie ist eine Erhöhung der verfügbaren Energie entweder durch Erhöhung der durch die Nahrung aufgenommenen Energie, einer Reduktion des Sportprogramms oder beider Wege, je nach Einsicht des betroffenen Athleten. Eine Ernährungsberatung mit Aufstellen eines Ernährungsplans soll die notwendige aufgenommene Energiemenge pro Tag sicherstellen. Liegen Essstörungen vor, sind dringend zusätzlich verhaltenstherapeutische Maßnahmen indiziert. So lange noch keine schwerwiegenden psychologischen oder physiologischen Auffälligkeiten bestehen, kann die Teilnahme am Sport ermöglicht werden, sofern sichergestellt ist, dass die eingeleiteten Maßnahmen auch beachtet werden. Stressfrakturen als Indikator einer reduzierten Knochendichte, ausgeprägte Essstörungen oder affektive Störungen und Störungen der hämodynamischen Belastungsregulation schließen die Teilnahme an Wettkämpfen aus. Entscheidungen über eine Trainingsteilnahme hängen neben medizinischen Faktoren auch von sportartspezifischen Faktoren (wie z. B. dem Leistungsniveau) und externen Faktoren wie Beziehungsproblematiken, Umgebungsfaktoren etc. ab (Mountjoy 2014).

5.4 Pulmonales System

Von allen Organsystemen zeigt das pulmonale System die **geringsten Anpassungen** im Trainingsprozess (➤ Kap. 3.4). Lange Zeit war man überzeugt, dass Lunge und Atemwege überhaupt keine Anpassungsreaktionen aufweisen und die äußere Atmung auch nicht leistungsbegrenzend ist. Eine Begründung hierfür war, dass das Zwerchfell ein ausgesprochen ausdauernder Typ-I-Muskel ist und damit nahezu ermüdungsresistent. Die spiroergometrischen Daten zeigen beim gesunden Athleten anhand der nicht ausgeschöpften Atemreserve, dass das pulmonale System nicht am Limit arbeitet und damit die für eine Adaptation wichtige Reizschwelle vermutlich häufig nicht erreicht wird.

> **C A V E**
>
> Neuere Untersuchungen, die jedoch auf Querschnittsstudien beruhen, belegen durchaus bei einzelnen Sportdisziplinen und Trainingsformen Veränderungen einzelner Lungenfunktionsparameter. So finden sich **erhöhte Werte für die Vitalkapazität** und die **forcierte Vitalkapazität** bei **Ausdauersportlern** und speziell bei **Schwimmern**. Ursächlich könnten hierfür sportartspezifische Atemstrategien verantwortlich sein.

Dagegen gibt es vermehrt Hinweise, dass die **Ermüdung der Atemmuskulatur** die Leistungsfähigkeit von Athleten beeinträchtigen kann. Mechanistisch kann die Ermüdung der Atemmuskulatur über eine Anreicherung von Metaboliten wie Laktat zu einer vermehrten, sympathischen Nervenaktivität führen, welche schließlich in einer vermehrten Vasokonstriktion der Extremitätenarterien resultiert. Dieser Reflex ist Ausdruck eines Wettbewerbs der Atem- und Bewegungsmuskulatur um den Blutfluss bzw. die Sauerstoffversorgung. Eine Ermüdung der Atemmuskulatur wurde dabei sowohl bei langandauernden Belastungen bei niedriger Intensität als auch bei kurzdauernden Belastungen mit hoher Intensität festgestellt. Ein **Training der Atemmuskulatur** hat sich dabei als unterstützend für die Leistungsentwicklung herausgestellt. Dieses kann als ein vorrangig auf die Kraftsteigerung abzielendes inspiratorisches Atemmuskeltraining durchgeführt werden oder als ein Ausdauertraining mit in- und exspiratorischen Kontraktionen mit niedrigem Kraftaufwand. Letzteres verlangt die Anreicherung der Atemluft mit Kohlendioxid zur Vermeidung einer respiratorischen Alkalose. Beide Trainingsverfahren scheinen aber ähnliche Effekte zu erzielen, wie veränderte Faserzusammensetzung in Zwerchfell und Atemhilfsmuskulatur, eine reduzierte N.-phrenicus-Aktivität bei gleichbleibender Atemfunktion, eine verbesserte Atemmuskelökonomie mit reduzierter Atemarbeit und reduzierter Dyspnoe-Wahrnehmung. Die leistungssteigernden Wirkungen des Atemmuskeltrainings waren dabei vor allem bei Sportarten im Ausdauerbereich zu verzeichnen (Shei 2018).

5.5 Endokrines System

Das Zusammenspiel von Sportausübung und endokrinem System wurde vor allem im Kontext der akuten Belastung umfangreich untersucht. Deutlich weniger Daten sind verfügbar über den Einfluss chronischer Trainingsbelastungen auf die endokrine Regulation.

Für den überwiegenden Teil der durch eine akute Belastung veränderten Hormone gilt, dass die sportinduzierten Veränderungen der Plasmaspiegel nach einem Training deutlich gedämpft ist (➤ Kap. 3.5). Für den **belastungsinduzierten Anstieg der Katecholamine** zeigt sich, dass dieser beim trainierten Organismus und der jeweiligen absoluten Belastungsstufe geringer ist als im untrainierten Zustand. Dagegen sind die Anstiege auf gleicher relativer Leistungsstufe (in Prozent der maximalen Leistungsfähigkeit) vergleichbar. Bei der maximalen Leistungsfähigkeit zeigen viele Athleten ähnliche und sogar leicht erhöhte Hormonanstiege gegenüber den untrainierten Vergleichspersonen. Diese Adaptationserscheinungen hängen sehr wahrscheinlich mit einer **verbesserten Sensitivität der Zielgewebe gegenüber der hormonellen Stimulation** zusammen. Für das antidiuretische Hormon fand sich eine ähnliche Regulation durch Training wie bei den Katecholaminen.

Für die pankreatischen Hormone **Insulin und Glukagon** finden sich im Trainingsverlauf **reduzierte Auslenkungen bei Akutbelastungen.** So ist während der akuten Belastung nur noch ein sehr geringer Glukagonanstieg nachweisbar und der Insulinabfall ist um nahezu 50 % reduziert.

Von den Hormonen der Nebennierenrinde zeigt **Aldosteron wenig Trainingsadaptationen.** Die belastungsinduzierten Anstiege des **Plasmakortisonspiegels** sind dagegen nach einem Training gedämpft. Die Ausschüttung von Kortisol während akuter Belastung scheint ähnlich wie bei Katecholaminen im trainierten Organismus von der relativen Belastungsstufe abzuhängen. Das bedeutet, dass sich, verglichen mit dem untrainierten Organismus, bei gleicher absoluter Belastungsstufe geringere Kortisolspiegel im Serum finden. Die trainingsassoziierten Veränderungen der kortisolabhängigen Signalübertragung betreffen auch die Expression der intrazellulären Glukokortikoid-Rezeptoren. Dieser Effekt variiert je nach Gewebe. So zeigt sich im Muskelgewebe des Trainierten eine erhöhte Sensitivität gegenüber Glukokortikoiden, welche zu einer Verringerung belastungsinduzierten Muskelschadens der inflammatorischen Antwort führen würde. Umgekehrt findet sich eine verringerte Kortisolsensitivität in Monozyten, um möglicherweise Aktivitätseinschränkungen dieser Zellpopulation zu verhindern.

Für die **Schilddrüsenhormone** wurde überwiegend ein vermehrter Umsatz, d. h. vermehrte Produktion und vermehrte Clearance, gezeigt ohne Einfluss auf die basalen Schilddrüsenwerte. Die Datenlage ist allerdings sehr begrenzt, beruht teilweise auf älteren Studien und häufig wurde der so wichtige Aspekt der Energiebalance vernachlässigt.

Regelmäßiges sportliches Training erhöht die **Serum-BDNF-Spiegel.** Dabei sind Kraft- bzw. Kraftausdauertraining wirksamer als reines Ausdauertraining. Für die **endogenen Endorphine** hat ein Training keine Auswirkungen auf die basalen Hormonspiegel. Dagegen sind die belastungsinduzierten Spiegel **endogener Opioide** nach einer Akutbelastung verstärkt. Die hiermit verbundenen Wirkungen, z. B. einer verringerten Schmerzwahrnehmung, würden die verbesserte Belastungstoleranz eines Athleten unterstützen.

Für die anabolen Hormone **Testosteron und Wachstumshormon** führt ein regelmäßiges Krafttraining zur erhöhten, basalen Hormonkonzentration. Außerdem kommt es nach akuten Kraftbelastungen beim trainierten Organismus zu einer erhöhten Freisetzung beider Hormone. Im Gegensatz zu Testosteron ließen sich diese Veränderungen beim Wachstumshormon auch bei Frauen nachweisen. Dagegen scheinen die Testosteronspiegel im Serum nach einem Ausdauertraining tendenziell eher zu fallen. Bei Frauen kommt es nach akuter Belastung zu einem leichtgradigen Anstieg von Estradiol. Die Untersuchungen zeigen allerdings eine große Variabilität, auch da häufig nicht der Einfluss des Menstruationszyklus berücksichtigt worden ist. Die Veränderungen von IGF-1 und seiner Bindungsproteine im Serum nach einem längeren Krafttraining zeigen keine eindeutigen Änderungen (Kraemer et al. 2020).

5.6 Blut- und Immunsystem

Regelmäßige sportliche Aktivität führt zu einer deutlichen **Erhöhung des Blutvolumens** um bis zu 20–25 % (➤ Kap. 3.6). Bei Topathleten kann das Blutvolumen sogar bis zu 50 % erhöht sein. Der Anstieg des Blutvolumens findet sich für den zellulären und nichtzellulären Anteilen, wobei der relative Anstieg des Plasmavolumens gegenüber dem Erythrozytenvolumen deutlich ausgeprägter ist. So kommt es im Trainingsverlauf zu einem **Abfall des Hämatokrits.** Die trainingsinduzierte Hypervolämie verläuft relativ schnell. Bereits eine einzelne Trainingseinheit kann das Blutvolumen innerhalb von 24 h um 10–12 % erhöhen und nach 30–40 Trainingstagen ist der größte Teil der Anpassungsreaktion abgelaufen. Initial ist dieser Anstieg zunächst durch das erhöhte Plasmavolumen bedingt, erst im weiteren Verlauf kommt es zur Expansion der Erythrozytenzahlen (Hellsten & Nyberg 2011).

Für den Anstieg des Plasmavolumens ist sowohl eine Aldosteron-abhängige Kochsalzretention als auch ein Anstieg des flüssigkeitsbindenden Plasmaalbumingehalts ursächlich. Dagegen sind die Signale, welche die Erythropoese stimulieren, bislang weniger eindeutig charakterisiert. Es wird vermutet, dass eine Androgen-abhängige Erythropoetinmobilisation eine Rolle spielen könnte.

EVIDENZ

Die **trainingsinduzierte Hypervolämie** hat eine Reihe von Vorteilen für den Athleten:
- Unterstützung der Thermoregulation durch eine verbesserte Hautperfusion
- Optimierung der Schweißproduktion durch größeren Flüssigkeitspool
- Verbesserung der Blutviskosität verringert die Herzarbeit.
- Beitrag zur trainingsinduzierten Verbesserung des Herzminutenvolumens
- Größere Hämoglobin-abhängige Pufferkapazität des Blutes
- Verbesserung der Sauerstofftransportkapazität

Die Befunde zu trainingsbedingten Anpassungen des Immunsystems sind leider oft wenig konsistent. Häufig finden sich vereinfachte Zusammenfassungen wie „Regelmäßiger Sport stärkt das Immunsystem", aber auch „Erschöpfende Belastung von hoher Trainingsintensität bzw. -dauer führt zu einer Schwächung des Immunsystems". Ob diese in tierexperimentellen Untersuchungen festgestellten Zusammenhänge aber beim Menschen gelten, bleibt zumindest für die belastungsinduzierte Immunsuppression unklar. Problematisch in der genauen Beurteilung ist dabei, dass viele Studien auf wenige ausgewählte Parameter beschränkt sind. Einzelne Zellzahlen oder auch Zellfunktionen sind dabei häufig nicht repräsentativ für die Gesamtfunktion des Immunsystems. Wenn man sich aus epidemiologischer Sicht dem Problem nähert, so wird klar, dass die Inzidenz von Infektionen des oberen Respirationstrakts

zwischen der Gesamtpopulation und Subgruppen wie den Athleten sehr ähnliche Werte zeigen (Campbell & Turner 2018). Es stellt sich daher die Frage, ob eine reine belastungs- bzw. trainingsinduzierte Einschränkung der Immunfunktion und eine dadurch erhöhte Infektinzidenz wirklich stattfinden. Oder sind es andere Kofaktoren, wie Ernährungsstatus oder psychologischer Stress, oder eine zugrunde liegende genetische Disposition, wie Zytokinpolymorphismen, von deren Präsenz die belastungsassoziierte Immundysfunktion abhängt?

Für die Zahlen und die Funktion natürlicher Killerzellen sowie den IgA-Gehalt im Speichel gibt es Hinweise, dass sie nach einem Ausdauertraining ansteigen. Im Rahmen intensiver Trainingsphasen kommt es dagegen zu einem Abfall beider Parameter. Zellen des adaptiven Immunsystems scheinen sich unter Ruhebedingungen hinsichtlich Anzahl und Funktion nicht zwischen Athleten und Nichtathleten zu unterscheiden. Auch hier gibt es Hinweise, dass es bei intensiven Trainingsphasen zu einer Reduktion der Lymphozytenproliferation als auch des CD4/CD8-positiven Quotienten kommt. Es erscheint allerdings angesichts der häufig fehlenden klinischen Relevanz nicht sinnvoll, von einer Immundysfunktion oder Defizienz zu sprechen. Häufig sind es auch methodische Unzulänglichkeiten, die eine Vergleichbarkeit der verschiedenen Studienergebnisse erschweren. So ist die Bestimmung der IgA-Proteinkonzentration ohne eine Messung der Speichelflussrate wenig sinnvoll. Viele Studien haben versäumt, die Mundhygiene eindeutig zu beschreiben, die doch ein wesentlicher Einflussfaktor auf die IgA-Konzentration im Speichel ist.

Eine Population, bei der sich die positiven Effekte körperlichen Trainings auf das Immunsystem sehr gut nachweisen lassen, sind Senioren. Im Alter kommt es zu charakteristischen Veränderungen und Funktionseinschränkungen im Immunsystem, die insgesamt als **Immunseneszenz** beschrieben werden, wie häufig steigende Fallzahlen für Neutrophile mit eingeschränkter Funktionalität, Abschwächung von Zytokinproduktion und Zytotoxizität natürlicher Killerzellen, geringe Anzahl von naiven T-Zellen, ein hoher Anteil von T-Gedächtniszellen, eine abgeschwächte T-Zell-Proliferationen, ein niedriger B-Zell-Anteil sowie Veränderungen im Zytokinprofil mit erhöhten Spiegeln für Interleukin-6, TNF-alpha und C-reaktivem Protein als Indikatoren einer systemischen Entzündungsreaktion (Inflamming).

EVIDENZ

Regelmäßige Sportausübung ist **im Alter** mit einer **erhöhten Anzahl von naiven T-Zellen** verbunden, umgekehrt geht der **Anteil der T-Gedächtniszellen zurück.** Hierdurch wird gleichzeitig ein anti-inflammatorischer Effekt erzielt, wie sich an geringeren Zytokinspiegeln ablesen lässt.
Einen interessanten Ansatz zur Beurteilung der systemischen Immunfunktion stellen Impfexperimente dar. Regelmäßiges sportliches Training war hier bei Älteren (60 Jahre und älter) mit einer verbesserten Impfreaktion assoziiert. Serumantikörperspiegel gegen Influenza waren in der trainierten Population beispielsweise deutlich höher als in der bewegungsarmen Kontrollgruppe.

LITERATUR

Campbell JP, Turner JE. Debunking the myth of exercise-induced immune suppression: redefining the impact of exercise on immunological health across the lifespan. Front Immunol, 2018; 9: 648.

Carbone et al. Cardiac damage in athlete's heart: When the "supernormal" heart fails! World J Cardiol, 2017 Jun 26; 9(6): 470–480.

Emery MS, Kovacs RJ. Sudden Cardiac Death in Athletes. JACC: Heart Failure. 2018; 6(1): 30–40.

Finocchiaro G, et al. Effect of sex and sporting discipline on LV adaptation to exercise. JACC: Cardiovascular Imaging, 2017; 10(9): 965–972.

Hellsten Y, Nyberg M. Cardiovascular adaptations to exercise training. Compreh Physiol, 2011; 6(1): 1–32.

Hickson RC. Interference of strength development by simultaneously training for strength and endurance. Eur J Appl Physiol Occup Physiol, 1980; 45(2–3): 255–263.

Lang RM, et al. Recommendations for cardiac chamber quantification by echocardiography in adults. Eur Heart Jl-Cardiovascular Imaging, 2015; 16(3): 233–271.

Lin TW, et al. Physical exercise enhances neuroplasticity and delays Alzheimer's disease. Brain Plasticity, 2018; 4(1): 95–110.

Kraemer WJ, et al. Growth Hormone (s), Testosterone, Insulin-Like Growth Factors, and Cortisol: Roles and Integration for Cellular Development and Growth With Exercise. Front Endocrinol, 2020; 11: 33.

Meeusen R, et al. Prevention, diagnosis and treatment of the overtraining syndrome: Joint consensus statement of the European College of Sport Science (ECSS) and the American College of Sports Medicine (ACSM). European Journal of Sport Science, 2013; 13(1): 1–24.

Mountjoy M, et al. The IOC consensus statement: beyond the female athlete triad – relative energy deficiency in sport (RED-S). British journal of sports medicine, 2014; 48(7): 491–497.

Sale, D.G. Neural adaptation to resistance training.In: Medicine & Science in Sports & Exercise, Vol.20, Issue 5, 1988, p. S135-S145.

Shei RJ. Recent advancements in our understanding of the ergogenic effect of respiratory muscle training in healthy humans: a systematic review. J Strength Cond Res, 2018; 32(9): 2665.

6 Sport unter Extrembedingungen

Kernaussagen

- Thermische Belastungen bei körperlichen Aktivität führen zu zusätzlichen Belastungen des Organismus. Die notwendigen Regulationsmaßnahmen resultieren in einer Einschränkung der körperlichen Leistungsfähigkeit.
- Eine Hitzeakklimatisierung verläuft deutlich ausgeprägter und schneller als eine Kälteakklimatisierung.
- Die Höhenexposition kann bereits ab 600 m zu ersten Einschränkungen der aeroben Leistungsfähigkeit führen aufgrund der Abnahme des Sauerstoffpartialdrucks bzw. temperaturinduzierter Veränderungen im Flüssigkeitshaushalt. Eine Akklimatisierungsreaktion führt über unterschiedliche Anpassungsmechanismen zu einer Verbesserung der Leistungsfähigkeit bis zu einer Höhe von etwa 2.500 m.
- Ab einer Höhe von 2.500 m kann es zur Höhenkrankheit kommen, welche bis zum Hirnödem (*High-altitude cerebral edema*, HACE) oder Lungenödem (*High-altitude pulmonary edema*, HAPE) führen kann.
- Arbeiten unter erhöhtem Luftdruck kann zu einer Einschränkung der Leistungsfähigkeit führen, vor allem aufgrund der hyperbaren Bradykardie sowie Einschränkungen der Ventilation.
- Wesentliche Risiken des Tauchvorgangs sind die Gasnarkose bzw. -toxizität sowie die Dekompressionskrankheit.
- Bei dauerhaften Verringerung der Schwerkraft kommt es zur Reduktion von Muskel- und Knochenmasse mit entsprechenden Einschränkungen der motorischen Leistungsfähigkeit.
- Erhöhter Schwerkraft ist der Mensch üblicherweise nur kurzfristig ausgesetzt mit dem Risiko einer Synkope aufgrund einer zerebralen Minderperfusion.

Auf der Erde herrschen in den verschiedenen Regionen die unterschiedlichsten klimatischen Bedingungen. Die Differenzen hinsichtlich Temperatur, Luftfeuchtigkeit, Sauerstoffgehalt, Luft- und Wasserdruck sind enorm. Mit der Ausdehnung der menschlichen Aktivitäten ins Weltall kommt mit der Schwerelosigkeit eine weitere Extrembedingung hinzu. Da aber auch unter all diesen Bedingungen sportliche und körperliche Leistung erbracht wird, stellt sich für Athlet und Betreuer die Frage nach dem optimalen Umgang mit diesen herausfordernden Umweltbedingungen.

6.1 Thermische Belastung

Als homoiothermes Lebewesen reguliert der Mensch seine Körpertemperatur in einem schmalen Bereich bei 37 °C +/– 1 °C.

C A V E
Abweichungen von mehr als 3 °C nach oben (= Hyperthermie) oder nach unten (= Hypothermie) sind von schwersten Funktionsstörungen bis zum Tod begleitet.

Das **Zentrum für die Temperaturregulation** sitzt im Hypothalamus. Aus dem hinteren Hypothalamusbereich werden koordinierte Antworten auf einen Kältereiz abgegeben, während der vordere Hypothalamus efferente Signale zur

Milderung eines Temperaturanstiegs abgibt. Die Körpertemperatur ist dabei in den verschiedenen Körperregionen nicht einheitlich. Hierbei unterscheidet man den Körperkern von der Körperhülle, wobei üblicherweise die **Körperkerntemperatur höher** ist. Geeignete Orte zur Bestimmung der Körperkerntemperatur sind der Ösophagus oder die rektale Messung.

EVIDENZ

Die Körpertemperatur ist das Resultat von wärmebildenden bzw. wärmetransferierenden Prozessen:
- **Wärmebildende Prozesse** umfassen den Körpergrundumsatz, die muskuläre Aktivität und die nahrungsinduzierte (= post-prandiale) Thermogenese. Eine vermehrte Stoffwechselrate bei muskulärer Aktivität kann die anfallende Wärmemenge verzwanzigfachen.
- Der Körper **transferiert Wärme** ebenfalls über unterschiedliche Prozesse wie die Wärmestrahlung (Radiation), die Wärmeleitung (Konduktion), die Wärmeströmung (Konvektion) als auch über Verdunstungsprozesse (Evaporation). Zumindest die beiden ersten Mechanismen unterstützen sowohl die Aufnahme als auch die Abgabe von Wärme in relevantem Umfang abhängig vom jeweils herrschenden Gradienten (Näheres siehe ➤ Info-Box "Mechanismen des physikalischen Wärmetransfers").

Um die Temperatur wieder auf die Sollwerte einzuregulieren, nutzt das **Temperaturregulationszentrum** sowohl biologische Regulationsmechanismen als auch den Antrieb zu Verhaltensänderungen: Bei **Kältereizen** kann ein Wärmemengenverlust dadurch erreicht werden, dass die Weite der hautdurchblutenden Gefäße reduziert wird. Der Temperaturgradient zwischen Körperkern und -hülle steigt. Der Mensch ist bestrebt, freie Körperoberflächen durch veränderte Körperpositionen zu reduzieren sowie wärmere Kleidung zu verwenden. Außerdem hat das Regulationszentrum die Möglichkeit, die Wärmeproduktion anzuregen: Hierzu gehören vermehrte körperliche Aktivitäten bis hin zu unwillkürlichen rhythmischen Muskelzuckungen (Kältezittern) sowie die vermehrte Wärmeproduktion durch stoffwechselregulierende Hormone wie Thyroxin und Adrenalin.

Zur **Verbesserung der Wärmeabgabe** initiiert das Temperaturregulationszentrum die Vasodilatation der Hautgefäße und reguliert die Schweißproduktion. Durch Absenkung des Muskeltonus und Einschränkung körperlicher Aktivität wird versucht, die Hitzeproduktion zu drosseln. Aus diesem Grund wird auch die Stoffwechselrate durch eine geringere Freisetzung von Thyroxin und Adrenalin reduziert.

6.1.1 Kälteexposition

Sporttreiben in kalter Umgebung führt zu einem Wärmeverlust des Organismus. Neben dem reinen Temperaturgradienten spielen dabei aber auch weitere äußere Bedingungen eine wichtige Rolle. So steigt der Wärmeverlust mit zunehmender Windgeschwindigkeit. Aufgrund der erhöhten Wärmekapazität des Wassers gegenüber der Luft ist die Wärmemengenübertragung im Medium Wasser bei gleicher Temperatur um das 25-Fache gegenüber der Luft erhöht.

Die Auswirkungen des Kältereizes auf die körperliche Leistungsfähigkeit sowie die Belastungsreaktion hängen im Wesentlichen davon ab, inwieweit die belastungsassoziierte Produktion von Wärmemengen in der Lage ist, den Wärmetransfer in die Umgebung auszugleichen.

In der Kälte wird die sportliche Leistung zunehmend unökonomischer. Dies zeigen Messungen der Sauerstoffaufnahme, die bei identischen, submaximalen Leistungsstufen in kalter Umgebung eine vermehrte Sauerstoffaufnahme anzeigen. Dagegen scheint die maximale Sauerstoffaufnahme unbeeinträchtigt zu sein. Die Leistungsfähigkeit ist in der Kälte reduziert, da zusätzliche Energie für die Stabilisierung der Körpertemperatur aufgewendet werden muss. Auch ist die Muskelkraft bei niedrigen Temperaturen eingeschränkt. Hier spielt vermutlich der inhibierende Einfluss niedriger Temperaturen auf die mit der Muskelkontraktion einhergehenden enzymatischen Prozesse eine wesentliche Rolle. Die periphere Vasokonstriktion führt zu einer Umverteilung der Perfusion und zu einem Anstieg des Blutdrucks. Daher gibt es Hinweise, dass sowohl Vor- als auch Nachlast des Herzens ansteigen. Trotz Vorlasterhöhung finden einige Untersuchungen ein reduziertes Schlagvolumen sowie eine niedrigere Herzfrequenz.

CAVE

Die Häufigkeit von Arrhythmien steigt mit fallender Temperatur. Sowohl dieses Phänomen als auch die kälteinduzierte Vasokonstriktion der Koronargefäße sollten vor allem bei kardial vorgeschädigten Menschen zu einer vorsichtigen Belastungsdosierung in der Kälte führen.

Kälteexposition führt zu einer **Steigerung der Ventilation.** Die Erwärmung der eingeatmeten kalten Luft erhöht deren Wasseraufnahmefähigkeit, sodass es zu einer Austrocknung der Luftwege kommt. Es treten oberflächliche Sensationen, wie Halskratzen oder -schmerzen, auf, es kann aber auch bis zum kälteinduzierten Bronchospasmus kommen, welche sich häufig bei allergischer Diathese finden.

Der Stoffwechsel reagiert auf die Kälteexposition mit einer **vermehrten Utilisation von Kohlenhydraten.** Daher kommt es bei submaximaler Belastung zu einer schnelleren Entleerung der Glykogenspeicher und erhöhtem Laktatspiegel auf den jeweiligen Belastungsstufen. Ursächlich beteiligt sind vermutlich eine vermehrte Katecholaminsekretion sowie eine eingeschränkte Muskelperfusion, welche zu einer Einschränkung der Laktat-Clearance führt. Trotz erhöhter Katecholaminspiegel ist die Verstoffwechselung von Fettsäuren in der Kälte reduziert. Dies hängt aber vermutlich weniger mit den eigentlichen Stoffwechselprozessen zusammen als mit einer geringeren Verfügbarkeit aufgrund einer reduzierten Perfusion der Fettdepots. Im Eiweißstoffwechsel finden sich Hinweise auf eine vermehrte Proteindegradation unter Kältebelastung.

Eine **Gewöhnung bzw. Akklimatisierung an rezidivierende Kältereize** findet nur eingeschränkt statt. Die Kälteakklimatisierung ist deutlich weniger ausgeprägt und läuft sehr viel langsamer ab als die Hitzeakklimatisierung. Anthropometrische Faktoren, wie eine vermehrte subkutane Fettschicht, führen zu einer verbesserten thermischen Isolation und damit zu einer besseren Leistungsfähigkeit in der Kälte. Inwieweit dieses Phänomen eine Anpassung bei Langstreckenschwimmern darstellt oder bewusst herbeigeführt ist, bleibt unklar.

EVIDENZ

Untersuchungen an bestimmten Personengruppen, wie beispielsweise Muscheltaucherinnen zeigen, dass deren Grundumsatz deutlich erhöht ist. Dies führt dazu, dass wärmegenerierende, muskuläre Prozesse, wie das Muskelzittern, deutlich später einsetzen.

6.1.2 Hitzeexposition

Mit Beginn der sportlichen Belastung kommt es aufgrund der erhöhten Stoffwechselrate zur vermehrten Wärmebildung und Anstieg der Körperkerntemperatur. Letzterer ist dabei abhängig von der Intensität der Belastung. Solange die Körperkerntemperatur, wenn auch auf erhöhtem Niveau, stabil bleibt, spricht man vom **kompensierten Hitzestress.** Beim **nichtkompensierten Hitzestress** übersteigt die Wärmeproduktion die Wärmeabgabe.

Die Modalität des Wärmetransfers (➤ Info-Box) hängt dabei direkt mit der Umgebungstemperatur zusammen: Die **trockene Wärmeabgabe** durch Wärmeabstrahlung verringert sich kontinuierlich mit zunehmenden Umgebungstemperaturen. Umso größere Bedeutung bekommt die **feuchte Wärmeabgabe** über eine vermehrte Schweißsekretion und die Verdunstungskälte. Die Schweißsekretion hängt dabei von der Anzahl der Schweißdrüsen und ihrer Sekretionsrate sowie unterschiedlichen Aktivierungsschwellen der Schweißdrüsen in den verschieden Körperregionen ab. Bei der Verdunstung von 1 g Schweiß bei 30 °C Umgebungstemperatur kommt es zu einer Wärmeabgabe von 2,43 kJ. Bei einer erzielten Gesamtleistung einer sportlichen Belastung von etwa 1.200 W und einer Energieeffizienz von 20 % entstehen ca. 960 W oder 57,6 kJ/min, welche als Wärme abgeleitet werden müssen. Dies gelingt, wenn etwa 1.400 ml Schweiß verdunsten. Eine **ausgeprägte Schweißreaktion** führt zu einer deutlichen Abkühlung der Hauttemperatur und damit zu einem verstärkten Gradienten zwischen Körperkern und -hülle. Dieser erhöhte Gradient begünstigt den direkten Wärmetransport durch die Gewebe, was wiederum einen verringerten Blutfluss der Haut notwendig macht. Hierdurch reduziert sich die kardiovaskuläre Belastung. Umgekehrt kommt es unter sehr heißen Umgebungsbedingungen aufgrund der notwendigen starken Hautperfusion zur Temperaturregulation mit einem Abfall der Vorlast und der Notwendigkeit einer verstärkten Kontraktilität des Herzmuskels. Kompensatorisch wird die viszerale Perfusion und im weiteren Verlauf auch die Muskelperfusion eingeschränkt, mit nachteiligen Effekten auf die Leistungsfähigkeit.

INFO

Mechanismen des physikalischen Wärmetransfers

- **Konvektion:** Wärmeübertragung durch den Transport von Teilchen in einem Medium wie Luft oder Flüssigkeit. Die Effektivität des Prozesses hängt von der Geschwindigkeit des Mediums bzw. der Geschwindigkeit ab, mit der das Medium über die Haut strömt.
- **Konduktion:** Konduktion oder Wärmediffusion stellt eine direkte Form der Wärmeübertragung zwischen Materie dar. Konduktion beruht dabei auf der Brownschen Molekularbewegung, wobei kein Materialfluss zum Wärmetransport benötigt wird. Sie findet als Wärmetransport zwischen Geweben oder im direkten Kontakt mit anderen Materialien statt. Die Bedeutung konduktiver Prozesse ist abhängig von der beteiligten Körperoberfläche. Der Kühlungseffekt eines Eisbades ist dementsprechend deutlich ausgeprägter als die Verwendung von Kältekissen an einzelnen Körperstellen.
- **Radiation:** Radiation bezeichnet den Prozess der Wärmeabstrahlung durch elektromagnetische Strahlung im infraroten Wellenlängenbereich. Unter normalen Umgebungsbedingungen ist die Radiation für etwa 50 % der gesamten Wärmeabgabe verantwortlich (bei etwa 20–24 °C). Diese Bedeutung sinkt drastisch mit steigender Umgebungstemperatur. Bei 35 °C sind es nur noch etwa 4 % des gesamten Wärmetransfers.
- **Evaporation:** Wärmeabgabe durch den Prozess der Verdunstung, d.h. des Phasenwechsels von Wassermolekülen aus flüssigem in den gasförmigen Aggregatzustand und Ausnutzung der damit verbundenen Verdunstungskälte. Bei Außentemperaturen oberhalb der Körperoberflächentemperatur ist die Evaporation die einzig verbleibende Möglichkeit der Wärmeabgabe (➤ Abb. 6.1)

Die verschiedenen Reaktionen des Energiestoffwechsels zeigen eine unterschiedliche Regulation mit der Temperaturzunahme.

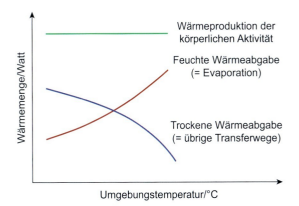

Abb. 6.1 Einfluss der Umgebungstemperatur auf den Mechanismus des Wärmetransfers. Bei konstanter Wärmeproduktion über den Temperaturbereich überwiegen bei niedrigen Umgebungstemperaturen die nichtevaporativen Prozesse, während mit ansteigender Umgebungstemperatur die Wärmeabgabe über Evaporation eine immer größere Bedeutung erlangt. [L143]

6

So werden die aeroben Prozesse, inklusive der Verwendung von Laktat für Oxidation und Glukoneogenese mit steigenden Temperaturen beeinträchtigt, während der anaerobe Metabolismus und die Laktatbildung beschleunigt ablaufen. Sowohl submaximale als auch maximale Leistungsfähigkeit sind damit unter erhöhten Umgebungsbedingen eingeschränkt. Neben den direkten thermischen Effekten auf die Leistungsfähigkeit sind indirekte Mechanismen wie Flüssigkeitsverluste zu beachten. Selbst geringe Dehydrationen von 2–5 % führen zu ausgeprägten Veränderungen der Muskelkraft.

CAVE

Da die **Hitzeproduktion** von der **individuellen Körpermasse** abhängt, sind schwerere Personen grundsätzlich gegenüber leichteren benachteiligt. Sie produzieren mehr Wärme, die **Kühlung durch Evaporation** hängt aber mit der **Körperoberfläche** zusammen, bei der sich beide Gruppen nur gering unterscheiden. Der Nachteil ist umso größer, je höher der Anteil an Körperfett und dessen isolierender Wirkung ist.

Die **Toleranz gegenüber einer Hitzeexposition** ist bei **schlechter körperlicher Fitness**, bei einem **hohen Körperfettanteil**, bei schlechter **Dehydration** und **Akklimatisierung** und einer Reihe von **Medikamenten** beeinträchtigt. Hierzu gehören Antihistaminika, Phenothiazine und trizyklische Antidepressiva, welche die Schweißrate beeinträchtigen, aber auch Diuretika, durch den vermehrten Wasserverlust, und Betablocker, aufgrund der reduzierten Hautdurchblutung.

Dem trainierten Organismus fällt die Gradwanderung zwischen seiner Kühlung durch Hautperfusion und damit vermehrter Schweißsekretion und Leistungserbringung durch suffiziente Muskelperfusion aufgrund seiner bestehenden Reserven deutlich leichter als dem untrainierten Organismus. Im Gegensatz zur Kälteexposition kommt es bei der Hitzeexposition zu einer ausgeprägten Akklimatisierungsreaktion. Innerhalb von etwa 7–10 Tagen zeigt sich eine deutliche Leistungsverbesserung im submaximalen Bereich aufgrund einer besseren Temperaturregulation mit niedrigerer Körperkerntemperatur, einer verbesserten Schweißsekretion (früherer Beginn des Schwitzens sowie vermehrte Schweißrate), geringerer kardiovaskulärer Belastung (niedrigere Herzfrequenz) sowie verbesserter Hautperfusion aufgrund eines erhöhten Körperwassergehalts. Dabei erfolgt die Akklimatisierung schneller, je trainierter der Organismus ist. Die Kinetik bzw. die **Reihenfolge der Mechanismen,** die zur **Hitzeakklimatisierung** beitragen, sieht folgendermaßen aus (➤ Abb. 6.2):

- Zu den frühen Anpassungen (etwa 1–5 Tage) gehören die kardiovaskulären Adaptationen wie die Erhöhung des Plasmavolumens, eine niedrigere Herzfrequenz bei submaximalen Belastungen sowie eine Optimierung der Autoregulation der Gewebeperfusion.
- Im weiteren Verlauf (ca. 5–10 Tage) verbessert sich die zentrale Temperaturregulation mit einer Reduktion der Körperkern- und Hauttemperatur. Es kommt zu Anpassungen von Schweißschwelle (sinkt) und Schweißrate (steigt) und schließlich einer Reduktion des Natriumgehalts im Schweiß.
- Nach etwa 10–14 Tagen ist die Hitzeakklimatisation abgeschlossen.

Auf molekularer Ebene kommt es zur **Expression von Hitzeschockproteinen.** Diese binden an hitzegeschädigte Proteine und fördern deren Entsorgung durch degradierende Prozesse. Hitzeschockproteine unterschiedlicher Größe (ZB HSP 27,

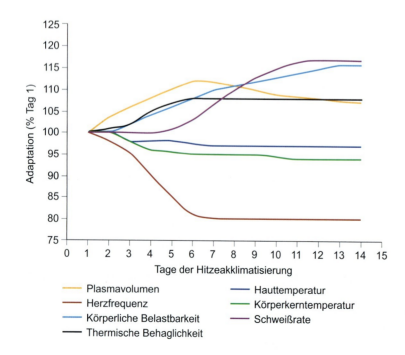

Abb. 6.2 Zeitverlauf unterschiedlicher adaptiver Mechanismen der Hitzeakklimatisierung [F849-008]

HSP 70, HSP 90) werden sowohl intrazellulär als auch im Plasma exprimiert. Sie sind auch involviert in die Stimulation von Reparaturprozessen, welche durch den Hitzestress notwendig werden. Die vermehrte Expression von Hitzeschockproteinen lässt sich bereits nach einmaligen Belastungsreizen nachweisen. Die vermehrte Expression dieser Stressproteine durch regelmäßige Trainingsbelastungen führt zu einer Präkonditionierung von Geweben, wie es beispielsweise beim durchblutungseingeschränkten Myokard nachzuweisen ist. Die vermehrte Expression dieser Stressproteine trägt zu einer verbesserten Belastbarkeit bei.

6.2 Höhe

Der Einfluss von Höhe auf die körperliche Leistungsfähigkeit wurde einer breiten Öffentlichkeit erstmalig bei den Olympischen Spielen 1968 in Mexiko City demonstriert. In der Leichtathletik wurden neue Weltrekorde vor allen in den Sprintdisziplinen und Sprungwettbewerben aufgestellt, während die Wettkampfergebnisse in den Ausdauerdisziplinen schlechter ausfielen.

Der wesentliche Einflussfaktor der Höhe auf die körperliche Leistungsfähigkeit ist der **reduzierte Sauerstoffpartialdruck** in der Luft. Während der Anteil des Sauerstoffs in der Luft in der Atmosphäre unabhängig von der Höhe konstant bei ca. 20,9 % liegt, kommt es mit dem exponentiellen Abfall des Luftdrucks mit zunehmender Höhe zu einer deutlichen Reduktion des Sauerstoffpartialdrucks gemäß der Gleichung $PiO_2 = FiO_2 \times (PB - PH_2O)$. Hierbei steht PiO_2 für den Sauerstoffpartialdruck und FiO_2 für den Anteil an Sauerstoff in der eingeatmeten Luft, PB ist der Umgebungsdruck und PH_2O der Wasserdampfdruck in der Luft. Bezogen auf das Beispiel Mexico City, welches auf einer Höhe von 2.240 m liegt, kommt es gegenüber dem Meeresspiegel zu einem Abfall des Sauerstoffpartialdrucks von etwa 150 mm Hg auf 115 mm Hg. Ein weiterer Faktor, der in der Höhe beachtet werden muss, ist die niedrigere Temperatur. Die Wasseraufnahmefähigkeit kalter Luft ist deutlich geringer als die von warmer Luft, wodurch ein Wasserverlust des Körpers begünstigt wird. Dieser Effekt ist verstärkt bei körperlicher Belastung aufgrund des erhöhten Atemminutenvolumens.

6.2.1 Physiologische Anpassungen in der Höhe

Mit ersten Einschränkungen der Sauerstoffsättigung infolge eines erniedrigten Sauerstoffpartialdruckes muss in einem Höhenbereich zwischen 1.000 und 2.000 m gerechnet werden. Individuelle Unterschiede und Zeitspannen bis zum Erreichen des Höhenunterschiedes führen hier zu variablen Antworten.

Die physiologische Reaktion der einzelnen Organsysteme auf den Höhenstress folgt unterschiedlichen Zeitkonstanten, abhängig von der Dauer des Aufenthalts in der Höhe sowie der erreichten Höhe, und kann pathophysiologische Formen annehmen (➤ Info-Box).

INFO

Höhenkrankheiten

Schnelle Aufstiegsgeschwindigkeit, große Höhen, eine mangelnde Akklimatisation sowie bislang unklare individuelle Prädispositionen können zu Höhenkrankheiten führen. Hierbei können verschiedene Verlaufsformen unterschieden werden:

- **Akute Bergkrankheit:** Ein Aufenthalt in der Höhe kann mit unterschiedlichen Symptomen wie Kopfschmerzen, Lethargie, Übelkeit, Appetitverlust und Ödembildung einhergehen. Für diese Befundkonstellation wurde der Begriff der akuten Bergkrankheit gewählt. Die Symptome beginnen etwa 8 h nach Höhenexposition und bessern sich überwiegend spontan innerhalb von etwa 3 Tagen, wenn kein weiterer Aufstieg stattfindet und körperliche Belastungen ausgesetzt werden. Es gibt Hinweise auf eine Schwelle von etwa 2.100 m über dem Meeresspiegel, ab dem eine signifikante Entwicklung der akuten Höhenkrankheit zu verzeichnen ist. Ansonsten sind die Prävalenzen sehr variabel mit Werten bis zu 30 % bis 3.000 m Höhe und 60 % in einer Höhe von 4.000–4.500 m über dem Meeresspiegel (Bärtsch & Saltin 2008).
- **Höhenhirnödem:** Verstärkung der Symptome der akuten Bergkrankheit bis hin zu Bewusstseinsstörungen, Ataxien, variablen fokalen neurologischen Symptomen bis hin zu komatösen Zuständen. Neben den ausgeprägten Hypoxien finden sich im MR Mikrohämorrhagien.
- **Höhenlungenkrankheit:** Störung der kapillären Integrität im Bereich der pulmonalen Zirkulation mit Belastungs- und Ruhedyspnoe, Husten, Leistungsverlust, Orthopnoe, Zyanose und blutigem Sputum.

Therapie

In der Therapie der Höhenkrankheiten steht die Verbesserung der Sauerstoffversorgung durch frühzeitigen Abstieg und Sauerstoffgabe im Fokus. Steroide kommen bei schwerer akuter Bergkrankheit und im Höhenhirnödem zum Einsatz, beim Höhenlungenödem ist eine pulmonal arterielle Vasodilatation anzustreben. Hierbei werden Kalziumantagonisten, wie Nifedipin, oder PDE-5-Esterase Inhibitoren, wie Tadalafil, empfohlen. In der Prophylaxe der Höhenkrankheiten werden nichtmedikamentöse (adäquate Höhenakklimatisation bzw. das Vermeiden zu schneller Aufstiege) und medikamentöse Ansätze (akute Bergkrankheit bzw. Höhenhirnödem: Acetazolamid bzw. Dexamethason; Höhenlungenödem: Kalziumantagonisten bzw. PDE-5-Esterase Inhibitoren) unterschieden (Schommer & Bärtsch 2011).

Im Rahmen einer akuten Höhenexposition kommt es infolge des Abfalls der Sauerstoffsättigung zu einer kompensatorischen Reaktionen des kardiopulmonalen Systems. Die Herzfrequenz steigt signifikant an, das Schlagvolumen bleibt gleich bzw. geht leicht zurück, in Summe steigt damit auch das Herzminutenvolumen. Veränderungen der Ruheatmung zeigen sich erst ab einer Höhe von 3.000 m. Zunächst kommt es zu einem Anstieg des Atemzugvolumens. Erst mit Belastungsbeginn nimmt auch die Atemfrequenz zu. Die erhöhte Ventilation führt zu einer respiratorischen Alkalose, welche über die Nieren durch eine vermehrte Bikarbonatexkretion kompensiert wird. Aufgrund der pH-abhängigen Modulation der Sauerstoff-Hämoglobin-Bindungskurve begünstigt die Alkalose eine verbesserte Sauerstoffbeladung der Hämoglobinmoleküle in der Lunge. Diese Anpassungsreaktionen werden durch eine erhöhte neuroendokrine Aktivität vermittelt. Diese ist auch verantwortlich für eine vermehrte Utilisation von Kohlenhydraten und damit verbunden einer gesteigerten Laktatproduktion. Damit kommt es in der Höhe auch zu einem erhöhten Grundumsatz gegenüber einem Aufenthalt in Meereshöhe (Bärtsch & Saltin 2008).

Der **klassische Anpassungsmechanismus** an den längerfristigen Höhenaufenthalt ist die **Vermehrung der roten Blutzellmasse** aufgrund einer vermehrten Erythropoetinfreisetzung. Das Maximum der Erythropoetinfreisetzung wird etwa am 3. Tag erreicht und fällt im weiteren Verlauf wieder kontinuierlich ab. Nach 5–7 Tagen befinden sich die ersten neuen Erythrozyten in der Zirkulation. Der Hämatokrit steigt etwas früher an, bedingt durch die Verschiebung des Plasmavolumens. Die Veränderungen des Hämatokrits können nach etwa 2 Wochen des Höhenaufenthalts bei etwa 4.500 m Werte von über 54 % annehmen. Der Anstieg der roten Blutkörperchen ist umso ausgeprägter, je größer die erreichte Höhe ist. Die höheninduzierte Steigerung der Ventilation bleibt auch im weiteren Aufenthalt konstant erhöht. Dagegen kommt es zu einem leichtgradigen Abfall der Ruheherzfrequenz, welche aber immer noch erhöht ist gegenüber den Ausgangswerten auf Meeresniveau. Die maximale Herzfrequenz unter Belastung ist reduziert, ebenso das Herzminutenvolumen. Zur Verbesserung der Sauerstoffdissoziation vom Hämoglobin kommt es zu einer vermehrten Expression von 2,3-Diphosphoglycerat (2,3-DPG) in den Erythrozyten.

Weniger eindeutig sind die langfristigen Auswirkungen eines Höhenaufenthalts auf den Energiemetabolismus. Aufgrund unterschiedlicher methodischer Probleme hinsichtlich Studiendurchführung und -auswertung ist die Frage letztlich ungeklärt, ob es wirklich zu einer vermehrten Kohlenhydratverstoffwechselung kommt. Auch das sog. **Laktatparadox** wird mittlerweile infrage gestellt. Dies bezeichnet eine verringerte maximale Laktatkonzentration unter Belastung als auch auf den submaximalen Belastungsstufen. Chronische Höhenexposition führt zu einer **leichtgradigen Reduktion des Muskelfaserquerschnitts.** Dieser Effekt startet etwa ab einer Höhe von 3.500 m und ist umso ausgeprägter, je größer die erreichte Höhe ist. Aufgrund dieses Effekts kommt es zu einem erhöhten Verhältnis von Kapillaren zu Muskelfasern, eine vermehrte Angiogenese in der Höhe erscheint eher unwahrscheinlich. Auch entsprechend stimulierende Signalwege, wie die Expression von VEGF, zeigen sich in Expressionsstudien unverändert. Ebenso gibt es keine Hinweise, dass die Enzyme des Energiestoffwechsels in der Höhe unterschiedlich exprimiert würden. Dagegen finden sich eine Hochregulation der

Transportproteine für Bikarbonat sowie Laktat, welches die Herausforderungen der Höhenexposition auf die Säure-Basen-Regulation unterstreicht.

6.2.2 Leistungsfähigkeit in der Höhe

Die aerobe Leistungsfähigkeit nimmt stetig mit zunehmender Höhe ab. Erste Einschränkungen bei ausdauertrainierten Athleten beginnen bereits bei 600 m. Ab 1.500 m Höhe reduziert sich die Leistungsfähigkeit um etwa 1 %/100 m zusätzlicher Höhe. Dabei gibt es aber erhebliche **interindividuelle Unterschiede.** Bis zu einer Höhe von etwa 2.500 m kann sich die maximale Sauerstoffaufnahme im Rahmen der **Akklimatisierungsreaktion** wieder leichtgradig verbessern. Dies ist bei Aufenthalten in größeren Höhen nicht der Fall. Dies hat vor allem mit langfristigen Einschränkungen des Herzminutenvolumens, wie der in zunehmender Höhe deutlich niedrigeren maximalen Herzfrequenz, und der Perfusionsregulation zu tun. Dementsprechend sind ausdauerbetonte Sportarten in der Höhe benachteiligt und bezogen auf die Laufdisziplinen kommt es bereits ab dem 800-Meter-Lauf zu Einschränkungen in der Höhe. Kurzfristige Belastungen, wie bei Sprint- oder Sprungbelastungen, sind dagegen nicht beeinträchtigt bzw. sogar verbessert.

6.2.3 Höhentraining

Im Rahmen eines Höhentrainings wird versucht, die **Effekte der Hypoxie auf die Erythropoese** und damit auf eine erhöhte Sauerstofftransportkapazität auszunutzen. Da allerdings das Training in der Höhe aufgrund der eingeschränkten Leistungsfähigkeit beeinträchtigt ist, wurden im Laufe der Zeit unterschiedliche Konzepte getestet: Die Kombination des Höhenaufenthalts (Freizeit/Schlafen etc.) mit einem Training in niedrigerer Höhe (*live high – train low*) soll die physiologischen Effekte der Hypoxie nutzen und gleichzeitig eine optimale Trainingsbelastung ermöglichen. Neben der hypobaren Hypoxie in der Höhe wurde dabei auch mit normobarer Hypoxie experimentiert. Hierbei atmet der Athlet Luft mit einem niedrigen Sauerstoffanteil ein, beispielsweise in einem luftdicht abgeschlossenen Raum oder Zelt (*live high normobar – train low*).

Die Evidenz, dass eines dieser Trainingsprotokolle zu einer signifikanten Leistungsverbesserung führt, ist allerdings begrenzt, auch für das im Fokus stehende Protokoll „*live high – train low*". Ein Großteil der Studien zeigt methodische Einschränkungen und die Untersuchungsergebnisse weisen eine starke interindividuelle Variabilität auf. Ein Grund für die hohe Variabilität scheint in der unterschiedlichen Freisetzung von Erythropoetin bei „Responder" und „Non-Responder" zu liegen, ohne dass hierfür die genaue Ursache geklärt wäre.

6.3 Überdruck

Eine Exposition mit Überdruck findet sich beim Tauchen sowie beim Arbeiten in Überdruckkammern. Dementsprechend unterscheidet man auch Bewegung unter erhöhtem Druck in feuchter bzw. trockener Umgebung.

Beim Tauchen beginnen die physiologischen Veränderungen bereits mit dem Eintauchvorgang ins Wasser, der sog. **Immersion.** Die hydrostatischen Effekte führen zu einer Perfusionsumverteilung mit einem erhöhten zentralen Blutvolumen, einer erhöhten Vorlast und einer reduzierten Herzfrequenz. Der erhöhte Umgebungsdruck führt auch zu ersten Beeinträchtigungen der Atmung, die sich mit zunehmender Tiefe verstärkt. Beim Gerätetauchen kommt es aufgrund der erhöhten Luftdichte zu einer Zunahme des Atemwegswiderstands (1 bar pro 10 m). Gemäß dem Boyle-Gesetz sind Druck bzw. Tiefe invers miteinander korreliert. Der Zusammenhang ist allerdings nicht linear, sondern exponentiell, und er ist verantwortlich für ein wichtiges Gefährdungspotenzial beim Tauchen, das **Barotrauma.** Dieses kann sowohl beim Ab- als auch Auftauchvorgang an den verschiedensten Organen wie Ohren, Nebenhöhlen, Zähnen, Lungen etc. entstehen. Ein weiteres Gefahrenmoment besteht in der **direkten Gasnarkose** bzw. **Toxizität.** Beim Gerätetauchen und dem Abstieg in größere Tiefen kommt es durch den entsprechenden Druckausgleich dazu, dass höhere Partialdrucke für die jeweiligen Teilgase erreicht werden. So kann bereits in 30 m Tauchtiefe Stickstoff in der entsprechenden notwendigen Druckapplikation narkotisch wirken und zur Bewusstlosigkeit führen. Daher wird für Tauchen in größeren Tiefen Helium eingesetzt. Bei eingeschränkter CO_2-Abatmung ist eine CO_2-Intoxikation möglich. Sauerstoffgas unter hohen Drucken wirkt über Radikalbildungen aggressiv toxisch und kann zu Problemen in Lunge, ZNS sowie zu Herzrhythmusstörungen führen.

Als weitere Gefährdung ist die **Taucherkrankheit** oder die **Dekompressionskrankheit** zu benennen. Mit zunehmender Dauer und zunehmender Tiefe des Tauchgangs, kommt es zu einer vermehrten Lösung der Atemgase, insbesondere Stickstoff, in Gewebe und Flüssigkeiten. Die Kinetik dieses Vorgangs zeigt eine schnelle und eine langsame Phase. Die unterschiedlichen Kinetiken beruhen auf der unterschiedlichen Löslichkeit der Atemgase in den Geweben. Hierbei ist besonders die Löslichkeit im Fettgewebe sehr verzögert. Ein zu schnelles Auftauchen führt daher zur Bläschenbildung im Gewebe bzw. auch in den Gefäßen mit der Gefahr der embolischen Verbreitung. Daher wurden entsprechende Tauchtabellen entwickelt, aus denen detailliert die für den jeweiligen Tauchvorgang notwendigen Aufstiegszeiten (= Dekompressionszeiten) ermittelt werden können. Eine daraus ableitbare dichotome Aufteilung in einen Bereich mit bzw. ohne Notwendigkeit zur Dekompression in Abhängigkeit von Dauer und Tiefe des Tauchvorgangs zeigt ➤ Abb. 6.3.

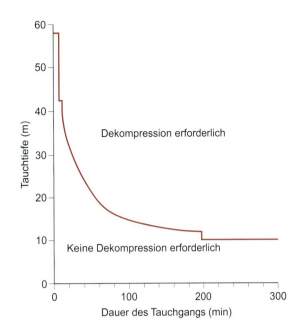

Abb. 6.3 Schemazeichnung zur Beurteilung der Notwendigkeit einer Dekompression in Abhängigkeit von Dauer und Tiefe des Tauchvorgangs (mod. nach USN Standard Air Decopression Tables) [L143]

Die Leistungsfähigkeit unter erhöhtem Umgebungsdruck in der Tiefe ist reduziert. Für die gleiche Leistung wird in größerer Tiefe eine erhöhte Sauerstoffaufnahme benötigt. Gründe hierfür sind eine erhöhte Atemarbeit und der als Taucherbradykardie beschriebene Herzfrequenzabfall durch Tiefe und Temperaturabfall. Die maximale willkürliche Ventilation reduziert sich kontinuierlich mit größerer Tiefe, was zu einer Einschränkung der Atemreserve führt.

Bei Sport unter **erhöhtem Druck in trockener Umgebung,** z. B. in einer Druckkammer, zeigt sich, dass der erhöhte Umgebungsdruck wiederum die Ventilation beeinträchtigt. Durch den gleichzeitig erhöhten Sauerstoffpartialdruck ist aber die maximale Sauerstoffaufnahme nicht beeinträchtigt. Auch in der Druckkammer lässt sich eine hyperbare Bradykardie nachweisen. Insgesamt ist allerdings die Leistungsfähigkeit in der Druckkammer deutlich weniger eingeschränkt als unter Wasser.

6.4 Schwerkraft

DEFINITION
Schwerkraft bezeichnet die Anziehungskraft, welche die Erde auf Menschen und Gegenstände ausübt. Sie wird üblicherweise mit der Einheit 1 g bezeichnet. Auf dem Mond herrscht eine Gravitationskraft von nur 0,17 g und in der die Erde umkreisenden internationalen Raumstationen Schwerelosigkeit bzw. 0 g. Piloten in Kampfjets wiederum müssen sich bei entsprechenden Luftübungen mit Schwerkräften eines Vielfachen der Gravitationskraft auseinandersetzten.

6

6.4.1 Schwerelosigkeit

In stehender Position steigt bei normaler Schwerkraft der Blutdruck kontinuierlich vom Kopf (systolisch ca. 70 mm Hg) über das Herz (ca. 100 mm Hg) bis hin zu den Füßen (etwa 200 mm Hg) an. Auf venöser Seite kommt es zu einem entsprechenden Pooling in den distalen Kapazitätsgefäßen. Der Verlust der Schwerkraft resultiert in einer **Aufhebung** der zuvor beschriebenen **Blutdruckgradienten** sowie in einer **Redistribution des Blutvolumens** in Richtung auf die obere Körperhälfte mit Schwerpunkt Kopf- und Halsbereich (➤ Abb. 6.4). Diese Umverteilung ist zusätzlich assoziiert mit einer ausgeprägten Ödembildung im Kopf-Hals-Bereich und führt symptomatisch zu Kopfschmerzen, Übelkeit und Unwohlsein. Drucksteigerungen intrazerebral, intraokular und zerebrospinal konnten nachgewiesen werden und halten bis zu 2 Monate nach Rückkehr zur Erde an. Diese Drucksteigerung ist vermutlich auch verantwortlich für die beschriebenen Sehstörungen von Astronauten, die sogar noch länger als 1 Jahr nach einer Raummission nachweisbar waren. Trotz der venösen Umverteilung ist der zentrale Venendruck reduziert, vermutlich aufgrund geringerer Kompressionskräfte auf den Thorax. Initial kommt es zu einer Erhöhung des Schlagvolumens aufgrund der Blutumverteilung. Da der Herzmuskel aber durch die veränderten Druckverhältnisse deutlich weniger beansprucht wird, wird bereits innerhalb weniger Tage die Herzmuskelmasse reduziert (im Verlauf bis zu 10 %) und das Schlagvolumen nimmt ab. Diese Abnahme wiederum ist kompensatorisch von einer erhöhten Sympatikusaktivität begleitet. Trotz dieser sympathischen Hyperaktivität findet sich bei einem hohen Anteil von As-

tronauten eine Orthostaseneigung aufgrund eingeschränkter vasokonstriktiver Reaktionen.

Im Bewegungsapparat finden sich **Muskelatrophien,** deren Ausmaß von der Dauer des Aufenthalts in der Schwerelosigkeit abhängt. Bei einem halben Jahr in der Schwerelosigkeit reduziert sich das Muskelvolumen bis zu 25 %. Typ-II-Fasern scheinen dabei etwas stärker betroffen zu sein als Typ-I-Fasern. Die Veränderungen sind ähnlich wie bei langfristiger Immobilisation und beruhen auf einer Störung des anabol-katabolen Gleichgewichts. Neben den direkten Effekten der Schwerkraft können veränderte Stresshormonlevel und Veränderungen der Ernährungsbilanz die Muskelproteinsynthese beeinträchtigen und die Muskelproteindegradation beschleunigen. Diese strukturellen Veränderungen sind begleitet von entsprechenden funktionellen Einschränkungen. So ist die maximale Muskelkraft signifikant reduziert. In ähnlicher Weise finden sich im passiven Bewegungsapparat deutliche **Demineralisierungen des Knochens.** Prädilektionsstellen sind vor allen Dingen die Knochenstrukturen an denen Muskeln für die Körperhaltung und Rumpfstabilität ansetzen, so beispielsweise am Hals, der Wirbelsäule, dem Becken und dem Oberschenkel. Beim Femur scheint die Kortikalis deutlich stärker betroffen zu sein als die spongiösen Knochenanteile. Im Gegensatz dazu finden sich nahezu keine Veränderungen an den Knochen der oberen Extremität. Im Bereich des Schädels kommt es sogar zu einer Zunahme der Knochendichte. Schließlich treten auch signifikante **Veränderungen des Gleichgewichtsorgans** in der Schwerelosigkeit auf. Hierbei ist das für Vertikalbeschleunigungen verantwortliche Makula-/Otolithenorgan deutlich stärker betroffen als die für Drehbeschleunigungen verantwortlichen Bogengänge. Aufgrund der beschriebenen Veränderungen der kardiovaskulären und muskulären Systeme ist leicht nachvollziehbar, dass die aerobe Kapazität in der Schwerelosigkeit eingeschränkt ist.

Sportliches Training ist daher in der Schwerelosigkeit von großer Bedeutung, um die oben beschriebenen Effekte des Aufenthalts in der Schwerelosigkeit zumindest teilweise zu kompensieren. Adäquate Trainingsmaßnahmen sind auch notwendig, um die Funktionsfähigkeit und Reagibilität des Herz-Kreislauf-Systems beim Eintritt in die Erdatmosphäre und der damit wieder zunehmenden Schwerkraft gewährleisten zu können. Zur Durchführung der Trainingsmaßnahmen sind auf Raumfähren bzw. Raumstationen Laufbänder oder Fahrradergometer verfügbar. Dabei sind entsprechende Fixierungen über Gurte notwendig, damit die Übungen sicher absolviert werden können. Ähnliches gilt auch für das Krafttraining. Auch andere Technologien, wie Vibrations- oder EMS-Training kommen zum Einsatz. Dabei sollte man sich bewusst sein, dass sich die Trainingsreize in der Schwerelosigkeit von denen auf der Erde unterscheiden. So sind beim Laufbandtraining die Bodenreaktionskräfte deutlich reduziert und können beispielsweise nur durch Zunahme der Laufgeschwindigkeit bzw. zusätzlich wirkender Kräfte verstärkt werden. Dennoch wird nicht der gleiche Stimulus wie unter normaler Schwerkraft

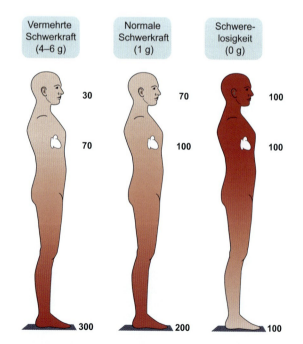

Abb. 6.4 Hypothetische arterielle Blutdruckwerte und Blutvolumenverschiebungen bei unterschiedlichen Schwerkräften (mod.nach Hargens 2013) [L157]

erreicht. Messungen der Gehirnaktivität zeigen, dass sich die Aktivierungsmuster von Laufbewegungen deutlich zwischen normaler Schwerkraft und Schwerelosigkeit unterscheiden (Hargens et al. 2012).

6.4.2 Erhöhte Schwerkraft

Bedingungen erhöhter Schwerkraft finden sich üblicherweise bei Jet- bzw. Kampfpiloten. Beschleunigungen des Flugzeugs in der Z-Achse, wie sie bei Luftkampfübungen auftreten können, führen zu einem ausgeprägten Anstieg der Schwerkraft (mehrere g) gefolgt von entsprechenden Flüssigkeitsverschiebungen.

Das Blutvolumen wird in die untere Extremität verschoben, der venöse Rückfluss zum Herzen ist deutlich verzögert und es kann zu einer zerebralen Minderperfusion kommen, gefolgt von Desorientiertheit bis hin zur Bewusstlosigkeit und je nach Länge der Minderperfusion auch weiteren neurologischen Symptomen, wie tonisch klonischen Krämpfen. In Zentrifugationsstudien wurde die **Schwerkraft-induzierte Bewusstlosigkeit** in zwei Phasen unterteilt:
- Die 1. Phase der absoluten Reaktionsunfähigkeit mit kompletter Bewusstlosigkeit, die etwa 12 s im Mittel dauerte
- Die 2. Phase einer relativen Reaktionsunfähigkeit, in der die Probanden Symptome wie Konfusion oder Desorientiertheit zeigten und welche etwa 16 s dauerte.

C A V E

Die Gesamtzeit von etwa 28 s reicht aus, um Pilot und Flugzeug zu verlieren.

Nicht selten gibt es vor den neurologischen Symptomen bereits Visusverschlechterungen bzw. -einschränkungen. Dies hängt mit dem intraokularen Druck zusammen, welcher üblicherweise höher ist als der intrakranielle Druck. Daher kommt es durch die entsprechende Abnahme der Schwerkraft auch hier zu Flüssigkeitsverschiebungen.

Präventiv hilfreich in der Vermeidung der schwerkraftinduzierten Veränderungen ist zunächst einmal die wiederholte Exposition gegenüber vermehrter Schwerkraft, z. B. im Zentrifugentraining. Aus Trainingssicht empfehlenswert sind Krafttrainingsübungen zur Verbesserung der Muskelmasse. Außerdem tragen Jetpiloten eine besondere Kleidung, in der um Beine und Hüfte aufblasbare Luftpolster eingebaut sind, die den venösen Rücktransport unterstützen sollen.

LITERATUR

Bärtsch P, Saltin B. General introduction to altitude adaptation and mountain sickness. Scand J Med Sci Sports, 2008; 18: 1–10.

Hargens AR, et al. Space physiology VI: exercise, artificial gravity, and countermeasure development for prolonged space flight. Eur J Appl Physiol, 2013; 113(9): 2183–2192.

Schommer K, Bärtsch P. Basiswissen für die höhenmedizinische Beratung. Dtsch Arztebl Int, 2011; 108: 839–848.

6

7 Prävention

— Kernaussagen —

- Präventive Maßnahmen haben das Ziel, die Entstehung bzw. den Verlauf von Erkrankungen zu verhindern oder abzumildern.
- Zur Festlegung präventiver Maßnahmen empfiehlt sich die Erfassung der individuellen Risikofaktorenkonstellation.
- Zu den wichtigsten verhaltenspräventiven Maßnahmen gehört die Förderung der körperlichen Aktivität, denn der Risikofaktor Bewegungsmangel ist von größter Bedeutung bei chronischen kardiovaskulären oder metabolischen Krankheitsbildern.
- Sportliche Aktivität trägt zu einer signifikanten Erhöhung des Energieverbrauchs dar. Hilfen in der Vergleichbarkeit des Energieverbrauchs von verschiedenen Menschen mit unterschiedlichen Tätigkeiten bieten die Messgrößen „Physical Activity Level (PAL)" oder das „Metabolische Äquivalent (MET)".
- Neben der körperlichen Aktivität spielt auch die kardiorespiratorische Leistungsfähigkeit eine wichtige prädiktive Rolle bezüglich Erkrankungsrisiko und Gesamtmortalität.

7.1 Begriffsbestimmungen

DEFINITION

Prävention oder Vorbeugung ist in der Medizin ein Sammelbegriff für alle Maßnahmen, die darauf ausgerichtet sind, das Entstehen von Erkrankungen zu verhindern oder frühzeitig zu erkennen bzw. ihren Verlauf abzumildern.

Eine Differenzierung von präventiven Maßnahmen kann nach unterschiedlichen Kriterien erfolgen. So ist ein Kriterium der zeitliche Zusammenhang zwischen präventiven Maßnahmen und dem Auftreten der Erkrankung. Man unterscheidet hierbei Maßnahmen zur Primärprävention sowie zur Sekundär- und Tertiärprävention:

- Bei der **Primärprävention** geht es darum, die Entstehung von Krankheiten, d. h. die Schädigung eines gesunden Organismus zu verhindern.
- Die **Sekundärprävention** hat das Ziel, frühe, symptomlose Krankheitsstadien zu erkennen, um eine frühzeitige Therapie zu ermöglichen.
- Im Rahmen der **Tertiärprävention** geht es darum, den Verlauf bereits eingetretener Erkrankungen zu verlang-

samen und bestehende Krankheitsfolgen zu mildern. Ziel ist es, einen Rückfall der Erkrankung gänzlich zu verhindern oder die Intervalle ihres Auftretens zu verlängern. Insgesamt wird klar, dass die Abgrenzung der einzelnen Präventionsstadien bei den jeweiligen Krankheitsbildern häufig unscharf und eine strenge Unterscheidung oft schwierig ist.

Ein weiteres Kriterium richtet sich nach dem Angriffspunkt bzw. der jeweiligen Verantwortlichkeit. Hier unterscheidet man:

- **Verhaltensprävention:** Dabei steht das betroffene Individuum im Mittelpunkt der Maßnahmen. Ziel ist es, durch motivationale und volitionale Ansätze gesundheitsschädliche Verhaltensmaßnahmen abzustellen bzw. gesundheitsfördernde Maßnahmen zu unterstützen.
- **Verhältnisprävention:** Diese Ansätze zielen auf die Lebens- und Arbeitsverhältnisse des Individuums. Diese entziehen sich häufig im Gegensatz zu den verhaltenspräventiven Maßnahmen der direktiven Verantwortlichkeit durch das Individuum. Neben Faktoren wie Einkommen und Bildung, die nur langfristig zu beeinflussen sind, geht es hier um die Modifikation der Umgebung des Betroffenen, wie z. B. gesundheitsfördernde Maßnahmen am Arbeitsplatz.

7.2 Risikofaktorkonstellation

Im Bereich der kardiovaskulären und metabolischen Erkrankungen beginnt präventives Handeln mit der **Bestimmung der individuellen Risikofaktorkonstellation.** Im Bereich der kardiovaskulären Erkrankungen sind eine Reihe von nicht beeinflussbaren (Alter, Geschlecht, genetische Disposition) bzw. beeinflussbaren (Nikotinabusus, Bewegungsarmut, Fehlernährung/Adipositas, Bewegungsmangel, psychosoziale Belastungen) Risikofaktoren neben den bekannten Risikoerkrankungen wie Hypertonie etc. definiert worden. Darüber hinaus wurden in den letzten Leitlinien zur Prävention kardiovaskulärer Erkrankungen noch weitere das **Risiko-modifizierende Faktoren** beschrieben (sozioökonomischer Status, soziale Unterstützung, Koronarkalk via CT, Plaques Carotis, Knöchel-Arm-Index). **Risiko-Scores** in Form mehrdimensionaler Matrizen geben erste Hinweise auf das Risiko, in den kommenden 10 Jahren ein kardiovaskuläres

Ereignis zu erleiden (➤ Abb. 7.1) (Piepoli et al. 2016; DGK 2017). Die Scores erfassen den Einfluss der Risikofaktoren Alter, Geschlecht, Nikotin, Bluthochdruck sowie Gesamtcholesterin. Das Vorliegen weiterer Risikofaktoren und deren Einfluss auf die gesamte Risikofaktorkonstellation müssen dann individuell hinzugefügt werden. Abhängig von der jeweiligen Risikofaktorkonstellation werden entsprechende Maßnahmen empfohlen, die entweder zunächst Veränderungen des Lebensstils umfassen, wie Ernährungs- und Bewegungsverhalten, oder den Beginn medikamentöser Maßnahmen, wie z. B. einer medikamentösen Blutdruckeinstellung oder LDL-Modifikation.

Neben den etablierten **Biomarkern kardiovaskulärer Erkrankungen,** wie Veränderung des Lipidstatus oder einer Mikroalbuminurie, hat sich in den letzten Jahren das hochsensitive **C-reaktive Protein (CRP)** als ein wesentlicher **prognostischer Marker** der Erkrankung etabliert. Dies ist Ausdruck eines mittlerweile umfassenderen Verständnisses der pathophysiologischen Prozesse der Arteriosklerose, an der auch wesentliche

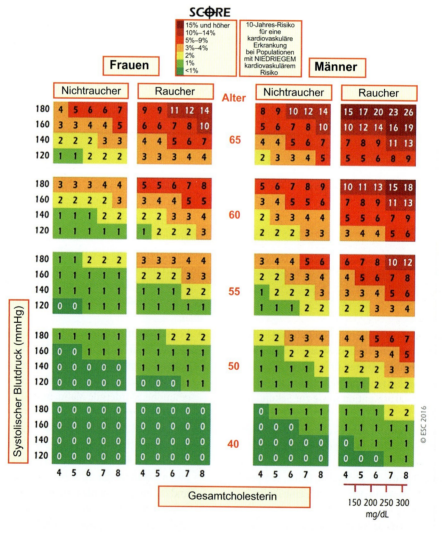

Abb. 7.1 Matrix zur Abschätzung des 10-Jahres-Risikos für eine tödliche kardiovaskuläre Erkrankung in Ländern mit niedrigem kardiovaskulären Risiko (hier wird Deutschland eingeordnet) auf der Grundlage der folgenden Risikofaktoren: Alter, Geschlecht, Rauchen, systolischer Blutdruck, Gesamtcholesterin. SCORE steht für Systematic Coronary Risk Evaluation der European Society of Cardiology (ESC). [F849-008]

inflammatorische Komponenten beteiligt sind. Diese inflammatorische Komponente findet sich auch bei einer Reihe von metabolischen Erkrankungen, wie beim Typ-2-Diabetes mellitus und bei der Adipositas. In der Früherkennung des Typ-2-Diabetes können einfache Werkzeuge wie der Findrisk-Fragebogen verwendet werden (DDS 2020). Weitere wichtige Kenngrößen sind Body-Mass-Index, Taille-Hüft-Quotient/Waist-to-Hip-Ratio sowie eine Bestimmung der Körperzusammensetzung, wenn möglich, mit Messung des abdominellen Fettanteils.

Zur **Bestimmung einer prä-/diabetischen Stoffwechsellage** kann auf unterschiedliche Insulinsensitivitätsindices zurückgegriffen werden, die mithilfe einer definierten Glukosebelastung und nachfolgenden Glukose- bzw. Insulinbestimmungen im Blutplasma berechnet werden können (z. B. Homa-Index, Matsuda-Index etc.). Ansonsten gilt die Bestimmung des HbA1c als wesentliches Kriterium für die Diagnose der Diabetes-mellitus-Typ-2-Erkrankung. In der **Diagnostik peripherer Durchblutungsstörungen** ist ein erster einfacher **Test** der Knöchel-Arm-Index (*Ankle-Brachial-Index*/ABI).

Zur Erfassung einer besonderen **psychosozialen Belastungssituation** können Fragebögen wie der „Hospital Anxiety and Depression Scale" (HADS) oder Stressfragebögen verwendet werden. Zur besonderen Beurteilung einer **psychischen Belastungssituation am Arbeitsplatz** sowie mit der Arbeitsplatzzufriedenheit stehen mit dem „Copenhagen Psychosocial Questionnaire" (Copsoq-Fragebogen) bzw. dem Work-Ability-Index entsprechende Werkzeuge zur Verfügung.

7.3 Risikofaktor Bewegungsmangel

EVIDENZ

Mit der zunehmenden Mobilität und Digitalisierung in der zweiten Hälfte des letzten Jahrhunderts hat die individuelle, körperliche Aktivität der Menschen deutlich abgenommen. Retrospektive Untersuchungen haben gezeigt, dass sich über einen Zeitraum von 1960 bis 2019 die gesamte körperliche Aktivität (d. h. allgemeine Freizeitbeschäftigung, Haushaltsarbeiten, körperliche Aktivität am Arbeitsplatz etc.) um etwa ein Drittel reduziert hat. Gleichzeitig stieg die durchschnittliche Anzahl der Stunden pro Woche, die im Sitzen verbracht werden von etwa 28 auf 52 h an.

Neben den bekannten Risikofaktoren wie Nikotinkonsum, Fettstoffwechselstörungen, Adipositas, Bluthochdruck etc. hat sich damit der Bewegungsmangel bzw. die körperliche Inaktivität zu einem eigenen und bedeutenden Risikofaktor entwickelt. Dieser hat signifikante Auswirkungen auf die häufig als „Wohlstandskrankheiten" titulierten **chronischen Krankheitsbilder** in westlich geprägten Industrieländern wie kardiovaskuläre Erkrankungen (z. B. koronare Herzerkrankung, Bluthochdruck, Schlaganfall etc.) oder metabolische Erkrankungen (Fettstoffwechselstörung bzw. Typ-2-Diabetes mellitus) sowie auch bei einer Reihe von Tumorerkrankungen (z. B.

Kolonkarzinom, Mammakarzinom) und neurodegenerative Erkrankungen, wie die Alzheimer-Krankheit.

CAVE

Konkret hat die Weltgesundheitsorganisation berechnet, dass körperliche Inaktivität für 6 % der weltweiten vorzeitigen Todesfälle verantwortlich ist. Bezogen auf das Jahr 2008 macht dies insgesamt 57 Millionen Todesfälle. Damit steht die körperliche Inaktivität mit den Störungen des Blutzuckerhaushalts auf Platz 3 der weltweiten Mortalitätsrisiken. Die Bedeutung des Risikofaktors Bewegungsmangel variiert dabei zwischen den unterschiedlichen Krankheitsbildern. Für die von der Weltgesundheitsorganisation untersuchten Krankheitsbilder ist Bewegungsmangel zwischen 6 (Koronare Herzerkrankung) und 10 % (Mamma- bzw. Kolonkarzinom) der krankheitsbedingten vorzeitigen Todesfälle verantwortlich. Andererseits ist mangelnde Bewegung sogar als zweitwichtigster Risikofaktor für etwa 36 % der Schlaganfälle verantwortlich (O'Donnell et al. 2016). Umgekehrt konnte herausgearbeitet werden, dass durch eine Minderung der körperlichen Inaktivität nur um 10–25 % jährlich zwischen 530.000 und 1,3 Millionen vorzeitige Todesfälle verhindert werden könnten.

Neben den verlorenen Lebensjahren spielen aber auch die Lebensjahre mit Behinderung oder Krankheit eine wichtige Rolle. Ein Maß für die Quantifizierung dieser gesamten Krankheitsbelastung stellen die behinderungsbereinigten Lebensjahre oder **DALYs** dar (vom Englischen: *disability-adjusted life years*). DALYs umfassen dabei sowohl die verlorenen Lebensjahre als auch die Lebensjahre mit Behinderung oder Krankheit. Ein DALY steht damit für ein Jahr verlorener Gesundheit. Bewegungsmangel steht bei dieser Betrachtungsweise an Platz 7 der Risikofaktorenliste und ist insgesamt verantwortlich für etwa 3,5 % der Jahre verlorener Gesundheit. Auf Platz 1 steht hierbei der hohe Blutdruck mit insgesamt 12,8 %.

Der Einfluss des Risikofaktors Bewegungsmangel auf die Inzidenz einzelner chronischer Erkrankungen ist wiederum heterogen. Die Berechnung des relativen Risikos (➤ Info-Box) zeigte Faktoren von 1,2 (für das Mammakarzinom), über Werte um 1,4 (KHK, Schlaganfall, Bluthochdruck), bis hin zu deutlich erhöhten Werten für Osteoporose und Typ-2-Diabetes mellitus mit 1,57 bzw. 1,74.

INFO
Epidemiologie und deskriptive Statistik

Das **relative Risiko,** kurz **RR,** ist ein epidemiologischer Fachbegriff. Es beschreibt das Verhältnis des Erkrankungsrisikos von Personen mit Risikofaktorexposition zu Patienten ohne Risikofaktorexposition. Das relative Risiko kann somit als Quotient zweier Inzidenzen aufgefasst werden. Das RR beschreibt damit die Wahrscheinlichkeit, eher mit einem bestimmten Risikofaktor zu erkranken als ohne diesen, und gibt damit auch einen Hinweis auf die Stärke dieser Ursache-Wirkungs-Beziehung. Die **Odds Ratio** oder auch das Quotenverhältnis setzt das Verhältnis der Anzahl erkrankter zu nicht erkrankten Personen für Risikofaktor Träger bzw. Nichtträger in Bezug. Hierdurch soll die Stärke des Zusammenhangs zwischen Risikofaktor und einer bestimmten Erkrankung beschrieben werden (➤ Abb. 7.2).

7

	Risikofaktor	
	Vorhanden	Nicht vorhanden
Erkrankte Person	a	b
Nichterkrankte Person	a'	b'

Odds Ratio

$$\left(\frac{a}{a'}\right) \Big/ \left(\frac{b}{b'}\right)$$

$$RR \quad \frac{a}{(a + a')} \Big/ \frac{b}{(b + b')}$$

Abb. 7.2 Relatives Risiko und Odds Ratio [L143]

7.4 Körperliche Aktivität und Lebenserwartung

In Deutschland belief sich die mittlere Lebenserwartung laut dem statistischen Bundesamt bei Frauen auf etwa 83 Jahre und bei Männern etwa 78 Jahren im Jahr 2014.

EVIDENZ

Ein Vergleich prospektiver Kohortenstudien ergibt eine durchschnittliche Zunahme der medialen Lebenserwartung der körperlich aktivsten Personen im Vergleich zu den körperlich inaktivsten Personen von Durchschnitt etwa 3 Jahren.
Neue Daten aus den USA finden hier sogar noch deutlich höhere Werte. Interessant ist auch ein Vergleich der Wertigkeit der Risikofaktoren. Den größten **Einfluss auf die Lebenszeitverlängerung** hatte der Verzicht auf Nikotinkonsum. An zweiter Stelle des Einflusses auf die Lebenserwartung war der Faktor körperliche Aktivität (Li et al. 2018). Er wurde in seinem Einfluss bedeutender bestimmt als die Faktoren Body-Mass-Index, Ernährungsqualität sowie Alkoholkonsum.

Auffallend war auch, dass der größte Effekt bereits erzielt wurde bei **moderaten Bewegungsumfängen.** Dies passt zu dem oben beschriebenen Zusammenhang zwischen Bewegungsmangel und Mortalität. Den relativ größten Effekt erhält man beim Übergang vom bewegungsarmen zum moderat aktiven Lebensstil (➤ Abb. 7.3). Mit zunehmender körperlicher Aktivität kommt es zu einer weiteren Verringerung des relativen Risikos. Die Kurve flacht aber insgesamt ab und im weiteren Verlauf beim Übergang zur hohen Aktivität ist letzten Endes nicht eindeutig geklärt, ob wirklich noch positive Effekte erzielt werden oder das Ganze sogar auch negative Auswirkungen haben kann.

Zum Einfluss einer intensiven sportlichen Aktivität auf die Mortalität gibt es eine Reihe von vergleichenden Untersuchungen von Elitesportlern mit der Allgemeinbevölkerung, ohne dass hier auf besondere Einflussfaktoren korrigiert worden wäre. Die metaanalytische Auswertung ergab insbesondere für Athleten in den Ausdauer- und Mannschaftssportarten eine bis zu einem Drittel verringerte Mortalität. Bemerkenswert ist auch, dass regelmäßige, starke körperliche Belastungen im

Rahmen beruflicher Tätigkeiten insbesondere bei schlechter körperlicher Fitness mit einer erniedrigten Lebenserwartung bzw. erhöhten Mortalität verbunden sind.

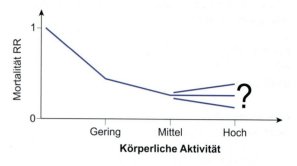

Abb. 7.3 Schematischer Zusammenhang zwischen Bewegungsmangel und Mortalität. Der mortalitätsreduzierende Effekt ist abhängig vom Ausgangsniveau der körperlichen Aktivität. [L143]

7.5 Körperliche Aktivität und Energiehaushalt

Der Mensch als physiologischer Organismus unterliegt den Gesetzen der Thermodynamik. Alle Funktionen des Organismus, angefangen von der Erregbarkeit einer Nervenzelle, über Transportvorgänge an Zellmembranen sowie Wahrnehmung und Exekutivfunktionen, sind abhängig von der kontinuierlichen Zuführung von Energie in Form von Makronährstoffen wie Kohlenhydraten, Lipiden oder Proteinen. Damit Zeiten einer eingeschränkten Nahrungszufuhr überbrückt werden können, verfügt der Körper über eindrucksvolle **Energiereserven.** Im Fettgewebe von schlanken Personen sind Energiereserven vorhanden, die den Bedarf für etwa 2–3 Monate decken. Bei adipösen Personen reicht die gespeicherte Energiemenge sogar für den Bedarf eines ganzen Jahres. Der Umfang der Energiespeicher des Körpers und damit auch ein mögliches Übergewicht resultieren daher aus der Balance zwischen aufgenommener und verbrauchter Energie. Auf der Verbrauchsseite werden drei große Komponenten unterschieden:

- Der **Grundumsatz** (oder auch Ruheenergieumsatz, basale Stoffwechselrate): Dieser umfasst die Energieaufwendungen für alle Lebensvorgänge in Ruhe. Er wird daher in liegender Position üblicherweise morgens nach dem Aufwachen unter nüchternen Bedingungen gemessen.
- Die **Thermogenese**
- Der **Aktivitätsumsatz**

Grundumsatz   Zur genauen Messung des Energieverbrauchs dienen spezielle Apparaturen zur **Bestimmung der produzierten Wärme** (sog. **direkte Kalorimetrie**). Deutlich weniger aufwendig ist die Bestimmung des aufgenommen Sauerstoffs in der **indirekten Kalorimetrie.** Da die Sauerstoffaufnahme direkt mit dem Energieverbrauch über die einschlägig bekannten chemischen Formeln zusammenhängt, kann hierüber auf die verbrauchte Energie zurückgeschlossen werden. Ist eine **Messung des Ruheenergieumsatzes (REE)** nicht möglich, gibt es auch eine Reihe von Formeln, mit deren Hilfe errechnet werden kann. Beispiel:

$$REE = 0,05192 \times \text{fettfreie Masse (kg)} + 0,04036 \times \text{Fettmasse (kg)} + 0,89 \times \text{Geschlecht (w = 0; m = 1)} - 0,01181 \times \text{Alter (Jahre)}$$
(Müller 2004)

Eine grobe Berechnung des persönlichen Grundumsatzes bietet auch der folgende Ansatz:

$$\text{Grundumsatz pro Tag} = 24 \text{ kcal (100 kJ) pro kg KG}$$

EVIDENZ

Der Grundumsatz macht etwa 60 % des gesamten täglichen Energieverbrauchs aus. Jedes Organ ist dabei am Grundumsatz beteiligt. So verbrauchen das Gehirn etwa 25 %, der Magen-Darm-Trakt mit Leber und Nieren zusammen 35 %, die Skelettmuskulatur etwa 20 % und das Herz ca. 6 % des Grundumsatzes. Bezogen auf 1 g ist der tägliche Energieverbrauch der Gewebe sehr unterschiedlich: Fett ~ 5 kcal; Muskel ~ 13–14 kcal; Gehirn/Leber ~ 200–240 kcal; Herz/Niere ~ 400 kcal.
Der Grundumsatz ist bei jedem Menschen anders und hängt von vielen Faktoren ab, darunter vor allem dem Alter, Größe bzw. Gewicht, Geschlecht sowie Körperzusammensetzung bzw. fettfreie Masse/Fettmasse. Mit dem Alter verlangsamen sich die Stoffwechselvorgänge, was zu einem niedrigeren Grundumsatz führt. Der Grundumsatz bei Männern liegt etwa 6–9 % höher als bei Frauen.

Thermogenese Die Thermogenese bezeichnet die Zunahme des Energieverbrauchs im Zusammenhang mit der Nahrungsaufnahme und nachfolgenden Verdauungs-, Absorptionssowie Speicherprozessen. Die Thermogenese macht etwa 10–15 % des gesamten täglichen Energieverbrauchs aus.

Aktivitätsumsatz Der Beitrag von Grundumsatz und Thermogenese zum gesamten Energieverbrauch ist zumindest kurz- bis mittelfristig wenig beeinflussbar. Daher kommt der dritten Komponente der energieverbrauchenden Prozesse eine besondere Bedeutung zu. Es handelt sich um den **Leistungsumsatz** oder auch **Aktivitäts- bzw. Arbeitsumsatz.** Der Leistungsumsatz bezeichnet sämtliche Tätigkeiten mit einer von der Ruhe abweichenden, körperlichen Aktivität. Er kann in mindestens zwei verschiedene Gruppen unterschieden werden: sportbezogene und nichtsportbezogene Tätigkeiten. Eine andere Unterscheidung spricht von intentionalen und spontanen Aktivitäten. **Intentionale Tätigkeiten** oder Aktivitäten umfassen daher bewusst vorgenommene Aktivitäten wie die berufliche Tätigkeit oder sportliche Aktivitäten. Zu den **spontanen Aktivitäten** gehören die Aktivitäten des körperlichen Alltags sowie auch bestimmte Verhaltensweisen, wie Zappeln oder Körperspannung beim Sitzen.

7.6 Körperliche Aktivität: Empfehlungen und Dosierung

Die gesundheitliche Bedeutung der Alltagsaktivität ist lange Zeit unterschätzt worden. Neue Untersuchungen zeigen, wie bedeutsam energetische Unterschiede bezüglich einfacher Tätigkeiten, wie Sitzen oder Stehen, sein können. Diese haben eine nicht zu unterschätzende Auswirkung auf das Körpergewicht bzw. die Inzidenz von Übergewicht und Adipositas. Zur Abschätzung des Leistungsumsatzes und für eine bessere Vergleichbarkeit des Energieverbrauchs von verschiedenen Menschen mit unterschiedlichen Tätigkeiten wurden die Messgrößen **„Physical Activity Level"** (PAL) oder **„Metabolische Äquivalente"** (MET) entwickelt (> Tab. 7.1). Unterschiedlichen Tätigkeiten werden verschiedene PAL-Werte zugeordnet. Über den Tag verteilt, ergibt sich so ein mittlerer PAL-Wert,

Tab. 7.1 Gegenüberstellung der körperlichen Aktivitätslevel (Physical Activity Level [PAL]) und Metabolischen Äquivalente (MET) zur Abschätzung der körperlichen Aktivität

Körperliches Aktivitätslevel (Beispiel)	Faktor	Sport- und Nichtsportbezogene Aktivität	MET	Kalorienverbrauch
Schlaf	0,95	**Ruhiges Liegen**	1	70
Sitzende Tätigkeit – Callcenter, bewegungseingeschränkte Menschen	1,2–1,3	**Sitzend: stricken, nähen, verpacken**	1,5	105
Sitzende Tätigkeit mit kleineren Gehstrecken – Büroarbeit	1,4–1,5	**Kochen/Vorbereitung des Essens – stehend bzw. gehend**	2,0	140
Gemischte Tätigkeit, sitzen, gehen, stehen – SchülerInnen/ArzthelferInnen	1,6–1,7	**Staubsaugen**	3,5	245
Überwiegend gehende Tätigkeit – KellnerInnen, VerkäuferInnen, HandwerkerInnen	1,8–1,9	**Laufen (5 km/h)**	5	350
Körperlich anstrengende Tätigkeit – BauarbeiterInnen, Landwirte/innen	2,0–2,4	**Klettern**	8	560

Der Kalorienverbrauch bezieht sich auf die MET-Werte und ist bezogen auf eine Belastungsdauer von 60 min und einem Körpergewicht von 70 kg.

wobei t für den Zeitraum steht, der mit einer bestimmten Aktivität x verbracht wird.

$$\frac{\sum(t(x) * PAL(x))}{24}$$

Der Ruheumsatz, multipliziert mit dem mittleren PAL-Wert, gibt schließlich den **Gesamtenergieverbrauch des Tages.**

Ein etwas differenziertes Vorgehen findet sich bei den metabolischen Äquivalenten. Ein MET entspricht dabei dem Kalorienverbrauch bzw. der Sauerstoffaufnahme einer erwachsenen Person im ruhigen Liegen. In Werten ausgedrückt, sind das entweder 1 kcal pro kg KG und h oder näherungsweise eine Sauerstoffaufnahme von 3,5 ml/min und kg KG. Auf den unterschiedlichen Energieverbrauch zwischen Mann und Frau wird bei dieser Darstellung verzichtet. Nahezu alle Tätigkeiten von nicht sportbezogenen bis sportbezogenen Tätigkeiten können nun als ein Vielfaches des Ruheenergieverbrauchs dargestellt werden. Eine Umrechnung der MET-Werte auf den jeweiligen Kalorienverbrauch ergibt sich dann gemäß folgender Formel:

Kalorienverbrauch sportbezogene bzw. nicht sportbezogene Tätigkeiten
=MET-Tätigkeit [kcal/(kg×h)]×Körpergewicht [kg]×Dauer [h]

Zusammen mit den durch ein Ernährungsprotokoll erhaltenen Werten für die Gesamtenergieaufnahme gelingt so die Erstellung einer Energiebilanz.

Eine MET-Tabelle einer Vielzahl sportbezogener und nicht sportbezogener Tätigkeiten wurde von Ainsworth und Mitarbeitern entwickelt und kontinuierlich erweitert (Ainsworth et al. 2011). Die verschiedenen MET-Werte machen körperliche Aktivitäten vergleichbar und helfen, die energetischen Auswirkungen unterschiedlicher Tätigkeiten besser abschätzen zu können sowie das individuelle Programm nicht sportbezogener bzw. sportbezogener Tätigkeiten auf einschlägige Empfehlungen anzupassen. So empfiehlt die Nationale Empfehlung für Bewegung und Bewegungsförderung ähnlich wie die Weltgesundheitsorganisation davon von mindestens 150 min aerober körperlicher Aktivität mit moderater Intensität durchzuführen oder mindestens 75 min mit entsprechend höherer Intensität. Moderate Intensitäten entsprechen dabei in etwa einem metabolischen Äquivalent von 5, weshalb das Ganze auch als ein Bewegungsumfang von 750 MET min/Woche dargestellt werden kann. Gemäß den MET-Werten aus der Tabelle können dann individuell die für jeden passenden Bewegungs- und Intensitätsformen zusammengestellt werden, um schließlich den empfohlenen Gesamtwert an Energieverbrauch zu erreichen. Bei den sportbezogenen Empfehlungen sollten dabei die Belastungseinheiten mindestens eine Dauer von 10 min umfassen.

7.7 Auf der Suche nach dem Gesundheitsprädiktor

Die bisherigen Ausführungen fokussierten auf den Bewegungsmangel sowie der körperlichen Aktivität als wesentliche gesundheitsrelevante Parameter. Ein weiterer, bedeutender Gesundheitsprädiktor ist die **kardiorespiratorische Leistungsfähigkeit.** Während die körperliche Aktivität vor allem mit Bewegungstrackern oder Fragebögen bestimmt wird, wird die körperliche Leistungsfähigkeit durch einen **Belastungstest** bestimmt (z. B. W/kg KG oder VO_{2max} in ml/kg min) Eine Leistungszunahme im Umfang von 1 MET (= 3,5 ml/min kg KG) führt zu einer etwa 15 %-igen Risikoreduktion für die Gesamtmortalität bzw. die kardiovaskulären Mortalität. Dabei ist der Effekt umso größer, je geringer das Ausgangsniveau ist.

Ein Vergleich der Einflüsse von Bewegungsmangel, körperlicher Aktivität und kardiorespiratorischer Leistungsfähigkeit auf das relative Risiko der Gesamtmortalität zeigt über große Bereiche einen ähnlichen Verlauf (Bouchard et al. 2015). Einzelne Abweichungen haben sicherlich auch messmethodische Gründe (Fragebogen-subjektive Einschätzung; Leistungstest-objektive Einschätzung). Trotz Gemeinsamkeiten und Überlappungen der **drei Gesundheitsprädiktoren Bewegungsmangel, körperliche Aktivität und körperliche Leistungsfähigkeit** gibt es aber auch Hinweise, dass sie unabhängig voneinander die Gesundheit beeinflussen. Zukünftige präventive Maßnahmen tun sicherlich gut daran, diese Unterschiedlichkeit bei einer Risikostratifizierung zu berücksichtigen. Dies gilt umso mehr, als sich in den letzten Jahren mit der **Muskelkraft** ein weiterer Faktor für die Gesundheit als prognostisch bedeutsam für die Gesamtmortalität herausgestellt hat. Die Bestimmung der kardiorespiratorischen Leistungsfähigkeit sowie der Muskelkraft könnte somit zukünftig helfen, Subgruppen mit einem besonders erhöhten Risikopotenzial zu identifizieren und mit einem speziell auf diese Personengruppe zugeschnittenen Präventionsprogramm zu versorgen.

LITERATUR
Ainsworth BE, et al. Compendium of Physical Activities: A Second Update of Codesand MET Values. Med. Sci. Sports Exerc, 2011; 43(8): 1575–1581.
Bouchard B, et al. Less Sitting, More Physical Activity, or Higher Fitness? Mayo Clin Proc, 2015; 90(11): 1533–1540.
Deutsche Diabetesstiftung. https://www.diabetesstiftung.de/findrisk.
Deutsche Gesellschaft für Kardiologie – Herz-und Kreislaufforschung e.V. (2017) ESC Pocket Guidelines. Prävention von Herz-Kreislauf-Erkrankungen, Version 2016.
Li Y, et al. Impact of Healthy Lifestyle Factors on Life Expectancies in the US Population. Circulation, 2018 Jul 24; 138(4): 345–355.
O'Donnell MJ. et al. INTERSTROKE investigators. Global and regional effects of potentially modifiable risk factors associated with acute stroke in 32 countries (INTERSTROKE): a case-control study. Lancet, 2016 Aug 20; 388(10046): 761–775.
Piepoli MF, et al. 2016 European Guidelines on cardiovascular disease prevention in clinical practice. Eur Heart J Volume, 2016; 37: 2315–2381.

8 Evidenzbasierte Sporttherapie

Kernaussagen

- Sporttherapie als besondere Form der Bewegungstherapie umfasst alle Maßnahmen, die mithilfe körperlicher Aktivität die Funktionsfähigkeit erkrankter Organe wiederherstellen sowie deren negativen Auswirkungen auf die Leistungsfähigkeit und Teilhabe kompensieren.
- Sporttherapie als nichtmedikamentöser Ansatz erreicht bei einer Reihe von Erkrankungen Effektstärken, die mit einer medikamentösen Therapie vergleichbar sind.
- Die Evidenz sporttherapeutischer Maßnahmen wird allerdings nicht selten eingeschränkt durch die Verwendung teilweise sehr unterschiedlicher Trainingsprotokolle, was eine Vergleichbarkeit erschwert.
- Die größten Therapieerfahrungen liegen bislang für das Ausdauertraining vor, gefolgt vom Krafttraining. Dabei zeigen sich für beide Trainingsformen durchaus ähnliche Effekte, was für den erhöhten Energieverbrauch als wesentlichen modifizierenden Faktor spricht.
- Bei einzelnen Krankheitsbildern lassen sich auch spezifische Effekte weiterer Trainingsformen nachweisen. Hierzu gehören das Training der Koordinations- und Gleichgewichtsfähigkeit sowie der Beweglichkeit, wobei die Datenbasis allerdings häufig limitierter ist.

Der Begriff der Sporttherapie erscheint auf dem ersten Blick eingängig und leicht verständlich. Eine Durchsicht von Definitionen aus Lexika oder einschlägigen Berufsverbänden sowie der wissenschaftlichen Literatur macht jedoch deutlich, dass dieser Begriff gar nicht so eindeutig definiert ist und häufig unscharf verwendet wird.

Der Begriff **„Sporttherapie"** macht zunächst deutlich, dass es sich um ein interdisziplinäres Fachgebiet handelt, in dem Medizin und Sportwissenschaften integrativ zusammenarbeiten. Der Begriff „Therapie" beinhaltet allgemein Maßnahmen (in diesem Fall sportliche Aktivitäten), deren Zweck es ist, Behinderungen, Krankheiten oder Verletzungen positiv zu beeinflussen. Am Anfang stehen die Diagnose- und die Indikationsstellung durch den Arzt (Scheibe 1994). Sporttherapie richtet sich damit grundsätzlich an Menschen mit Krankheit oder Behinderung. Die Maßnahme durch den Sporttherapeuten beruht dann auf einer kontinuierlich betriebenen, systematischen, individuell dosierten körperlichen (= sportlichen) Übungstherapie. Dabei hat Sporttherapie eine enge und eine weite Zielrichtung. In der engen Zielrichtung geht es darum, das erkrankte Organ selbst zu behandeln. In der weiten Zielrichtung geht es darum, nicht erkrankte Organe und Funktionssysteme derart zu verbessern, dass sie die Beeinträchti-

gungen, die durch kranke Organe entstehen, kompensieren können. In diesem Sinne ist die Sporttherapie eine besondere **Form der Bewegungstherapie** (➤ Abb. 8.1). Weitere Formen der Bewegungstherapie sind die Physiotherapie, der Behindertensport bzw. der Rehabilitationssport. Auf der gleichen Ebene wie die Bewegungstherapie kann der Gesundheits- bzw. der Präventionssport eingeordnet werden. Sein Adressat ist primär der gesunde Organismus zum Zweck der Gesunderhaltung und Krankheitsvorbeugung. Beide Bereiche gehen aber nahtlos ineinander über, wenn man die Überschneidung zwischen sekundär-/tertiärpräventiven Ansätzen und dem Rehabilitationssport bedenkt.

Wie für alle therapeutischen Maßnahmen gilt auch für die nichtmedikamentöse Therapieform Sport, dass der Nachweis ihrer Wirksamkeit erbracht werden muss. Dies ist für eine breite Akzeptanz unerlässlich und hilfreich für den interdisziplinären, wissenschaftlichen Austausch. Die Grundlagen der evidenzbasierten Medizin gelten daher auch für die Sporttherapie. Die systematische Suche und Zusammenstellung klinischer Studien und Erfahrung, deren wissenschaftliche Aufarbeitung mithilfe systematischer Reviews und Metaanalysen führt zu entsprechenden Evidenzgraden bzw. -klassen, mit denen die methodische Qualität der zugrunde liegenden Studien bewertet

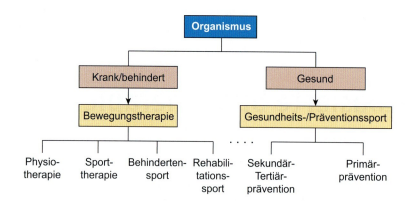

Abb. 8.1 Einordnung des Begriffs „Sport-therapie" [L143]

wird (Klasse Ia [Metaanalyse] bis IV [Expertenmeinung]). Die Evidenzklassen im Zusammenhang mit der klinischen Relevanz führen zur Ableitung von Empfehlungsgraden: Grad A („Soll"), Grad B („Sollte"), Grad C („Kann"); Klinischer Konsenspunkt. In der nachfolgenden Darstellung wird hierauf Bezug genommen, indem der jeweilig verfügbare Studientyp benannt wird.

8.1 Kardiovaskuläre Erkrankungen

8.1.1 Arterielle Hypertonie

In der allgemeinmedizinischen Praxis gehört die Bluthochdruckerkrankung zu den häufigsten behandlungsbedürftigen Erkrankungen. Definitionsgemäß spricht man von einem **Bluthochdruck oberhalb von Werten 140/90 mmHg** (Grad 1: 140–159/90–99 mmHg; Grad 2: 160–179/100–109 mmHg; Grad 3: ≥ 180/110 mmHg). Diese Einteilung ist naturgemäß willkürlich, wie auch die aktuelle Diskussion um die Absenkung der Grenzen für die Bluthochdruckdefinition in der US-amerikanischen Leitlinie zeigt. Schließlich sind es aus klinischer Sicht vor allen Dingen die Folgen der Bluthochdruckerkrankung, welche von Bedeutung sind. Und diese Folgeerkrankungen, wie arteriosklerotische Plaquebildung mit kardiovaskulären Folgeerkrankungen (Herzinfarkt, Schlaganfälle, periphere arterielle Verschlusskrankheit, Niereninsuffizienz, Fundus hypertonicus) sowie neurokognitive Störungen und Demenz, steigen natürlich kontinuierlich bzw. nichtlinear mit steigenden Blutdruckwerten an und hängen nicht von definierten Grenzwerten ab.

Es wird aus ätiologischer Sicht die primäre oder sog. essenzielle Hypertonie von der sekundären Hypertonie unterschieden. Die **primäre Verlaufsform** betrifft etwa 90 % der Patienten. Wichtige Risikofaktoren sind die genetische Disposition, Nikotinkonsum, Adipositas, Bewegungsmangel, Stress sowie hoher Alkohol- und Kochsalzkonsum und das Schlaf-Apnoe-Syndrom. Obwohl der genaue pathogenetische Mechanismus

noch nicht vollständig geklärt ist, gibt es jedoch Hinweise auf ein komplexes multifaktorielles Geschehen. Hierzu gehören Anstiege des intravaskulären Volumens aufgrund einer Kochsalzakkumulation, ein erhöhter Sympathikotonus, Anstiege des Herzzeitvolumens sowie des peripheren Gefäßwiderstands im Rahmen hormoneller Störungen (Renin-Angiotensin-Aldosteron-System) als auch über vaskuläre Mechanismen, die zu funktionellen und strukturellen Veränderungen der Gefäßwand führen, mit einer erhöhten Steifigkeit der Gefäße.

Sekundäre Hypertonien sind dagegen Folge einer definierten Grunderkrankung, wie Nieren- und Gefäßerkrankungen, endokrine Störungen, Tumore (z. B. reninproduzierende Tumore), psychiatrische Erkrankungen (z. B. generalisierte Angststörung) als auch chronische Schmerzen.

Sporttherapeutische Evidenz

Die Bluthochdruckerkrankung ist nichtmedikamentösen Therapieansätzen sehr gut zugänglich.

EVIDENZ

Eine Reihe von Metaanalysen zeigt einen blutdrucksenkenden Effekt körperlicher Aktivität von im Mittel etwa 7–9 mmHg systolisch und 4–5 mmHg diastolisch und erreichen damit durchaus vergleichbare Effektstärken medikamentöser Interventionen.

Auf den ersten Blick erscheint dies nicht viel. Wenn man jedoch bedenkt, dass eine Senkung des Blutdrucks um 10/5 mmHg das Schlaganfallrisiko um etwa 45 % senken kann, dann bedeutet dies, dass durch regelmäßige sportliche Aktivität eine Risikosenkung um etwa 25 % möglich ist. Die blutdrucksenkenden Effekte sind dabei umso größer, je höher der Ausgangswert ist. Bei normotensiven Personen ist die Blutdrucksenkung nur noch minimal, sodass kein Risiko einer Hypotension durch die Sportausübung besteht.

Im Vergleich der Trainingsformen ergeben sich keine signifikanten Unterschiede der Effekte durch ein aerobes Ausdauertraining, ein dynamisches Krafttraining oder ein kombiniertes aerobes Ausdauer- und Krafttraining. Asiatische

Sportarten wie Qigong, Tai Chi oder Yoga induzieren ebenfalls eine systolische und diastolische Blutdrucksenkung. Der blutdrucksenkende Effekt körperliche Aktivität hängt dabei nicht vom Lebensalter oder dem Geschlecht ab.

Trainingsmodalitäten

Bezüglich der Trainingsmodalitäten ist die verfügbare Datenbasis etwa geringer. In einem Bereich von 40–70 % der maximalen Sauerstoffaufnahme scheint es keinen Einfluss der Belastungsintensität auf die blutdrucksenkende Wirkung zu geben. Selbst ein hochintensives Intervalltraining zeigte keine bessere Blutdrucksenkung als ein kontinuierliches moderat intensives Ausdauertraining. Diese Trainingsform sollte bei Bluthochdruck-Patienten allerdings sehr zurückhaltend bewertet werden, da auf der aktuellen Datenbasis noch keine Aussage bezüglich der Inzidenz gegenteiliger Effekte eines hochintensiven Ausdauertrainings gemacht werden kann. Die Dauer einer Trainingseinheit sollte mindestens 20 min betragen, da sich zu diesem Zeitpunkt erste Effekte einstellen. Mit längerer Dauer werden die Effekte etwas ausgeprägter, weshalb die Empfehlungen bezüglich der Dauer einer Trainingseinheit bei etwa 30–45 min liegen. Der Effekt einer Blutdrucksenkung setzt häufig schon nach einer einzelnen Trainingseinheit ein. Man spricht von einer sog. **Nachbelastungshypotonie** (➤ Info-Box).

INFO
Nachbelastungshypotonie

Mit Nachbelastungshypotonie beschreibt man das Phänomen, dass es nach einer einzelnen Belastungseinheit für die Dauer von etwa 24 h zu einem Blutdruckabfall gegenüber dem Ausgangswert kommt. Dieser beträgt bei Hypotonikern etwa 15 zu 8 mmHg und bei Normotonikern 7–4 mmHg. Es besteht hierbei kein wesentlicher Einfluss der Intensität der Belastung auf die Nachbelastungshypotonie. Ursächlich beteiligt sind sowohl zentrale als auch periphere Regulationsmechanismen (➤ Abb. 8.2). Es gibt Hinweise, dass die Nachbelastungshypotonie ein Indikator für die Effektivität von sporttherapeutischen Maßnahmen bezüglich der Blutdrucksenkung sein kann.

Für einen kontinuierlichen, blutdrucksenkenden Effekt sind regelmäßige Trainingseinheiten pro Woche notwendig. Deren Häufigkeit sollte nicht geringer als bei 3 Einheiten/Woche liegen, häufigere Einheiten sind zu empfehlen. Einen stabilen blutdrucksenkenden Effekt sporttherapeutischer Maßnahmen beobachtet man etwa nach einer Trainingsdauer von 10 Wochen. Sollte es zu diesem Zeitpunkt nicht zu einer signifikanten Blutdrucksenkung gekommen sein, ist nicht auszuschließen, dass der Patient als **Non-Responder** anzusehen ist. Der Anteil der Non-Responder, d. h. der nicht mit einer Blutdrucksenkung antwortenden Patienten, ist bei sporttherapeutischen Maßnahmen mit etwa 25 % anzusetzen. Dieser recht hohe Anteil spiegelt sich allerdings auch bei medikamentösen Therapieformen wider und scheint daher mit der Ätiologie der Erkrankung zusammenzuhängen.

Die Bluthochdruckerkrankung ist eine chronische Erkrankung, die einer dauerhaften Therapie bedarf. Daher ist es nicht verwunderlich, dass auch die Sporttherapie kontinuierlich umgesetzt werden muss.

CAVE
Bereits 1 Monat Trainingskarenz führt zu einem Blutdruckanstieg auf das Niveau vor Trainingsaufnahme.

Mechanismen der Blutdrucksenkung durch Sport

Die Blutdrucksenkung durch körperliche Aktivität beruht vermutlich auf verschiedenen Mechanismen. So führt bereits ein 1-monatiges körperliches Ausdauertraining zu einer Verbesserung der endothelialen Dysfunktion und einer vermehrten Gefäßreagibilität. Darüber hinaus finden sich Einflüsse der körperlichen Aktivität auf den Hormonhaushalt mit einem Anstieg der arteriellen natriuretischen Peptide, einem Abfall des Reninspiegels sowie einer verminderten Noradrenalinkonzentration. Eine Umstellung der vegetativen Reaktionslage mit einer Absenkung der sympathischen Aktivität und einem erhöhten Parasympathikotonus findet statt. Dies ist vermutlich involviert in der Absenkung des Sollwerts der Barorezepto-

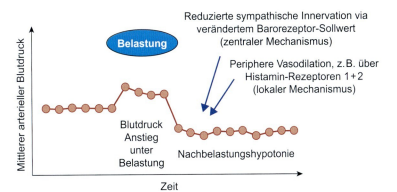

Abb. 8.2 Beispielhafter Verlauf der Nachbelastungshypotonie und ursächlich beteiligte Regulationsmechanismen [L143]

rensensibilität. Flüssigkeits- und Kochsalzverluste durch vermehrte Schweißproduktion adressieren das intravaskuläre Flüssigkeitsvolumen.

INFO

Sport bei Aortenaneurysma/Aortendissektion

Die arterielle Hypertonie spielt neben der Arteriosklerose und den genetischen Effekten (Marfan-Syndrom etc.) die wichtigste Rolle in der Entstehung von Aortenaneurysmen bzw. -dissektion. Häufig wird Patienten mit Aortenaneurysma/-dissektion generell von sportlichen Aktivitäten abgeraten. Dabei ist die Datenbasis diesbezüglich sehr schwach. Aktuell sind keine longitudinalen Studien verfügbar bezüglich des Einflusses körperlicher Aktivität auf das Überleben bzw. des Risikos einer thorakalen Aortendissektion. Bezüglich abdomineller Aortenaneurysmen zeigt eine aktuelle Metaanalyse, dass zumindest bei Patienten mit einem Aortendurchmesser von < 55 mm ein körperliches Training nicht mit einem erhöhten Risiko verbunden ist. Es kommt im Gegenteil zu den erwarteten **Verbesserungen der körperlichen Leistungsfähigkeit,** was für die Prognose eines operativen Eingriffs bedeutsam ist, und es fanden sich deutliche **Veränderungen der inflammatorischen Komponente.** Dabei zeigte körperliche Aktivität keinerlei Einfluss auf die Progression des Aneurysmas.
Einschlägige Leitlinien empfehlen bezüglich der Sportart den Verzicht auf Wettkampfsportarten, insbesondere im Rahmen von Kontaktsportarten sowie Sportarten mit hohen isometrischen, d. h. statischen Kraftbelastungen wie Gewichtheben oder Klettern. Gleiches gilt auch für Patienten nach Implantation einer Gefäßprothese. Größere Blutdruckanstiege, wie sie im Rahmen von maximalen isometrischen Anstrengungen oder auch hochintensiven Belastungen entstehen können, sollten vermieden werden (Druckbelastungen). Ausdauersportarten wie Walking, Joggen oder Radfahren sind nur mit geringen Anstiegen des mittleren arteriellen Druckes verbunden, sodass hier eine relativ gefahrlose Sportausübung möglich ist (Volumenbelastungen). Gleiches gilt auch für ein gesundheitsorientiertes Krafttraining, wenn nur mit geringen Gewichten und häufigen Wiederholungen gearbeitet wird. Natürlich sollte auch regelmäßig eine Überwachung der Blutdruckreaktion unter Belastung im Rahmen eines Belastungs-EKGs stattfinden und die Suffizienz der bestehenden antihypertensiven Medikation geprüft werden.

8.1.2 Koronare Herzerkrankung

Die koronare Herzerkrankung (KHK) ist die Folge einer Manifestation arteriosklerotischer Prozesse an den Herzkranzgefäßen. Abhängig vom Ausmaß der Verlegung der Herzkranzgefäße kommt es zu reversiblen Ischämien des Herzmuskels im Rahmen der üblicherweise belastungsabhängigen Angina-pectoris-Attacken bis hin zum Komplettverschluss des Gefäßes mit Termination der Blutversorgung, Gewebeuntergang und ausgeprägter thorakaler Schmerzsymptomatik im Rahmen des Myokardinfarkts. Eine Reihe von beeinflussbaren und nichtbeeinflussbaren Risikofaktoren wurde mittlerweile beschrieben, deren weite Verbreitung die koronare Herzerkrankung zu einer der wichtigsten Volkskrankheiten mit einem hohen Morbiditäts- und Mortalitätsrisiko machen. Leitsymptom der Myokardischämie ist die **Angina pectoris (AP).** Dabei besteht jedoch eine hohe individuelle Variabilität zwischen klinischem Befund und klinischer Symptomatik. Der Schweregrad der Angina pectoris wird nach der Empfehlung der Canadian Cardiovascular Society in vier Klassen eingeteilt.

Pathophysiologie

Ausgangspunkt für die Entwicklung arteriosklerotischer Läsionen ist die Endothelzelle. Eine Vielzahl pathophysiologischer Stimuli können die antithrombotischen, antiadhäsiven, antiinflammatorischen als auch antioxidativen Effekte eines funktionsfähigen Endothels nachhaltig stören. Beginnend mit fokalen Permeationsstörungen und der Aufnahme von Lipoproteinpartikeln in den subendothelialen Raum kommt es zur In-Gang-Setzung einer pathophysiologischen Kaskade mit der Invasion von zirkulierenden Monozyten in die Intima, zu deren Differenzierung und Modifizierung zu Schaumzellen über die Einlagerung von Lipoproteinen, zu einer Endothelzellaktivierung durch die Freisetzung von Chemokinen und Wachstumsfaktoren, die Proliferation von glatten Muskelzellen und zur Synthese zusätzlicher extrazellulärer Matrixkomponenten mit **Bildung eines fibromuskulären Plaques.** Die genaue Zusammensetzung der arteriosklerotischen Plaques kann dabei variieren mit entsprechenden Folgen für die Vulnerabilität der Plaques. **Instabile Plaques,** die durch starke entzündliche Komponenten gekennzeichnet sind, prädisponieren zur Ruptur mit luminaler Freisetzung von thrombotischem Material und nachfolgendem thrombotischen Verschluss des Herzkranzgefäßes. Bei anderen Plaques finden sich endotheliale Erosionen, die eine Thrombusformation auslösen können. **Stabile arteriosklerotische Läsionen** zeichnen sich dadurch aus, dass sie eine relativ dicke fibröse Kappe besitzen und weniger Lipidanschlüsse bzw. inflammatorische Zellen enthalten. Ihre Neigung, arteriothrombotische Ereignisse auszulösen, ist gegenüber den anderen beiden Formen deutlich reduziert. Natürlich können in einem Individuum verschiedenartige arteriosklerotische Plaquemuster koexistieren.

Die strukturellen Kennzeichen der endothelialen Dysfunktion sind von einer **reduzierten Verfügbarkeit von Stickstoffmonoxid (NO)** begleitet. NO ist dabei einer der stärksten vasorelaxierenden Moleküle. Seine Verfügbarkeit hängt ab vom Gleichgewicht zwischen NO-Produktion und NO-Abbau. Bei der koronaren Herzerkrankung ist die NO-Freisetzung durch eine reduzierte Expression des NO-produzierenden Enzyms eNOS (endotheliale NO-Synthese) reduziert, während der Abbau von NO deutlich beschleunigt ist durch den vermehrten Anfall von freien, reaktiven Radikalen. Der vermehrte oxidative Stress im Gewebe führt zu einem **erhöhten Untergang endothelialer Zellen** durch den programmierten Zelltod (Apoptose), deren Ersatz bzw. Reparatur dadurch erschwert wird, dass die Mobilisation zirkulierender Vorläuferzellen im Rahmen des Krankheitsbildes häufig beeinträchtigt ist. Neben den lokalen kardialen Befunden finden sich die gestörten endothelialen Prozesse auch auf systemischer Ebe-

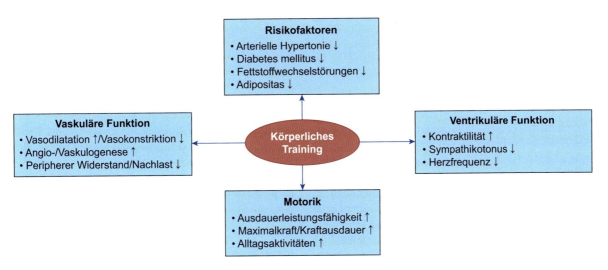

Abb. 8.3 Effekte körperlicher Aktivität bei Patienten mit KHK [L143]

ne. Sie sind assoziiert mit der **Entwicklung bedeutender Komorbiditäten** der koronaren Herzerkrankung, wie der Bluthochdruckerkrankung, der Diabetes-mellitus-Erkrankung, den Fettstoffwechselstörungen sowie der Adipositas. Störungen der Gefäßreagibilität sind darüber hinaus direkt oder indirekt mit Einschränkungen der ventrikulären Funktion verbunden.

Neben den kardiovaskulären Veränderungen finden sich beim KHK-Patienten aber auch deutliche Einschränkungen seiner motorischen Leistungsfähigkeit, die eher indirekt mit den originären pathophysiologischen Prozessen verknüpft ist. So zeigen einzelne kleinere Studien bei KHK-Patienten eine deutlich gesteigerte muskuläre Ermüdbarkeit sowohl bei Ausdauer- als auch bei Kraftbelastungen im Vergleich zu einer gesunden Kontrollpopulation. Bezüglich der Einschränkung der maximalen Muskelkraft gibt es derzeit noch divergierende Aussagen. Die eingeschränkten motorischen Funktionen sind selbst bei Patienten mit stabiler Angina pectoris assoziiert mit einer signifikanten Einschränkung ihrer Alltagsaktivität.

Sporttherapeutische Evidenz

Ein regelmäßiges körperliches Training ist nachweislich in der Lage, die oben skizzierten pathophysiologischen Ziele wirkungsvoll zu adressieren. Die klinischen Effekte eines Trainings bei KHK-Patienten beeinflussen sowohl endotheliale als auch ventrikuläre Funktionen. Sie modulieren die Risikofaktoren und verbessern die motorische Leistungsfähigkeit (➤ Abb. 8.3). Die Effektstärken bezüglich der einzelnen Risikofaktoren weichen hierbei deutlich voneinander ab. Während Effekte auf Blutzuckereinstellung und Blutdruckeinstellung in ihrer Größenordnung vergleichbar mit medikamentösen Ansätzen sind, sind die Effekte bei Fettstoffwechselstörungen und Übergewicht geringer (für Details siehe die einzelnen Unterkapitel). Neben den Einzeleffekten sollte aber auch die Kom-

bination der Effekte nicht unterschätzt werden. Das körperliche Training führt nachgewiesenermaßen zu einer **deutlichen Verbesserung der körperlichen Leistungsfähigkeit,** welche über die Bestimmung der maximalen Sauerstoffaufnahme objektivierbar ist.

EVIDENZ

Ein 12-wöchiges Ausdauertraining mit 3 Trainingseinheiten pro Woche kann hier beispielsweise zu einer Verbesserung der maximalen Sauerstoffaufnahme von 4–5 ml/kg min führen. Große epidemiologische Studien zeigen, dass es mit einer Zunahme der VO_{2max} von 1 ml/kg min zu einer Senkung der kardiovaskulären Mortalität von etwa 10 % kommt. Dies korrespondiert zu metaanalytischen Daten, dass die Durchführung eines regelmäßigen Trainingsprogramms bei KHK-Patienten zu einer Senkung sowohl der Gesamtsterblichkeit als auch der kardialen Mortalität um etwa 25 % führt.

Primärer Inhalt eines körperlichen Trainings war bislang immer das Ausdauertraining, welches über die Volumenbelastung das kardiovaskuläre System stimuliert. In den letzten Jahren wurden **Variationen des Ausdauertrainings** (kontinuierliches Training versus Intervalltraining) als auch **Krafttraining** oder **Kombinationen von Ausdauer- und Krafttraining** hinsichtlich ihrer Effekte untersucht. Es gibt bislang allerdings keinen Hinweis, dass sich die unterschiedlichen Trainingsmaßnahmen bezüglich ihrer Effekte auf klinische Endpunkte unterscheiden. Eine verbesserte Wirksamkeit hinsichtlich einzelner motorischer Hauptbeanspruchungsformen, wie z. B. eine gezielte Verbesserung der Kraftfähigkeiten durch entsprechendes Training, kann in Einzelfällen gezeigt werden. Dies betrifft auch die offensichtlich schnellere Leistungssteigerung nach einem hochintensiven Intervalltraining. Allerdings lässt das zum jetzigen Zeitpunkt nicht den Schluss zu, das kontinuierliche Ausdauertraining als Basismaßnahme eines Trainings für KHK-Patienten in Zweifel zu ziehen. Nicht übersehen werden

8

sollten schließlich die positiven Effekte eines körperlichen Trainings auf die AP-Symptomatik und das körperliche Wohlbefinden der Patienten.

Molekulare Effekte der Sporttherapie

Auf molekularer Ebene konnte gezeigt werden, dass körperliches Training die **Verfügbarkeit von NO verbessert.** Dies beruht sowohl auf einer verbesserten Generation von NO durch vermehrte eNOS-Expression als auch auf einem geringeren NO-Abbau durch eine verminderte Produktion freier Radikale. Bereits vierwöchige Trainingseinheiten führten hier zu einer verbesserten Reagibilität des Endothels mit der Folge eines verbesserten koronaren Blutflusses. Dies ist vermutlich auch einer der Mechanismen, über die regelmäßiges körperliches Training zu einer Verbesserung des koronaren Blutflusses über Kollateralgefäße führt (1; ➤ Abb. 8.4). Als weitere Mechanismen werden diskutiert:

2 Die Bildung eines neuen kapillaren Netzwerkes im Rahmen der Angiogenese
3 Trainingsinduzierte Rekrutierung bereits angelegter, bislang aber nicht genutzter Widerstandsgefäße
4 De-novo-Vaskulogenese aus zirkulierenden endothelialen Vorläuferzellen (➤ Abb. 8.4) (Winzer et al. 2018)

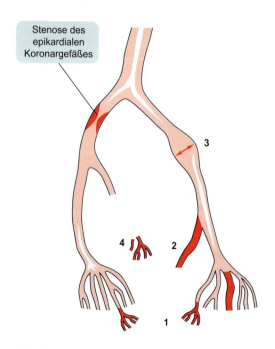

1 Angiogenese
2 Rekrutierung angelegter, aber nicht genutzter Arteriolen
3 Verbesserte Vasomotorik = Endothelreagibilität
4 De-novo-Vaskulogenese aus endothelialen Vorläuferzellen

Abb. 8.4 Sporttherapeutische Wirkungsmechanismen zur Verbesserung des koronaren Blutflusses (siehe Text) [H225-001]

Zum jetzigen Zeitpunkt ist allerdings ungeklärt, welche dieser Mechanismen wirklich beim Menschen relevant sind. Eine weitere offene Frage betrifft die mögliche Regression der arteriosklerotischen Veränderungen im Koronargefäß. Ob körperliche Aktivität tatsächlich in der Lage ist, hier zu einer Regression der strukturellen Veränderungen zu führen, ist zum jetzigen Zeitpunkt offen. Es gibt einzelne Berichte hierüber, die jedoch aufgrund unterschiedlicher Schwächen in der Studiendurchführung nicht verallgemeinert werden sollten. Es ist vielmehr anzunehmen, dass, wenn es zu einer Regression der strukturellen Veränderungen in den Koronargefäßen durch körperliches Training kommen sollte, dies wesentlich von den Eckpunkten Trainingsdauer und Trainingsvolumen abhängt.

8.1.3 Herzinsuffizienz

DEFINITION

Die Herzinsuffizienz ist eine komplexe kardiale, neurohumorale, inflammatorische und metabolische Erkrankung, basierend auf der fehlenden Fähigkeit des Herzens, ein ausgeglichenes Verhältnis zwischen O_2-Bedarf und O_2-Angebot in den Geweben mittels adäquater Perfusion sicherzustellen.

Pathophysiologie und sporttherapeutische Angriffspunkte

Gemäß den kardialen Funktionsparametern werden verschiedene Formen der Herzinsuffizienz unterschieden:
- Herzinsuffizienz mit reduzierter Ejektionsfraktion (HFrEF) (Ejektionsfraktion < 40 %)
- Herzinsuffizienz mit erhaltener Ejektionsfraktion (HFpEF) (EF > 50 %)
- Mittlere Form der Herzinsuffizienz mit einer EF zwischen 40 und 50 %

Während bei der HFrEF die verminderte kardiale Kontraktilität als pathophysiologischer Mechanismus im Vordergrund steht, sind es bei der HFpEF eingeschränkte Ventrikelrelaxationen, welche die ventrikuläre Füllung behindern. Gemein ist allen Formen eine Reduktion der peripheren Perfusion, welche zu einem Missverhältnis zwischen Perfusionsbedarf und Perfusionsangebot führt. Die daraufhin einsetzenden Kompensationsmechanismen machen die Herzinsuffizienz zu einer **systemischen Erkrankung,** deren Symptome und klinisches Bild nicht mehr nur kardial bedingt sind (➤ Abb. 8.5): Hierzu gehören die Sympathikusaktivierung sowie ein reduzierter Vagotonus, die Aktivierung des Renin-Angiotensin-Aldosteron-Systems, Veränderungen im Redoxhaushalt, endotheliale Dysfunktion sowie eine inflammatorische Komponente. Letztere in Verbindung mit der zunehmenden Inaktivität führt zu Myopathie und muskulärer Dekonditionierung. Die klinisch führenden Symptome sind hierbei eine Belastungsintoleranz mit Dyspnoe und frühzeitiger muskulärer Ermüdung. Die einzelnen Organ-

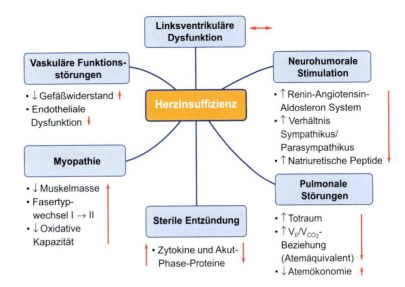

Abb. 8.5 Kardiovaskuläre und systemische pathologische Veränderungen der Herzinsuffizienz und ihre Beeinflussbarkeit durch sporttherapeutische Maßnahmen (rote Pfeile) [L157]

systeme tragen hierzu in sehr unterschiedlicher Weise bei (➤ Tab. 8.1).

Eine bedeutsame Rolle spielt die **Skelettmuskulatur.** Die kardiale Kachexie führt bedingt durch erhöhte inflammatorische Parameter sowie verminderte Effekte von Wachstumsfaktoren zu einem Verlust an Muskelmasse. Darüber hinaus kommt es bei den vorhandenen Fasertypen zu einem muskulären Fasertypwechsel von Typ-I- zu Typ-II-Fasern. Dieser ist gekennzeichnet von einer verstärkten Expression glykolytischer Enzyme, einer Herabregulation oxidativer Stoffwechselprozesse sowie einem mitochondrialen Funktions- und Volumenverlust. Diese Faserabnormalitäten sind begleitet von einem Verlust an Kapillaren. Alle peripheren Prozesse zusammen sorgen für eine deutliche Behinderung des O_2-Transports und -Utilisation im Muskel. Dies ist der bedeutendste Einflussfaktor für den Leistungsverlust des Herzinsuffizienz-Patienten in Bezug auf die maximale Sauerstoffaufnahme (VO_{2max}).

Diese Veränderungen finden sich auch in der **Atemmuskulatur.** Ähnlich der Skelettmuskulatur finden sich in der Zwerchfellmuskulatur Hinweise auf oxidativen Stress, mitochondriale Dysfunktion sowie eine Aktivierung proteolytischer Systeme mit anschließender Muskelatrophie bzw. Fasertyp-Shift. Diese Veränderungen unterstützen eine frühzeitige Erschöpfung der Atemmuskulatur. Umgekehrt führen Ventilations-/Perfusionsverteilungsungleichgewichte sowie eine metabolisch bedingte frühzeitige systemische Azidose unter Belastung zu zusätzlichen Atemantrieben. Die hieraus resultierende erhöhte Totraumventilation sowie pathologische Atemmuster führen zu einer reduzierten Atemökonomie. Daher ist es nicht verwunderlich, dass sich das Atemäquivalent für CO_2 in der spiroergometrischen Untersuchung als ein wichtiges prognostisches Zeichen für die Entwicklung der Erkrankung herausgestellt hat.

Sporttherapeutische Evidenz

Die pathophysiologischen Beschreibungen markieren die vielfältigen Ziele einer Bewegungstherapie bei Herzinsuffizienz. Die positiven Effekte einer Bewegungstherapie sind dabei vor allem durch die **nichtkardialen Angriffspunkte** bedingt. Die bewegungsbedingte zunehmende Relaxationsfähigkeit der arteriellen Gefäße sowie die Zunahme der Typ-I-Fasern mit ihrer verbesserten kapillären Perfusion führen zu einer Nachlastreduktion des Herzens. Die daraus resultierende Verbesserung der kardialen Pumpfunktion, gemessen an der Ejektionsfraktion, konnte in einer Vielzahl von Studien bestätigt werden.

Tab. 8.1 Beitrag verschiedener Organsysteme zur Symptomatik der Herzinsuffizienz (modifiziert nach Piepoli 2010)

	Dyspnoe	Muskuläre Ermüdung
Herz	+	+/−
Lunge	++	+/−
Periphere Skelettmuskulatur	−	+++
Atemmuskulatur	++	+
Sauerstofftransport	+/−	++
Endothelfunktion	+	++
Exzitatorische Reflexe (Ergo- und Chemoreflex)	++	+
Inflammation (kardiale Kachexie)	+/−	+++
Neurohormonelle Regulation	+	+

EVIDENZ

Metaanalytische Auswertungen zeigen, dass ein kontinuierliches Ausdauertraining die besten Erfolge zeigt mit einer durchschnittlichen Zunahme der VO_{2max} von 17 %. Ein Intervalltraining ist dem kontinuierlichen Training allerdings nicht unterlegen, wird häufig von HI-Patienten besser toleriert.

Bezüglich des Krafttrainings sind bislang weniger Studien verfügbar, die bislang keine eindeutigen Effekte auf die Ejektionsfraktion zeigen.

Diese Daten konnten auch auf molekularer Ebene bestätigt werden. Bewegungstherapie führt zu hoch signifikanten Reduktionen der HI-Indikatoren BNP bzw. des Spaltprodukts NT-pro-BNP. Ebenso führen längere Trainingsinvestitionen (> 6 Monate) zu einer Reduktion pro-inflammatorischer Indikatoren (z. B. CRP, TNF-α, IL-6).

Die Verbesserung der klinisch physiologischen Parameter mündet in **positiven Entwicklungen der allgemeinen Leistungsfähigkeit,** wie z. B. im 6-Minuten-Gehtest bestimmt, sowie der **Alltagsaktivität und Lebensqualität.**

EVIDENZ

Es gibt Hinweise, dass Bewegungstherapie und Sport auch die **Prognose der Erkrankung** verbessern. Voraussetzung hierfür ist eine entsprechende Compliance der Patienten bezüglich der Bewegungstherapie über einen längeren Zeitraum (Long 2019). Eine der größten prospektiven Studien (HF-Action) zum Thema ermittelte, dass der Anteil der Patienten, die eine Bewegungstherapie nach Vorgaben umsetzten, im Studienverlauf deutlich zurückging. Eine entsprechende differenzierte Auswertung zeigte, dass die erwarteten positiven Effekte der Bewegungstherapie auf die Mortalität der HI-Patienten nur bei denen eintraten, welche die Bewegungstherapie in einem ausreichenden Umfang umgesetzt hatten (Keteyian 2012).

8.1.4 Periphere arterielle Verschlusskrankheit

Die periphere arterielle Verschlusskrankheit (PAVK) beruht ätiologischerseits zu mehr als 95 % auf der **Manifestation arteriosklerotischer Gefäßprozesse an Aorta und Extremitätenarterien.** Zu mehr als 90 % sind dabei die unteren Extremitäten betroffen. Weitere Ursachen sind Arteriitiden oder Vaskulitiden. Die wesentlichsten Risikofaktoren der PAVK sind Nikotinkonsum, Hypertonie, Bewegungsmangel, Dyslipoproteinämien sowie die Diabetes-mellitus-Erkrankung. Es werden unterschiedliche Lokalisationen der Erkrankung unterschieden:

- Aorta/A. iliaca (Beckentyp)
- A. femoralis/A. poplitea (Oberschenkeltyp)
- Unterschenkel- und Fußarterien (peripherer Typ)

Dementsprechend unterscheidet sich auch die klinische Schmerzsymptomatik, absteigend vom Gesäß bzw. Oberschenkel über Wade bis hin zur Fußsohle. Es werden akute und chronische Verläufe unterschieden:

- Die **akut kritische Ischämie** erfordert eine notfallmäßige angiologische Behandlung.
- Beim **chronischen Verlauf** ist das häufigste Symptom der belastungsabhängige Muskelschmerz in den unteren Extremitäten (= Claudicatio intermittens). Nach Beendigung der Belastung verschwindet der Schmerz relativ rasch.
- Bei der **chronisch-kritischen Ischämie,** der zweiten chronischen Verlaufsform, liegen dagegen bereits Ruheschmerzen und/oder Haut- und Gewebeläsionen vor. Diese Gruppe zeigt eine besonders beeinträchtigte Prognose hinsichtlich amputationsfreies Überleben bzw. Mortalität.

Diagnostik

In der instrumentellen Diagnostik ist die arterielle Verschlussdruckmessung ein wichtiges Verfahren, welches bei einer 95 %-igen Sensitivität eine hohe Aussagekraft besitzt. Üblicherweise verwendet man den Knöchel-Arm-Index (ABI = Ankle-Brachial-Index). Es handelt sich um das Verhältnis des systolischen Verschlussdrucks der Knöchelarterien zum systolischen Verschlussdruck der Oberarmarterien.

Zur weiteren Diagnostik gehören Belastungsuntersuchungen, mit denen schmerzfreie bzw. maximale Gehstrecken ermittelt werden. Eine belastungsinduzierte Abnahme des ABI um 20 % bestätigt die Diagnose pAVK (Deutsche Gesellschaft für Angiologie 2015).

Pathophysiologie und motorische Beeinträchtigungen

Die Krankheitsstadien, dokumentiert anhand des ABI-Index, korrelieren dabei positiv mit der Alltagsaktivität der Patienten. Dies ist nicht verwunderlich, denn die belastungsinduzierte Schmerzsymptomatik ist wenig hilfreich in der Motivation zur Bewegung. Damit ergibt sich für den Patienten aber ein Teufelskreis, der den Progress der Erkrankung befördert. Auf zellulärer Ebene führt die reduzierte Perfusion zu einer Skelettmuskelhypotrophie durch vermehrte Apoptose von Skelettmuskelzellen, zu einer Beeinträchtigung der mitochondrialen Energiebereitstellung, Fettansammlung in Muskelzellen sowie zu einer Einschränkung neuronaler Funktionen, deren genaue Auswirkung auf den gesamten Krankheitsprozess momentan noch unbestimmt ist. Auf Gefäßseite findet sich eine verminderte Freisetzung von relaxierendem endothelialen Stickstoffmonoxid sowie eine Hochregulation von Endothelin-1, einem hochwirksamen Vasokonstriktor. Ebenfalls eingeschränkt ist die Angiogenese.

Diese Veränderungen führen symptomatisch zu einer **reduzierten Stehzeit und 6-Minuten-Gehstrecke.** Ein Korrelat zur begleitenden motorischen Neuropathie ist die **eingeschränkte Nervenleitgeschwindigkeit in der unteren Extremität,** welche zu Koordinationsverlust und Stürzen prädisponiert.

Über diese Einschränkungen sind gleichzeitig die wesentlichen sporttherapeutischen Angriffspunkte definiert.

Sporttherapeutische Evidenz

> **EVIDENZ**
>
> Die therapeutische Effektivität von Sport- und Bewegungsprogrammen bei pAVK-Patienten ist breiter Konsens und wissenschaftlich gut belegt (Treat-Jacobson et al. 2018). Hierbei wurden unterschiedliche Bewegungsformen vom Gehtraining über Nordic Walking bis hin zum Krafttraining eingeschlossen. So erhöhte sich die schmerzfreie Gehstrecke der Trainingsgruppen im Vergleich zu den Kontrollgruppen um etwa 82 m. Die maximale Gehstrecke erhöhte sich hoch signifikant auf 120 m.
>
> Darüber hinaus führte die Bewegungstherapie zu einer deutlichen **Verbesserung der Lebensqualität.** Allerdings findet sich kein Hinweis darauf, dass die Bewegungstherapie einen signifikanten Einfluss auf den ABI sowie auf die Endpunkte Amputation oder Mortalität hätte.

Die Effektivität der Sporttherapie in der Behandlung der PAVK tritt besonders deutlich zu Tage, wenn der **Vergleich zur Wirksamkeit der endovaskulären Revaskularisation** betrachtet wird. Es finden sich keine Vorteile für die Revaskularisation bezüglich funktioneller Ergebnisse wie der Gehstrecke sowie der Lebensqualität. Es deutet sich allerdings an, dass ein synergistischer Effekt für beide Therapieverfahren existiert, vor allem hinsichtlich der nachhaltigen Verbesserung der funktionellen Parameter.

Die Untersuchung von Trainingsform und -durchführung belegt, dass das **Gehtraining** als Ausdauertrainingsform die besten Wirkungen zeigt. Dabei bietet Nordic Walking gegenüber einem normalen Gehtraining keinerlei Vorteile.

Ein Fahrradergometertraining scheint deutlich weniger effektiv zu sein als das Gehtraining. Ergometertraining kann aber zumindest zum Aufwärmen eingesetzt werden oder bei motorisch eingeschränkten Patienten mit erhöhter Sturzgefahr als eine mögliche Alternative angesehen werden.

Auch Krafttraining führt bei pAVK-Patienten zu einer Verbesserung funktioneller Parameter wie dem 6-Minuten-Gehtest sowie der schmerzfreien und absoluten Gehstrecke. Die Anzahl der verfügbaren Studien zum Thema ist aktuell noch gering mit nicht immer einheitlichen Resultaten. Damit ergibt sich allerdings zum jetzigen Zeitpunkt kein Grund, auf die Implementation von Krafttraining in ein Bewegungsprogramm zu verzichten. Die spezifische Adressierung der Muskelkraft ist bedeutsam für koordinative Fähigkeiten als auch für Alltagsaktivitäten wie das Treppensteigen.

Bezüglich der Umsetzung der sporttherapeutischen Maßnahmen führt **ein angeleitetes Training** gegenüber nicht angeleiteten Trainingsmaßnahmen zu besseren Ergebnissen. Dieser Vergleich betrifft üblicherweise ein Training an einer Klinik bzw. einem Fitnessstudio sowie ein Training zu Hause. Dies hat vermutlich damit zu tun, dass in frühen Studien Patienten mit einem Heimtraining zu Hause häufig zu wenig Unterstützung hinsichtlich Trainingsanleitung, Motivationserhalt sowie Selbstkontrolle erhielten. Neuere Studien finden dagegen Hinweise, dass ein Training zu Hause durchaus effektiv sein kann, sofern ein regelmäßiger Kontakt zwischen Therapeut und Patient besteht. Neben der kontinuierlichen Anleitung/Korrektur und Motivation der Patienten sollte über verhaltenstherapeutische Ansätze eine Verbesserung der Adhärenz angestrebt werden, welche ein entscheidender Faktor für die Wirksamkeit sporttherapeutischer Maßnahmen ist.

8.2 Metabolische Erkrankungen

8.2.1 Diabetes mellitus

Diabetes mellitus ist ein Sammelbegriff für eine heterogene Gruppe von Störungen des Kohlenhydratstoffwechsels. Leitbefund ist die chronische Hyperglykämie, wobei die Ursache entweder eine gestörte Insulinsekretion, eine gestörte Insulinwirkung oder ein Zusammenspiel beider Faktoren sein kann. Unterschieden werden:

- **Typ-1-Diabetes:** absoluter Insulinmangel aufgrund einer Zerstörung der pankreatischen β-Zellen
- **Typ-2-Diabetes:** Insulinresistenz mit Phasen unterschiedlicher Insulinverfügbarkeit
- **Andere spezifische Diabetes-Formen:** u. a. Endokrinopathien, medikamentös induzierte Formen
- Gestationsdiabetes

Zu den diagnostischen Kriterien gehören neben HbA1c ($\geq 6{,}5\,\%$) der Gelegenheits-Plasmaglukosewert (≥ 200 mg/dl), der Nüchtern-Plasmaglukosewert (≥ 126 mg/dl) sowie der 2-h-Wert im oralen Glukose-Toleranztest (≥ 200 mg/dl).

Zu den prädiabetischen Ausprägungen gehören abnormal erhöhte Nüchternglukose-Werte (Nüchternglukose von 100–125 mg/dl [5,6 mmol–6,9 mmol/l] im venösen Plasma) sowie die gestörte Glukosetoleranz, welche über den oralen Zuckerbelastungstest (oGTT) diagnostiziert wird (2-h-Plasmaglukosewert im oGTT im Bereich 140–199 mg/dl [7,8–11,0 mmol/l]).

Diabetes mellitus Typ 1

Zentral für die Pathophysiologie der Diabetes-mellitus-Typ-1-Erkrankung ist die fehlende Verfügbarkeit des Insulins, was eine Insulinsubstitution zwingend notwendig macht. Das Imitieren möglichst physiologischer Insulinverläufe wie beim Gesunden ist dabei das Ziel, welches entweder mit den unterschiedlich verfügbaren Insulinarten (kurz-, mittel-, langwirkende Insuline) oder mit Insulinpumpensystemen erreicht werden kann. Körperliche Aktivität bzw. Sport ist trotz der

8

bekannten positiven Aspekte ein natürlicher Risikofaktor für den Typ-1-Diabetiker.

Dabei sind die Bewegungseffekte auf die Blutzuckerkonzentration unter anderem von Intensität und Dauer der Bewegung abhängig (> Abb. 8.6). Weitere Einflussfaktoren sind der Ort der Insulinapplikation, die Menge von Insulin in der Zirkulation, die Blutzuckerkonzentration vor Belastung sowie der Kohlenhydratgehalt der letzten Nahrungsaufnahme. Auf die bewegungsvermittelten Veränderungen der Blutzuckerkonzentration muss daher mit entsprechenden Änderungen der Insulinmedikation bzw. der Zufuhr von Kohlenhydraten reagiert werden. Insgesamt ergeben sich vier verschiedene **Risikoszenarien:**

1. **Belastungsinduzierte Hypoglykämie:** Abfall des Blutzuckerspiegels bereits während der Belastung. Mögliche Ursachen sind z. B. eine zu geringe Reduktion der Insulingabe vor der Sportaktivität, die Verwendung eines falschen Injektionsorts (verbesserte Absorption z. B. im Bereich der unteren Extremitäten).
2. **Nachbelastungshypoglykämie:** Die Auffüllung der Glukosespeicher nach Belastung kann bis zu 20 h benötigen, sodass Zuckeraufnahme und Insulinapplikation aufeinander abgestimmt werden müssen.
3. **Belastungsinduzierte Hyperglykämie:** Insbesondere kurze und hoch intensive Belastungen führen zu einer transienten Zunahme der Blutglukose, die proportional zum Ausgangswert ansteigt.
4. **Belastungsinduzierte Ketoazidose:** Unter Insulinmangel kommt es zur Freisetzung von Abbauprodukten des Fettsäurestoffwechsels, z. B. Acetacetat, um die Energiever-

sorgung der arbeitenden Muskulatur bei eingeschränkter Glukoseverfügbarkeit zu decken.

Diese unterschiedlichen Szenarien machen deutlich, wie gewissenhaft die Sportausübung beim Typ-1-Diabetiker begleitet werden muss.

Sporttherapeutische Evidenz

Ungeachtet der erwiesenen akuten Effekte von körperlicher Aktivität auf die Glukosehomöostase gibt es bislang keinen eindeutigen Hinweis, dass regelmäßiges Training die langfristige Glukoseeinstellung, gemessen an den HBA1C-Werten, bei Typ-1-Diabetikern positiv beeinflusst. Selbst die bislang verfügbaren Metaanalysen vermitteln kein einheitliches Bild.

E V I D E N Z

Dagegen finden sich eindeutige Belege für eine Verbesserung der körperlichen Fitness als auch der Lebensqualität. Daten aus der finnischen diabetischen Nephropathie-Studie geben darüber hinaus Belege dafür, dass körperliche Aktivität die Inzidenz sowie die Progression diabetischer Folgeerkrankungen beim Typ-1-Diabetiker zu verringern vermag. Dies galt sowohl für die diabetische Nephropathie und Retinopathie als auch für die kardiovaskuläre Mortalität (Tikkanen-Dolenc et al. 2019).

Diabetes mellitus Typ 2

Mit hyperkalorischer Ernährung und nachfolgender Veränderung der Körperfettverteilung sowie dem Faktor Be-

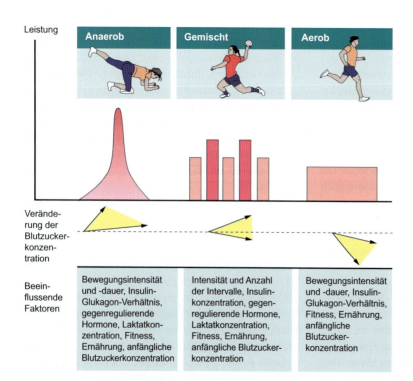

Abb. 8.6 Effekte unterschiedlicher Sportarten auf die Blutzuckerkonzentration bei Patienten mit Diabetes mellitus Typ 1 [L157]

wegungsmangel sind wesentliche Parameter belegt, die die Insulinresistenz bzw. -sensitivität beeinflussen. Unterschiedlichste molekulare Faktoren, z. B. freie Fettsäuren und Entzündungsfaktoren, spielen eine Rolle in der Auslösung des Insulin-Postrezeptor-Defekts. Die Bindung des Insulins an seinen Rezeptor ist nur noch mit einer unzureichenden Translokation des Transportmoleküls für Glukose Glut-4 in die Plasmazellmembran verbunden. Der Blutzuckerspiegel steigt somit. Diese Veränderungen sind assoziiert mit einer Reihe von **Veränderungen im Energiestoffwechsel.** Das häufig erhöhte Körpergewicht ist begleitet von einem Anstieg der intramuskulären Lipidspeicher. Deren Umfang übersteigt häufig sogar den Umfang von Lipidspeichern bei Ausdauerathleten (*athlete's paradox*). Im Gegensatz zu diesen kann der Diabetiker diese Fettspeicher nur sehr eingeschränkt mobilisieren. Insgesamt ist die Substratutilisation, d. h. der Wechsel zwischen Kohlenhydraten und Fettsäuren, beim Diabetiker vermutlich durch die intrazelluläre Wirkung von Ceramiden eingeschränkt. Schließlich kommt es zu einer mitochondrialen Dysfunktion mit Beeinträchtigung der zellulären Energiebereitstellung. Die chronisch erhöhten Blutzuckerkonzentrationen schädigen zahlreiche zelluläre Strukturen und Gewebe. So kommt es bereits in prädiabetischen Stadien zu Veränderungen an den Gefäßen. **Diabetische Mikro- und Makroangiopathie** stellen wesentliche pathologische Auffälligkeiten mit Auswirkungen auf die Zirkulation in Gehirn, Herz, Niere und Augen dar. Assoziierte Komorbiditäten wie Apoplex, Herzinfarkt bzw. -insuffizienz, Hypertonie und Niereninsuffizienz können auftreten, ebenso wie eine diabetische Polyneuropathie, und erklären auch die multiplen Ursachen der Leistungseinschränkung beim Diabetiker. Diese lässt sich bei nahezu allen motorischen Hauptbeanspruchungsformen nachvollziehen. So ist die maximale Sauerstoffaufnahme bei Patienten mit Typ-2-Diabetes mellitus, verglichen mit gleichaltrigen Kontrollpersonen, signifikant reduziert. Die Veränderung der Ausdauerleistungsfähigkeit korreliert dabei negativ mit der Dauer der Erkrankung und dem HbA1c-Wert.

Auch die motorische Hauptbeanspruchungsform Kraft ist bei Diabetikern signifikant gegenüber gleichaltrigen Kontrollpersonen reduziert. Die **Messung der Handkraft** hat sich dabei als ein prognostischer Faktor für die zukünftige Mortalität herausgestellt. Mit dem Verlust der Allgemeinkraft sollte auch ein Verlust der Schnelligkeit einhergehen, wobei es hierzu kaum Belege in der wissenschaftlichen Literatur gibt. Deutlich mehr Untersuchungen liegen zu den motorischen Hauptbeanspruchungsformen Koordination und Flexibilität vor. Signifikante **Veränderungen der Koordination bzw. der Gleichgewichtsfähigkeit** im Vergleich zu gesunden Kontrollpersonen treten vor allen dann bei Typ-2-Diabetikern auf, wenn eine diabetische periphere Polyneuropathie vorliegt. Ursächlich hierfür scheinen neben den veränderten sensorischen Funktionen auch der oben beschriebene Kraftverlust der Muskulatur sowie veränderte kognitive bzw. exekutive Funktionen im Gehirn zu sein. Insgesamt resultiert hierdurch auch

ein deutliches Sturzrisiko für Patienten mit Typ-2-Diabetes und entsprechend langer Krankheitshistorie.

Schließlich zeigt sich bei Patienten mit Diabetes mellitus und einer diabetischen Neuropathie auch eine reduzierte Gelenkbeweglichkeit bzw. Flexibilität. Auch hier gilt, dass die Einschränkung der Flexibilität offensichtlich erst in einem späteren Krankheitsstadium einsetzt. Damit sollten neben den metabolischen und assoziierten kardiovaskulären Veränderungen die motorischen Veränderungen als Ziele in die Planung des sporttherapeutischen Programms einbezogen werden, um körperliche Funktionalität und damit Teilhabe zu erhalten bzw. zu verbessern.

Sporttherapeutische Evidenz

EVIDENZ

Eine Reihe randomisiert kontrollierter Studien zu Bewegungsinterventionen bei Typ-2-Diabetes mellitus liegt vor, wobei verschiedene Zielparameter untersucht wurden. So ergeben sich für den Zielparameter HbA1c bei mehr als 20 verfügbaren Studien mit insgesamt mehr als 900 Patienten ein hoch **signifikanter Abfall (p < 0,0001) des HbA1c** mit einer Effektstärke im Übergangsbereich von mäßig bis hoch von 0,79 nach einem Ausdauertraining. Ähnliche Ergebnisse fanden sich nach dem Krafttraining sowie kombinierten Trainingsformen mit Ausdauer- und Krafteinheiten.

Gerne wird die kombinierte Trainingsform für den Diabetes-Patienten empfohlen, eine klare wissenschaftliche Evidenz steht allerdings aus. Denn Studien mit verschiedenen Trainingsformen im Vergleich, die isokalorische Bedingungen berücksichtigten, kommen bislang zu divergierenden Ergebnissen. Aktuell kann daher keiner der Trainingsformen, bezogen auf die metabolische Auswirkung, ein Vorzug gegeben werden.

Beim Zielparameter Nüchternglukose zeigen bisherige Daten, dass lediglich das Ausdauertraining eine signifikante Reduktion in einer mäßigen Größenordnung bei einer geringen/mittleren Effektstärke bewirkt. Andererseits zeigt der direkte Vergleich von Ausdauer- und Krafttraining keine unterschiedlichen Wirkungen auf die Nüchternglukosekonzentration. Die Zielparameter Nüchterninsulin und Body-Mass-Index wurden bislang durch keine der Trainingsformen nachhaltig verändert. Beim Zielparameter VO_{2max} fanden sich, wie zu erwarten, vor allem signifikante Einflüsse des Ausdauertrainings bzw. des kombinierten Kraft-Ausdauer-Trainings, während ein Krafttraining keine Verbesserung der VO_{2max} erreichte.

EVIDENZ

Aktuelle Arbeiten zur Interaktion von Belastungsumfang und -intensität zeigen, dass die Glukosekontrolle auch bei niedrigeren Intensitäten effektiv sein kann, wenn entsprechend die Trainingszeiträume verlängert werden. Die Intensität der Belastung kann also offensichtlich durch einen erhöhten Umfang kompensiert werden. Gleichwohl belegen aktuelle Analysen, dass höhere Belastungsumfänge (auch mehr als 150 min pro Woche) zu einer stärkeren Absenkung des HBA1c-Werts führen.

8

Von Interesse sind auch die **sporttherapeutischen Effekte auf die zu erwartenden Komorbiditäten.** Studien belegen den positiven Effekt von körperlichem Training auf die neuronalen Funktionen und die Neuropathie-assoziierte Symptomatik. Dagegen ist die Senkung der kardiovaskulären Morbidität schwer nachweisbar. Studien zeigen, dass die oben genannten, einschlägigen Bewegungsumfangsempfehlungen für Diabetiker zwar ausreichend sein mögen für eine bessere Glukosekontrolle. Allerdings tragen sie häufig nicht zu einer Senkung des Risikos bei, in den nächsten 10 Jahren an einer koronaren Herzerkrankung zu erkranken. Hierfür sind deutlich höhere Bewegungsumfänge von ca. 300 min/Woche notwendig.

8.2.2 Adipositas

DEFINITION

Als Adipositas bezeichnet man den Zustand eines deutlich erhöhten Anteils der Fettmasse am Körpergewicht. Die Gewichtsklassifikation nutzt den aus Körpergewicht und Körpergröße abgeleiteten Body-Mass-Index (BMI = Gewicht in Kilogramm : Körpergröße in Meter^2), wobei die **Adipositas mit einem BMI von 30 kg/m^2** beginnt.

Zu beachten ist, dass stark muskuläre, athletische Typen durch die alleinige Berücksichtigung des BMIs fälschlicherweise als übergewichtig bzw. adipös klassifiziert wurden.

Neben der quantitativen Erhöhung der Fettmasse ist aber auch deren Verteilung zu berücksichtigen. Praktisch einfache Messungen des Taillenumfangs oder des Taillen-Hüft-Quotienten (THQ) liefern Hinweise, ob eine Erhöhung des viszeralen Fettanteils vorliegt. Die Grenzwerte für eine abdominelle Adipositas liegen beim Taillenumfang bei > 88 cm (Frauen) bzw. > 102 cm (Männer) sowie beim THQ von > 0,85 (Frauen) und von > 0,9 (Männer).

Die Prävalenz von Übergewicht und Adipositas ist sowohl in Deutschland als auch weltweit in den letzten Jahren stetig gestiegen. Mittlerweile sind mehr als die Hälfte der Bevölkerung übergewichtig bzw. adipös mit einer dramatischen Zunahme der Adipositas-Prävalenz bei Kindern und Jugendlichen.

Phänotypen der Adipositas

Die Assoziation der Adipositas mit einer erhöhten Prävalenz nicht übertragbarer chronischer Erkrankungen sowie einer erhöhten Mortalität ist nicht immer so eindeutig wie häufig beschrieben. Ein wesentlicher Einflussfaktor ist die kardiorespiratorische Leistungsfähigkeit oder Fitness. Personen mit einer reduzierten Fitness zeigen ein deutlich erhöhtes Mortalitätsrisiko in allen BMI-Klassen. Dieser Effekt ist deutlich eingeschränkter bzw. teilweise auch nicht mehr nachweisbar, sofern die Patienten eine gute körperliche Leistungsfähigkeit zeigen. Dieses Ergebnis unterstreicht die wesentliche prognostische Bedeutung einer guten körperlichen Leistungsfähig-

keit für die Gesamtmortalität als auch die krankheitsbezogene Mortalität (➤ Kap. 7, Prävention). Ein Grund für die protektive Wirkung erhöhter körperlicher Leistungsfähigkeit beruht vermutlich auf einem erhöhten Anteil an Muskelmasse. So konnte in einer prospektiven Kohortenstudie gezeigt werden, dass die 3-Jahres-Überlebensrate von KHK-Patienten sowohl von der Magermasse als auch der Fettmasse abhängt. Die teilweise beschriebenen, positiven Effekte von Übergewicht auf die Überlebenschancen bei einer Reihe von Erkrankungen wurden in diesem Zusammenhang als **Adipositas-Paradoxon** beschrieben. Inwieweit dies wirklich zutrifft, kann noch nicht abschließend beurteilt werden. Keinesfalls sollte es dazu führen, die Risiken einer erhöhten Fettmasse schön zu reden. Es sollte vielmehr Anlass geben, die Gruppe der übergewichtigen und adipösen Patienten nicht als homogen zu betrachten, sondern diejenigen Phänotypen zu identifizieren, die prognostisch vorteilhafter verlaufen. In diesem Zusammenhang wurde der Begriff der **metabolischen Gesundheit** eingeführt. Leider ist bislang die Definition, was metabolisch-gesund bzw. -ungesund/krank bedeutet, nicht eindeutig und scharf definiert. Neben den Parametern für die Insulinresistenz (Nüchternglukose bzw. HOMA-Index) und der Dyslipidämie (Triglyzeride, HDL- und LDL-Cholesterin) gehen auch die Höhe des Blutdrucks als auch der inflammatorische Status, gemessen am hochsensitiven CRP in einzelnen Studien, in die Bewertung ein. Anhand der beiden Parameter BMI als auch Metabolische Gesundheit lassen sich insgesamt vier Phänotypen differenzieren (➤ Abb. 8.7) (Jung et al. 2017).

Im Bereich der übergewichtigen bzw. adipösen Patienten unterscheidet man metabolisch-gesund und metabolisch-ungesund. Die Prävalenz der **metabolisch-gesunden adipösen Patienten** schwankt aufgrund der sehr inkonsistenten Definitionen zwischen 6 und 40 % der Adipositas-Population. Es gibt einige Hinweise, dass der metabolisch-gesunde adipöse Patient ein Übergangsstadium zum metabolisch-ungesunden

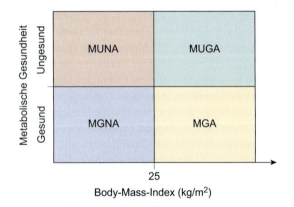

Abb. 8.7 Phänotypische Klassifikation anhand des BMI sowie der metabolischen Gesundheit. MGA – metabolisch-gesunde Adipöse, MUGA – metabolisch-ungesunde Adipöse, MGNA – metabolisch-gesunde Nichtadipöse, MUNA – metabolisch-ungesunde Nichtadipöse (gemäß Jung et al. 2017). [H226-001]

Adipösen darstellt. Verbunden mit diesem Übergang erhöhen sich auch das Erkrankungsrisiko von Adipositas-Folgeerkrankungen bzw. das Mortalitätsrisiko. Dabei muss der Übergang aber nicht zwangsläufig erfolgen. Die Umsetzung eines gesunden Lebensstils scheint präventiv wirksam bezüglich dieses Übergangs zu sein. Welche Faktoren genau diese metabolische Gesundheit bei adipösen Patienten bedingen, ist nicht endgültig geklärt. Phänotypisch fällt allerdings auf, dass die Betroffenen …

- über geringere viszerale und ektopische Fettakkumulationen, insbesondere in Leber und Skelettmuskulatur, verfügen.
- ein Fettgewebe mit normalen Funktionen mit geringen entzündlichen Infiltrationen zeigen.
- ein normales Adipokinsekretionsmuster im Serum aufweisen.
- einen hohen Anteil an Muskelmasse besitzen.

Pathogenese der Adipositas

Der Anstieg der Körperfettmasse ist Ausdruck einer **gestörten Energiebilanz.** Gemäß dem ersten Hauptsatz der Thermodynamik kann Energie weder geschaffen noch zerstört werden. Die mit der Nahrung aufgenommene Energie in Form von Kohlenhydraten, Lipiden oder Proteinen wird verwendet für den Ruhestoffwechsel, die aktivitätsbezogene Energie sowie für die mit der Nahrungsaufnahme assoziierte Thermogenese. Eine Änderung des Körpergewichts bzw. der Fettmasse tritt immer dann ein, wenn diese Energiebilanz nicht ausgeglichen ist. Eine positive Energiebilanz durch eine vermehrte Nahrungsaufnahme bzw. einen Bewegungsmangel führt zur Anlage von Körpergewicht und Gewichtszunahme, eine negative Energiebilanz aufgrund von Kalorienrestriktion bzw. hohen Bewegungsumfängen führt zu einer Reduktion des Körpergewichts bzw. der Körperfettmasse. Neben der reinen quantitativen Erhöhung der Fettzellmasse im Rahmen der Entstehung der Adipositas scheinen aber auch qualitative Faktoren eine wesentliche Rolle zu spielen. Hierzu gehört die oben bereits angesprochene Körperfettverteilung.

Eine besondere Bedeutung bekommen hierbei die **viszeralen Fettdepots,** welche sich strukturell und funktionell von subkutanen Fettdepots unterscheiden. Mit zunehmender Adipositas kommt es bei den Adipozyten im viszeralen Fett zu einer Hypertrophie, während es im subkutanen Kompartment mit verstärkter Fetteinlagerung eher zu einer Adipozytenhyperplasie kommt. In gleicher Weise sind die Freisetzung und Speicherung von freien Fettsäuren in beiden Fettgeweben unterschiedlich mit einer verstärkten lipolytischen beta-adrvergenen Stimulation und eingeschränkten insulinabhängigen Antilipolyse im viszeralen Fettgewebe. Die Situation im dysfunktionalen viszeralen Fettgewebe wird durch eine inflammatorische Reaktion eingewanderter Makrophagen und deren phänotypischen Shift vom antiinflammatorischen M2- zum

inflammatorischen M1-Phänotyp aggraviert, verbunden mit einer veränderten Sekretion von Adipokinen. Diese lokale inflammatorische Reaktion führt quasi als Überlaufreaktion zu einer systemischen inflammatorischen Reaktion, gefolgt von entsprechenden Veränderungen der proinflammatorischen Zytokine als auch der Stoffwechsel-modulierenden Hormone wie Adiponektin oder Leptin, welche vermutlich eine wesentliche Ursache für den Anstieg der Adipositas-assoziierten Insulinresistenz sind.

Sporttherapeutische Evidenz

Sport und Bewegung sind wirksame Ansätze in der Reduktion des Körpergewichts und der Veränderung der Körperzusammensetzung bei adipösen Patienten. Bezogen auf das Körpergewicht sind die Effektstärken allerdings mit im Mittel bei 1,5 bzw. 3 kg über Interventionszeiträume von 6–12 Monaten sehr überschaubar. Dies lässt sich aus den zugrunde liegenden energetischen und physiologischen Prinzipien auch leicht ableiten.

Der Energiegehalt von 1 kg Körpergewicht entspricht etwa 9.000 kcal. Zügiges Wandern verbraucht etwa 7 kcal/min, somit bei einer 30-Minuten-Einheit etwa 210 kcal. Sollte es dem Patienten gelingen, diese 30-Minuten-Einheit an 5–7 Tagen/Woche zu absolvieren, entspricht dies einem wöchentlichen, zusätzlichen Kalorienverbrauch von 1.250 kcal. Es braucht demnach insgesamt etwa 8 Wochen, um 1 kg Fett zu verbrauchen. Wenn man den gängigen Empfehlungen internationaler Fachgesellschaften folgt, dann sollte im Rahmen der Gewichtsabnahme ein Gewichtsverlust von etwa 0,5–1 kg/Woche angestrebt werden. Diese Empfehlungsrate würde jedoch eine negative Energiebilanz von etwa 750 kcal/Tag bedeuten. Für einen 90 kg schweren Mann bzw. eine 80 kg schwere Frau würde dies bedeuten, pro Tag etwa 100 min in zügigem Tempo zu wandern und dies an 7 Tagen/Woche. Aus diesen Überlegungen wird ersichtlich, dass für eine effektive Gewichtsabnahme durch körperliche bzw. sportliche Aktivität **hohe Bewegungsumfänge** notwendig sind, die von den häufig dekonditionierten, adipösen Patienten nicht geleistet werden können.

C A V E
Eine Sport- und Bewegungstherapie sollte daher immer Bestandteil eines **multimodalen Therapieprogramms** sein, in welchem der Kalorienrestriktion durch einen diätetischen Ansatz die größte Bedeutung zukommt. Umgekehrt ist die Sport- und Bewegungstherapie aber auch ein unverzichtbarer Bestandteil, da nur hierdurch eine Verbesserung der prognostisch so bedeutungsvollen körperlichen Fitness (indiziert durch die maximale Sauerstoffaufnahme) als auch ein Erhalt der für den Metabolismus bedeutsamen Muskelmasse erreicht werden kann (Cheng et al. 2018).

Von daher ist auch die Empfehlung verständlich, dass sowohl **Ausdauer- als auch Kraftsportarten** zum Einsatz kommen sollten. Der gewichtsreduzierende Effekt des Ausdauertrainings ist signifikant größer als der des Krafttrainings. Obwohl der Effekt des Kraftsports auf die Reduktion des Körpergewichts durch den Erhalt/Aufbau der Muskelmasse reduziert ist, findet sich ein positiver Effekt auf die kardiovaskuläre Risikokonstellation. Bezüglich Umfang und Intensität der Sporteinheiten ist der gewichtssenkende Effekt umso ausgeprägter, je negativer die erreichte Energiebilanz ist. Das bedeutet, dass sowohl Umfang als auch Intensität der Einheiten maximiert werden sollten. Dem steht aus Praxissicht die häufig sehr eingeschränkte Belastbarkeit der adipösen Patienten gegenüber, weshalb mit niederschwelligen Bewegungsangeboten gestartet werden sollte und diese dann schrittweise zunächst in Umfang und dann in Intensität progressiv gesteigert werden sollten.

Eine Gewichtsabnahme bei metabolisch-gesunden adipösen Patienten scheint keinen lebensverlängernden Effekt aufzuweisen. Bei adipösen Patienten mit entsprechenden Stoffwechselauffälligkeiten bzw. Folgeerkrankungen dagegen kommt es zu einer leichtgradigen Abnahme der Mortalität. Der sporttherapeutische Effekt ist dabei in der gleichen Größenordnung wie bei der zusätzlichen Gabe von Orlistat, einem synthetischen Hemmer der Pankreaslipase zur gewichtsreduzierenden Diät.

Zeitsparende Trainingsverfahren wie hochintensives Training oder auch hochintensives Intervalltraining sind nicht effektiver als ein kontinuierliches Ausdauertraining in der Reduktion des Körpergewichts, sofern sie isokalorisch durchgeführt werden. Es gibt auch keinen klaren Hinweis, dass sie die Körperzusammensetzung stärker beeinflussen würden als kontinuierliches Training. Erwartungsgemäß verbessert sich allerdings die kardiopulmonale Fitness im Rahmen der intensiven Trainingseinheiten deutlich besser. Zur Reduktion des viszeralen Fettanteils scheint ein Ausdauertraining am besten geeignet zu sein. Hierbei sind sowohl kontinuierliche als auch Intervalltrainingsverfahren wirksam, wobei die hierfür notwendige Intensität bzw. Umfang des Trainings geringer ist als zur Gewichtsreduktion empfohlen wird. Krafttraining scheint dem gegenüber in seinen Effekten auf den viszeralen Effekt deutlich schlechter wirksam. Im Gegensatz dazu gibt es Hinweise, dass die alleinige Bewegungstherapie keinen Effekt auf die epikardiale Fettablagerung hat, ein Krankheitsfaktor, der signifikant assoziiert ist mit der koronaren Herzerkrankung. Veränderungen der epikardialen Fettablagerung werden nur durch deutliche Gewichtsreduktionen vermittelt.

8.2.3 Dyslipidämien

Ätiologie und Klassifikation

Cholesterin und Triglyzeride bzw. deren Abbauprodukt, die freien Fettsäuren, sind die wesentlichen Lipide im Blut. Aufgrund der schlechten Wasserlöslichkeit geschieht der Transport in hochmolekularen Komplexen mit Proteinen (= Apolipoproteine), den sog. Lipoproteinen. Abweichungen der Spiegel der Lipide bzw. der Lipoproteine werden als **Dyslipidämien** bezeichnet. Die Einteilung der Dyslipidämien kann nach den Kriterien klinische Relevanz (= Phänotypisierung nach Fredrickson) oder ätiologische (= primäre vs. sekundären Dyslipidämien) erfolgen. Während **primären Dyslipidämien** eine erbliche Störung zugrunde liegt, sind **sekundäre Dyslipidämien** Folge einer bestimmten Grunderkrankung, wie z. B. beim nephrotischen Syndrom oder Lebererkrankungen. Darüber hinaus sind Dyslipidämien sehr häufig mit falscher, fettreicher Ernährung sowie Adipositas vergesellschaftet. Erhöhungen von LDL, Triglyzeriden und Lp(a) steigern dabei das Arterioskleroserisiko, wobei eine Erhöhung von HDL einen protektiven Effekt zeigt.

Sporttherapeutische Evidenz

EVIDENZ

Eine Vielzahl von Untersuchungen und Metaanalysen weist auf Veränderungen der Blutfette durch regelmäßiges körperliches Training in den unterschiedlichsten Bevölkerungsgruppen und Ethnien hin (Lin et al. 2015). Hierbei treten jedoch deutliche Unterschiede bezüglich der einzelnen Lipidklassen auf. Die größten Effektstärken zeigen die Bewegungstherapie auf die Konzentration der Triglyzeride im Blut. Weiterhin findet sich in der überwiegenden Anzahl der Untersuchungen ein trainingsinduzierter Anstieg des protektiven HDL-Cholesterins, wobei die Effekte auf Gesamtcholesterin bzw. LDL-Cholesterin sehr inkonsistent sind.

Es gibt auch Beschreibungen des Einflusses von Sport und Bewegung auf Lipoproteinsubklassen, wobei aber auch hier die Evidenz bislang nicht eindeutig ist. Bedeutsam sind hierbei nach den bisherigen Daten sowohl Ausdauer- als auch Kraftsportarten, wobei es vor allem um hohe Umfänge der Belastung geht. Schwellenwerte von mindestens 150 min pro Woche wurden hierbei beschrieben. Insgesamt muss man jedoch festhalten, dass die Effektstärken der Sport- und Bewegungstherapie auf die Lipidklassen überschaubar sind. Die **Pharmakotherapie,** insbesondere mit Statinen, zeigt sich hier deutlich überlegen. Es scheint hier offensichtlich auch keine synergistischen Effekte zwischen einer Statintherapie und einer Bewegungstherapie zu geben. Allerdings sei in diesem Zusammenhang auf die bekanntermaßen nicht seltenen Nebenwirkungen der Statine hingewiesen mit dem Schwerpunkt der Myopathien. Der Beginn eines Ausdauertrainings vor Statintherapie hat vermutlich das Potenzial, die Statin-induzierten Nebenwirkungen zu reduzieren.

8.3 Pulmonale Erkrankungen

8.3.1 Asthma bronchiale

DEFINITION

Asthma bronchiale ist eine variable und reversible Atemwegs-obstruktion infolge einer chronischen Entzündung der Atemwege, gepaart mit bronchialer Hyperreaktivität. Das Leitsymptom ist die anfallsweise Atemnot mit Giemen und Husten.

Ätiologie und Pathogenese

Aus ätiologischer Sicht werden das allergische oder extrinsi-sche Asthma, das nicht-allergische oder intrinsische Asthma sowie Mischformen unterschieden:

- Die wichtigsten Inhalationsallergene bei **allergischem Asthma bronchiale** sind Haus- und Umweltallergene.
- Beim **nichtallergischen Asthma** stehen ursächlich vor allem Infektionen oder chemisch-irritative Formen im Vordergrund. Hierzu gehört auch das Anstrengungs-asthma bzw. das belastungsinduzierte Asthma oder Sport-lerasthma.

Im pathogenetischen Ablauf kommt es durch auslösende Trigger zur Auslösung einer Entzündung der Bronchial-schleimhaut. Beim allergischen Asthma ist dies eine IgE-ver-mittelte Soforttyp-Reaktion vom Typ I. Nachfolgend kommt es durch das Zusammenspiel verschiedener Immunzellen zur Freisetzung von Entzündungsmediatoren wie Histamin, Leu-kotriene, einem erhöhten oxidativen Stress sowie von Endo-peptidasen wie der Elastase, welche die Extrazellulärmatrix angreift. Im Zusammenspiel mit der bronchialen Hyperreak-tivität kommt es zur ausgeprägten Schleimhautschwellung der Bronchialwand sowie Hyper- und Dyskrinien mit Bildung eines zähen Schleims und einem Bronchospasmus aufgrund einer Aktivierung der glatten Muskulatur. Alle Mechanismen führen gemeinsam zu einer ausgeprägten bronchialen Ob-struktion.

INFO

Sonderform Belastungsasthma, Anstrengungsasthma, Sportlerasthma

Wenn es bei körperlicher bzw. sportlicher Anstrengung zu einer anfallsartigen Verengung der Atemwege kommt, spricht man vom Belastungsasthma oder belastungsinduzierter Bronchokonstriktion. Wichtige auslösende Faktoren in der Entstehung des Belastungs-asthmas sind häufig kalte und trockene Luft. Der genaue Mecha-nismus ist allerdings bislang nicht aufgelöst.

Einteilung und Diagnostik

Asthma bronchiale wird in die Schweregrade I (intermittie-rend), II (geringgradig persistierend), III (mittelgradig per-sistierend) sowie IV (schwergradig persistierend) eingeteilt. Zur Steuerung der Therapie ist der Grad der Asthmakontrolle bedeutsam.

Zur Diagnostik des Asthma bronchiale gehört die **Lungen-funktionsprüfung** entweder als Bodyplethysmografie bzw. Spirometrie sowie ggf. in Kombination mit einem **Relaxa-tionstest** oder einem **Methacholin-Provokationstest.** Zur Diagnostik eines belastungsinduzierten Asthmas empfiehlt sich eine kurzzeitige (ca. 8–10 min) dauernde Belastung auf einem Laufband oder auf einem Fahrradergometer. Vorab wird ein Lungenfunktionstest durchgeführt sowie zu verschiedenen Zeitpunkten nach der Belastung. Ein **Abfall der Einsekun-denkapazität unter 80 % des Ausgangswerts** spricht für ein belastungsinduziertes Asthma bronchiale.

Sporttherapeutische Evidenz

EVIDENZ

Sportliches Training ist wirksam in der Verbesserung der Leistungs-fähigkeit von Asthma-Patienten. Eine Beeinflussung der Lungen-funktion durch Training ist weniger eindeutig belegt (Lang 2019). Eine Verbesserung der maximalen Ausatmen-Stromstärke findet sich nach Trainingsmaßnahmen bei Kindern.

Die hauptsächlich untersuchte Trainingsform ist das **Aus-dauertraining,** wenig ist verfügbar zum Thema Krafttraining bei Asthma bronchiale. Weitere positive Wirkungen des Aus-dauertrainings beziehen sich auf die Lebensqualität sowie auf die psychosoziale Stabilisierung der Patienten. Weiter gibt es Hinweise, dass ein regelmäßiges Training auch geeignet ist, die Prävalenz und Häufigkeit nächtlicher Asthma-At-tacken zu reduzieren. Auch die bronchiale Hyperaktivität wird durch ein körperliches Training reduziert, verbunden mit einer Verbesserung der Asthma-Symptomatik. Unter-stützende Atemübungen, wie sie z. B. beim Yoga trainiert werden, zeigen ebenfalls Effekte auf die Lebensqualität, auf die Hyperventilationssymptomatik als auch auf einzelne Pa-rameter der Lungenfunktion. Allerdings sind die Studien häufig von schlechter methodischer Qualität, sodass der Evidenzgrad eher gering ist. Bezüglich der Effekte eines Atemmuskeltrainings auf die Asthma-Symptomatik liegen aktuell zu wenige Studien vor, um eine eindeutige Schluss-folgerung zu ziehen. Inwieweit Ausdauertraining in der Lage ist, die inflammatorische Komponente des Asthma bronchiale zu beeinflussen, kann aktuell aus Humanuntersuchungen nicht abgeleitet werden. Es gibt hierzu nur einzelne tier-experimentelle Daten, bei denen eine Reduktion sowohl der inflammatorischen Komponente als auch der strukturellen Veränderungen der Luftwege bei niedrig bis moderat-in-tensivem Training gefunden wurde.

8

8.3.2 Chronisch-obstruktive Lungenerkrankung

Im Mittelpunkt der Definition der chronisch-obstruktiven Lungenerkrankung (COPD) steht sowohl bei der WHO als auch der GOLD (Global Initiative for Chronic Obstructive Lung Disease) die nicht reversible Einschränkung der Lungenventilation, die im weiteren Verlauf zu einer Überblähung des Lungengewebes führt (Lungenemphysem). Aus klinisch symptomatischer Sicht gehört hierzu das Vorliegen von Husten und Auswurf über einen längeren Zeitraum (WHO: in 2 aufeinanderfolgenden Jahren während mindestens 3 Monaten pro Jahr).

Ätiologie und Pathogenese

Wichtigste Krankheitsursache ist das Zigarettenrauchen. Grundsätzlich können aber jegliche Formen von chronischer Luftverunreinigung (z. B. Stäube, Ozon) oder auch berufsbedingte Inhalationsnoxen (z. B. Formalin) die Erkrankung auslösen. An endogenen Faktoren prädisponieren vor allem genetische Faktoren wie der Alpha-1-Antitrypsinmangel.

Unabhängig vom auslösenden Agens sind die pathologischen Mechanismen und histologischen Veränderungen der chronischen Bronchitis relativ ähnlich: verdickte Bronchialwände mit Lumenverengung und ein schwer mobilisierbares, zähes Sekret. Mikroskopisch finden sich eine Becherzellhyperplasie, verdickte Basalmembranen, eine Fibrose der Bronchialwände und eine Hyperplasie der seromuzinösen subepithelialen Drüsen.

Auslösend für diese Veränderungen sind auf molekularer Ebene mindestens drei Prozesse:
- Ein erhöhter, oxidativer Stress
- Eine Imbalance des Protease-Antiprotease-Systems
- Eine gesteigerte, inflammatorische Reaktion.

Im Verlauf dieser chronischen Entzündung kommt es zu einem irreversiblen Umbau der Extrazellularmatrix in Atemwegen und Lungengewebe (Remodeling). Die chronisch-entzündliche Reaktion ist dabei nicht auf die Atemwege begrenzt, im Krankheitsverlauf kommt es zu einer systemischen Entzündungsreaktion mit einer Aktivierung von Immunzellen mit vermehrter Zytokinexpression in der Zirkulation sowie nachfolgender Sarkopenie. Zur krankheitsassoziierten Kachexie tragen vermutlich noch weitere Faktoren, wie ein Verlust anaboler Hormone sowie Gewebehypoxien in Folge der arteriellen Hypoxämie, bei. Diese Komplikation, die bei ca. 25 % aller Patienten auftritt, ist mit einer deutlichen Einschränkung der Überlebenszeit verbunden.

Zur Klassifikation des Schweregrads der Erkrankung werden die **GOLD-Kriterien** verwendet, welche mithilfe der Spirometrie ermittelt werden. Wichtigste Kriterien hierbei sind die Einsekundenkapazität (FEV1) sowie die forcierte Vitalkapazität FVC. Ein Verhältnis des FEV1-Werts zum FVC-Wert von < 70 % ist maßgeblich für die Diagnose COPD. Das COPD-Stadium wird über das Verhältnis des gemessenen FEV1-Werts zum Sollwert ermittelt. Daneben erfolgt noch die Bestimmung von Exazerbationshäufigkeit und Symptomatik über den sog. Cat-Score (COPD Assessment-Test) oder alternativ den MMRC-Grad (Modified Medical Reseach Council – Dyspnoeskala).

Mit der Progression der Grunderkrankung verbunden, sind bei COPD-Patienten Einschränkungen nahezu bei allen motorischen Hauptbeanspruchungsformen zu finden. Während es in der Skelettmuskulatur zu einem Fasertyp-Switch von Typ-I- zu Typ-II-Muskelfasern kommt, ist die Anzahl der Typ-I-Fasern in der Zwerchfellmuskulatur deutlich erhöht. Mit der krankheitsassoziierten, körperlichen Inaktivität kommt es zu einer weiteren Verschlechterung der Situation.

Sporttherapeutische Evidenz

Die Sport- und Bewegungstherapie ist ein integraler Bestandteil pneumologischer Rehabilitationsprogramme, zu denen weitere nichtmedikamentöse Therapiekomponenten wie Verhaltenstraining, Tabakentwöhnungsprogramme etc. gehören. Es kommt zu einer signifikanten Verbesserung der körperlichen Leistungsfähigkeit und Lebensqualität, der Verminderung von Atemnot bzw. COPD-assoziierten Angst- und Depressionssymptomatik sowie einer Reduktion der Anzahl und Dauer von Krankenhausaufenthalten. Eine Verbesserung der Lungenfunktionsparameter lässt sich dagegen nicht eindeutig belegen. Dies zeigt, dass die primären Ziele einer Sport- und Bewegungstherapie die extrapulmonalen Organe und Strukturen sind. Weitere Trainingsziele sind Dyspnoe bzw. Belastungsdyspnoe und die allgemeine Lebensqualität.

EVIDENZ

In der Sporttherapie der COPD-Erkrankung stellt das Ausdauertraining einen wesentlichen Baustein dar. In Metaanalysen zeigt sich eine deutliche Verbesserung der körperlichen Leistungsfähigkeit anhand der Parameter 6-Minuten-Gehtest bzw. maximale Sauerstoffaufnahme (McCarthy et al. 2015).

Ursächlich verantwortlich hierfür sind unterschiedliche Prozesse wie eine vermehrte Expression oxidativer Enzyme, eine Zunahme der Mitochondrienzahl, eine verbesserte muskuläre Kapillarisierung inklusive Sauerstoffausschöpfung, die allesamt zu einer verbesserten Bewegungsökonomie führen. Hierdurch kommt es zu einer Verminderung der notwendigen alveolären Ventilation bei einer gegebenen Belastungsintensität, was sich in einer verringerten Atemarbeit und damit auch in einer Abnahme der Belastungsdyspnoe äußert. Besonders gute Effekte erzielt das Ausdauertraining, wenn es bei **höheren Intensitäten** durchgeführt wird, sofern der Patient das toleriert. Eine Trainingsform, die auch die ventilatorische Arbeit in Grenzen hält, ist das **Intervalltraining.** Ob höhere Trainingsintensitäten auch auf lange Sicht zu einem besseren Ergebnis führen als das kontinuierliche Ausdauertraining, ist unklar. Die Kinetik der Anpassung ist häufig bei höheren Trainingsintensitäten steiler, das erreichte Endniveau aber bei unterschiedlichen Trainingsintensitäten vergleichbar.

Eine weitere wichtige Komponente in der Sporttherapie der COPD ist das **Krafttraining.** Dies besitzt vor allem eine hohe Alltagsrelevanz, da viele alltägliche Belastungen im Haushalt etc. kraftabhängig sind. Hierüber wird auch verständlich, dass ein Krafttraining deutliche Effekte auf die krankheitsbezogene Lebensqualität zeigt.

EVIDENZ

Eine aktuelle Metaanalyse zeigt, dass Krafttraining ein effektiver Ansatz zur Verbesserung unterschiedlicher funktionaler Kapazitäten ist. Dies betraf auch den 6-Minuten-Gehtest mit einer klinisch relevanten Steigerung der Gehstrecke um fast 55 m, verglichen mit einer bewegungsarmen Kontrollgruppe. Diese Ergebnisse wurden erzielt ohne eine Verbesserung der maximalen Sauerstoffaufnahme (Li et al. 2019).

Ein wichtiger Grund für die Dyspnoe bzw. Belastungsdyspnoe des COPD-Patienten liegt in der Schwäche der Atemmuskulatur, speziell der Inspirationsmuskelkraft. Verantwortlich neben molekularen und zellulären Änderungen wie vermehrtem, oxidativen Stress bzw. Fasertyp-Switch in der Zwerchfellmuskulatur sind auch Veränderungen der Atemmechanik, bedingt durch chronische Überblähung der Lunge und Zwerchfellabflachung. Es kommt zu einer verringerten Spannungsentwicklung der Inspirationsmuskulatur mit entsprechend reduziertem Inspirationsdruck. Hier greift das Inspirationsmuskeltraining oder Atemmuskeltraining an, bei dem der Patient ausreichend Unterdruck erzeugen muss, um einen Luftstrom in Gang zu setzen. Aktuelle Daten zeigen, dass das **Inspirationsmuskeltraining** zur Verbesserung der inspiratorischen Muskelkraft, der Leistungsfähigkeit und Lebensqualität führt. Außerdem reduziert es signifikant die Dyspnoe-Symptomatik. Hierbei ergibt sich allerdings kein additiver Effekt zu einer normalen Sport- oder Bewegungsintervention.

Eine interessante Trainingsalternative für COPD-Patienten ist das **Ganzkörpervibrationstraining.** Während die akute kardiopulmonale Belastungsreaktion nicht beeinflusst wird, führen regelmäßige Trainingseinheiten jedoch zu klinisch bedeutungsvollen, signifikanten Veränderungen der 6-Minuten-Gehstrecke und funktioneller Tests, wie des Sitz-Steh-Tests, als auch der Dyspnoe-Symptomatik. Wie bei den übrigen Trainingsverfahren finden sich auch beim Vibrationstraining keine Hinweise, dass es zu einer Besserung der pulmonalen Funktionsparameter kommt. Die Rolle von Trainingsmaßnahmen während der COPD-Exazerbation ist bislang nicht eindeutig geklärt. Allerdings gibt es vereinzelte Hinweise, dass sowohl Kraft- als auch Ganzkörpervibrationstraining hier positive Erfolge auf die klinische Symptomatik zeigen.

8.4 Infektionserkrankungen

8.4.1 Infektiöse Hepatitis/Leberzirrhose

Unter einer Hepatitis versteht man eine Entzündung der Leber, deren Ätiologie sehr unterschiedlich sein kann. Häufig wird sie durch eine der spezifischen Hepatitis-Viren A, B, C, D, E oder G ausgelöst. Eine Hepatitis kann jedoch auch durch Erreger, Autoimmunerkrankungen, Medikamente und toxische Substanzen wie Alkohol ausgelöst werden. Nach dem klinischen Verlauf unterscheidet man eine **akute Hepatitis** von einer **chronischen Hepatitis** (Erkrankungsdauer > 6 Monate). Die Chronifizierung der Erkrankung geschieht am häufigsten nach einer Hepatitis-C-Infektion. Schließlich erfolgt eine Einteilung der Hepatitis auch nach histologischen Kriterien mit Beurteilung sowohl der Zellnekrosen als auch der Reparaturprozesse. Die Leberzirrhose als irreversible Endstrecke verschiedener chronischer Lebererkrankungen (Histologie: Leberzellnekrosen, Zerstörung der Läppchen- und Gefäßstruktur, fibröser Parenchym-Umbau) ist von Komplikationen wie der portalen Hypertension inklusive Kollateralkreisläufen, Aszites sowie einer hepatischen Enzephalopathie charakterisiert. Die Stadieneinteilung der Zirrhose erfolgt anhand der Child-Pugh-Klassifikation, die anhand verschiedener Parameter eine Prognoseabschätzung ermöglicht.

Chronische Lebererkrankungen und Leistungsfähigkeit

Lebererkrankungen sind häufig verbunden mit eingeschränkten physischen Fähigkeiten insbesondere der Parameter aerobe und anaerobe Ausdauer, Maximalkraft als auch Kraftausdauer. Die Gründe hierfür sind vielfältig:

- **Störungen des pulmonalen Systems** im Sinne eines hepatopulmonalen Syndroms oder einer portopulmonalen Hypertension: Patienten mit Leberzirrhose zeigen schon zu einem sehr frühen Zeitpunkt Beeinträchtigungen des pulmonalen Gasaustauschs, wie ein verfrühtes Erreichen der ventilatorischen Schwelle sowie vermehrte Atemarbeit.
- **Deutlich reduzierte Muskelmasse** aufgrund des katabolen Stoffwechsels, einer verminderten IGF-Produktion, des chronisches Entzündungszustands sowie einer Hyperammoniämie
- **Zirrhotische Kardiomyopathie:** bezeichnet subtile kardiale Abnormitäten struktureller sowie funktioneller Natur, die neben der linksventrikulären Hypertrophie (bei ca. 40 % der Zirrhose-Patienten) mit einer systolischen und diastolischen Dysfunktion assoziiert sind.
- **Veränderter Energiestoffwechsel** bei Patienten mit Leberzirrhose: Chronische Lebererkrankungen verlangsamen den Abbau des Laktats während Belastung. Dies

geht einher mit der Reduktion der hepatischen Glukoneogenese und somit verminderter Glukoseutilisation, wodurch die Belastungstoleranz reduziert ist.

Sporttherapeutische Evidenz bei infektiöser Hepatitis

Sport und Bewegung bei Hepatiden ist ein von großer Unsicherheit geprägtes Thema. Viele Jahre lang wurde zur körperlichen Schonung geraten, vor allem da frühe Beobachtungen nahelegten, dass körperliche Aktivität und Training zu einer starken Erhöhung der Transaminasen und einem protrahierten Krankheitsverlauf führen. Wie so oft ist ein genauer Blick auf die Randbedingungen hilfreich.

Akute Hepatitis   Bei einer akuten Hepatitis zeigen Fallberichte, dass starke bis erschöpfende Belastungen den fulminanten Verlauf einer Hepatits-A-Erkrankung mit hohen Bilirubinwerten und verzögertem Transaminasenabfall triggern können. Demgegenüber steht eine Reihe von Längsschnittuntersuchungen, die belegen, dass moderate Aktivität den Erkrankungs- und Heilungsverlauf nicht negativ beeinflussen, jedoch helfen, die Leistungsfähigkeit zu verbessern. Wichtig erscheinen der Zeitpunkt der Wiederaufnahme von Sport sowie die Intensität der Belastungen. Oberhalb von Bilirubinwerten von 1,5 mg/dl sollte eine Sportausübung nur mit moderaten Intensitäten und Umfängen gemäß dem subjektiven Belastungsempfinden erfolgen. Ist das Bilirubin unter diese Grenze abgefallen, können die Intensitäten gesteigert werden.

Es sind vergleichsweise wenige Studien verfügbar, die eine Trainingsintervention bei Patienten mit chronischer Verlaufsform der Hepatitis untersuchten. Keine Studie berichtete über eine Verschlechterung des Krankheitsbildes. Neben der Verbesserung der Leistungsfähigkeit (gemessen über die Veränderung der VO_{2max}) und der gesundheitsbezogenen Lebensqualität gibt es auch Berichte über eine Verbesserung der Transaminasenwerte. Eine Virusreaktivierung nach Belastung wurde bislang nur nach extremen Ausdauerbelastungen (100-Kilometer-Lauf) und bei Virusträgern mit hoher Replikativität gezeigt.

Chronische Hepatitis   Eine chronische Hepatitis-Erkrankung ist häufig mit Insulinresistenz und Diabetes Typ 2 verbunden, da das Hepatitis-C-Virus die Phosphorylierung des Insulin-Rezeptor-Substrats 1 erhöht. Insulinresistenz ist dabei ein Faktor, der die Wirksamkeit des zur HCV-Therapie verabreichten pegylierten Interferons und Ribavirins herabsetzt. Die trainingsinduzierte Verbesserung der Insulinresistenz bei Hepatitis-Patienten könnte daher die Wirksamkeit einer antiviralen Therapie unterstützen.

Sehr eingeschränkt ist die Datenlage zum körperlichen Training bei Patienten mit Leberzirrhose. Die Pilotstudien belegen allenfalls die prinzipielle Durchführbarkeit zumindest bei Patienten mit Leberzirrhose der Stadien Child-Pugh A und B. Interessant sind erste Daten über trainingsunterstützende Effekte einer Leucin-Supplementation, die es wert erscheinen lassen, weiter untersucht zu werden.

Transmission viraler Hepatitiden durch Sport

Beim enteralen Transmissionsweg (Hepatitis A und E) kommt der individuellen Hygiene eine besondere Bedeutung zu (z. B. keine gemeinsamen Trinkflaschen etc.). Beim parenteralen Infektionsweg (Hepatitis B, C und D) ist in Zusammenhang mit Sport darauf zu achten, dass der Übertragung von Blut und Körpersekreten über Mikroverletzungen vorgebeugt wird. Entsprechende horizontale Transmissionen wurden beispielsweise bei Kontaktsportlern beschrieben. Schutzimpfungen sollten bei entsprechendem Risiko empfohlen und umgesetzt werden.

8.4.2 HIV-Erkrankung

Die HIV-Erkrankung ist eine chronische Infektionserkrankung aufgrund der Übertragung des „Human Immunodeficiency Virus". Es werden zwei Virusstämme unterschieden, wobei HIV-1 für 99 % aller Erkrankungsfälle verantwortlich ist (HIV-2 1 %). Ziel- bzw. Wirtszellen des HI-Virus sind die menschlichen Zellen, die CD4-Rezeptoren auf der Oberfläche tragen. Dies sind vor allem CD4+-T-Zellen, darüber hinaus auch Monozyten, Makrophagen und dendritische Zellen. Die HIV-Erkrankung wird in drei Stadien eingeteilt:
- Primäre oder akute HIV-Infektion/Stadium 1 (selten länger als 4 Wochen)
- Symptomlose Latenzphase/Stadium 2 (bis zu mehreren Jahren)
- Symptomatische Phase mit dem Vollbild AIDS/Stadium 3 (= *Acquired Immune Deficiency Syndrome*). Das erworbene Immundefizienzsyndrom ist durch die Aids-definierenden Erkrankungen wie verschiedene Infektionskrankheiten (*Pneumocystis carinii*, Zytomegalie, Toxoplasmose etc.) sowie bestimmte Tumorerkrankungen wie das Kaposi-Sarkom oder maligne Lymphome charakterisiert.

In der aktuellen CDC-Klassifikation wird jeder Patient sowohl nach klinischen (= Immundefekt-assoziierte Erkrankungen, AIDS-definierende Erkrankungen) als auch nach immunologischen Kriterien (= Anzahl der CD4+-Zellen) klassifiziert. Therapeutisches Ziel ist die anhaltende und vollständige Unterdrückung der Vermehrung des HI-Virus über die **hochaktive antiretroviralen Therapie (HAART),** bei der drei oder vier Medikamente aus mehreren Wirkstoffklassen kombiniert werden, um die Viruslast unter die Nachweisgrenze zu senken und die Zahl der CD4+-T-Zellen signifikant zu erhöhen. Die HAART hat zu einer signifikanten Prognoseverbesserung der HIV-Erkrankungen geführt auf Kosten einer Reihe von Langzeitnebenwirkungen wie Insulinresistenz, Hyperlipidämien,

Tab. 8.2 Einschränkungen der physischen Leistungsfähigkeit (modifiziert nach LaPerriere et al. 1998)

Stadien der Erkrankung	Einschränkungen der physischen Leistungsfähigkeit
Stadium 1	• Keine Einschränkungen für die meisten Erkrankten bei maximalen Leistungstests • Alle metabolischen Parameter innerhalb der Referenzwerte bezüglich der Normalbevölkerung
Stadium 2	• Reduzierte Leistungsfähigkeit • VO_{2max}, VO_2 an der anaeroben Schwelle und O_2-Puls reduziert • Herzfrequenz- und Atemreserve reduziert
Stadium 3	• Dramatisch reduzierte Leistungsfähigkeit • Schwerwiegendere Einschränkungen der VO_2 als im Stadium 2 • Veränderte neuroendokrinologische Werte

Depressionen u. a., verbunden mit einem deutlich erhöhten Risiko kardiovaskulärer Erkrankungen.

HIV-Erkrankung und Leistungsfähigkeit

In der asymptomatischen Phase einer HIV-Infektion ist die Leistungsfähigkeit bei den meisten HIV-Infizierten noch nicht eingeschränkt. Im weiteren Infektionsverlauf sind jedoch in der Regel ungünstige Auswirkungen auf die sportliche Leistungsfähigkeit zu erwarten, die einerseits durch HIV-bedingte Veränderungen im Organismus als auch durch mögliche Nebenwirkungen einer HAART, z. B. dem metabolischen Syndrom oder Myopathien, verursacht werden können. LaPerriere et al. (1998) beschreiben einen direkten Zusammenhang zwischen der Leistungsfähigkeit eines HIV-Infizierten sowie dem Stadium der HIV-Erkrankung. Nach Aussage der Autoren entwickelt sich die physische Leistungsfähigkeit unter einer HIV-Infektion ausgehend von überwiegend nicht messbaren Einschränkungen im ersten Stadium bis hin zu einer „dramatisch reduzierten Leistungsfähigkeit" im dritten Stadium (➤ Tab. 8.2). Bezüglich der Ausdauerleistungsfähigkeit zeigten einige Studien einen Abfall der VO_{2max} oder im 6-Minuten-Gehtest bei HIV-Patienten gegenüber gesunden Kontrollpersonen zwischen 20 und 40 %. Mit fortgeschrittenem Infektionsstadium kommt es auch zu einer Reduktion der Kraftleistungsfähigkeit. Hierbei konnte sogar vereinzelt die Kraftabnahme zur Anzahl der $CD4^+$-Zellen signifikant korreliert werden.

Sporttherapeutische Evidenz

EVIDENZ
Ausdauertraining über einen Zeitraum von 3–4 Monaten führt je nach Untersuchung zu einem Anstieg der VO_{2max} zwischen 12 und 25 %, verbunden mit einer signifikant niedrigeren HFmax als Hinweis auf eine verbesserte aerobe Leistungsfähigkeit.

Eine Reihe von Studien zeigt zusätzlich die Verbesserung von Parametern, wie Körpergewicht, BMI, Körperfettmasse, relativer Körperfettanteil oder Taille-Hüft-Quotient. Während eine reine Gewichtsabnahme bei HIV-Patienten als ungünstig zu beurteilen ist **(Wasting-Syndrom)**, spricht Gewichtsverlust aufgrund des Verlusts von Körperfettmasse – dies ist bei den vorliegenden Studien der Fall – für eine Steigerung der Leistungsfähigkeit. Innerhalb der untersuchten Studien wurden sowohl konstantes Ausdauertraining als auch Intervalltraining mit vergleichbaren Effekten angewandt. Die Frage der Trainingsintensität bei Ausdauerbelastungen scheint für den gesundheitlichen Nutzten eine eher untergeordnete Rolle zu spielen. Dies ist ein wichtiges Ergebnis im Hinblick auf Training im fortgeschrittenen Krankheitsstadium bzw. bei geringer Leistungsfähigkeit.

Krafttraining führt neben einer signifikanten Zunahme von Muskelmasse und -kraft ebenfalls zu Verbesserungen der maximalen Sauerstoffaufnahmefähigkeit sowie Änderungen der Körperzusammensetzung. Effekte auf den Metabolismus, wie ein signifikanter Anstieg der Insulin-vermittelten Glukoseaufnahme bzw. eine signifikante Abnahme der Nüchternglukose-Konzentration bei den HIV-positiven Probandengruppen, ließen sich nachweisen. Die Effekte eines kombinierten Ausdauer- und Krafttraining zeigen gegenüber einem alleinigen Krafttraining keine wesentlichen Unterschiede (O'Brien et al. 2017).

Die krankheitsmodifizierenden Effekte eines sportlichen Trainings bei der HIV-Erkrankung sind heterogen. Ausdauertraining induziert einen Anstieg des $CD4^+$-Zellen. Dies findet sich nicht bei anderen Trainingsformen. Keine Trainingsform zeigt jedoch Einflüsse auf die Viruslast oder den inflammatorischen Status. Damit ist aber auch festzustellen, dass sportliche Aktivität keine nachteiligen Effekte auf das immunologische Geschehen besitzt. Schließlich zeigen Sport und Bewegung signifikante Effekte auch auf die depressive Symptomatik und das Ausmaß an Angst bei HIV-Erkrankten. Besonders effektiv scheint hierbei wiederum das Ausdauertraining zu sein.

8.5 Autoimmunerkrankungen

8.5.1 Rheumatoide Arthritis

Bei der Rheumatoiden Arthritis (RA) handelt es sich um eine chronische Autoimmunerkrankung, die sich primär in Form einer entzündlichen Veränderung der Gelenke manifestiert. Diese führt zu rezidivierenden Schmerzen und Schwellungen im Gelenkbereich und mündet schließlich in einer durch degenerative Prozesse progressiv-eingeschränkten Gelenkfunktion.

Pathogenese und Klinik

Die Pathogenese der RA zeichnet sich lokal durch eine autoimmun getriggerte, entzündliche Hyperämie der Synovia aus,

8

die mit einer Infiltration des Gelenks mit Leukozytensubpopulationen wie CD4+-Zellen, B-Zellen und Makrophagen einhergeht. Diese produzieren einen Cocktail von Proteinasen und pro-inflammatorischen Zytokinen wie Tumornekrosefaktor-α (TNFα), welche lokal im betroffenen Gelenk als auch systemisch nachweisbar sind. Durch die erhöhte entzündliche Aktivität kommt es zu degenerativen Prozessen in Muskel-, Sehnen- und Bindegewebe mit Verlust von Elastizität und Festigkeit. **Kardinalsymptome** sind symmetrische Gelenkentzündungen der Fingergrund- und –mittelgelenke, der Handgelenke oder der Zehengrundgelenke.

Etwa 20–30 % der Rheuma-Patienten leiden unter rheumatoider Kachexie, einem fortschreitenden Verlust der Muskelmasse. Diese Entwicklung wird zusätzlich durch eine krankheitsassoziiert reduzierte körperliche Aktivität aggraviert. Weitere **Komorbiditäten** der RA sind die Demineralisierung der Knochen und kardiovaskuläre Erkrankungen. Letztere scheinen sich aus zirkulierenden gefäßaktiven Faktoren der Erkrankung selbst als auch aus der überdurchschnittlichen Inaktivität der Patienten zu ergeben. Der Substanzverlust der Knochen zeigt sich besonders im Bereich des Femurkopfes, des distalen Unterarms sowie der Hüfte. Die Ursachen liegen sowohl im systemischen Entzündungsgeschehen selbst, da eine anti-TNF-α-Medikation den Prozess der Knochendemineralisierung verlangsamen kann, als auch iatrogen durch die häufig eingesetzte Steroidmedikation.

Rheumatoide Arthritis und Leistungsfähigkeit

Zu den Einschränkungen der motorischen Fähigkeiten bei RA-Patienten gehört die Störung der Gelenkfunktion durch Schwellung, Überwärmung, Rötung und Schmerz dar, welche zu einer deutlichen Einschränkung der Beweglichkeit und konsekutiv auch der Koordination führt.

Als Resultat der Gelenkproblematiken sind RA-Patienten im Durchschnitt inaktiver als gesunde Kontrollpersonen. Daraus resultiert eine um etwa 20–30 % niedrigere kardiovaskuläre Fitness im Vergleich zu altersgleichen gesunden Personen. Entsprechend zeigen Daten aus Querschnittsuntersuchungen, dass besonders körperliche inaktive RA-Patienten ein ausgeprägtes kardiovaskuläres Risikoprofil (erhöhter systolischer Blutdruck, erhöhte LDL-Werte) aufweisen.

Die Inaktivität und systemische Entzündungsprozesse resultieren in einer katabolen Stoffwechsellage mit einem fortschreitenden Verlust an Muskelmasse und damit an Kraftfähigkeiten. Der Verlust von fettfreier Körpermasse wird bei RA-Patienten häufig maskiert, da Körperfett aufgebaut wird. Aus diesen Veränderungen resultieren ein zunehmende Leistungseinschränkung, muskuläre Schwäche und Müdigkeitssymptomatik (➤ Abb. 8.8).

Sporttherapeutische Evidenz

> **EVIDENZ**
>
> Primäres Ziel sporttherapeutischer Maßnahmen sind die RA-assoziierten Veränderungen der motorischen Fähigkeiten und weniger das zugrunde liegende autoimmune Geschehen. Zentrales Therapieziel ist daher der **Erhalt der Funktionalität der Gelenke.** Sowohl Kraft- als auch Ausdauertraining verbessern die Elastizität und Festigkeit der Sehnen und Ligamente. Dadurch sorgt ein regelmäßiges Training im Bereich beider Strukturen für positive Effekte auf die Sicherung, Führung und Beweglichkeit der Gelenke. Ähnliches trifft auch für den Gelenkknorpel zu. Vom Knorpelgewebe ist bekannt, dass es auch

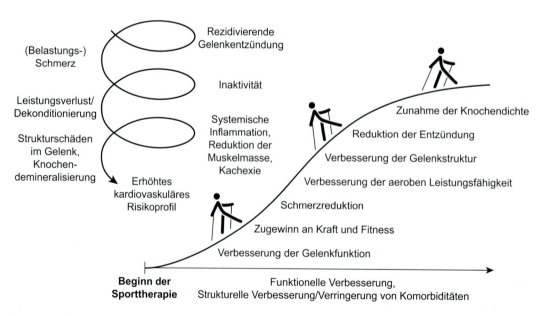

Abb. 8.8 Circulus vitiosus und postulierte Effektchronologie der Sporttherapie bei RA [M990]

bei gesunden Personen zunehmend degeneriert, wenn keine regelmäßigen dynamischen Stoßreize das Gewebe belasten und über die Synovialflüssigkeit versorgen. Ein entscheidender Effekt der Sporttherapie ist daher, auf das Gelenk komprimierende und dekomprimierende Reize zu setzen und so Knorpelstruktur und -funktion zu erhalten. So profitieren Patienten bereits nach wenigen Wochen von einer erhöhten aktiven und passiven Beweglichkeit der Gelenke (➤ Abb. 8.8). Diese Effekte konnten auch durch leichte Mobilisationsübungen während aktiver RA-Schübe erreicht werden. Neben der Beweglichkeit schult die Sporttherapie auch die Propriozeption der Gelenke, was besonders für die Ellbogen und Kniegelenke gezeigt werden konnte. Als Kontraindikation zur Teilnahme an Sportprogrammen werden immer wieder Belastbarkeitsgrenzen der Gelenke von RA-Patienten diskutiert. Hier konnten neuere Studien zeigen, dass in schubfreien Phasen auch hochintensive Trainingseinheiten, die sowohl Kraft- als auch Ausdauerbelastungen beinhalten, den Gelenken keinen zusätzlichen Schaden zufügen, während Patienten jedoch von einer verbesserten Gelenkfunktionalität profitieren.

Beide Trainingsformen verbessern die Kraftfähigkeiten der Muskulatur, reduzieren die Krankheitsaktivität sowie das Schmerzempfinden und verbessern dadurch die Lebensqualität der Patienten. Während Ausdauertraining vor allem positiv auf die aerobe Ausdauerleistungsfähigkeit und kardiovaskuläre Risikofaktoren wirkt, erhöht Krafttraining die Muskelmasse und verbessert sensomotorische Fähigkeiten. Auch von einem Thai-Chi-Training konnten RA-Patienten in mehreren Studien profitieren. Hier zeigten sich vor allem Effekte auf die Muskelfunktion, Gelenkschmerz und Müdigkeit. Ebenso verhält es sich mit Wassergymnastik bzw. Aquafitness-Programmen. Hier profitieren die Patienten vor allem vom Auftrieb des Wassers und der daraus resultierenden Gelenkentlastung. Problematisch ist die Literaturlage insofern, als dass häufig bei spezifischen Trainingsinterventionen nur einzelne Parameter adressiert werden. Daher ist die Anzahl kontrollierter Studien, welche die Wirkungen einer differenzierten Sporttherapie untersuchen, noch als unzureichend zu bewerten.

Schließlich gibt es einzelne Hinweise, dass regelmäßige Bewegungsinterventionen antientzündliche Effekte haben und die antioxidative Kapazität verschiedener Gewebe bei RA-Patienten verbessern. Allerdings kommen systematische Übersichtsarbeiten zu keinem einheitlichen Ergebnis. Hinweise für eine Triggering von akuten Rheumaschüben durch körperliche Aktivität finden sich jedenfalls nicht, was die sichere Trainingsdurchführung bei RA Patienten betont.

8.5.2 Spondylitis ankylosans

Die Spondylitis ankylosans (SA; Morbus Bechterew) gehört als chronische, rheumatische Autoimmunerkrankung zu den Spondylarthropathien. Die vom Schweregrad sehr individuell verlaufende Erkrankung geht ähnlich wie die rheumatoide Arthritis mit rezidivierenden Schmerzen und einer Degenerierung der Gelenke einher mit Schwerpunkt auf den Wirbelsäu-

lengelenken (Spondylarthropathien), wobei die Lenden- und Brustwirbelsäule sowie Kreuz-Darmbein-Gelenke (Iliosakralgelenke) besonders betroffen sind. Das infiltrierte Gewebe wird faserig und verknöchert zunehmend, wodurch es zu einem progressiven Funktionsverlust bis hin zu einer Versteifung der betroffenen Gelenkregion kommt. In der Wirbelsäule bilden sich Syndesmophyten, die benachbarte Wirbel überbrücken und zur Bildung einer sog. Bambuswirbelsäule mit Ausprägung einer Brustkyphose führen. Neben der Beweglichkeit sind mit Ausdauer und Kraft weitere motorische Fähigkeiten beeinträchtigt. Betroffene Organe außerhalb des Bewegungsapparats sind u. a. Augen, Herz und Nieren.

Das therapeutische Vorgehen umfasst eine Kombination medikamentöser Maßnahmen aus schmerzlindernder und antiinflammatorischer Therapie, inklusive Biologika, und nichtmedikamentöser Therapien wie Krankengymnastik, Wärmeanwendungen und Sporttherapie.

Sporttherapeutische Evidenz

Die Datenlage zur Sporttherapie ist sehr eingeschränkt. Die meisten Sportinterventionen werden als Beweglichkeitstraining und Stretching in Kombination mit einem Kräftigungstraining durchgeführt.

EVIDENZ

Tägliche Heimtrainingsprogramme, bestehend aus Beweglichkeits- und Kräftigungsübungen, zeigen, durchgeführt über einen Zeitraum von 6–8 Wochen, eine deutliche Verbesserungen der Gelenkbeweglichkeit, ein reduziertes Schmerzempfinden, weniger depressive Verstimmungen, ein verbessertes Selbstmanagement der Erkrankung sowie eine verbesserte aerobe Leistungsfähigkeit der Patienten. Eine regelmäßige Übungsdurchführung von Haltungs- und Atemübungen über 6–12 Wochen führt zusätzlich zu einer Verbesserung der Thoraxexpansion und damit der Vitalkapazität.
Vergleichsstudien zwischen supervidierten Gruppensportprogrammen und individualisiertem Heimtrainingsprogrammen zeigten signifikant bessere Effekte von Gruppentherapien auf die Flexions- und Extensionsfähigkeit der Wirbelsäule, das Schmerzempfinden sowie die Verbesserung der kardiopulmonalen Leistungsfähigkeit im Ergometertest. Es wird vermutet, dass Patienten in angeleiteten Gruppentherapien intensiver und regelmäßiger trainieren und auch die korrekte Durchführung der Übungen effektiver überwacht wird.

8.6 Krankheitsbilder mit Bezug zum Bewegungsapparat

8.6.1 Arthrose

Die Arthrose ist eine chronisch degenerative Gelenkerkrankung mit entzündlichen und nichtentzündlichen Phasen. Wenngleich die Arthrose in jedem Alter auftreten kann, ist die

8

Prävalenz besonders hoch bei den über 60-Jährigen. Weitere Risikofaktoren sind Übergewicht, Gelenkfehlstellungen, einseitige Belastungen oder auch Z. n. Traumata des Gelenks. Neben dem Gelenkknorpel können prinzipiell aber alle Gelenkstrukturen inklusive der periartikulären Muskulatur in den Krankheitsprozess miteinbezogen sein. Grundsätzlich können alle Gelenke befallen sein, wobei den Hüft- und Kniegelenken die größte Bedeutung zukommt. Das Ausmaß der Gelenkschädigung wird nach radiologischen Kriterien klassifiziert. Hierzu werden die Scores nach Kellgren and Lawrence oder nach Ahlbäck verwendet (S2k Leitlinien Gonarthrose/Coxarthrose). Dabei besteht nicht selten eine starke Diskrepanz zwischen dem Ausmaß der radiologischen Veränderung und der klinischen Symptomatik hinsichtlich Funktionsstörungen oder Schmerzen.

Pathogenese

Die physiologischen Eigenschaften des Gelenkknorpels beruhen auf dem geordneten Zusammenspiel zwischen der zellulären Substanz, den Chondrozyten und der extrazellulären Matrix. Aufgrund der fehlenden Versorgung mit Blut, Lymphgefäßen oder Nerven ist das regeneratorische Potenzial des Gelenkknorpels eingeschränkt. Mechanische Reize, z. B. im Rahmen einer Überbelastung, führen zu einer **Schädigung des Knorpels.** Zunächst kommt es zu einer Veränderung der molekularen Zusammensetzung und Organisation der Extrazellulärmatrix als Stressreaktion auf den auslösenden Reiz. Chondrozyten, die normalerweise nur eine geringe metabolische Aktivität im Gelenkknorpel aufweisen, zeigen eine gesteigerte proliferative Antwort und eine erhöhte Matrixproduktion in Form von Kollagenfasern und Proteoglykanen. Im weiteren Verlauf kommt es zu einer Clusterbildung der Chondrozyten und einer hypertrophen Differenzierung. Der veränderte Phänotyp resultiert in einer veränderten Sekretion von Wachstumsfaktoren und Zytokinen mit einem katabol inflammatorischen Expressionsmuster. Der vermehrte Abbau der extrazellulären Matrix führt zum Verlust der Knorpelintegrität, assoziiert mit einem apoptotischen Zelltod der Chondrozyten. Die Auflösung der Knorpelschicht legt einerseits die Knochenoberfläche frei und führt andererseits zu einer reaktiven entzündlichen Reaktion der Gelenkinnenhaut. Deren proinflammatorische Antwort verstärkt den gesamten Krankheitsprozess.

Sporttherapeutische Evidenz

EVIDENZ

Sport- und Bewegungstherapie sind wesentliche Elemente der konservativen, nichtmedikamentösen Behandlungen der Arthrosen. Daten aus mehr als 100 Studien mit über 15.000 Patienten zeigen, dass die Bewegungstherapie signifikant zu einer Schmerzreduktion führt, die körperliche Funktionen und Leistungsfähigkeit verbessert als auch die Lebensqualität positiv beeinflusst (Goh et al. 2019a). Die Effekte waren am ausgeprägtesten innerhalb der ersten 2 Monate, reduzierten sich dann schrittweise, bis es nach etwa 9 Monaten zu keinem Unterschied mehr zu den Kontrollgruppen kam. Ein möglicher Grund hierfür ist die fehlende Adhärenz der Patienten an das Sportprogramm, was damit die notwendige Kontinuität der Bewegungstherapie betont.

Hinsichtlich der Sportart sind **Ausdauersportarten** sehr hilfreich bezüglich der Schmerzreduktion und der Verbesserung der allgemeinen Leistungsfähigkeit. **Mind-Body-Therapien** zeigen ähnlich gute Resultate bei der Schmerztherapie wie das Ausdauertraining. Kräftigungs- und Dehnungsübungen zeigen positive Effekte auf die Entwicklung der Muskelkraft und die Gelenksteifigkeit. Bezüglich der Schmerzreduktion gibt es allerdings widersprüchliche Ergebnisse zwischen aktuellen Metaanalysen. Oftmals werden aber in einer Reihe von Studien die empfohlenen Bewegungsumfänge nicht erreicht und damit das bewegungstherapeutische Potenzial nicht ausgereizt. **Schwimmen und Aquagymnastik** stellen relevante Bewegungsalternativen dar. Diese Bewegungsformen zeigen signifikante Veränderungen bezüglich der Schmerzreduktion, der körperlichen Einschränkung als auch der Lebensqualität. Dies hat auch Auswirkungen auf die Alltagsaktivität und die weitere Sportteilnahme, die hierdurch offensichtlich stimuliert werden. Der Wassersport hat dabei die gleichen Wirkungen wie landgestützte Aktivitäten. Es zeigte sich allerdings, dass Adhärenz und Zufriedenheit bei Patienten, welche den Wassersport ausübten, deutlich höher ausgeprägt waren. Aufgrund der aktuell vorliegenden Daten lässt sich kein dosisabhängiger Effekt der Sporttherapie nachweisen. Hochintensive Sportausübung, definiert als höherer Trainingsumfang oder höhere Trainingsintensität bzw. insgesamt erhöhter Energieverbrauch, zeigt nur sehr geringe Veränderungen in der Schmerzreduktion bzw. den körperlichen Funktionen, die vermutlich keine klinische Relevanz haben.

Eine Verbesserung der neuromuskulären Stabilisierung durch ein **propriozeptives Training** ist eine weitere Trainingsform, deren Effektivität bezüglich Schmerzreduktion und Verbesserung der körperlichen Funktionalität in einer aktuellen Metaanalyse belegt wurde. Ob Yoga eine weitere sinnvolle Therapieform ist, kann aufgrund der aktuell vorliegenden Daten noch nicht abschließend beurteilt werden. Es gibt zwar Hinweise auf eine Schmerzreduktion und Verbesserung der Gelenksteifigkeit, wobei allerdings die Studienqualität sehr eingeschränkt ist.

Wirkungsmechanismen

Inwieweit die Bewegungstherapie wirklich krankheitsmodifizierende Effekte hat, ist zum jetzigen Zeitpunkt nicht eindeutig geklärt. Es gibt allerdings erste Hinweise, die zeigen, dass es nach einem Training zu einer **Veränderung der Krankheits-**

und **Entzündungsmarker** sowohl in der Synovialflüssigkeit als auch im Knorpelgewebe kommt. Inwieweit körperliche Aktivität hier wirklich in der Lage ist, dass anabol-katabole Verhältnis im Gelenkknorpel zu verändern, muss zum jetzigen Zeitpunkt allerdings offen bleiben. Die Effekte der Trainingsmaßnahmen sind daher vor allem Ausdruck der gezielten Verbesserung von Ausdauer, Kraft, Bewegungsausführung und Gleichgewichtsfähigkeit, die allesamt zu einer verbesserten Funktion sowohl gelenknaher als auch gelenkferner Strukturen führen.

8.6.2 Osteoporose

Die Osteoporose ist eine systemische Skeletterkrankung, die durch eine niedrige Knochenmasse und eine Verschlechterung der Mikroarchitektur des Knochengewebes charakterisiert ist, mit der Folge einer vermehrten Brüchigkeit der Knochen. Die Osteoporose ist die häufigste metabolische Knochenerkrankung, die vor allen Dingen den spongiösen Knochen betrifft. Prädilektionsstellen sind daher die Wirbelkörper bzw. der Oberschenkelhalsknochen. Zu etwa 80 % sind Frauen betroffen. Ätiologisch unterscheidet man die **primäre Osteoporose,** die 95 % der Erkrankung ausmacht von der **sekundären Osteoporose.** Die primäre Osteoporose wird unterteilt in **die postmenopausale Osteoporose** (= Typ-I-Osteoporose) sowie die **senile Osteoporose** (= Typ-II-Osteoporose). Zu den Ursachen für eine sekundäre Osteoporose gehören u. a. endokrine Störungen, Vitamin-D-Mangel, Malabsorptionssyndrome, Knochenmarkserkrankungen, rheumatoide Arthritis oder medikamentöse Nebenwirkungen (Glukokortikoide, Cyclosporine etc.).

Diagnostik

Für die Diagnose der Osteoporose wird der Mineral- bzw. Kalziumgehalt des Knochens (= Knochendichte) mittels quantitativer Computertomografie oder Dual Energy-X-ray-Absorptiometrie (DEXA) gemessen.

Eine Möglichkeit, das 10-Jahres Frakturrisiko für sog. Major Fractures (hüftnahe Frakturen, klinische Wirbelkörperfrakturen, Humerusfrakturen und Unterarmfrakturen) abzuschätzen, ist die **FRAX-Berechnung** (= *Fracture Risk Assessment Tool*). Neben der Knochendichte am Schenkelhals sind eine Reihe von klinischen Risikofaktoren wie Alter, Geschlecht, Größe, Gewicht, vorherige pathologische Frakturen, Nikotinabusus, Kortisoneinnahme u. a. berücksichtigt. Das Besondere am FRAX-Algorithmus ist, dass er die regionale Herkunft der Betroffenen miteinbezieht. Entsprechend ist der Algorithmus nicht in allen Ländern verfügbar.

Die DVO-Leitlinie Osteoporose von 2017 listet eine Vielzahl von klinischen Einzelrisikofaktoren für osteoporotische Frakturen, allgemeine Risiken (z. B. Lebensalter, Geschlecht,

Bewegungsmangel etc.) sowie spezielle Grunderkrankungen bzw. medikamentöse Therapien auf. Aus therapeutischer Sicht wird neben den spezifischen medikamentösen Therapien eine Basistherapie zur suffizienten Versorgung mit Kalzium und Vitamin D empfohlen. Auch eine psychosoziale Betreuung nach Stürzen zur besseren Angst- und Krankheitsbewältigung ist ratsam.

Sporttherapeutische Evidenz

Zunächst muss auf die besondere Bedeutung der **Primärprävention** hingewiesen werden. In den Jahren bis zum 30. Lebensjahr wird die maximale Knochenmasse (Peak Bone Mass) festgelegt. Besondere Bedeutung kommt hierfür neben dem regelmäßigen Aufenthalt im Freien (Lichtexposition/Vitamin-D-Produktion) und einer ausgewogenen Ernährung dem Bewegungsverhalten zu. Der heute gerade im Kindes- und Jugendalter zu beobachtende Bewegungsmangel lässt für die kommenden Generationen Böses erahnen. Vor allem das freie Spiel im Kindesalter mit Bewegungsformen wie Hüpfen und Springen ist wichtig für das Erreichen einer hohen Peak Bone Mass.

Die **Peak Bone Mass** ist dabei ein wichtiger Prädiktor für die im Alter vorhandene Knochendichte (BMD) bzw. Knochenfestigkeit. Diese stellt aber nur einen Faktor für das im Alter erhöhte Frakturrisiko dar. Ein weiterer, wichtiger Faktor ist die **Sturzhäufigkeit.** Beide Faktoren haben auch eine unterschiedliche Bedeutung für die Prädilektionsstellen osteoporotischer Frakturen. So hat die Knochenfestigkeit eine besondere Bedeutung für die Frakturen der Wirbelkörper, während die Sturzhäufigkeit besonders Frakturen des Oberschenkelhalses bzw. der Hüfte beeinflusst.

Damit sind aber auch die wesentlichen **Zielpunkte sporttherapeutischer Maßnahmen** beschrieben:
- Frakturhäufigkeit
- Knochendichte
- Sturzhäufigkeit

Training und Frakturhäufigkeit

Körperliches Training kann die Gesamthäufigkeit von Frakturen und die Häufigkeit von sturzassoziierten Frakturen signifikant reduzieren. Die Aussagekraft wird allerdings gemindert, einerseits durch den Publikationsbias sowie andererseits auch durch die Einbeziehung von Studien, welche die Frakturhäufigkeit nur als sekundären Endpunkt verwendet haben. Die Trainingsprogramme bestanden dabei schwerpunktmäßig aus einem kombinierten Kraft- und Koordinationstraining, begleitet von Ausdauereinheiten wie Wandern oder Spazierengehen.

8

Training und Knochendichte

Der Einfluss von körperlichem Training auf die Knochendichte ist in einer Vielzahl von Studien mit sehr variablen Ergebnissen untersucht worden. So zeigen sich positive Effekte sowohl für Kraft- als auch Ausdauertraining, für Wassersportarten und Ganzkörpervibrationstraining. Die beste osteogene Wirkung wird dabei jedoch mit Trainingsformen erzielt, die dem Krafttraining nahestehen, wo eine Kombination der unterschiedlichen Verfahren wie Widerstandstraining oder Gewichtheben anzustreben ist.

Training und Sturzhäufigkeit

Trainingsmaßnahmen, die auf eine Verbesserung der Kraft und der Flexibilität zielen, zeigen auch eine Verbesserung der Sturzhäufigkeit. Dies wird wahrscheinlich vermittelt über die entsprechend signifikante Verbesserung der Koordination. In diese Richtung zielt auch das **Ganzkörpervibrationstraining,** welches zu einer Sturzverminderung als Ausdruck einer verbesserten Körperbalance führt (Jepsen et al. 2017).

8.7 Neurologisch-psychiatrische Erkrankungen

8.7.1 Morbus Parkinson

Morbus Parkinson ist die zweithäufigste neurodegenerative Erkrankung. Prävalenz und Inzidenz der Erkrankung steigen mit dem Alter an, wobei das mittlere Alter des Erkrankungsbeginns um das 60. Lebensjahr liegt. Zu den Kardinalsymptomen der Erkrankung gehören Hypo- bzw. Akinesie, Rigor, Ruhetremor sowie die posturale Instabilität. Zu Erkrankungsbeginn finden sich die Symptome häufig nur einseitig bei der oberen oder unteren Extremität und breiten sich im Erkrankungsverlauf dann auf den Rest des Körpers aus. Diese unterschiedlichen Lokalisationen sind auch Teil der gängigen Klassifikation der Parkinson-Erkrankung nach Hoehn und Yahr.

Ätiologischerseits ist die Parkinson-Erkrankung das Resultat einer Schädigung der dopaminergen Zellen in der Substantia nigra des Mittelhirns, die mit einer geringeren Verfügbarkeit von Dopamin einhergeht. Neben der primären Parkinsonerkrankung gibt es sekundäre Parkinsonerkrankungen als Folge von verschiedenen neurologischen Erkrankungen wie Z. n. schweren Hirntraumata, Hirntumoren, Schlaganfällen, medikamentösen Nebenwirkungen sowie Vergiftungen. Die reduzierte Verfügbarkeit von Dopamin führt zu einem Kontrollverlust über die Muskulatur und ist damit für die Symptome der Parkinsonerkrankung verantwortlich. Zusätzlich kann es zu einer Reihe nichtmotorischer Symptome kommen, wie z. B. autonome Störungen (z. B. Störung der Blasen- und

Darmfunktion), Verlust sensorischer Fähigkeiten (z. B. Riechstörungen), neuropsychiatrische Symptome (Depressionen/Psychosen) sowie kognitive Einschränkungen.

Die Diagnose der Parkinsonerkrankung wird primär klinisch gestellt, zur genaueren Differenzierung bzw. auch dem Ausschluss anderer Erkrankungen erfolgt eine zusätzliche apparative Diagnostik, wie z. B. Magnetresonanztomografie oder Computertomografie.

Sporttherapeutische Evidenz

EVIDENZ

Parkinson-Patienten zeigen im Vergleich zu gesunden Populationen ein erhöhtes Risiko für die Entwicklung kognitiver Störungen bis hin zur Demenz. Eine aktuelle Metaanalyse zeigt, dass regelmäßige körperliche Aktivität in der Lage ist, die kognitiven Funktionen signifikant zu verbessern. Die analysierten Studien schlossen Patienten in einem milden bis moderaten Stadium der Erkrankung ein, mit einer Mindestdauer der Erkrankung von 6 Jahren. Verschiedene Sportformen, wie Tangotanzen, Tai Chi, Kraft- und Beweglichkeitstraining, Balancetraining sowie Laufbandtraining, wurden angewendet. Der ausgeprägteste Effekt war beim Laufbandtraining zu verzeichnen. Limitierend waren jedoch die Verschiedenartigkeit der verschiedenen eingesetzten Tests zur Prüfung der kognitiven Fähigkeiten als auch die unterschiedlichen Bewegungsprogramme (da Silva 2018).

Tanzen ist eine Sportart mit einem umfangreichen Anforderungsprofil und wurde in einer Reihe von Studien untersucht, wenngleich mit geringen Fallzahlen. Die motorische Symptomatik der Patienten, gemessen mit dem Unified Parkinson Disease Rating Scale III (UPDRS III), sowie verschiedenen Funktionstests zeigte in der Interventionsgruppe eine signifikante Verbesserung gegenüber den Kontrollgruppen. Ein gezieltes Training der Gleichgewicht- und Kraftfähigkeiten führt zu einer Verbesserung des Gangbildes und hat positive Auswirkungen auf die Sturzhäufigkeit. Dies betrifft zwar nicht den Anteil der stürzenden Patienten, jedoch die Sturzhäufigkeit des einzelnen Patienten.

Die Wirksamkeit eines Krafttrainings zur Verbesserung Parkinson-spezifischer Defizite ist nicht eindeutig belegt. Eine Vielzahl von Studien berichtet über Verbesserung der anhand der UPDRS oder verwandter Skalentypen ermittelten motorischen Defizite, es gab allerdings in den meisten Fällen keinen signifikanten Unterschied zur Kontrollgruppe. Darüber hinaus fanden sich keine positiven Korrelationen zwischen dem Krafttraining und der Balancefähigkeit bzw. der Sturzhäufigkeit.

Eine Reihe von Studien existiert auch zum Effekt von Ausdauertraining auf die Symptomatik und Defizite von Parkinson-Patienten. Gemessen an den UPDRS-Skalen kommt es nach Ausdauertraining zu einer Verbesserung der motorischen Funktionen von Parkinson-Patienten. Ein Teil der Studien untersuchte auch die Effekte auf Gangbild und Gleichgewichtsfähigkeit, die sich ebenfalls positiv veränderten. Darüber hinaus deutet sich an, dass die Verbesserungen vor allen Dingen bei niedriger bis mittlerer Belastungsintensität auftreten. Nachteilig ist, dass nur wenige Studien überhaupt einen längeren Nachbeobachtungszeitraum aufweisen. Nur wenige Studien sind verfügbar, die unterschiedliche Trainingsformen in ihrem Effekt auf die Symptomatik von Parkinson-Patienten vergleichend untersuchen. Hierbei wurden Gleichgewichts- und Funktionstraining bzw. Krafttraining jeweils mit Ausdauertraining verglichen, wobei sich kein Hinweis auf die Überlegenheit einer Therapieform ergab.

8.7.2 Multiple Sklerose

Ätiologie und Pathophysiologie

Multiple Sklerose (MS) ist eine entzündliche Erkrankung des zentralen Nervensystems, welche Gehirn und Rückenmark betrifft und meist im frühen Erwachsenenalter beginnt. Ätiologisch spielen sowohl erbliche Faktoren als auch äußerliche Einflüsse, wie z. B. virale Infektionen, Ernährungsfaktoren oder Nikotinabusus eine Rolle. Aufgrund einer autoimmunen Fehlregulation werden die Mark- bzw. Myelinscheiden der Nervenfasern durch körpereigene Immunzellen angegriffen und zerstört, wobei bislang trotz aufwendiger Untersuchungen kein spezifisches Autoantigen nachgewiesen werden konnte. Allerdings finden sich Antikörper gegen Myelinscheidenmoleküle im Serum und Gewebe von MS-Patienten. Als wesentliche pathophysiologische Prozesse können die Demyelisierung als auch der axonale Schaden beschrieben werden. Die Produktion von Autoantikörpern verstärkt die Autoimmunreaktion.

Klinik

Die entzündlichen Veränderungen können über alle Hirn- und Rückenmarksareale verstreut sein, was zu einer vielfältigen Symptomatik der Erkrankung führt:

* Bewegungsstörungen (Schwere- und Schwächegefühl der Gliedmaßen, Spastik, Tremor)
* Kognitive Störungen (Aufmerksamkeitsminderung, Konzentrationsverlust, Gedächtnisstörungen)
* Sehstörungen (Optikusneuritis, Retrobulbärneuritis, Sehunschärfe bis Sehverlust, Doppelbilder)
* Sensibilitätsstörungen, Sprech- und Sprachstörungen
* Fatigue (verringerte Leistungsfähigkeit, Erschöpfungssymptomatik)
* Hitzeempfindlichkeit (Uthoff-Phänomen)
* Schmerzen/Parästhesien, Neuralgien
* Blasenstörungen und gastrointestinale Symptome

Auch die motorischen Einschränkungen des MS-Patienten sind vielfältig und variieren sehr stark. Hierzu gehören Störungen des Gangbildes und des Gleichgewichts, eingeschränkte Ausdauerleistungsfähigkeit, Kraftverlust, die sowohl einzeln als auch in Kombination zu ausgeprägten Einschränkungen der Körperfunktionen und Mobilität im Alltag führen. Folgende Gründe sind für die Belastungsintoleranz und Fatigue der MS-Patienten verantwortlich:

* Dekonditionierung
* Geringe körperliche Aktivität
* Schlechte Bewegungsökonomie

Oftmals beeinflussen sich diese Faktoren gegenseitig und führen in einem Teufelskreis zur Abnahme der körperlichen Fitness.

Eine ursächliche Therapie der MS-Erkrankung ist derzeit nicht möglich. Vielmehr geht es darum, die entzündliche Aktivität zu begrenzen, die funktionellen Einschränkungen als auch die Begleitsymptome zu verbessern.

Sporttherapeutische Evidenz

Neben der medikamentösen Therapie spielt die Sporttherapie eine nicht unwesentliche Rolle in der Behandlung der MS-Erkrankung. Zwei grundsätzlich unterschiedliche Strategien können hierbei unterschieden werden (Dalgas et al. 2019):

1. **Symptomatische Therapie:** Ziel der Sporttherapie ist es, die vielfältige Symptomatik der MS-Erkrankung zu verbessern und motorische Kompetenzen zumindest zu stabilisieren bzw. positiv zu entwickeln.
2. **Krankheitsmodifizierender Ansatz:** Hierbei geht es um die Beeinflussung der Erkrankung ursächlich zugrunde liegenden pathophysiologischen Prozesse und um das Ausnutzen neuroprotektiver Effekte körperlicher Aktivität.

In Tierexperimenten konnte gezeigt werden, dass bei den untersuchten Modellen zur MS-Erkrankung der Einsatz von vermehrter körperlicher Aktivität zu einer deutlichen Verlangsamung der histologischen, neuronalen Veränderungen führt. Auch in Humanexperimenten fand man, dass körperliche Aktivität, sowohl Ausdauer- als auch Krafttraining, in der Lage waren, das Gehirnvolumen zu steigern. Außerdem gibt es vereinzelte Berichte darüber, dass Bewegung und Sport die Häufigkeit der MS-Schübe reduzieren können. Aktuell muss allerdings festgehalten werden, dass der krankheitsmodifizierende Ansatz eine interessante Hypothese darstellt, deren eindeutige wissenschaftliche Bestätigung aber noch aussteht (➤ Abb. 8.9).

Demgegenüber ist jedoch eine große Anzahl an Studien verfügbar, welche die Wirksamkeit von Sport und Bewegung auf die Symptomatik der MS-Erkrankung untersucht haben. Zunächst ist festzuhalten, dass auch beim Krankheitsbild der Multiplen Sklerose eine grundsätzliche Trainierbarkeit des erkrankten Organismus besteht. Dies gilt sowohl für Ausdauer- als auch Krafttraining, wobei die Effektstärken für das Ausdauertraining höher ausfallen. Eine Übersicht über die Effekte von unterschiedlichen Bewegungsformen auf die

Symptomatik der MS Erkrankung gibt ➤ Tab. 8.3. Die jeweiligen Veränderungen wurden auf Basis der Ergebnisse von metaanalytischen Auswertungen aufgeführt. Es muss aber betont werden, dass die Aussagekraft aufgrund der begrenzten Datenbasis zumindest eingeschränkt ist. Obwohl häufig eine große Anzahl von randomisierten Studien in die Metaanalysen

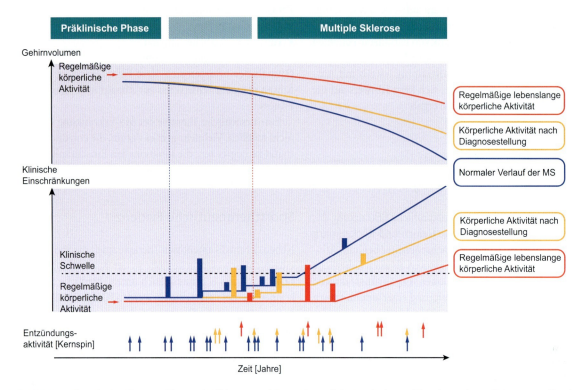

Abb. 8.9 Hypothetische krankheitsmodifizierende Effekte eines aktiven Lebensstils (entweder bereits lebenslang oder nach Diagnosestellung) auf klinisch-funktionelle Einschränkungen sowie strukturelle Veränderungen bei der MS-Erkrankung [H132-002]

Tab. 8.3 Zusammenfassende Darstellung von Bewegung/Sport bzw. speziellen Sportarten auf die Symptomatik von Patienten mit Multipler Sklerose (WBV = Ganzkörpervibrationstraining)

	Allgemeine Bewegungsprogramme	Ausdauertraining	Krafttraining	Yoga und Pilates	WBV
Symptome					
Fatigue	↑	↑	→	↑, →	
Schmerzen	↑	→		↑	
Depressive Symptome	↑	↑		↑, →	
Funktionelle Fähigkeiten (Gehen)*	↑	↑		↑, →	→
Balance/Stürze	↑, ↑	→		↑	
Kognition	→			→	
Physiologische Beeinträchtigungen					
Muskelkraft	↑	→	↑	↑	↑, →
Aerobe Ausdauer (VO$_{2max}$)	↑	↑	↑, →		
Krankheitsaktivität/-fortschritt					
Rückfallrate	↑				
Krankheitsprogression	→		→		
Gesundheitsbezogene Lebensqualität	↑	↑	→	→	

↑ = positiver Einfluss auf das jeweilige Symptom; → = kein Effekt auf das jeweilige Symptom; keine Eintragung = keine Evidenzen verfügbar. * Symptome, die von Personen mit MS zu den wichtigsten Körperfunktionen gezählt werden. ** Allgemeine Bewegungsprogramme beinhaltet Studien, die Erkenntnisse aus verschiedenen Übungsmodalitäten zusammenfassen oder Übungsinterventionen verwenden, die verschiedene Modalitäten kombinieren.

eingeschlossen wurde, sind die Gesamtzahlen der eingeschlossenen Patienten häufig nur im unteren dreistelligen Bereich. Lediglich beim Zielparameter Fatigue liegen den Auswertungen Probandenzahlen im vierstelligen Bereich zugrunde. Dies und die wie üblich in Bewegungsinterventionsstudien sehr unterschiedlichen Trainingsregimes geben dazu Anlass, die Aussagen mit Vorsicht zu behandeln.

8.7.3 Depression

Die Depression (Depressive Störung/Depressives Syndrom/ Major-Depression) ist durch Veränderungen der Gemüts- und Stimmungslage der Patienten gekennzeichnet. Freudlosigkeit oder Traurigkeit, niedergedrückte Stimmung, Interessenlosigkeit sowie Antriebsminderung sind wesentliche Kennzeichen, die häufig mit einer Veränderung neurovegetativer und kognitiver Funktionen, wie Veränderungen des Schlaf- und Aktivitätsmusters, Störungen der Konzentration sowie der Entscheidungsfähigkeit assoziiert sein können. Gemäß der ICD-10 werden depressive Störungen in die diagnostische Kategorie der affektiven Störungen eingeteilt. Depressionen sind sehr weit verbreitet (Frauen > Männer), dennoch werden sie bezüglich ihrer individuellen und gesellschaftlichen Bedeutung häufig unterschätzt. Feste soziale Bindungen scheinen ein prädiktiver Faktor zu sein. In gleicher Weise wirken die Faktoren Bildung und sichere berufliche Perspektive.

Die Depression ist darüber hinaus häufig vergesellschaftet mit einer Reihe von weiteren psychischen Störungen, wie z. B. Angst- und Panikstörungen, Suchterkrankungen oder Essstörungen, als auch mit somatischen Erkrankungen, wie Herz-Kreislauf-Erkrankungen, Tumorerkrankungen, Diabetes mellitus u. v. a. Inwieweit wirklich eine wechselseitige Kausalität besteht, ist im Einzelnen noch Gegenstand von Untersuchungen. Es findet sich allerdings eine Reihe von gegenseitigen Assoziationen, wie sie beispielsweise in der Psychokardiologie oder Psychoonkologie thematisiert werden

(s. a. Nationale Versorgungsleitlinie S3-Leitlinie Unipolare Depression 2015).

INFO

Pathogene Mechanismen der Depression

- Reduzierte Neurogenese und Einschränkung der synaptischen Plastizität aufgrund verringerter neurotropher Stimulation (z. B. bei verminderter Expression von *brain-derived neurotrophic factor*; BDNF)
- Epigenetische Modulation der Genexpression ohne Änderung der DNA-Sequenz aufgrund hereditärer als auch umweltbezogener Faktoren
- Reduktion der Gliazelldichte, insbesondere der Astrozyten, mit Effekten sowohl auf die Bluthirnschranke als auch den Metabolismus der Nervenzellen
- Proinflammatorischer Status mit Mikroglia-Aktivierung und Störungen der Blut-Hirn-Schranke

Pathophysiologie

Bei einem komplexen Krankheitsbild wie der Depression sind aus pathogenetischer Sicht keine einfachen Kausalzusammenhänge zu erwarten. Dementsprechend werden unterschiedliche Mechanismen diskutiert, die zur Entwicklung einer depressiven Störung führen (➤ Info-Box).

Speziell der subklinische Entzündungszustand (➤ Info-Box, letzter Punkt) ist ein molekulares Bindeglied für die Assoziation der Depression mit kardiovaskulären und metabolischen Erkrankungen, da auch hier erhöhte Serumkonzentrationen der proinflammatorischen Zytokine gefunden werden. Daneben finden sich aber auch Hinweise auf krankheitsassoziierte Abweichungen des Mikrobioms. Diese Veränderungen der bakteriellen Darmflora sind in der Lage, die Integrität der Blut-Hirn-Schranke zu unterbrechen, gefolgt von einer erhöhten Penetration von Zytokinen als auch aktivierten Monozyten in das zentrale Nervensystem. Deren Ziele scheinen wiederum Zellen der Mikro- und Makroglia zu sein, über deren Aktivierung sie

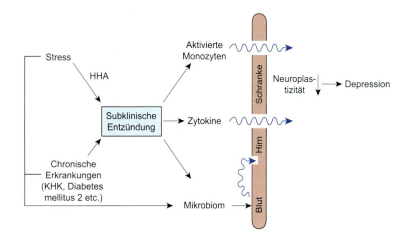

Abb. 8.10 Inflammation als ein pathogenetischer Ansatz der Depression (HHA = Hypothalamus-Hypophysen-Achse) [L143]

8

die Neuroplastizität des ZNS beeinflussen. Schließlich kann auch chronischer, psychologischer Stress über die Aktivierung der Hypothalamus-Hypophysen-Achse und der Freisetzung von Stresshormonen zu einer vermehrten inflammatorischen Reaktion führen (➤ Abb. 8.10).

Vermehrte körperliche Aktivität ist mit einer vermehrten Expression neurotropher sowie gefäßbildender Faktoren, wie BDNF oder VEGF *(vascular endothelial growth factor)*, sowohl im Serum als auch in Geweben verbunden. Zusammen mit der anti-inflammatorischen Wirkung körperlicher Aktivität sind hiermit wichtige sporttherapeutische Angriffspunkte definiert.

Die Auswirkungen einer Depression zeigen sich auch hinsichtlich der motorischen Hauptbeanspruchungsformen. Die körperliche Leistungsfähigkeit von depressiven Patienten ist gegenüber den altersentsprechenden Normwerten signifikant reduziert, vermutlich als Ausdruck eines Mangels an Bewegung und Training.

Sporttherapeutische Evidenz

Übersichtsarbeiten und Metaanalysen der letzten Jahre kommen zu dem Schluss, dass die Bewegungsintervention bei depressiven Störungen eine vergleichbare Effektivität aufweist wie die Pharmakotherapie oder die Psychotherapie (Cooney et al. 2013). Dabei ist jedoch die Kinetik des Effekts unterschiedlich, da die Bewegungstherapie gegenüber der Pharmakotherapie verzögert ist.

Diese generelle Einschätzung wird jedoch getrübt, wenn man sich die Qualität der Studien näher anschaut. Hier gibt es eine Reihe von methodischen Limitationen, wie die Randomisierungs- und Verblindungsverfahren, die klinische Beurteilung der Depression oder auch die Dokumentation des Trainingsprogramms. Wenn die Analyse nur methodisch hochwertige Studien einschließt, dann werden die Effektstärken entweder deutlich geringer oder sind dann teilweise auch nicht mehr signifikant nachweisbar. Die damit einhergehende unterschiedliche Bewertung der Studienergebnisse führt damit auch zu unterschiedlichen Empfehlungsgraden nationaler und internationaler Leitlinien. So sieht die nationale Versorgungsleitlinie unipolare Depression für die Bewegungstherapie trotz eines formal vorliegenden Evidenzgrads A aufgrund der deutlichen Heterogenität der Studien nur einen Empfehlungsgrad B (S3-Leitlinie Unipolare Depression 2013). Demgegenüber kommt das CANMAT Konsortium bei milder bis moderater Depression zu einem Empfehlungsgrad A für Sport als alleinige Therapiemaßnahme (Ravindram et al. 2016). Für moderate bis schwere Depressionen sollte Sport als zusätzliche Therapie im Therapieregime integriert sein.

Insbesondere aufgrund der Heterogenität der Datenlage ist auch nachvollziehbar, dass eindeutige Aussagen zu den Modalitäten der Sportausübung kaum möglich sind. Die meisten Studien wurden bislang mit aerobem Ausdauertraining durchgeführt. Es gibt aber auch Hinweise, dass Krafttraining oder eine Mischung aus Kraft- und Ausdauertraining wirksam sind. Andere Bewegungsformen wie Yoga, Tai Chi oder Qigong scheinen, allerdings schwächer, ebenfalls wirksam zu sein. Sie werden daher als zusätzliche Therapiemaßnahmen nur bei leichten Depressionen empfohlen. Da diese Formen sowohl aus körperlichen Training als auch meditativen Entspannungstherapien bestehen, kann deren Effekt nicht nur der Bewegungstherapie zugeordnet werden. Bezüglich der Belastungsintensität gibt es tendenzielle Hinweise, dass eine höhere Belastungsintensität antidepressiv wirksamer erscheint. Schließlich gibt es Hinweise, dass sich der antidepressive Effekt sportlicher Aktivität nach Ende der Intervention relativ rasch verliert. Dies betont die Notwendigkeit einer kontinuierlichen Sporttherapie auch bei dieser Erkrankung, sodass einem Krankheitsrezidiv vorgebeugt wird.

8.7.4 Demenz

Demenzerkrankungen stellen eine heterogene Gruppe von Erkrankungen dar, denen kognitive Störungen wie Merk- bzw. Konzentrationsfähigkeit gemein sind. Daneben kommt es allerdings auch häufig zu Einschränkungen der motorischen Hauptbeanspruchungsformen und hierbei insbesondere von koordinativen Störungen oder den sog. Dual-Task-Übungen. Hierdurch nimmt das Sturz- und Verletzungsrisiko der betroffenen Patienten zu. Die aktuell verfügbaren Daten lassen keine eindeutige Schlussfolgerung zu, dass ein körperliches Training die kognitiven Leistungen von Demenz-Patienten in einem klinisch relevanten Umfang verbessert. Dagegen zeigen sich sehr wohl Verbesserungen im Bereich der für Koordination, Gleichgewicht und Gangbild verantwortlichen motorischen Hauptbeanspruchungsformen.

8.8 Tumorerkrankungen

Die Herstellung eines Zusammenhangs zwischen körperlichem Training/Aktivität und der Prävention und der Therapie von Tumorerkrankungen ist herausfordernd. Dies begründet sich zunächst in der Tatsache, dass die Tumorentstehung ein multifaktorieller Prozess ist, der in den meisten Fällen nicht komplett verstanden ist. Die in den durchgeführten Studien eingeschlossenen Patienten waren bezüglich Tumortyp, Histologie, Grading und Staging häufig nicht eindeutig beschrieben. Auch fehlen oftmals die Klassifikationen von Patientensubgruppen, z. B. die Expression bestimmter Tumormarker, sowie die Beschreibung zusätzlicher Risikofaktoren.

Darüber hinaus sind die Verfahren der retrospektiven Aktivitätsbeschreibung oftmals ungenau und mit einer gewissen Unsicherheit versehen. Auch die verwendeten Interventionsprogramme sind nicht immer detailliert beschrieben.

Die körperliche Leistungsfähigkeit von Tumorpatienten ist häufig eingeschränkt aufgrund von sowohl tumorassoziierten als auch therapieassoziierten Faktoren. Nach chirurgischen Tumorresektionen stehen Schmerzen, Schwellungen und Lymphödeme sowie ggf. auch Nervenläsionen im Vordergrund. Dies führt zu Einschränkungen der Beweglichkeit und Flexibilität. Bestrahlungen und Chemotherapien sind in einem hohen Ausmaß von Fatigue, Übelkeit und Erbrechen begleitet. Narbenbildungen nach Chemotherapien schränken die körperliche Funktionalität ein. Gleiches gilt für die Chemotherapie-induzierte Neuropathie als auch Kardiomyopathie sowie den tumor- und therapieassoziierten Muskelmassenverlust (Muscle Wasting).

Sporttherapeutische Evidenz

EVIDENZ

Breite Übereinstimmung findet sich in der Literatur, dass körperliche Aktivität bei Tumorpatienten zumindest keine negativen Auswirkungen zeigt und deswegen grundsätzlich empfohlen werden kann. Körperliches Training steigert die Lebensqualität und die körperliche Funktionalität.
Bereits während Chemo- bzw. Strahlentherapie führt Bewegung zu einer Reduktion der therapieassoziierten Nebenwirkungen wie beispielsweise Fatigue und einer Verbesserung der Lebensqualität bei Patienten mit Mamma- und Prostatakarzinom.

Außerdem finden sich Hinweise, dass die Kardiotoxizität onkologischer Therapie durch sporttherapeutische Maßnahmen gemildert wird. Dieser Effekt ist bislang in einer Vielzahl von Tierversuchen gefunden und auch mechanistisch näher untersucht worden.

In den meisten Untersuchungen wurde ein kontinuierliches Ausdauertraining durchgeführt. Jedoch ist es schwierig, eine definitive Empfehlung über Art und Weise der Sportausübung zu geben. Es gibt allerdings vereinzelte Hinweise, dass ein **Gruppentraining** hilfreich ist unter dem Aspekt der psychosozialen Stabilisierung.

Zur psychosozialen Stabilisierung von Tumorpatienten eignen sich neben den klassischen Bewegungsformen auch Bewegungsarten wie Yoga, Tanzen, Qi Gong oder Tai Chi. Eine wirksame Therapieform zur Lymphödem-Behandlung stellt auch die Wassertherapie dar. Für Patienten mit Prostatakarzinom zeigt eine Reihe von systematischen Übersichtsarbeiten, dass die postoperative Harninkontinenz durch ein effektives Schließmuskeltraining, mit besonderer Berücksichtigung der Muskulatur des Beckenbogens, zu einer Verkürzung der postoperativen Harninkontinenz führt.

Prospektive Kohorten-Studien haben ergeben, dass der Umfang der körperlichen Aktivität ein wichtiger prognostischer Faktor für die Überlebenszeit von Patientin mit Kolon- bzw. Mammakarzinom darstellt. Aus quantitativer Sicht kommen sie zu dem Schluss, dass mit Zunahme der körperlichen Aktivität im Umfang von 15 MET-h pro Woche das Mortalitätsrisiko nach Diagnose eines kolorektalen Karzinoms um 38 % sinkt (van Blarigan und Meyerhardt 2015). Ein ähnlich inverser Zusammenhang zwischen dem Maß an körperlicher Aktivität und dem Mortalitätsrisiko findet sich auch bei Patienten mit Mammakarzinom. Leider wird dieser Zusammenhang bislang noch nicht durch randomisiert kontrollierte Studien gestützt.

Neben diesem Dosis-Wirkungs-Zusammenhang von körperlicher Aktivität auf die Tumormortalität finden sich zusätzliche Hinweise auf die Bedeutung der Zunahme der körperlichen Aktivität nach Tumordiagnose. Patienten, die erst nach Tumordiagnose ihren Bewegungsumfang deutlich um 15 MET-h pro Woche erhöht haben, erzielten die deutlichste Verbesserung der Überlebensrate, verglichen mit denen, die bereits einen hohen Bewegungsumfang vor Diagnose hatten.

Wirkungsmechanismen

Die Wirkungsmechanismen körperlichen Trainings bei Tumorpatienten sind vermutlich vielfältiger Art. So werden auf trainingsphysiologischer Grundlage Faktoren der körperlichen Leistungsfähigkeit wie Ausdauer und Kraft verbessert, welche indirekt die Ermüdungswiderstandsfähigkeit unterstützen. Selbstwahrnehmung, Selbstvertrauen sowie psychisches Wohlbefinden erfahren hierdurch ebenfalls eine Verstärkung. Ein krankheitsmodifizierender Effekt wird zumindest durch den Einfluss des Trainings auf die Tumormortalität nahegelegt. Verschiedene Mechanismen inklusive der Vaskularisation und Metastasierung, der Immunfunktion als auch des Tumormetabolismus könnten hier beeinflusst werden, ohne dass es bislang gelungen ist, eindeutige Kausalzusammenhänge herzustellen.

8.9 Organtransplantation

Schwerste Störungen der Organfunktionen machen deren Ersatz durch ein Spenderorgan notwendig. Die Niere ist das in Deutschland am meisten transplantierte Organ, gefolgt von Leber sowie Herz und Lunge. Betroffene Patienten zeigen aufgrund des üblicherweise langen Krankheitsverlaufs deutliche Einschränkungen der motorischen Funktionen, insbesondere der Ausdauer- und Kraftleistungsfähigkeit. Nach erfolgter Transplantation kommt es zu einer zweiphasigen Leistungsverbesserung. Ein sprunghafter Anstieg der Leistungsfähigkeit bei wiederhergestellter Organfunktion kennzeichnet die erste Phase, während sich daran eine Phase der langsamen Leistungsentwicklung anschließt. Diese zweite Phase hat sich in den letzten Jahren vermutlich aufgrund des Effekts verbesserter Rehabilitationsprogramme optimiert. Dennoch erreichen Patienten nach Organtransplantation, verglichen mit einem altersentsprechenden Kollektiv, im Schnitt nur ca.

8

60–70 % der maximalen Sauerstoffaufnahmefähigkeit. Neben organspezifischen Gründen – kardiale Denervierung bei Herztransplantation, endotheliale Dysfunktion bei Nieren- und Herztransplantation – sind es vor allem die **Nebenwirkungen der immunsuppressiven Therapie** zur Verhinderung der Transplantatabstoßung, welche in Prozesse der Trainingsadaptation eingreifen und/oder das kardiovaskuläre bzw. metabolische Risikoprofil signifikant erhöhen.

Sporttherapeutische Evidenz

EVIDENZ

Aktuelle Metaanalysen zeigen, dass eine etwa 12 Wochen dauernde Sportintervention inklusive hochintensivem Intervalltraining zu einer Verbesserung der Leistungsfähigkeit bei herztransplantierten Patienten führt, während die Lebensqualität nicht beeinflusst wurde (Anderson et al. 2017).
Bei Patienten mit Z. n. Nierentransplantation verbesserte sportliches Training sowohl körperliche Leistungsfähigkeit als auch Lebensqualität. Es fand sich kein Hinweis, dass Sport die Funktion der transplantierten Niere verändert – weder positiv noch negativ.

Dagegen scheint der Einfluss der sporttherapeutischen Maßnahmen auf die kardiovaskuläre Risikokonstellation begrenzt. Während sich die Steifheit der arteriellen Gefäße als auch Belastbarkeit signifikant verbessern, gibt es keinen einheitlichen Einfluss auf weitere kardiovaskuläre Risikofaktoren, wie Bluthochdruck, Dyslipidämien oder Hyperglykämien.

8.10 Chronische Nierenerkrankung

Die chronische Nierenerkrankung (CKD) wird in Abhängigkeit der eingeschränkten glomerulären Filtrationsrate und dem Ausmaß der Eiweißausscheidung im Urin in fünf Stadien eingeteilt. Häufige Komorbiditäten sind Bluthochdruck, Diabetes mellitus und kardiovaskuläre Erkrankungen, die mit zu den wesentlichen Ursachen der CKD gehören. Einschränkungen der renalen Funktion führen zu Funktionsstörungen nahezu aller Organe mit Auswirkung auf fast alle motorischen Hauptbeanspruchungsformen. So ist die Ausdauerleistungsfähigkeit, gemessen an der maximalen Sauerstoffaufnahme in Abhängigkeit vom Krankheitsstadium, signifikant reduziert. Hierzu tragen eine veränderte kardiale Belastungsreaktion bei, vor allem ein reduzierter Herzfrequenzanstieg unter Belastung sowie eine eingeschränkte arteriovenöse Sauerstoffdifferenz. Ein Grund dafür scheint ein verändertes Sauerstoffbindungsverhalten des Hämoglobins zu sein. Urämische Myopathie und Polyneuropathie führen zu einer Atrophie der Skelettmuskulatur mit Kraftverlust, Störungen der Sensibilität und Koordination. Störungen im Mineralhaushalt und sekundärer Hyperparathyreoidismus resultieren in renalen Osteopathien mit einem verstärkten Umbau und Entkalkung des Knochens.

Ziele der sporttherapeutischen Maßnahmen sind neben der Verbesserung der motorischen Funktionen auch die **positive Beeinflussung der Komorbiditäten sowie die Verringerung der kardiovaskulären Mortalität.** Die bislang verfügbaren Studien zum Thema zeigen, dass sporttherapeutische Maßnahmen bei Patienten mit chronischen Nierenerkrankungen zu einer Verbesserung der Ausdauerleistungsfähigkeit und der Muskelkraft führen. Daneben kommt es zu Verbesserungen kardiovaskulärer Risikofaktoren wie der Blutdruckeinstellung und der allgemeinen Lebensqualität. In der praktischen Umsetzung wird Hämodialyse-Patienten gerne das Training während der Dialyse empfohlen. Einzelne Studien berichten hier sogar über eine Verbesserung der Dialysequalität.

Eine aktuelle Metaanalysen zum Thema stellt jedoch fest, dass eine Vielzahl von Parametern wie maximale Sauerstoffaufnahme, Pulswellengeschwindigkeit, Blutdruckwerte sowie Lebensqualität keine positiven Auswirkungen nach einem Training während der Dialyse zeigen (Young et al. 2018). Lediglich die Leistungsfähigkeit im 6-Minuten-Gehtest war signifikant verbessert. Ein Grund hierfür könnte sein, dass der erzielte Belastungsreiz während der Dialyse bezüglich des trainingsphysiologischen Stimulus nicht ausreichend genug ist.

LITERATUR

Agency for Health Care Policy and Research. Clinical Practice guideline No. 1. AHCPR, 2013; Publication No. 92–0023.

Anderson L, Nguyen TT, Dall CH, Burgess L, Bridges C, Taylor RS. Exercise-based cardiac rehabilitation in heart transplant recipients. Cochrane Database Syst Rev, 2017 Apr 4; 4: CD012264.

Van Blarigan EL, et al. Role of physical activity and diet after colorectal cancer diagnosis. Journal of Clinical Oncology, 2015; 33(16): 1825.

O'Brien KK, et al. Effectiveness of Progressive Resistive Exercise (PRE) in the context of HIV: systematic review and meta-analysis using the Cochrane Collaboration protocol. BMC Infect Dis, 2017 Apr 12; 17(1): 268.

McCarthy B, et al. Pulmonary rehabilitation for chronic obstructive pulmonary disease. Cochrane Database Syst Rev, 2015 Feb 23; (2): CD003793.

Cheng C, et al. Effects of dietary and exercise intervention on weight loss and body composition in obese postmenopausal women: a systematic review and meta-analysis. Menopause, 2018; 25(7): 772–782.

Cooney GM, et al. Cochrane Exercise for depression. Database Syst Rev. 2013 Sep 12; (9): CD004366.

Dalgas U, et al. Exercise as Medicine in Multiple Sclerosis – Time for a Paradigm Shift: Preventive, Symptomatic, and Disease-Modifying Aspects and Perspectives. Curr Neurol Neurosci Rep, 2019; 19(11): 88.

Deutsche Gesellschaft für Angiologie, Gesellschaft für Gefäßmedizin. S3-Leitlinie zur Diagnostik, Therapie und Nachsorge der peripheren arteriellen Verschlusskrankheit. AWMF-Register Nr. 065/003. Stand: 30. November 2015.

DVO. DVO-Leitlinien 2017 zur Prophylaxe, Diagnostik und Therapie der Osteoporose bei postmenopausalen Frauen und bei Männern. Stuttgart: Schattauer, 2017.

ESC/ESH Guidelines for the management of arterial hypertension. Eur Heart J, 2018; 39: 3021–3104.

Federführende Fachgesellschaft Deutsche Gesellschaft für Orthopädie und Orthopädische Chirurgie (DGOOC). S2k-Leitlinie Gonarthrose, AWMF Registernummer: 033–004, 2018.

Garcia-Roves PM, et al. Role of calcineurin in exercise-induced mitochondrial biogenesis. Am J Physiol Endocrinol Metab, 2006 Jun; 290(6): E1172–9.

Gimbrone MA, García-Cardeña G. Endothelial Cell Dysfunction and the Pathobiology of Atherosclerosis. Circ Res, 2016 Feb 19; 118(4): 620–636.

Goh SL, et al. Efficacy and potential determinants of exercise therapy in knee and hip osteoarthritis: A systematic review and meta-analysis. Annals of physical and rehabilitation medicine, 2019a; 62(5): 356.

Jepsen DB, et al. Effect of whole-body vibration exercise in preventing falls and fractures: a systematic review and meta-analysis. BMJ open, 2017; 7(12): e018342.

Jung CH, et al. Metabolically healthy obesity: a friend or foe? Korean J Intern Med, 2017 Jul; 32(4): 611–621.

Keteyian S J, et al. Relation between volume of exercise and clinical outcomes in patients with heart failure. J Am Coll Cardiol, 2012; 60(19): 1899–1905.

Lang JE. The impact of exercise on asthma. Curr Opin Allergy Clinical Immunol, 2019; 19(2): 118–125.

Li N, et al. Effects of resistance training on exercise capacity in elderly patients with chronic obstructive pulmonary disease: a meta-analysis and systematic review. Aging Clin Exp Res, 2020 Oct; 32(10): 1911–1922.

Long L, et al. Exercise-based cardiac rehabilitation for adults with heart failure. Cochrane Database Syst Rev, 2019; 1: CD003331.

LaPerriere A, et al. Effects of aerobic exercise training on lymphocyte subpopulations. Int J Sports Med, 1994; 15: 127–130.

Ravindran AV, et al. CANMAT Depression Work Group. Canadian Network for Mood and Anxiety Treatments (CANMAT) 2016 Clinical Guidelines for the Management of Adults with Major Depressive Disorder: Section 5. Complementary and Alternative Medicine Treatments. Can J Psychiatry, 2016 Sep; 61(9): 576–587.

S2k-Leitlinie Koxarthrose. AWMF-Registernummer: 033–001, 2019.

S3-Leitlinie/Nationale VersorgungsLeitlinie Unipolare Depression. Langfassung 2. Aufl. 2015 Version 5. AWMF-Register-Nr. nvl-005.

Scheibe J (Hrsg.). Sport als Therapie. Berlin: Ullstein Mosby, 1994. S. 15.

Schütz T. Wissenschaftliche Leitlinien: Methodik – Bewertung – Anwendung. Ernährungs-Umschau, 2012; 59: 542–549.

da Silva FC, et al. Effects of physical exercise programs on cognitive function in Parkinson's disease patients: A systematic review of randomized controlled trials of the last 10 years. PLoS One, 2018 Feb 27; 13(2): e0193113.

Tikkanen-Dolenc H, et al. Frequent physical activity is associated with reduced risk of severe diabetic retinopathy in type 1 diabetes. Acta Diabetol, 2020 May; 57(5): 527–534.

Treat-Jacobson D, et al. Optimal Exercise Programs for Patients With Peripheral Artery Disease: A Scientific Statement From the American Heart Association. Circulation, 2019 Jan 22; 139(4): e10–e33.

Winzer EB, et al. Physical Activity in the Prevention and Treatment of Coronary Artery Disease. J Am Heart Assoc, 2018 Feb 8; 7(4). pii: e007725.

Young HML, et al. Effects of intradialytic cycling exercise on exercise capacity, quality of life, physical function and cardiovascular measures in adult haemodialysis patients: a systematic review and meta-analysis. Nephrol Dial Transplant, 2018 Aug 1; 33(8): 1436–1445.

9 Sporttherapie in der Praxis

Kernaussagen

- Sport und Bewegung sollten im therapeutischen Rahmen mit Dosierungsempfehlungen versehen werden, welche die individuelle Belastbarkeit, Alter und Geschlecht berücksichtigen.
- Das FITT-Prinzip beschreibt mit Häufigkeit, Intensität, Dauer und Sportart wesentliche Randbedingungen, die in einem Rezept für Bewegung festgehalten werden können.
- Im Mittelpunkt sporttherapeutischer Maßnahmen stehen vor allen Dingen Sportarten mit dynamischer Komponente, d. h. Ausdauerbelastungen. Sportarten mit statischer Komponente, d. h. Kraftbelastungen, werden im Gesundheitsbereich nahezu ausschließlich im geringen bis mittleren Intensitätsbereich eingesetzt.
- Neue Trainingsformen wie das hochintensive Intervalltraining konnten ihre Wirksamkeit in einer Reihe von Untersuchungen bereits belegen. Ähnliches gilt für Trainingsmaßnahmen anderer motorischer Hauptbeanspruchungsformen.
- Bedeutsam ist in der Gestaltung des Trainingsprogramms eine Vielfalt, welche die Vorlieben des Sporttreibenden ausreichend berücksichtigt, um eine möglichst hohe Adhärenz und Nachhaltigkeit sporttherapeutischer Maßnahmen zu erzielen.

Nachdem die Wirksamkeit und die therapeutischen Effektstärken körperlicher/sportlicher Aktivität bei den unterschiedlichsten Krankheitsbildern dargelegt worden sind, stellt sich nun die Frage nach der Umsetzung sporttherapeutischer Maßnahmen (➤ Kap. 8). Analog dem pharmakologischen Ansatz sollten auch körperliche Aktivität, Bewegung und Sport richtig dosiert werden.

LEITLINIEN

Garber CE et al. American College of Sports Medicine position stand. Quantity and quality of exercise for developing and maintaining cardiorespiratory, musculoskeletal, and neuromotor fitness in apparently healthy adults: guidance for prescribing exercise. American College of Sports Medicine. Med Sci Sports Exerc, 2011; 43(7): 1334–1359.

DEFINITION

Wer Sport als therapeutische Maßnahme einsetzen möchte, sollte die wesentlichen Therapiemodalitäten in der Verordnung möglichst konkret angeben. Wichtige Prinzipien der Belastungssteuerung werden mit dem **FITT-Prinzip** abgedeckt:
- F – Frequenz/Häufigkeit
- I – Intensität
- T – Dauer (Time)
- T – Typ/Sportart

Die Berücksichtigung dieser Grundstruktur führt zu einer detaillierten Handlungsanweisung für den betroffenen Patienten. Diese kann, wiederum analog der pharmakologischen Therapie, in Form eines Rezepts für Bewegung ausgestellt werden (➤ Abb. 9.1b). Mit Angaben zum Gesamtumfang des Trainings sowie Angaben zur Belastungssteigerung oder Progression werden schließlich noch weitere Prinzipien hinzugefügt, die nach Bedarf ergänzt werden können.

Aber gibt es wirklich eine differenzielle Sporttherapie, bei der durch bestimmte Bewegungsarten und Trainingsformen spezifische therapeutische Effekte erzielt werden können? Die Durchsicht von Handlungsempfehlungen bzw. Leitlinien einer Reihe nationaler und internationaler Fachgesellschaften zeigt, dass die Vorgaben zur Sporttherapie verschiedener Krankheitsbilder in ihrer Unterschiedlichkeit häufig gar nicht so ausgeprägt sind. Stattdessen findet sich eine Reihe von Redundanzen in den Vorgaben. Damit lässt sich aus den vorhandenen Empfehlungen ein „Allgemeines Rezept für Bewegung" kondensieren, welches für eine Vielzahl von Krankheitsbildern hilfreich sein sollte und eine grundlegende und allgemein gültige, sporttherapeutische Empfehlung darstellt (➤ Abb. 9.1a).

Die Bereiche für Intensität und Zeit der Belastungseinheiten zeigen dabei eine weite Spanne. Das ist dem Umstand

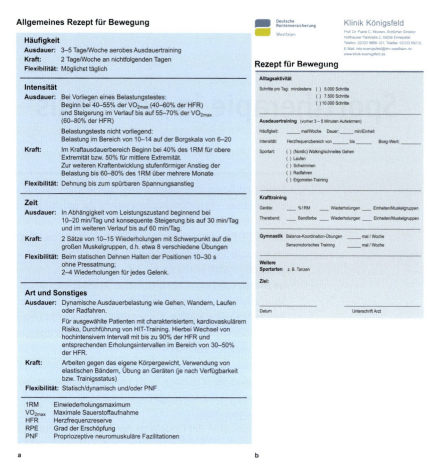

Abb. 9.1 a) Inhalte eines „Allgemeinen Rezepts für Bewegung" in Anlehnung an die FITT-Prinzipien. b) Beispiel „Rezept für Bewegung" [L143,T1165]

geschuldet, dass weitere Randbedingungen beachtet werden müssen, wie:

- Leistungsfähigkeit
- Komorbiditäten
- Trainingserfahrung
- Kardiovaskuläres Risiko

Je geringer der Leistungszustand (z. B. beurteilt anhand der Leistung in Watt/kg Körpergewicht oder VO$_{2max}$) bzw. die kardiale Gesundheit (z. B. beurteilt anhand der linksventrikulären Pumpfunktion) des Gesundheitssportlers ist, desto geringer werden natürlich die Anfangsintensität bzw. auch die Dauer der Übungseinheiten ausgelegt sein.

CAVE

Die progressive Steigerung der Belastung verläuft üblicherweise nach dem Prinzip **„Dauer vor Intensität".** Das bedeutet, dass erst die Dauer der Trainingseinheit erhöht wird, bevor die Intensität der Belastung gesteigert wird.

Zur **Beurteilung der Eignung einer Sportart** für die gezielte Sporttherapie einer Erkrankung bietet sich die in ➤ Abb. 9.2 dargestellte Klassifikation der Sportarten an (AHA/ACC Scientific Statement 2015). Nicht aufgeführte Sportarten können

hierbei aus dem zugrunde liegenden Prinzip relativ einfach eingeordnet werden. Auf der horizontalen Achse wird die **dynamische Komponente einer Sportart** aufgetragen. Sie steht für den Ausdaueranteil und wird anhand des Prozentsatzes der maximalen Sauerstoffaufnahmekapazität, bei der Athlet seine Leistung erbringt, dargestellt. Aus kardialer Sicht wird das Herz hier mit einer Volumenlast konfrontiert, die sich in entsprechenden Anstiegen des Herzminutenvolumens niederschlägt. Auf der vertikalen Achse wird mit ansteigender Intensität die **statische Komponente der Sportart** aufgetragen. Sie steht damit für den Kraftanteil einer Belastung und wird dementsprechend als Prozentsatz der maximalen willkürlichen Kontraktion dargestellt. Diese statische Kraftkomponente führt aus kardialer Sicht wiederum zu einem erhöhten Blutdruck mit verstärkter Nachlast bzw. Druckarbeit für das Herz. Sowohl die dynamische als auch die statische Komponente werden in drei Intensitätsbereiche (gering, mittel, hoch) eingeteilt, sodass eine Matrix von insgesamt 9 Feldern entsteht, in die die einzelnen Sportarten eingeteilt werden können. So ist Rudern beispielsweise eine Sportart mit einem hohen Intensitätsgrad sowohl in der Ausdauer als auch in der Kraftkomponente. Yoga demgegenüber findet sich auf der gegenüberliegenden Seite der Matrix wieder mit niedriger dynamischer und niedriger statischer Komponente.

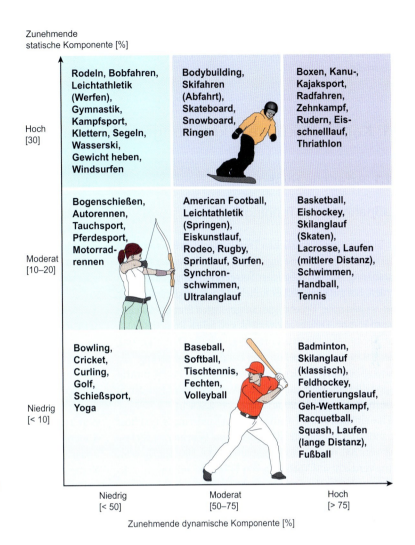

Zunehmende
statische Komponente [%]

	Niedrig [< 50]	Moderat [50–75]	Hoch [> 75]
Hoch [30]	Rodeln, Bobfahren, Leichtathletik (Werfen), Gymnastik, Kampfsport, Klettern, Segeln, Wasserski, Gewicht heben, Windsurfen	Bodybuilding, Skifahren (Abfahrt), Skateboard, Snowboard, Ringen	Boxen, Kanu-, Kajaksport, Radfahren, Zehnkampf, Rudern, Eisschnelllauf, Thriathlon
Moderat [10–20]	Bogenschießen, Autorennen, Tauchsport, Pferdesport, Motorradrennen	American Football, Leichtathletik (Springen), Eiskunstlauf, Rodeo, Rugby, Sprintlauf, Surfen, Synchronschwimmen, Ultralanglauf	Basketball, Eishockey, Skilanglauf (Skaten), Lacrosse, Laufen (mittlere Distanz), Schwimmen, Handball, Tennis
Niedrig [< 10]	Bowling, Cricket, Curling, Golf, Schießsport, Yoga	Baseball, Softball, Tischtennis, Fechten, Volleyball	Badminton, Skilanglauf (klassisch), Feldhockey, Orientierungslauf, Geh-Wettkampf, Racquetball, Squash, Laufen (lange Distanz), Fußball

Zunehmende dynamische Komponente [%]

Abb. 9.2 Klassifikation der Sportarten anhand des Ausmaßes der durch statische bzw. dynamische Bewegungskomponenten induzierten Druck- oder Volumenbelastung des Herzens (AHA/ACC Scientific Statement 2015) [L157]

Einschränkend muss gesagt werden, dass diese Grafik entwickelt wurde für leistungssportorientierte Athleten mit kardiovaskulären Veränderungen. Hieraus erklärt sich auch, warum eine für den kardialen Rehabilitationssport so verbreitete Sportart wie das Radfahren in die Kategorie mit den höchsten dynamischen und statischen Anforderungen eingeordnet worden ist. Dennoch ist aber auch für den Rehabilitations- bzw. Gesundheitssport diese Matrix anwendbar, wenn die Änderungen der Intensität der jeweiligen Komponente entsprechend berücksichtigt werden.

Daneben gibt es durchaus krankheitsspezifische, sporttherapeutische Empfehlungen, welche nachfolgend bei den jeweiligen Krankheitsbildern besprochen werden. Ihre Bedeutung sollte jedoch nicht überbewertet werden, denn häufig gibt es nur sehr wenige Studien mit kleinen Patientenzahlen, die den spezifischen Therapieansatz untermauern. Vielmehr erscheint anstatt der Frage, **wie** Sport ausgeübt wird, viel bedeutsamer zu sein, **dass** überhaupt Sport ausgeübt wird. Eine gute Adhärenz zu einem Trainingsprogramm scheint offensichtlich viel wichtiger für den Therapieerfolg als die Details des Trainingsprogramms. Daher gehört zu einer Trainingsberatung des Patienten auch notwendigerweise die **Besprechung motivationaler und volitionaler Strategien** der Verhaltensänderung. Dies setzt eine gewisse Flexibilität voraus, diese allgemeinen Bewegungsempfehlungen individuell zu modifizieren. Denn wenn die konkrete Ausgestaltung des Trainings die persönlichen Vorlieben des Betroffenen ausreichend berücksichtigt, ist das ein wesentlicher Faktor zur Erzielung einer hohen Adhärenz. Nur hierdurch sind aber nachhaltig positive Effekte auf die Gesundheit zu erwarten. Konkrete Hilfen auf diesem Weg können daher sein:

- Niedrige Einstiegshürden, bezogen auf Trainingsdauer, -intensität etc., gerade zu Trainingsbeginn
- Langsame Steigerung der Trainingsmodalitäten zur Vermeidung von ausgeprägter Müdigkeit/Erschöpfung, die häufig als negativ wahrgenommen werden
- Verwendung von vielfältigen Bewegungsformen, die beim Patienten positive Gefühle induzieren

9

- Berücksichtigung eines aktiven Lebensstils durch Einbau von Trainingseinheiten in den Alltag, z. B. statt dem Aufzug die Treppe zu nutzen, welche ein gutes Trainingsgerät darstellt

9.1 Kardiovaskuläre Erkrankungen

9.1.1 Arterielle Hypertonie

Maßnahmen vor Trainingsbeginn

Vor Beginn eines körperlichen Trainings sollten Patienten mit arterieller Hypertonie bezüglich der Einstellung der Grunderkrankung als auch möglicher Folgeerkrankungen abgeklärt werden. Ein gut eingestellter Ruheblutdruck ist keine Gewähr, dass es nicht unter Belastung zu ausgeprägten Blutdrucksteigerungen kommt. Deswegen empfiehlt sich neben Ruheblutdruck und 24-Stunden-Blutdruckmessung auch die Durchführung einer Belastungsuntersuchung mit Blutdruckregistrierung. Vor Trainingsbeginn sollte der Ruheblutdruck unter 140/90 mmHg eingestellt sein. Während der Belastung sollte der Blutdruck **dauerhaft unter 200/100 mmHg** eingestellt sein.

Eine einfache Formel wurde auch von Kindermann und Rost genannt: Der systolische Blutdruck sollte bei einer Zielbelastung von 200 Watt minus Lebensalter unter 200 mmHg sein. Beim Verdacht auf Vorliegen von Folgeerkrankungen, z. B. linksventrikuläre Hypertrophie und KHK, Retinopathie, sollten diese weiter abgeklärt werden. Wenn diese Randbedingungen beachtet werden, ist ein körperliches Training für den Hypertonie-Patienten relativ sicher durchführbar. Bezüglich der Interaktion der bestehenden Blutdruckmedikation und der Sportausübung sei auf ➤ Kap. 10 verwiesen.

Bewegungstherapie

Die allgemeinen Trainingsempfehlungen des Bewegungsrezepts finden auch beim Hypertonie-Patienten Anwendung. Schwerpunkt ist das **aerobe Ausdauertraining,** dessen Intensität abhängig vom individuellen Trainingslevel begonnen und gesteigert wird. Gegenüber der allgemeinen Vorgabe hervorzuheben ist, dass die Häufigkeit des Trainings bei 5–7 Einheiten pro Woche liegen sollte. Dies garantiert die wiederholte Ausnutzung des Effekts der Nachbelastungshypotonie. Nur sehr dekonditionierte Patienten beginnen mit kleinen Trainingsumfängen von 10 min. Normalerweise sollte eine Trainingseinheit mindestens 20 min sein, da ab diesem Zeitraum der optimale Trainingseffekt zu erzielen ist. Da Patienten mit arterieller Hypertonie häufig, z. B. im Rahmen des metabolischen Syndroms, auch Übergewicht bzw. Adipositas zeigen, empfiehlt sich hier generell die Durchführung von längeren Trainingseinheiten (45–60 min), um gleichzeitig den Kalorienverbrauch zu maximieren.

Krafttrainings- und Flexibilitätseinheiten sollten das Ausdauertraining begleiten. Insbesondere in der Durchführung des Krafttrainings ist darauf zu achten, dass jegliche Formen von Pressatmung vermieden werden sollte. Daher sollte das Krafttraining als **Kraftausdauertraining** ausgelegt sein, d. h. Verwendung von geringen Gewichten (40–60 % der Maximalkraft) mit häufigen Wiederholungen. Zum Einsatz kommen sowohl Fitnessgeräte als auch Freihanteln, elastische Bänder oder ein Training gegen das eigene Körpergewicht.

Ein **Beweglichkeitstraining** zur Verbesserung der Flexibilität sollte immer nach einer ausreichenden Aufwärmphase oder in der Abwärmphase nach einer längeren aeroben Belastung durchgeführt werden. Auch hier ist in der Durchführung darauf zu achten, dass während der Dehnungs- und Haltephasen eine regelmäßige Atmung beibehalten wird.

Geeignete Sportarten

Für Patienten mit Bluthochdruckerkrankung geeignet sind Sportarten der Kategorie I mit niedrigem statischem Belastungsprofil, wobei die Intensität der dynamischen Komponente abhängt vom Leistungszustand des Patienten und seiner Blutdruckreaktion unter Belastung. Ausdauersportarten wie Rudern oder Radfahren, aber auch Rückschlagsportarten wie Squash oder Tennis, sind dann geeignet, wenn die statische Komponente reduziert wird.

Dies ist bei anderen Sportarten der Kategorie III sehr viel schwieriger zu erreichen, weshalb diese Kategorie mit den höchsten statischen Belastungen für Patienten mit Bluthochdruckerkrankung nicht geeignet ist.

CAVE
Bezüglich der äußeren Bedingungen sei darauf hingewiesen, dass Sporttreiben unter kalten Witterungsbedingungen vermieden werden sollte, da der Kältereiz zu deutlichen akuten Blutdruckanstiegen führen kann.

9.1.2 Koronare Herzerkrankung

Ein **regelmäßiges Ausdauertraining** steht im Mittelpunkt der Trainingsempfehlungen für Patienten mit koronarer Herzerkrankung. Es handelt sich um eine 1A-Empfehlung mit nachgewiesenen Wirkungen auf Leistungsfähigkeit, Komorbiditäten und Prognose der Erkrankung. Zu den Kontraindikationen gehören u. a. inadäquate Blutdruckanstiege sowie hämodynamisch kompromittierende Arrhythmien (Bjarnason-Wehrens et al. 2009).

Neben üblichen Trainingsformen wie Gehen, Nordic Walking, Laufen, Radfahren oder Schwimmen kann das Training natürlich auch an geeigneten Ausdauertrainingsgeräten („Kardiogeräte") durchgeführt werden. Wichtige Kriterien neben der

Motivation des Patienten und der Verfügbarkeit der Trainings-maßnahme sind auch Faktoren wie gute Dosierbarkeit und Steuerbarkeit. Die bislang vorliegenden Daten zeigen, dass die positiven Wirkungen der Sporttherapie auf die KHK mit dem Energieumsatz korrelieren. Die Dosis-Wirkungs-Beziehung belegt aber auch, dass Bewegungsformen mit geringem Energieumsatz, wie das Spazierengehen bei Umfängen nur bis zu einer 1 h pro Woche, bereits positive Auswirkungen auf die Erkrankung zeigen.

Ein Einstieg ins Training sollte sich immer an die Belastbarkeit, der Vorerfahrung sowie der Komorbiditäten des Patienten orientieren. Die Vorgaben des allgemeinen Rezepts für Bewegung können insofern auch für die KHK übernommen werden. Das üblicherweise durchgeführte **Ausdauertraining nach der Dauermethode** kann durch die **Intervallmethode** ergänzt werden. Dies ist durchaus auch für Patienten mit stark reduzierter Belastbarkeit geeignet.

Hierbei empfiehlt sich allerdings zu Beginn immer ein Training unter Supervision, wie es üblicherweise in der ambulanten/stationären Rehabilitation (= Phase 2) sowie in der nachfolgenden Herzsportgruppe (Phase 3: Rehabilitation) umgesetzt wird. Ein langfristiges Ziel sollte ein Trainingsvolumen von kumulativ 150 min pro Woche sein.

C A V E

Beim Trainingsaufbau gilt das Prinzip **„Trainingsdauer vor Trainingsintensität"**, was bedeutet, dass es primär zu Umfangssteigerungen des Trainings kommen sollte, bevor es zu einer Intensitätssteigerung kommt.

Bei Patienten mit nachgewiesener ischämischer Schwelle sollte die Belastungsintensität anhand der Herzfrequenz so eingestellt werden, dass die obere Grenze der Herzfrequenz mindestens 10 Schläge unter der Herzfrequenz liegt, bei der die Ischämiesymptomatik aufgetreten ist.

Krafttraining als ergänzende Therapie

In den letzten Jahren wurde neben dem Ausdauertraining auch das Krafttraining in die nationalen und internationalen Empfehlungen der Fachgesellschaften implementiert. Die Datenbasis für das Krafttraining ist allerdings deutlich geringer als für das Ausdauertraining. So sind beispielsweise Studien mit klinischen Endpunkten weiterhin Mangelware. Dennoch gilt ein dynamisches Krafttraining als eine gute Ergänzung zum Ausdauertraining. Mit der Stabilisierung und dem Aufbau der Muskelmasse werden wichtige, den Metabolismus unterstützende Reize gesetzt. Bedeutsam ist hierbei die korrekte Durchführung des Krafttrainings, die üblicherweise eine umfangreiche Instruktion und Begleitung des Patienten voraussetzt.

Krafttraining sollte überwiegend als **dynamisches Krafttraining** durchgeführt werden (Kategorie I, niedrige statische Komponente, ➤ Abb. 9.2). Diese Form des Krafttrainings

Tab. 9.1 Relation von Belastungsintensität und Wiederholungszahl beim Krafttraining (modifiziert nach Kolster et al. 2008)

Belastungsintensität in % der Maximalkraft	Zu realisierende Wiederholungszahl
100	1
95	2
90	3–4
85	5–6
80	7–8
75	9–10
70	11–13
65	14–16
60	17–20
55	21–24

führt nur zu einem moderaten Anstieg der Blutdruckwerte im Gegensatz zu einem isometrischen Krafttraining und vermeidet herzschädliche Druckbelastungen. Halteübungen, Zwangshaltungen oder Pressatmung sollten unbedingt vermieden werden. Die Durchführung des Trainings kann an Trainingsgeräten, aber auch mit Gummibändern, freien Gewichten oder mit dem Gewicht des eigenen Körpers durchgeführt werden. Die Wahl der Trainingsmethode hängt von der Erfahrenheit der Patienten bzw. auch der Verfügbarkeit der Übungsgeräte ab. Zur Ermittlung der richtigen Trainingsintensität bietet sich eine **dynamische Kraftmessung** an. Bezugspunkt hierfür ist das **Einwiederholungsmaximum (One-Repetition-Maximum/1RM)**, welches das Gewicht ist, mit dem nur genau eine saubere Übungsausführung möglich ist. Auf eine entsprechende Aufwärmung der Muskulatur vor Durchführung des Tests ist unbedingt zu achten. Eine Reihe von Leitlinien empfiehlt alternativ die Bestimmung von Wiederholungszahlen mit submaximaler Last, um die Problematik der 1RM-Testung zu umgehen. Gemäß ➤ Tab. 9.1 kann aus der realisierten Wiederholungszahl auf die Belastungsintensität in Prozent der Maximalkraft rückgeschlossen werden. Dieses Verfahren ist allerdings auch nicht unumstritten, da die Beziehung der beiden Parameter von einer Reihe von Faktoren wie Muskelgruppe, Leistungsstand und individueller Muskelfaserzusammensetzung abhängen. Insgesamt ist die Methode allerdings schonender und insofern für Patienten im rehabilitativen Bereich zu empfehlen. Das Krafttraining sollte etwa 2-mal pro Woche durchgeführt werden. Es sollten möglichst viele Muskelgruppen beteiligt sein. Im Verlauf können Intensität und Wiederholungszahl für die einzelnen Übungen kontinuierlich gesteigert werden.

I N F O

Körperliches Training nach Sternotomie

Bei Patienten nach koronarer Bypass-Operation gilt ein besonderes Augenmerk der Sternumstabilität und den möglichen Wundheilungsstörungen. Üblicherweise ist eine ausreichende Sternumstabilität zwischen 8 und 12 Wochen nach Operation erreicht. Begleiter-

9

krankungen wie Diabetes mellitus oder Adipositas prädisponieren zur Sternuminstabilität, die etwa 10 % der operierten Patienten betreffen kann. Bei ausgeprägten Wundheilungsstörungen mit begleitenden systemischen Entzündungszeichen sollten allenfalls Belastungen mit geringer Intensität durchgeführt werden.

Bei unkompliziertem Verlauf kann bereits wenige Tage nach der Operation mit einem vorsichtigen Ausdauertraining, z. B. auf dem Fahrradergometer, begonnen werden. Ein Krafttraining für die obere Extremität und den Rumpf ist nicht angezeigt, ein leichtes Training der unteren Extremität ist jedoch unter Supervision durchaus möglich zur Verbesserung von Stand- und Gehstabilität. Die Verbesserung der Beweglichkeit und Kraft der oberen Extremität sollte sehr vorsichtig und langsam erfolgen.

Trainingssupervision

Die Notwendigkeit und der Umfang eines **kontinuierlichen EKG-Monitorings** des Trainings hängen vom Schweregrad der Erkrankung und möglichen Komplikationen ab. Insbesondere im Rahmen der kardialen Rehabilitation bietet sich dies für eine sichere Durchführung der Trainingstherapie an. Im weiteren Verlauf genügt eine Steuerung über die Herzfrequenz. Im Falle einer Änderung der kardialen Medikation mit Auswirkung auf die Herzfrequenz sollte eine entsprechende Anpassung der Trainingsherzfrequenzen bzw. eine Wiederholung der Belastungsuntersuchung erfolgen. Solch eine Wiederholung ist auch dann angezeigt, wenn sich die Symptomatik des Patienten unter Belastung ändert, d. h. vermehrte Dyspnoe, neu aufgetretene oder bei geringerer Last auftretende Angina-pectoris-Symptomatik, neu aufgetretene Rhythmusstörungen etc.

9.1.3 Sport bei Herzklappenerkrankungen

Ein körperliches Training ist auch bei Patienten mit Herzklappenerkrankungen möglich. Die genauen Modalitäten richten sich allerdings nach Art und Schwere der Erkrankung.

Daher ist eine **genaue Beurteilung des Schweregrads der linksventrikulären Pumpfunktion** notwendig. Asymptomatische Patienten mit leichtgradigen Klappenfehlern können üblicherweise ein angepasstes Training mit Schwerpunkt **Ausdauer** durchführen. Grundsätzlich sollte aber vorab bei jedem Patienten eine Risikoevaluation stattfinden. Für Details sei auf einschlägige Übersichten zum Thema verwiesen (Bjarnason-Wehrens et al. 2009).

9.1.4 Herzinsuffizienz

Zu Beginn der Sport- und Bewegungstherapie mit Herzinsuffizienzpatienten empfehlen sich eine **Risikostratifizierung** sowie eine **Ermittlung von relativen und absoluten Kontraindikationen** gegenüber einem Sportprogramm. Fortgeschrittene Krankheitsstadien und eingeschränkte Belastungstoleranzen dokumentieren sich in der Belastungsuntersuchung anhand einer Reihe von Befunden. Dazu wurden mehrere relative sowie absolute Kontraindikationen beschrieben, bei denen die Teilnahme an einem Sportprogramm entweder nur unter besonderer Überwachung oder sogar ausgeschlossen ist (➤ Tab. 9.2).

In fortgeschrittenen Krankheitsstadien empfiehlt sich die Initialisierung des Trainings unter stationären Bedingungen. Generell sollte der Beginn des Trainings möglichst unter EKG-Monitoring und ärztlicher Aufsicht erfolgen. Nach 12–24 überwachten Sitzungen ohne Komplikationen ist auch ein Training ohne Monitoring bzw. zu Hause möglich.

CAVE

Für die nachfolgend beschriebenen Trainingsmodalitäten sollte man berücksichtigen, dass herzinsuffiziente Patienten generell sehr dekonditioniert sind. Daher ist ein vorsichtiger und individueller Trainingsbeginn ratsam. Auch nach dem Training können Müdigkeit und Schwächephasen vermehrt auftreten. Hierüber sollte der Patient aufgeklärt werden und dementsprechend seinen Alltag danach planen, denn die Durchführung von Hausarbeit nach dem Training ist häufig eingeschränkt oder nicht mehr möglich.

Im Mittelpunkt der Trainingspraxis bei Herzinsuffizienzpatienten steht das aerobe Ausdauertraining. Je dekonditionierter der Patient ist, desto geringer ist auch die relative Ausgangs-

Tab. 9.2 Sporttherapie bei Herzinsuffizienz – Indikatoren der Belastungsintoleranz sowie relative/absolute Kontraindikatoren

Indikatoren Belastungsintoleranz	Relative Kontraindikationen	Absolute Kontraindikationen
• Reduzierter Blutdruckanstieg unter Belastung • Langsamer Herzfrequenzabfall nach Belastung (< 6 Schläge pro Minute) • Peak VO_{2max} < 14 ml/kg KG min^{-1} (< 12 unter Betablockertherapie) • Ventilatorische Schwelle (VT) < 9 ml/kg KG min • Steigung Atemäquivalent „CO_2" (VE/VCO_2) > 36 • Pathologische Atemmuster während der Belastung	• Gewichtszunahme > 1,8 kg in 1–3 Tagen • Dobutamintherapie • Blutdruckabfall unter Belastung • NYHA IV • Komplexe ventrikuläre Arrhythmien in Ruhe oder bei Belastung • Ruheherzfrequenz > 100/min • Komorbiditäten	• Zunehmende Belastungsintoleranz oder Dyspnoe • Signifikante Ischämiezeichen unter Belastung • Nicht eingestellter Diabetes mellitus • Akutes Fieber oder Krankheit • Embolie • Thrombophlebitis • Aktive Perikarditis oder Myokarditis • Moderate oder schwere Aortenklappenstenose • Operationswürdige valvuläre Insuffizienz • Myokardinfarkt • Neu aufgetretenes Vorhofflimmern

intensität. Die Belastungsintensität liegt daher zu Trainingsbeginn häufig im Bereich von 40–50 % der maximalen Sauerstoffaufnahme mit einer Trainingsdauer von nur 5–10 min. In der Entwicklung des Trainingsprogramms wird zunächst die Dauer der Einheiten kontinuierlich gesteigert. Erst wenn hier Belastungszeiträume von 20 min und mehr erreicht werden, kann stetig mit einer Intensitätserhöhung fortgefahren werden. Das Ziel sollte die Durchführung eines Trainings bei ca. 70 % der maximalen Sauerstoffaufnahme sein. Das Training sollte an 3–5 Tagen für einen Zeitraum von 30–60 min durchgeführt werden. Wenn eine Steuerung über die Herzfrequenz oder die Herzfrequenzreserve nicht möglich ist, kann auch über die Borg-Skala die Intensität gesteuert werden. Hier empfiehlt sich ein Bereich zwischen 10 und 14. Das Training des herzinsuffizienten Patienten sollte mit dem **Ausdauertraining** starten. Erst wenn dieses Training erfolgreich und stabil umgesetzt worden ist, können die **Krafttrainingseinheiten** hinzugefügt werden.

> **INFO**
> **Sport mit Herzschrittmacher bzw. Defibrillator**
>
> Bei Patienten **mit implantiertem Herzschrittmacher** sollte vor Aufnahme einer Sport- und Bewegungstherapie die **chronotrope Kompetenz des Implantats** getestet werden. Nur hierdurch kann die für die jeweilige Belastungsstufe notwendige Zunahme an Sauerstoffaufnahme gewährleistet werden. Hierzu kann ein Korridor definiert werden, der im Rahmen einer Belastungsuntersuchung überprüft wird. Sollte durch das Gerät kein adäquater Anstieg der Herzfrequenz ermöglicht werden, ist eine Anpassung der Schrittmachereinstellung notwendig.
>
> Auch für **Patienten mit einem implantiertem Defibrillator (ICD)** ist ein **Abgleich der Herzfrequenzen während der Belastung** und **der programmierten Interventionsfrequenz** notwendig. Die maximale Herzfrequenz sollte mindestens 10–15 Schläge/min unter der programmierten Herzfrequenz für die Defibrillation bzw. der antitachykarden Stimulation liegen. Allgemein gilt für Patienten mit Herzschrittmacher- bzw. ICD-Implantation, dass ausladende Bewegungen im Bereich des Schultergürtels möglichst vermieden werden sollten, um Gerätefehlfunktionen oder Kabelschäden zu vermeiden.

9.1.5 Periphere arterielle Verschlusskrankheit

Vor Trainingsbeginn sollte bei pAVK-Patienten eine **suffiziente Untersuchung zur Beurteilung der körperlichen Belastbarkeit** und der **Risikofaktorkonstellation** stehen. Hierzu gehören Fahrradergometrie und Gehtest, Ersteres zur Diagnose einer potenziellen koronaren Herzerkrankung, Letzteres zur Steuerung des Gehtrainings. Kontraindikationen für ein sportliches Training bei Patienten mit pAVK liegen vor bei bestehender Ruhe-Ischämie oder schweren Begleiterkrankungen.

Erste Wahl: Gehtraining

Die Angaben des allgemeinen Rezeptes für Bewegung können grundsätzlich auch auf Patienten mit pAVK übertragen werden. Einige Spezifizierungen bzw. Ergänzungen sind jedoch zu beachten. Das Ausdauertraining sollte vor allem als strukturiertes Gehtraining umgesetzt werden (Empfehlungsgrad A, Evidenzklasse 1) (Deutsche Gesellschaft für Angiologie 2015). Hierbei scheint die Bewegungsform, d. h. Gehen bzw. Nordic Walking, keinen Einfluss auf die Effektivität des Trainings zu haben. Radfahren sollte dagegen nicht die primäre Trainingsmethode sein.

Intensität

Bezüglich der Intensität der Belastung, d. h. im Falle des Gehtrainings, der Gehgeschwindigkeit, gibt es keine eindeutigen Angaben. Eine Metaanalyse kommt zu dem Schluss, dass kürzere Intervalle mit höheren Geschwindigkeiten gegenüber längeren Intervallen mit niedrigeren Gehgeschwindigkeiten zu bevorzugen sind. Daher empfiehlt sich ein **Training in Intervallform oberhalb der ischämischen Schmerzschwelle.** Die Belastungsintensität sollte so gewählt werden, dass moderate bis schwere Beschwerden etwa nach 10 min auftreten. In der darauffolgenden Pause von 3 bis max. 5 min sollten die Beschwerden des Patienten komplett sistieren. Es wird empfohlen, das Gehtraining bis zum Auftreten einer Schmerzsymptomatik aufrechtzuerhalten. Die Stärke des jeweils durch das Training induzierten Schmerzreizes scheint ein prognostischer Faktor für die Effektivität des Trainingsprogramms zu sein (Treat-Jacobson et al. 2019). Dauertraining unterhalb der ischämischen Schmerzschwelle scheint demgegenüber weniger effektiv zu sein. Wichtig ist hierbei aber der Zusammenhang zwischen der individuellen Schmerzempfindlichkeit des Patienten und der Adhärenz an das Trainingsprogramm. Sollten die im Intervalltraining gesetzten Schmerzreize ihn von den Trainingsmaßnahmen abhalten, empfiehlt sich ein Wechsel zum Dauertraining (Schmidt-Trucksäss 2016).

Dauer

Die Dauer der Trainingseinheiten sollten zu Beginn bei 30 min liegen und sukzessive auf 60 min erhöht werden. Im Laufbandtraining sind dabei sowohl die Gehgeschwindigkeit als auch die Steigung des Laufbandes zu modulieren. 2 km/h Gehgeschwindigkeit sind dabei äquivalent zu 3 % Laufbandsteigerung. In der praktischen Umsetzung bedeutet dies z. B. ein Beginn bei 6 % Steigung und einer Gehgeschwindigkeit von 4 km/h. Wenn der Patient dieses Programm länger als 15 min absolvieren kann, dann kann hier zunächst die Steigung sukzessive angepasst werden bis auf eine Steigerung von 10 bis max. 12 %, nachfolgend kann dann auch die Laufgeschwindigkeit sukzessive um je 0,5 km/h bis etwa 6 km/h erhöht werden. Ist der Patient jedoch mit dieser Eingangsbelastung

9

überfordert, sollte zunächst die Steigung des Laufbandes auf 4 % reduziert werden und dann im weiteren Verlauf auch die Laufgeschwindigkeit jeweils reduziert werden. Das Training auf dem Laufband ist gerade in den höheren Intensitätsbereichen koordinativ herausfordernd. Daher empfiehlt sich ein ergänzendes Krafttraining zur Stabilisierung der Rumpf- und Beinmuskulatur.

Frequenz

Die Häufigkeit des Trainingsprogramms sollte **mindestens 3-mal pro Woche** betragen. Die Dauer des Trainingsprogramms sollte minimal 3 Monate betragen. Erste Effekte beginnen nach etwa 4–6 Wochen. Die Dauer des Trainingsprogramms sollte grundsätzlich nicht begrenzt werden, da die kontinuierliche Lebensstiländerung zum Erhalt der positiven Effekte erwünscht ist. Hierbei können auch Pedometer hilfreich sein als Mittel der Rückkopplung und Motivationshilfe zur Aufrechterhaltung eines aktiven Lebensstils.

Alternative Trainingsformen und Randbedingungen

Für ein Training im Gelände bietet es sich an, eine Strecke mit einer leichten Steigung auszuwählen. Hierdurch können ähnliche Effekte wie beim Laufbandtraining erzielt werden.

> **C A V E**
> Beim Geländetraining sollten die Umgebungsbedingungen des Trainings beachtet werden. Kalte Witterung kann die Schmerzsymptomatik verstärken und eine längere Aufwärmperiode notwendig machen.

Die regelmäßige Überwachung des Gehtrainings ist sinnvoll und verbessert den Therapieerfolg. Ein Grund sind die beständige Anleitung und Korrektur durch den Sporttherapeuten. Dazu gehört aber auch die kontinuierliche Dokumentation von Gehstrecke, der Zeit bis zum Auftreten von Schmerzen sowie den Trainingsfrequenzen in einem Patiententagebuch als auch motivationale Aspekte, die zur Aufrechterhaltung des Trainingsprogramms angesichts der rezidivierenden Schmerzsymptomatik wesentlich beitragen können.

Für Patienten, bei denen das Gehtraining nicht infrage kommt, ist eine mögliche Alternative das **Drehkurbeltraining der oberen Extremität.** Ähnlich wie beim Fahrradergometertraining sollte auch hier eine Belastungsuntersuchung am Drehkurbelergometer zu Beginn des Trainings erfolgen. Der Maximaltest sollte dabei regelmäßig zur Anpassung der Trainingsintensität wiederholt werden. Schließlich soll auch auf mögliche neue Therapieansätze hingewiesen werden, wie die Vibrationstherapie sowie die elektrische Myostimulation. In Pilotstudien zeigten sich für beide Verfahren Hinweise auf eine Verbesserung der Claudicatio-Symptomatik.

9.2 Metabolische Erkrankungen

9.2.1 Diabetes mellitus

Der Einfluss der Sport- und Bewegungstherapie auf die Glukosekontrolle bei Diabetespatienten ist abhängig vom Erkrankungstyp. Während die langfristige Blutzuckereinstellung bei Typ-2-Diabetikern verbessert wird, ist dies bei Typ-1-Diabetikern nicht der Fall. Stattdessen stellt körperliche Aktivität ein potenzielles Risiko für Abweichungen von der Glukosehomöostase mit entsprechenden Komplikationen dar. Beide Gruppen aber profitieren von einer gesteigerten Leistungsfähigkeit und Fitness mit entsprechender Verbesserung der Prognose der Erkrankung als auch den bekannten Folgeerkrankungen.

Sporttherapie bei Typ-1-Diabetes

Vor Belastungsbeginn sollte der Blutglukosespiegel bestimmt werden. Er stellt ein wesentliches Kriterium dar, ob und in welcher Form nachfolgend eine körperliche Aktivität ausgeführt werden kann. Optimale Ausgangswerte vor Belastungsbeginn sind **Blutzuckerspiegel zwischen 120 und 180 mg/dl (7–10 mmol/l).** Diese Spanne berücksichtigt sowohl die Entwicklung der Leistungsfähigkeit als auch die Hypoglykämie-Risiken.

Bei Blutzuckerwerten unterhalb von 120 mg/dl sollten je nach Wert 10–20 g Glukose vor Belastungsbeginn zugeführt werden. Eine Untergrenze von 90 mg/dl sollte nicht unterschritten werden vor der Sportausübung. In der Spanne zwischen 90 und 120 mg/dl können kurzfristige anaerobe Belastungen bzw. hochintensive Intervalleinheiten begonnen werden, da diese häufig mit einem Anstieg der Blutzuckerwerte verbunden sind.

Bei Blutzuckerwerten über 270 mg/dl sollte eine Kontrolle der Ketonkörper erfolgen. Nur bei niedrigen Werten von < 0,6 mmol/l kann mit moderatem Ausdauersport begonnen werden. Es empfiehlt sich aber hierbei ein regelmäßiges Monitoring der Blutzuckerwerte, um weitere Anstiege der Blutzuckerwerte zu vermeiden. Bei Ketonkörper-Spiegeln von mehr als 1,5 mmol/l sollte auf die Belastungsausführung verzichtet werden und eine Stoffwechselnormalisierung erst wiederhergestellt werden. Der Grund für die erhöhten Ketonkörper sollte möglichst identifiziert werden (Krankheit, Veränderung der Nahrungsgewohnheiten, frühere Belastungseinheiten, fehlende Insulinzufuhr etc.).

Die Veränderung der Blutzuckerwerte unter Belastung hängen von einer ganzen Reihe von Faktoren ab, wie
- Alter
- Kardiovaskuläre Risikofaktoren oder Erkrankungen
- Diabetes-Folgeerkrankungen
- Aktuelle Medikation
- Trainingszustand

- Art, Intensität und Dauer der Belastung
- Insulinverfügbarkeit (Injektionsort und Zeitpunkt, Insulinart, Therapieform)
- Zeitpunkt der letzten Mahlzeit vor der Bewegung
- Art und Menge der aufgenommenen Kohlenhydrate
- Umgebungsbedingungen (Hitze, Kälte, Höhe)

Diese Fülle der Faktoren machen deutlich, dass eine sichere Sportausübung für den Typ-1-Diabetiker eine komplexe Herausforderung ist und auf einem gutem Körpergefühl sowie ausreichender Erfahrung beruht. Dies gewährleistet die Festlegung der Insulindosisreduktion als auch die Gabe zusätzlicher Kohlenhydrate vor bzw. während der Sportausübung. Für detaillierte Hinweise zur Vermeidung sportinduzierter Komplikationen in Abhängigkeit von der jeweiligen Therapieform sei auf die DDG-Praxisempfehlung verwiesen (Esefeld et al. 2020).

Geeignete Sportarten

Die Teilnahme am Wettkampf- und Leistungssport ist auch für Typ-1-Diabetiker möglich. Einschränkungen sollte man allerdings bei den Sportarten vornehmen, bei denen das Hypoglykämie-assoziierte Unfallrisiko deutlich erhöht ist. Dies betrifft Sportarten wie Drachenfliegen, Fallschirmspringen, Extremklettern, Tauchen etc. Das Vorliegen von Diabetes-assoziierten Folgeerkrankungen führt auch zu Einschränkungen der Sportausübungen (siehe unten).

Randbedingungen und Kontraindikationen

Der Typ-1-Diabetiker sollte grundsätzlich immer schnell verfügbare Kohlenhydrate bei sich haben. Sportkameraden, Trainer, Lehrer etc. sollten über die Erkrankung, ihre Risiken wie die belastungsinduzierte Hypoglykämie sowie über einfache Gegenmaßnahmen informiert sein. Schwere Hypoglykämien in den letzten 24 h vor der Sportausübung stellen eine Kontraindikation zur Sportausübung dar, da das Risiko einer erneuten Hypoglykämie-Episode deutlich erhöht ist.

Sporttherapie bei Typ-2-Diabetes

LEITLINIEN

Positionspapiere/Empfehlungen

Colberg S R et al. Physical Activity/Exercise and Diabetes: A Position Statement of the American Diabetes Association. Diabetes Care, 2016; 39: 2065–2079.
Esefeld K et al. DDG-Praxisempfehlung Diabetes, Sport und Bewegung. Diabetologie, 2020; 15(1): 148–155.

Bewegungsumfang und geeignete Sportarten

EVIDENZ

Die allgemeine Rezeptur für Bewegung ist auch für den Typ-2-Diabeter gültig, ein Bewegungsumfang von 150 min/Woche hat beim

Diabetiker sogar den höchsten Empfehlungsgrad A. Es sollte an mindestens 3 Tagen in der Woche trainiert werden (Empfehlungsgrad B). Zusätzlich sollte an etwa 2 Tagen in der Woche ein moderates Krafttraining durchgeführt werden (Empfehlungsgrad C) (Colberg et al. 2016; Esefeld et al. 2019).

Allerdings erscheint es wenig ratsam, dieses Schema starr vorzugeben. Wichtig für eine hohe Compliance bzw. Adhärenz der Patienten ist, dass die Sportart Freude bereitet und damit motiviert. Aus diesem Grund sollte bei wenig bewegungsaffinen Patienten auch mit niederschwelligen Bewegungsangeboten begonnen werden. Kleine Einheiten von 5–10 min Dauer an möglichst vielen Tagen der Woche können hier hilfreich sein. Im Verlauf von Wochen und Monaten kann dann eine kontinuierliche Steigerung des Bewegungsumfangs auf 20–40 min/Einheit erfolgen.

Als geeignete Sportarten für Diabetiker gelten **dynamische Ausdauersportarten** wie Wandern, Joggen, Radfahren, Nordic Walking sowie Skilanglauf und Schwimmen. Bezüglich des Krafttrainings sollten Kraftausdauerformen, z. B. Rudern oder gerätegestützte Kraftausdauerzirkel, durchgeführt werden. Aber auch das Arbeiten gegen das eigene Körpergewicht stellt eine mögliche Trainingsform dar.

Belastungsintensität

Ein effektiver Intensitätsbereich für das Ausdauertraining liegt zwischen 50 und 75 % der VO_{2max}. Bei Krafttraining sollten nach Möglichkeit alle großen Muskelgruppen beteiligt sein (d. h. 8–10 verschiedene Übungen), die Wiederholungszahl 10–15 betragen und die Intensität im Bereich 50–80 % des Einwiederholungsmaximums liegen.

CAVE

Bei beiden Trainingsformen gilt: je dekonditionierter der Patient, desto geringer die initiale Belastungsintensität. Sie sollte hoch genug sein, um einen wirksamen Belastungsreiz darzustellen, und niedrig genug, damit keine Überlastung bzw. Gefährdung des Patienten eintritt.

Höhere Belastungsintensitäten können mit einer verbesserten Glukosekontrolle verbunden sein, aber generell sollte der Faktor Intensität nicht überbewertet werden. Vor allem beim Krafttraining ist auf eine sehr gute Anleitung und Schulung zu achten. Im weiteren Verlauf können dann progressiv zunächst der Umfang und anschließend auch die Intensität der Belastung gesteigert werden.

Sport bei diabetesassoziierten Komplikationen

Bei Vorliegen einer **Polyneuropathie** sind niedrig intensive Ausdauersportarten wie Wandern oder Nordic Walking gut verträglich. Bei höheren Intensitäten und damit verbundener Druckerhöhung im Fußsohlenbereich sollte eine regelmäßige

9

Überwachung auf druckinduzierte Ulzera erfolgen. Alternative Trainingsformen wie Tanzen, Yoga, Tai Chi oder das Vibrationstraining sollten in das Trainingsprogramm eingebaut werden, da sie Gleichgewicht und koordinative Fähigkeiten verbessern und damit beispielsweise eine sinnvolle Sturzprophylaxe darstellen.

Liegt zusätzlich eine **autonome Neuropathie** vor, muss damit gerechnet werden, dass die Belastungssteuerung über die Herzfrequenz nur eingeschränkt möglich ist. Dann muss der Patient über alternative Möglichkeiten zur Belastungssteuerung, z. B. Borg-Skala oder Atemfrequenz, informiert werden. Gleichzeitig sind regelmäßige kardiale Belastungsuntersuchungen zu empfehlen, da bei einer schmerzlosen kardialen Ischämie kardiale Überbelastungen vom Patienten nicht bemerkt werden können.

Bei Vorliegen einer **diabetischen Retinopathie** sollen laut Konsensusmeinung intraokulare Druckerhöhungen sowie starke Blutdruckanstiege > 180/100 mmHg vermieden werden. Entsprechende blutdrucksteigernde Sportarten, wie Kampfsportarten oder maximalkraftorientiertes Krafttraining, sind daher kontraindiziert. Nach einer Netzhaut-Laserung sollte für 6 Wochen auf sportliche Belastungen verzichtet werden.

Randbedingungen

Zur Vermeidung von Komplikationen während bzw. nach der Sportausübung ist vor allem zu Beginn ein **überwachtes Training** zu empfehlen. Der Patient muss lernen, seine Medikation auf die sportliche Aktivität abzustimmen. Die individuelle Dosis-Wirkungs-Beziehung zwischen sportverursachtem Energieumsatz und Blutzuckerveränderung muss schrittweise verstanden werden (➤ Kap. 10).

Die bekannten Interaktionen zwischen Diabetes mellitus und Depression sind sicherlich eine Erklärung dafür, dass es bei der Sporttherapie des Diabetes mellitus nicht ein Erkenntnis-, sondern ein Umsetzungsproblem gibt.

CAVE

Der Antrieb zu einem aktiven Lebensstil ist bei diabetischen Patienten häufig stark gemindert. Oft verfügen die Patienten nicht über das Vertrauen in die eigenen Fähigkeiten, das notwendige Trainingsprogramm umzusetzen. Daher ist es oft wenig hilfreich, dem Patienten die Bewegungsempfehlung, z. B. das Rezept auf Bewegung, einfach nur auszuhändigen.
Wichtige Faktoren scheinen die **regelmäßige Betreuung und Supervision** zu sein. Es ist daher verständlich, dass die besten Erfolge mit festgefügten Diabetes-Sportgruppen oder einem strukturierten Training erzielt wurden.

Nur die regelmäßige Teilnahme sichert den Therapieerfolg, wobei selbst regelmäßige Kontaktierungen über Telefon oder E-Mail nicht ausreichend erscheinen. Somit kommt dem Aufbau bzw. der Förderung einer Motivation zum Sporttreiben durch den behandelnden Arzt eine besondere Bedeutung zu.

9.2.2 Adipositas

Die sporttherapeutischen Handlungsempfehlungen für adipöse Patienten richten sich nach der Behandlungsphase. Sie differenzieren, ob eine Gewichtsreduktion oder eine Aufrechterhaltung der Gewichtsreduktion angestrebt ist (Petridou et al. 2019). Die Bewegungsumfänge sind hierbei sehr unterschiedlich (➤ Abb. 9.3).

Gewichtsreduktion

Zur Gewichtsreduktion bei adipösen Patienten sind die in der allgemeinen Bewegungsempfehlung gegebenen Hinweise keinesfalls ausreichend. Um durch Sport und Bewegung eine signifikante Gewichtsabnahme zu erreichen, sind Bewegungsumfänge von moderater Intensität in einem Umfang von 60 min/Tag sinnvoll. Dies führt zu einem Kaloriendefizit

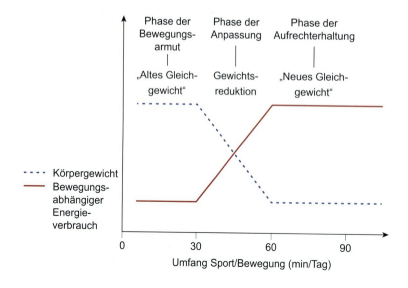

Abb. 9.3 Veränderungen der Bewegungsumfänge in Abhängigkeit der Behandlungsphase bei Adipositas-Patienten [L143]

von näherungsweise 2.000–2.500 kcal/Woche, entsprechend einem monatlichen Gewichtsverlust von 1–1,5 kg. Um auf die von der Amerikanischen Gesellschaft für Sportmedizin empfohlene Gewichtsreduktion von etwa 1 kg/Woche zu kommen, müsste ein Kaloriendefizit von etwa 1.000 kcal/Tag erzielt werden, entsprechend einem täglichen Umfang von etwa 120 min Spazierengehen bzw. Wandern. Solche Bewegungsumfänge sind für adipöse Patienten in ihrem dekonditionierten Trainingszustand mit häufig bestehenden Komorbiditäten, z. B. auch im Bewegungsapparat, zumeist nicht zu leisten. Hier kann eine Aufteilung in **multiple Bewegungseinheiten,** verteilt über den Tag hilfreich sein, ohne dass Einschränkungen in der Effektivität des Trainingsprogramms zu befürchten sind. Weitere Formen der Sportausübung können Radfahren, Schwimmen, Aerobic oder Tanzen sein. Das Training auf dem Fahrrad bzw. im Wasser schont durch die Gewichtsentlastung die Gelenke des Patienten. Eine Umsetzung sowohl als kontinuierliches Training oder auch Intervalltraining ist möglich. Letzteres stellt eine zeiteffektive Trainingsmethode dar, wenn der Patient es toleriert. Ein Einstieg auf niedrigem Niveau mit entsprechender progressiver Steigerung der Intensität bietet sich an. Eine Ergänzung des Ausdauertrainings durch Krafttraining ist empfehlenswert.

Aufrechterhaltung der Gewichtsreduktion

Nach erfolgreicher Gewichtsreduktion besteht die nächste Herausforderung darin, dass reduzierte Körpergewicht zu halten. Unterschiedliche Gründe sind hierbei verantwortlich für die häufig erneute Gewichtszunahme. Hierzu gehören die Non-Compliance bezüglich des kombinierten Ernährungs-/Bewegungsprogramms, Veränderungen des Ruheenergieumsatzes aufgrund der veränderten Körperzusammensetzung, eine veränderte adaptive Thermogenese sowie die veränderte endokrine, metabolische Hämostase. Viele Betroffene unterschätzen daher den notwendigen Umfang sportlicher Aktivitäten. Nach der Phase des Gewichtsverlusts muss in der Erhaltungsphase die körperliche Aktivität noch weiter erhöht werden auf Umfänge von 60–90 min/Tag moderater Intensität oder mindestens 35 min hoher Intensität.

C A V E
Es kann nicht genug betont werden, wie bedeutungsvoll ein **aktiver Lebensstil** in diesem Zusammenhang ist. Längere Gehstrecken, Fahrradfahren zum Arbeitsplatz oder regelmäßiges Treppensteigen sollten als tägliche Bewegungsroutinen eingeübt werden.

Darüber hinaus sollte auch beachtet werden, dass die für die Erhaltungsphasen notwendige weitere Kalorienrestriktion auf mindestens 3.000 kcal/Woche durch die Fortführung der diätetischen Maßnahmen erleichtert werden kann.

Randbedingungen

Da beim adipösen Patienten häufig eine Reihe von Komorbiditäten vorhanden ist, sollte vor Trainingsbeginn eine suffiziente Belastungsuntersuchung zum Ausschluss möglicher Kontraindikationen stattfinden. Bei Vorliegen von **Komorbiditäten im Bewegungsapparat** wie Gon- oder Coxarthrose empfiehlt sich die Durchführung von gelenkentlastenden Fahrrad- oder Drehkurbelergometrien oder auch die Durchführung von Wassersport. Wassersportarten werden von adipösen Patienten gerne gewählt aufgrund des guten Auftriebs und der Gelenkentlastung. Andererseits ist der Wassersport aufgrund des hohen Schamfaktors häufig auch mit Hindernissen verbunden. Die Sportausübung in der Gemeinschaft ist für den adipösen Patienten oft hilfreich. Wichtig ist hier allerdings, dass in der Gruppe keine allzu hohen Leistungsdifferenzen bestehen. Dies kann schnell demotivierend für den adipösen Patienten sein.

9.2.3 Dyslipidämien

In der Sporttherapie der Dyslipidämien kommt vor allen Dingen dem Trainingsumfang eine besondere Bedeutung zu. Die gängigen Empfehlungen für den **Umfang eines Ausdauertrainings** von etwa 150 min/Woche scheinen in diesem Fall eine Untergrenze für ein effektives Training darzustellen. Anzustreben ist vielmehr ein Trainingsumfang von etwa 300 min/Woche. Dagegen scheint der Einfluss des Faktors Trainingsintensität weniger bedeutend zu sein. Ein Trainingsbereich entsprechend einer Intensität von 55–70 % der maximalen Sauerstoffaufnahme kann hier empfohlen werden. Bezüglich der Sportart sollte der Schwerpunkt auf dem aeroben Ausdauertraining liegen. Über die Wirksamkeit von hochintensiven Intervalltrainingsformen liegen bislang zu wenige Daten vor. Sollten Patienten aufgrund ihrer Leistungsfähigkeit nicht in der Lage sein, längere Einheiten durchzuführen, so kann auch hier die Akkumulation kleinerer Einheiten versucht werden.

Auch für das **Krafttraining** liegen mittlerweile eine Reihe von Studien und auch Metaanalysen vor, die seinen Einsatz in der Therapie der Dyslipidämien rechtfertigen. Die Durchführung sollte, wie bei den allgemeinen Bewegungsempfehlungen, auf dem Schwerpunkt eines Kraftausdauertrainings liegen. Der genaue Intensitätsbereich hängt dabei von Vorerfahrungen und Belastbarkeit ab. Somit sollten Personen mit eingeschränkter Beweglichkeit sowie ältere Personen ein Krafttraining im Bereich von 40–50 % des Einwiederholungsmaximums (1RM) beginnen und schrittweise bis zu 75 % des 1RM steigern. Personen mit guter Belastbarkeit können demgegenüber bereits bei 70 % des 1RM ins Training einsteigen und im weiteren Verlauf bis auf 85 % steigern. Ähnlich wie im Ausdauersport scheint aber auch im Kraftsport das Thema Intensität wesentlich weniger von Bedeutung zu sein als der zeitliche Umfang des Trainings. Die Krafteinheiten sollten an 2–3 Tagen der Woche durchgeführt werden.

9

Bei **Vorliegen von Komorbiditäten** sollte das kardiovaskuläre Risiko abgeschätzt und das Therapieprogramm entsprechend den Limitationen des Patienten modifiziert werden.

C A V E

Besonderes Augenmerk gilt **Patienten mit einer Statintherapie** aufgrund der bekannten myopathischen Nebenwirkungen. Sportliche Aktivität kann unter Statintherapie die Myopathien bzw. den Muskelschaden deutlich verstärken.

Hier empfiehlt sich, wenn möglich, eine Änderung der Therapiereihenfolge. Denn es gibt Hinweise, dass ein Ausdauertraining präventiv wirksam ist bezüglich der Statin-assoziierten Nebenwirkungen. Daher sollte nach Möglichkeit die Sporttherapie etwa 6 Wochen vor einer medikamentösen Therapie beginnen. Außerdem kann im Falle myopathischer Nebenwirkungen ein Wechsel des Statinpräparats erwogen werden. Fluvastatin, Rosuvastatin und Ezetemib wären mögliche Alternativen mit weniger myopathischen Nebenwirkungen (Bosomworth 2016).

9.3 Pulmonale Erkrankungen

9.3.1 Asthma bronchiale

Vor Aufnahme eines körperlichen Trainings sollten Asthmapatienten geschult werden bezüglich besonderer Atemtechniken, z. B. die Lippenbremse oder Atmung-erleichternde Körperhaltungen, Techniken des Abhustens, Bedienung eines Peak-Flow-Messers und Führen eines Peak-Flow-Protokolls (➤ Abb. 9.4). Darüber hinaus sind psychoedukative Verfahren zur Angstbewältigung und Panikvermeidung im Falle von Atemnot empfehlenswert.

Detaillierte Hinweise zu Trainingsempfehlungen für Asthmapatienten sind nicht verfügbar. Allgemein empfohlen wird ein **Ausdauertraining.** Eine Durchführung als Intervallbelastung scheint der Dauerbelastung überlegen zu sein. Dynamische Sportarten wie Wandern, Tanzen, Radfahren, Walking, Schwimmen oder Joggen werden empfohlen. Eine Peak-Flow-Messung vor, während und nach der Belastung kann helfen,

die Veränderungen der Lungenfunktionsparameter objektiver einzuschätzen. Dabei sollte die Peak-Flow-Messung sich nicht mehr als 20 % gegenüber dem Ausgangswert verschlechtern. Die Sauerstoffsättigung sollte kontinuierlich über 90 % liegen.

C A V E

Wichtig sind ausreichende Aufwärmphasen vor den Trainingseinheiten. Plötzliche und starke Anstrengungen sollten vermieden werden, da sie sich als ungünstig erwiesen haben. Dies gilt z. B. auch für hohe Intensitäten bei maximalkraftorientiertem Krafttraining. Ein Krafttraining sollte daher zu Beginn immer als Kraftausdauertraining mit moderaten Intensitäten (< 50–60 % des 1RM) mit maximal 2 Sätzen zu 15–20 Wiederholungen durchgeführt werden. Nach erfolgter Adaptation kann dann die Intensität kontinuierlich, aber vorsichtig, gesteigert werden.

In der Trainingssteuerung empfiehlt sich auch bei Asthmapatienten die subjektive Dyspnoe-Beurteilung über die modifizierte Borg-Skala von 0 bis 10 (siehe Sporttherapie COPD). Eine Steuerung über die Herzfrequenz kann unter Umständen schwierig sein aufgrund der Begleitmedikation. Insbesondere wenn bei bekanntem Anstrengungsasthma vor den Belastungen ein rasch wirksames Beta-Sympathomimetikum gegeben wird, sind Veränderungen der kardiovaskulären Belastungsparameter mit einer Steigerung der Herzfrequenz wahrscheinlich.

Randbedingungen

Im Falle einer **akuten Exazerbation der Asthmasymptomatik** sollten Sport und Bewegung ausgesetzt werden, bis sich Symptome und Lungenfunktion wieder gebessert haben.

C A V E

Bezüglich der Umgebung sollten auf die folgende Punkte geachtet werden:
• Körperliche Belastung im Freien während der relevanten Pollenflugzeiten vermeiden
• Sport und Bewegung bei kalten Außentemperaturen oder in großen Höhen über 2.000 m vermeiden

Schwimmen ist grundsätzlich eine gut tolerierte Sportart. Asthmaattacken können allerdings durch gechlortes Wasser

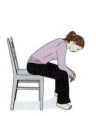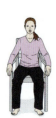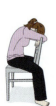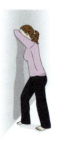

Abb. 9.4 Beispiele für atemerleichternde Körperhaltungen und Atemtechniken. Von links nach rechts: Kutschersitz, Paschasitz, Stuhlstütze, Wandstellung, Torwartstellung. [L264]

ausgelöst werden. Bei lang andauernder Behandlung mit oralen Kortikosteroiden kann es zu einer Abnahme der Muskelmasse kommen. Hier kann Krafttraining eine verzögernde bzw. stabilisierende Rolle spielen. Yoga stellt eine gute Ergänzung dar, da es neben der Förderung der Flexibilität zu einer Verbesserung der Krankheitssymptomatik und Lebensqualität durch die entsprechenden Atemübungen kommen kann.

CAVE
Asthmapatienten sollten ihr Notfallspray immer mit sich führen und möglichst nicht alleine Sport treiben. Beim Schulsport etc. sollten die entsprechenden Übungsleiter über die Erkrankung des Patienten informiert und mit den einschlägigen Notfallmaßnahmen vertraut sein.

9.3.2 Chronisch obstruktive Lungenerkrankung

Bei COPD-Patienten ist die Dyspnoe bzw. Belastungsdyspnoe häufig ein sehr stark limitierendes Element in der Belastung. Zur besseren Beschreibung der subjektiven Dyspnoe-Einschätzung empfiehlt sich der Wechsel auf die Borg-Dyspnoe-Skala (Skala von 0 bis 10). Diese ist hilfreich, da die Patienten trotz ihres eingeschränkten Trainingszustands wegen Dyspnoe ihre metabolischen und kardialen Belastungsgrenzen oft gar nicht erreichen.

Das **Ausdauertraining** stellt auch für COPD-Patienten eine wichtige Trainingssäule dar. Es sollte mindestens 3- bis 5-mal pro Woche über einen Zeitraum von 20–45 min pro Einheit trainiert werden. Wenn solche langen Belastungseinheiten nicht toleriert werden, können auch kleinere Einheiten (etwa 5 min pro Einheit) über den Tag aufsummiert werden. Die Belastungsintensität richtet sich auch hier nach dem Leistungszustand des Patienten und liegt da eher im Bereich von 50–65 % der maximalen Leistungsfähigkeit. Bezüglich der modifizierten Borg-Skala sollte ein Bereich von 4 bis 6 angestrebt werden. An Sportarten bieten sich an Geh- oder Ergometertraining an.

Gerade bei sehr dekonditionierten Patienten kann das **Intervalltraining** als Variante des Ausdauertrainings hilfreich sein. Die hohen, aber kurzfristigen Intensitäten induzieren beim Patienten eine geringere Atemarbeit als das kontinuierliche Ausdauertraining, was vom Patienten häufig besser toleriert wird.

Auch eine **Armergometrie** kann erwogen werden, insbesondere wenn der Patient über regelmäßige Luftnot während Alltagsbelastungen unter Einsatz der oberen Extremitäten klagt. Dies kann seine Belastbarkeit erhöhen. Hier bietet sich zusätzlich das Krafttraining an, welches mit geringen Lasten begonnen werden sollte (30–50 % des 1RM) mit langsamer Intensitätssteigerung bis auf 80 % des 1RM. Intensitäten hängen dabei auch vom Ziel des Trainings ab. Für den Kraftausdauerbereich sind niedrige Prozentzahlen ausreichend mit häufigeren Wiederholungen, im reinen Kraftbereich sollten die Intensitäten über 60 % des 1RM liegen mit 2–4 Sätzen zu 8–12 Wiederholungen.

Zu Beginn des Trainings ist der Einsatz der Pulsoxymetrie zum Nachweis einer eventuellen Hypoxämie empfehlenswert. Grenzwertig hierfür sind ein Sauerstoffpartialdruck im Blut von < 55 mmHg oder eine Sauerstoffsättigung von < 88 %. Unterhalb dieser Werte sollte ein Training unter Sauerstoffgabe erfolgen. Bei Patienten, die bereits in Ruhe eine Sauerstoffgabe erhalten, sollte der Sauerstofffluss unter Belastung erhöht werden. Darüber hinaus gibt es Hinweise, dass das Training unter einer Sauerstoffgabe effizienter wird, auch bei den COPD-Patienten, die keine Hypoxämien aufweisen.

Ein **Flexibilitätstraining der Brust- und der oberen Thorax-Apertur** hilft, die Mobilität und damit die Atembeweglichkeit dieser Region zu verbessern. Das Flexibilitätstraining sollte als Dehnungstraining an etwa 3 Tagen der Woche erfolgen. Statische und dynamische Durchführungsformen können verwendet werden. Beim statischen Dehnen mit längeren Haltezeiten sollte darauf geachtet werden, eine Pressatmung zu vermeiden.

Ergänzend zu den Standardtrainingsformen können das **Atemmuskeltraining** und das **Ganzkörpervibrationstraining** eingesetzt werden. Das Atemmuskeltraining sollte bei einer Intensität von 30 % der Maximalinspirationskraft begonnen werden und dann schrittweise individuell nach Trainingserfolg gesteigert werden. Täglich können bis zu drei Sitzungen à 20 min absolviert werden bei 5 Trainingstagen/Woche.

Beim Ganzkörpervibrationstraining werden 3–5 Einheiten pro Woche empfohlen mit jeweils 2–4 Sätzen à 30–120 s pro Übung. Die Intensität hängt von der Art der applizierten Vibration ab. Bei Seiten alternierenden Vibrationsplattformen wird eine Intensität von 20 Hz empfohlen, bei vertikalen Vibrationsplattformen von 35 Hz (Koczulla et al. 2018). Beim Training der Atem- und Atemhilfsmuskulatur sollte unbedingt darauf geachtet werden, dass es zu keiner Erschöpfung der genannten Muskelgruppen kommt. Ansonsten kann hier ein akuter Atemnotanfall provoziert werden, da die Muskulatur aufgrund ihrer ohnehin stärkeren Beanspruchung nur langsam regeneriert.

Randbedingungen

Vor Trainingsbeginn kann der Einsatz eines **kurz wirksamen Bronchodilatators** erwogen werden. Die verminderte Bronchokonstriktion verbessert die subjektive Dyspnoe und verbessert die Belastungstoleranz, wodurch bessere Trainingseffekte erzielt werden können.

CAVE
Eine Belastungssteuerung bei COPD-Patienten über die maximale Herzfrequenz oder die Herzfrequenzreserve ist häufig nicht optimal. Dies gilt vor allem für Patienten mit schweren Verläufen, bei denen die Herzfrequenz bereits in Ruhe häufig erhöht ist und je nach Medikation auch die maximal erzielbare Herzfrequenz eingeschränkt ist.

Aufgrund der häufig langen Krankheitshistorie mit entsprechend regelmäßiger antiobstruktiver Therapie (z. B. mit Steroiden) besteht bei COPD-Patienten ein **erhöhtes Osteoporose-Risiko.** Dies sollte vor Beginn eines Krafttrainings abgeklärt sein und das Krafttraining darauf entsprechend abgestellt werden.

9.4 Infektionserkrankungen

9.4.1 Infektiöse Hepatitis/Leberzirrhose

Akute Hepatitis

Eine akute virale Hepatitis kann wie andere akute Infektionskrankheiten angesehen werden. Moderater Freizeitsport ist möglich, sofern erschöpfende Belastungen zunächst vermieden werden. Dabei sollten sich die Betroffenen am individuellen Befinden und klinischem Bild orientieren. Wer sich subjektiv nicht gesund fühlt, sollte sich auch Ruhe gönnen. Für die Belastungsintensität kommt ein Bereich von 50–65 % der maximalen Sauerstoffaufnahmekapazität infrage. Die Belastungsintensität kann gesteigert werden, sobald die Bilirubinkonzentration unter 1,5 mg/dl gefallen ist. Ein **Monitoring der Transaminasen** empfiehlt sich, um frühzeitig mögliche nachteilige Entwicklungen zu erkennen und entsprechende Belastungsanpassungen vornehmen zu können. Bei Hepato- oder Splenomegalie, welche bei akuten Infektionen nicht selten vorkommen, ist Kontaktsport wegen Rupturgefahr solange zu meiden, bis sich die Organgröße normalisiert hat.

Chronische Hepatitis

Bei der chronischen Verlaufsform der infektiösen Hepatitis, aber bei auch nichtinfektiösen Hepatitiden, sind regelmäßige Belastungen sowohl im Ausdauer- als auch im Kraftbereich zu empfehlen, angepasst an das jeweilige Leistungsniveau. Angesichts der häufig assoziierten Komorbiditäten wie Adipositas und Insulinresistenz bieten sich Belastungsintensitäten im Ausdauerbereich bis 80 % der VO_{2max} an. Wichtig erscheinen umfangreiche Belastungszeiträume, um den Energieverbrauch zu erhöhen. Aus diesem Grund sollte auch zu einer stetigen Erhöhung der Alltagsaktivität ermutigt werden. Daten zu höheren Belastungsintensitäten, beispielsweise im Rahmen des auch im Rehabilitationssport mittlerweile eingesetzten hochintensiven Intervalltrainings, liegen nicht vor. Auch für das Krafttraining liegen nur wenige Daten vor. Allerdings gibt es nach entsprechender kardiovaskulärer Risikostratifizierung keine Kontraindikation, ein Ausdauer-orientiertes Krafttraining aufzunehmen.

Bei **Patienten mit Leberzirrhose** ist eine sorgfältige Abklärung möglicher Komplikationen notwendig, um das Bewegungsprogramm zu optimieren. Bei fehlenden Komplikationen kann das Programm ähnlich wie bei chronischer Hepatitis aufgebaut sein. Bei normal- bis untergewichtigen Patienten mit Leberzirrhose sollte bei Aufnahme des Trainingsprogramms auf eine kalorisch ausreichende Ernährung geachtet werden (35–40 kcal/kg KG). Eine Supplementation mit verzweigtkettigen Aminosäuren (BCAA) erscheint angesichts der neueren Daten sinnvoll, wenngleich die Studienlage noch sehr dünn ist. Dies gilt auch für den Fall vorhandener Komplikationen.

> **CAVE**
>
> Bei Vorliegen einer portalen Hypertonie sollte man sich bewusst sein, dass bereits kleine Belastungen zu deutlichen portalen Drucksteigerungen führen. Bereits bei einer Fahrradergometerbelastung in einer Belastungsintensität von 30 % der maximalen Leistung kann es zu signifikanten Steigerungen des Pfortaderdrucks kommen, die bei weiterer Leistungssteigerung aggravieren und das Risiko für Blutungen bei bestehenden gastroösophagealen Varizen erhöhen. Statische Belastungen und insbesondere solche Aktivitäten mit intraabdominaler Drucksteigerung (z. B. Bauchpresse) sind daher unter diesen Umständen unbedingt zu vermeiden!

Leichte Kraftübungen mit elastischen Bändern erscheinen dagegen möglich. Außerdem sollte zu einer kontinuierlichen Erhöhung leichter Alltagsbelastungen angehalten werden. Hierbei erscheinen angesichts der metabolischen Veränderungen in der zirrhotischen Leber kurze über den Tag wiederholte, moderate Belastungen sinnvoll.

9.4.2 HIV-Erkrankung

Eine differenzierte Übersicht der Sporttherapie bei der HIV-Erkrankung gibt ➤ Tab. 9.3. Die Sporttherapie sollte zunächst angepasst sein an die individuelle Belastbarkeit, welche grob durch das Krankheitsstadium repräsentiert sein kann. Nur hierdurch wird eine Überlastung bzw. Gefährdung des Patienten vermieden, andererseits aber auch das Anpassungspotenzial optimal ausgenutzt, wenn subschwellige Belastungsreize vermieden werden. Das **Führen eines „Ermüdungs-Tagebuchs"** kann hier helfen, um eine korrekte Belastungssteuerung zu erreichen. Außerdem sollte die Sporttherapie auf die vorhandenen Komorbiditäten angepasst werden, hinsichtlich derer sich die verschiedenen Trainingsreize (Ausdauer/Kraft) in ihrer Wirksamkeit durchaus unterscheiden.

Intensive, erschöpfende Belastungen zeigen transiente immunsuppressive Effekte, ohne dass es bislang Hinweise auf eine Relevanz bei HIV-Patienten gibt. Sowohl kontinuierliche als auch Intervallbelastungen zeigen positive Effekte. Eigene Studien zum Zusammenhang von Immunsystem und Intervallbelastung zeigten, dass die immunologischen Veränderungen

Tab. 9.3 Zusammenfasssende Übersicht sporttherapeutischer Maßnahmen in Abhängigkeit von Krankheitsstadium (= Leistungsfähigkeit) und Komorbiditäten bei HIV-Patienten

Trainingsform		Krankheitsstadium			Komorbiditäten				
		1	2	3	KHK, Arteriosklerose	Fettstoffwechselstörungen	Insulinresistenz bzw. Diabetes mellitus	Osteopenie	Depression
Ausdauer	Intensiv (70–85 % VO$_{2max}$)	++	+		+/++	+	++	0	+
	Moderat (50–70 % VO$_{2max}$)	+	++	++	++	++	+	0	++
	Intervall	++	+	-	+	+	++	0	+
	Progressiv (langsam ansteigend bis 80 % 1RM)	++	+	–	+	+	++	++	+/0
Kraft	Moderat (20–40 % 1RM)	+	+	–/+	+	+	+	+	+/0
	Leicht (Eigengewicht, Thera-Bänder etc.)	+	+	+	0	0	0	0/–	0

Krankheitsstadium (Frage der Anwendbarkeit bzw. Belastbarkeit sowie des Anpassungspotenzials): ++ = optimal; + = möglich; – = vermeiden
Komorbiditäten (Frage der Wirksamkeit der Sporttherapie): ++ = optimal; + = möglich; 0 = kaum Effekte zu erwarten; – = keine Effekte zu erwarten

bei entsprechender Gestaltung der Belastungsprotokolle nicht von denen einer kontinuierlichen Belastung abweichen.

Hinsichtlich einer Sporttherapie bei einer HIV-Infektion ist es wie bei anderen chronischen Erkrankungen jedoch notwendig, dem Patienten die Dauerhaftigkeit der Maßnahme zu vermitteln. Genauso wie er seine antiretrovirale Medikation nicht absetzen kann, sollte er auf ein **lebenslanges begleitendes Training** vorbereitet werden.

Ein sportliches Training kann, wenn die Belastbarkeit es zulässt, zu jedem Zeitpunkt beginnen. Besonders günstig sind jedoch eine frühzeitige Gewöhnung an regelmäßige sportliche Aktivität, d. h. möglichst schon vor Auftreten der ersten klinischen Symptome, sowie die Integration der Sporttherapie in den Alltag. Falls möglich, ist der Besuch **spezieller HIV-Sportgruppen** sowohl aus sporttherapeutischen als auch aus psychosozialen Gesichtspunkten zu empfehlen.

INFO

Infektionsübertragung beim Sport

Die Empfehlungen der medizinischen Kommission der UIAA (Union Internationale des Associations d'Alpinisme) kommt zu dem Schluss, dass die Hauptübertragungswege blutübertragener Infektionen bei Sportlern denen der Allgemeinbevölkerung entsprechen und dass es keine für den Sport spezifischen Übertragungswege gibt (Schöffl et al. 2010). Das Übertragungsrisiko beim Klettern wird beispielsweise noch deutlich geringer als bei Kontaktsportarten eingeschätzt. Natürlich sind präventiv wirksame Maßnahmen wie die korrekte Versorgung blutender Wunden, das Abdecken von Schürfungen und Wunden bis zur vollständigen Heilung notwendig. Blutreste an Sportgeräten oder auch Klettergriffen sollten gereinigt und desinfiziert werden (American Medical Society for Sports Medicine, 1995).

9.5 Autoimmunerkrankungen

9.5.1 Rheumatoide Arthritis

Die Empfehlungen zur Umsetzung der Sporttherapie bei Rheumatoider Arthritis (RA) folgen in einigen Aspekten den allgemeinen Bewegungsempfehlungen. Jede Trainingseinheit sollte sowohl durch ein allgemeines Aufwärmtraining als auch lokales Aufwärmprogramm vorbereitet werden, Letzteres, um die später intensiver belasteten Gelenkbereiche auf die Aktivitäten vorzubereiten. Nach einem Hauptteil sollte das Training stets mit einer **Cool-down-Phase** beendet werden, in der die Patienten auch ein Flexibilitätstraining einbauen können.

EVIDENZ

Ein regelmäßiges Ausdauertraining in Kombination mit einem Krafttraining scheint die effektivste Form der Sporttherapie bei RA-Patienten zu sein. Die Frequenz des Trainings sollte bei 2–3 Ausdauertrainingseinheiten/Woche liegen bei einer Dauer zwischen 30 und 60 min. Als Intensitäten wird der Bereich von 50–70 % der maximalen Herzfrequenz empfohlen. Für das Krafttraining gibt es Hinweise, dass Kraftbelastungen höherer Intensitäten bessere Effekte erzielen als niedrigere Intensitäten. Belastungen ≥ 70 % des (1RM) sollten gewählt werden. Besonders die Muskelmasse, die Maximalkraft und die Knochendichte scheinen von hohen Lasten stärker zu profitieren als von niedrigen Gewichten. Die vorliegenden Studien zeigen ebenfalls, dass auch hochintensives Krafttraining keine negativen Effekte auf die Gelenkstruktur verbunden war.

Von klinischer Seite wird immer wieder argumentiert, dass es bei zu intensiven sportlichen Aktivitäten zu einer Verstärkung

9

der Krankheitsaktivität kommen kann. Die bisherigen Daten zeigen jedoch, dass auch Belastungen höherer Intensität sehr gut verträglich sind und keine Verschlechterung der Symptome begünstigt haben. Sollte es jedoch im Rahmen einer einzelnen Aktivität oder eines Trainingsprozesses bei einzelnen Patienten zu einer Überlastungsproblematik kommen, sollte sofort die Intensität erniedrigt oder das Sportprogramm unterbrochen werden. Einige Studien empfehlen hier die sog. **„2-Stunden-Schmerz Regel" („2 hours pain rule")**. Diese beschreibt, dass RA-Patienten im Falle eines lokalen Schmerzes, der länger als 2 h nach Ende der Sporttherapie merkbar ist, die Trainingslast in der nächsten Trainingseinheit reduzieren sollten. Im Falle einer hohen Krankheitsaktivität in einzelnen Gelenkbereich kann der Patient auf ein reduziertes Training mit isometrischen Anspannungsübungen ausweichen, um erhaltende Reize auf die umliegenden Muskelbereiche auszuüben.

Nicht zuletzt wird RA-Patienten ein regelmäßiges Beweglichkeitstraining empfohlen, welches sich förderlich auf die Gelenkfunktion auswirkt. Diese kann in Form einer funktionellen Stretching-Einheit, aber auch als Komplextraining in Form von Pilates oder Yoga ausgeführt werden.

Auch bei den RA gibt es Hinweise auf eine bessere Wirksamkeit supervidierter Trainingsprogramme gegenüber einem Heimtraining.

EVIDENZ

Eine weitere Trainingsform stellt die Teilnahme an einem regelmäßigen **Thai-Chi-Training** dar. Thai Chi wird dabei als niedrigintensiv beschrieben (äquivalent zu einer Ganggeschwindigkeit von 6 km/h), wobei ein besonderes Fokus auf Übungen zur Verbesserung der Gleichgewichtsfähigkeit, der Körperwahrnehmung und zur Verbesserung der Flexibilität gelegt wird.

Zahlreiche positive Effekte wie zum Beispiel eine Reduktion der Schmerzen, psychosoziale Stabilität, Verbesserungen der Rumpfkraft und der Lebensqualität sowie eine Erhöhung der Gelenkbeweglichkeit als auch kardiovaskulärer Risikofaktoren konnten gezeigt werden. Besonders in Studien, die neben quantitativen Analysen auch qualitative Forschungsmethoden einsetzten, zeigten sich deutlich Effekte auf das psychosoziale Wohlbefinden.

9.5.2 Spondylitis ankylosans

Ein **Flexibilitätstraining** im Bereich der betroffenen Gelenke dient als Basistraining zum Erhalt der Gelenkfunktionalität und der Beweglichkeit. Fokus sollte hierbei auf der Mobilität der einzelnen Wirbelsäulenabschnitte sowie auf den Hüftgelenken liegen. Ein ergänzendes Kräftigungstraining adressiert vor allem die Haltemuskulatur des Rumpfes sowie die Muskeln, welche die Beckenstabilität gewährleisten. Spezifisch wären dazu Übungen zur Kräftigung der Hüftextensoren und der oberen und unteren Rückenmuskulatur sowie deren Antagonisten sinnvoll. Aerobe Ausdauerprogramme dienen der Verbesserung der Gehstrecke und der allgemeinen Leistungsfähigkeit, was sich positiv auf den funktionellen Status, die

Krankheitsaktivität und letzten Endes auch die psychische Situation der Patienten auswirken kann. Geeignete Sportarten für Bechterew-Patienten sind Nordic Walking, Wandern, Radfahren, Bogenschießen oder Autogenes Training. Grundsätzlich ist in der Durchführung darauf zu achten, den Rundrücken begünstigende Ausführungsformen zu vermeiden. Beim Radfahren sollte daher eine Einstellung mit hohem Lenker und nach vorn gekipptem, weich gefedertem Sattel verwendet werden.

Schwimmen eignet sich besonders, da nahezu alle Muskeln und Gelenke ohne Erschütterungen beansprucht werden. Beim Schwimmen kann es notwendig sein, sich auf das Rückenschwimmen oder Schnorcheln zu beschränken, um den Hals nicht zu überstrecken. Um eine Wirbelsäulenstreckung zu erreichen, können als Ballspiele Volleyball und Prellball verwendet werden, wobei generell Sprünge bzw. Impact zu vermeiden sind.

9.6 Krankheitsbilder mit Bezug zum Bewegungsapparat

9.6.1 Arthrose

Trotz einer Fülle an Literatur über positive Effekte von Sport und Bewegung auf den Krankheitsverlauf der Arthrose, gibt es diesbezüglich wenige spezifische Trainingsempfehlungen. Gemäß der aktuellen Leitlinie Coxarthrose sollten (S2k-Leitlinie Coxarthrose 2019) Ausdauerbelastungen bei 55–90 % der maximalen Herzfrequenz über eine Dauer von 20–90 min an 3–5 Tagen der Woche durchgeführt werden. Diese weite Spanne, trägt der Tatsache Rechnung, dass die Gruppe der Arthrose-Patienten hinsichtlich ihrer Belastbarkeit sehr heterogen ist.

Neben der Einschränkung im Bewegungsapparat weisen die Patienten häufig noch eine Reihe von anderen **Komorbiditäten** auf. Insgesamt ergibt sich, dass ein Bewegungsprogramm für einen Arthrose-Patienten häufig sehr individuell angelegt werden muss. Es hat sich auch gezeigt, dass eine gute Schulung und Supervision der Arthrose-Patienten zu einem besseren Therapieeffekt führen. Das Training sollte **multimodal** angelegt werden, wobei die Abstimmung der einzelnen Komponenten von der Symptomatik und den damit zu definierenden Therapiezielen abhängt. So bieten sich Ausdauer und Mind-Body-Sportarten vor allem zur Schmerzreduktion an. Leistungsfähigkeit und Körperfunktionen werden besonders durch Ausdauer- und Krafttraining adressiert. Flexibilitäts- und Dehnungsübungen sowie propriozeptives Training zeigen Auswirkungen auf die Gelenkssteifigkeit und Gangstabilität. Das Ausdauertraining sollte vorrangig in gelenkentlastender Form durchgeführt werden. Hierzu bieten sich Schwimmen, Walking, Nordic Walking oder auch Radfahren an. Beim Krafttraining sollte mit einer Intensität von mindestens 60 % des

Einwiederholungsmaximums begonnen werden und kontinuierlich und progressiv gesteigert werden. Die Durchführung erfolgt unabhängig vom Schweregrad mit 1–3 Sätzen von jeweils 10–15 Wiederholungen und einer 2- bis 3-minütigen Satzpause (Kassel et al. 2018). Flexibilitätsübungen sollten möglichst täglich in kleinen Einheiten akkumuliert werden. Dabei sollte das propriozeptive Training nur nach erfolgter Einweisung und sauberer Übungsdurchführung umgesetzt werden.

9.6.2 Osteoporose

Das Training für den Osteoporose-Patienten sollte vielfältig sein und unterschiedliche Reize setzen. Als Ziele zu definieren sind erstens die Verbesserung der Knochenfestigkeit bzw. Knochendichte sowie zweitens die Verbesserung der Gleichgewichtsfähigkeit und Balance zur verbesserten Sturzprävention.

Das **Trainingsziel Knochenfestigkeit** wird mit nahezu allen Bewegungsformen erreicht. Allerdings gibt es doch deutliche Unterschiede in der Wirksamkeit zwischen den einzelnen Trainings- bzw. Belastungsformen. Kraftbelastungen mit Axial- sowie Zugbelastungen zeigen hier die deutlichsten Effekte. In ähnlicher Weise empfehlenswert sind Sportarten wie Turnen, Gewichtheben oder Ballett und Tanzsport. Laufsport oder Körpergewicht entlastende Sportarten wie Schwimmen und Radfahren zeigen dem gegenüber die geringsten Effekte.

Einfache Sprungübungen wie beim Seilspringen stellen axiale Belastungen mit moderatem bis höherem Impact dar, die, wenn sie toleriert werden, gute Effekte zeigen. Bei Patienten mit eingeschränkter Beweglichkeit oder sonstigen Limitationen können dagegen Low-impact-Belastungen wie Tänze oder kleine Sportspiele durchgeführt werden. Ein Krafttraining mit Gewichten, elastischen Bändern oder auch gegen das eigene Körpergewicht nutzt zusätzlich auch noch die Zugbelastungen durch die Muskulatur. Zur besseren Quantifizierbarkeit kann dieses Training an Geräten durchgeführt werden. Hier empfehlen sich Intensitäten von mehr als 70 % des 1RM, sofern der Patient dazu in der Lage ist. Ansonsten sollte hier von einem niedrigeren Niveau (40–50 % 1RM) gestartet werden und langsam progressiv gesteigert werden nach der persönlichen Belastbarkeit des Patienten.

Grundsätzlich sollte das Krafttraining in dynamischer Weise umgesetzt werden. Bei Vorschädigungen der Gelenke sollte insbesondere bei den axialen Belastungen darauf geachtet werden, weitere Schädigungen durch zu hohe Kräfte zu vermeiden.

Die häufig eingeschränkte Belastbarkeit der Patienten steht dabei nicht selten im Widerspruch zu den allgemeinen Anforderungen des Trainings. Dieses sollte durch hohe Intensitäten, häufige Wiederholungen und großem Umfang gekennzeichnet sein. Eine Frequenz von mindestens zwei Trainingseinheiten pro Woche wird als Mindestanforderung gesehen.

Als Zielmuskulatur für das Krafttraining sind vor allem die rumpfstabilisierende Muskulatur sowie die Bein- und Hüftmuskulatur zu nennen. Neben der Steigerung der Knochendichte trägt die Verbesserung der Kraftfähigkeiten der unteren Extremitäten zur Sturzprävention bei.

Bei der **Kräftigung der Rumpfmuskulatur** sollte vor allem auf eine Stärkung der Rückenstrecker geachtet werden. Die Stärkung der Extensoren beugt Frakturen der Wirbelkörper vor, während eine starke Flexion der Wirbelsäule das Risiko für Wirbelsäulenfrakturen durch vermehrte Kompressionskräfte erhöht. Ausgeprägte Flexionsbewegungen, wie sie zum Beispiel beim Yoga verwendet werden, sollten daher vermieden werden.

Zur Sturzprophylaxe dient auch das **Training der Körperkoordination und Balance.** Übungen wie der Einbeinstand oder der Ausfallschritt können hier verwendet werden. Instrumentell kann auch eine Vibrationsplatte zum Einsatz kommen. Ergänzend empfiehlt sich auch ein Flexibilitätstraining, um die allgemeine Beweglichkeit zu verbessern. Balance- und Flexibilitätsübungen sollten dabei möglichst 2-mal pro Woche durchgeführt werden.

Zur Trainingsvielfalt gehört auch die **Implementation eines Ausdauertrainings.** Aufgrund der häufig eingeschränkten Belastbarkeit der Osteoporose-Patienten sollte hier Wandern oder Nordic Walking im Vordergrund stehen. Die Intensität sollte moderat im Bereich von 40–60 % der VO_{2max} sein, die Häufigkeit etwa 3-mal pro Woche mit einer Trainingsdauer zu Beginn von 20 min, die kontinuierlich auf 45–60 min gesteigert werden kann.

CAVE

Vor allem für Patienten mit multiplen vertebralen Kompressionsfrakturen kann das Gehtraining eine besondere Herausforderung darstellen. Durch den Höhenverlust und die zunehmende Kyphosierung der Wirbelsäule verschiebt sich der Bewegungsschwerpunkt nach vorne. Dies kann die Körperbalance erheblich beeinträchtigen. Hier kann Nordic Walking eine sinnvolle Alternative darstellen, da über den Stockeinsatz eine Stabilisierung des Gangbildes erzielt werden kann.

9.7 Neurologisch-psychiatrische Erkrankungen

9.7.1 Morbus Parkinson

Der Beginn eines körperlichen Trainings sollte möglichst **frühzeitig nach Diagnosestellung** einer Parkinson-Erkrankung erfolgen. Dies ist jedoch leider häufig nicht der Fall. Daher zeigen viele Patienten zum Zeitpunkt des Trainingsbeginns schon ausgeprägte Einschränkungen ihrer körperlichen Fitness und Leistungsfähigkeit, zusammen mit Einschränkungen ihrer körperlichen Aktivität und ihrer funktionalen Mobilität. Daher empfehlen sich vor Trainingsaufnahme ein gründliches neurologisches Assessment und eine sportmedizinische Beurteilung der körperlichen Leistungsfähigkeit. Bei Patienten mit lang bestehender Parkinson-Krankheit kommt es häufig zum **On-Off-Phänomen,** einem plötzlichen Wechsel von guter Beweglichkeit zur Unbeweglichkeit. Sowohl die Testung der körperlichen Leistungsfähigkeit als auch die Trainingsumsetzung sollten nicht in den Off-Phasen liegen. Dies gilt sowohl für Patienten unter medikamentöser Therapie als auch mit Tiefenhirnstimulation. Insbesondere bei der Tiefenhirnstimulation kann es zu Interferenzen mit einer parallelen EKG-Aufzeichnung kommen. Die häufig geringe Leistungsfähigkeit der Patienten bedingt sowohl bei der Testung als auch bei der Trainingsumsetzung den Einstieg bei niedrigen Leistungsstufen und einer langsamen Progression.

Gemäß den allgemeinen Bewegungsempfehlungen spielt auch das Ausdauertraining bei Parkinson-Erkrankten eine wichtige Rolle. Die Intensität muss dabei gar nicht so hoch gewählt werden, hier wird eine Spanne von 40–60 % der Herzfrequenzreserve bzw. etwa 55–70 % der maximalen Herzfrequenz empfohlen. Die Dauer der Trainingseinheit sollte etwa 30 min betragen, wobei auch kleinere Zeiträume akkumuliert werden können. Das Training sollte dabei an 3 Tagen in der Woche durchgeführt werden. Je nach den motorischen Fähigkeiten des Patienten bieten sich Wandern, Radfahren oder Laufbandtraining an. Sehr gut geeignet ist auch Nordic Walking, da der Stockeinsatz einerseits Sicherheit gibt und andererseits die Bewegungskoordination verbessern kann.

C A V E

Weniger geeignet sind Ballspiele, da diese **„Dual-Task-Situationen"** darstellen. Diese verlangen die gleichzeitige Ausführung kognitiver und motorischer Aufgaben, die den Patienten häufig überfordern. Ähnliches gilt für Gespräche mit dem übenden Patienten.

Ein ergänzendes Krafttraining sollte zur besseren Bewegungskontrolle am sinnvollsten an Kraftgeräten durchgeführt werden. Der Fokus sollte hier insbesondere auf die Rückenstrecker, die Hüftmuskulatur als auch die Muskeln der unteren Extremität gelegt werden, um Gangbild und Gleichgewicht zu stabilisieren. Das Krafttraining sollte an 2 Tagen der Woche durchgeführt werden mit geringen Trainingsintensitäten zu Beginn (40–50 % des 1RM). Eine besondere Bedeutung kommt bei Parkinson-Erkrankten dem Training des Gleichgewichts und der Flexibilität zu. Das Training der Beweglichkeit sollte dabei alle großen Gelenke des Körpers einschließlich der Wirbelsäule betreffen. Besonderes Augenmerk sollte auf die Beweglichkeit der Halswirbelsäule gelegt werden, da der erhöhte Muskeltonus in diesem Bereich häufig mit eingeschränkter Gleichgewichtsfähigkeit vergesellschaftet ist. Ein Training des Gleichgewichts führt zu einer deutlichen Verringerung der Sturzhäufigkeit und umfasst eine Reihe von herausfordernden Übungen, wie Einbeinstand, Stehen auf einer weichen Unterlage, Wippen zwischen Fersen und Zehenspitzen oder die Tandemstellung. Balancetraining und Flexibilitätstraining sollten am besten sogar täglich durchgeführt werden. Eine Sportart, die viele der oben genannten Anforderungen mit sich bringt, ist der **Tanz-**

sport. Daneben sind aber auch asiatische Sportarten wie Tai Chi, Qi Gong oder auch Yoga für Parkinson-Patienten geeignet. Alle Sportarten mit erhöhter Sturzgefahr bzw. hohen Geschwindigkeiten sind den Patienten dagegen nicht anzuraten.

9.7.2 Multiple Sklerose

Die sporttherapeutischen Empfehlungen für Patienten mit Multiple Sklerose richten sich nach der individuellen Belastbarkeit und krankheitsassoziierten Einschränkungen, welche mittels **EDSS-Skala** (Expanded Disability Status Scale) klassifiziert werden können:

• 0–2,5	Keine bis minimale Einschränkung
• 3–5,5	Moderate Einschränkungen bzw. mäßiggradige Behinderung bei Gehfähigkeit ohne Hilfe auf Gehstrecken von 500–100 m abnehmend
• 6–7	Schwere Behinderung, Gehhilfe erforderlich, Gehstrecken von 100–5 m abnehmend
• 7,5–9	Auf den Rollstuhl angewiesen oder bettlägerig mit Hilfsbedürftigkeit

Für Patienten in der niedrigsten EDSS-Gruppe gilt eine nahezu normale Trainierbarkeit gemäß den allgemeinen Bewegungsempfehlungen. Im Mittelpunkt steht das Ausdauertraining mit bis zu 5 Einheiten/Woche. Die Intensität sollte im Bereich von 40–70 % der Herzfrequenzreserve liegen, entsprechend etwa 50–80 % der maximalen Sauerstoffaufnahme je nach individuellem Trainingszustand. Hinzu kommen 2-mal/Woche Krafttrainingseinheiten bei 60–80 % des 1RM sowie tägliche Flexibilitäts- und Dehnungsübungen. Mit fortschreitender Erkrankung sollte eine Abstimmung der jeweiligen Bewegungsformen auf die im Vordergrund stehende Symptomatik erfolgen. Kommt es zu vermehrten Gleichgewichts- und Koordinationsstörungen, dann sollte das freie Radfahren durch ein Fahrradergometer ersetzt werden. Hinzu kommen regelmäßige Gleichgewichtsübungen oder auch Tanzen. Bei vermehrter Spastik empfehlen sich neben den benannten Dehnübungen Sportarten wie Yoga, Tai Chi oder auch Schwimmen.

C A V E

Schwimmen stellt auch eine gute Sportart dar für MS-Patienten, die unter dem **Uhthoff-Phänomen** leiden, eine Verschlechterung der neurologischen Symptome bzw. der allgemeinen Leistungsfähigkeit im Rahmen erhöhter Umgebungs- oder Körpertemperaturen. Weitere Hilfen hierbei können eine spezielle Kühlkleidung sein oder ein Training zur entsprechend kühleren Tageszeiten. Sie verkennen aufgrund der kurzfristigen bewegungsinduzierten Ermüdung häufig die langfristig positiven Effekte des Bewegungsprogramms, was zusätzliche motivierende Impulse erfordert.

Bei **Patienten mit Paresen** spielen Kräftigungsübungen eine wichtige Rolle. Zur Belastungssteuerung kann neben dem RPI zur Beurteilung der lokalen Ermüdung in den Extremitäten die **OMNI-Skala** (subjektive 0–10-Punkte Skala mit visuellen/verbalen Beschreibungen) verwendet werden. Grundsätzlich ist eine Überlastung zu vermeiden. Dementsprechend ist auf ausreichende Erholungszeiten zwischen den Belastungseinheiten als auch nach Abschluss der Belastung zu achten. Auch eine ausreichende Rehydrierung sollte beachtet werden. Gerade **Patienten mit Kontinenzproblemen** versuchen, diese durch eine eingeschränkte Flüssigkeitszufuhr zu verbessern. Beim Vorliegen **kognitiver Defizite** sollten die Bewegungsanleitungen regelmäßig wiederholt oder ggf. dem Patienten in schriftlicher Form ausgehändigt werden. Im Rahmen von Krankheitsschüben sollten der Umfang und die Intensität des Trainingsprogramms auf ein Niveau reduziert werden, welches der Patient toleriert.

In **fortgeschrittenen Krankheitsstadien** mit eingeschränkter eigener Beweglichkeit kommt der Physiotherapie bzw. der gerätegestützten passiven Bewegung der Muskulatur eine wichtige Bedeutung zu.

9.7.3 Depression

Die Depression ist eine komplexe und vielschichtige Erkrankung, bei deren Therapie in einem multimodalen, interdisziplinären Ansatz, abhängig von Verlauf und Schweregrad der Erkrankung, die Sporttherapie eine wichtige Unterstützung bieten kann. Die regelmäßige Terminierung von Sporteinheiten hilft dem Patienten in der Strukturierung seines Alltagsablaufs. Bei leichten depressiven Erkrankungen kann die Sporttherapie in der Phase der „aktiv-abwartenden Begleitung" der Patienten bereits starten. Es liegt in der Natur der Erkrankung, dass depressive Patienten wenig Antrieb zu einem aktiven Lebensstil haben. Ihr negativistisches Denken bringt sie zu der Überzeugung, dass sie auch gar nicht in der Lage sind, bestimmte sportliche Herausforderungen zu bewältigen.

Intensive Aufklärung und Bewegungsmotivation

Daher kommt dem am Anfang stehenden Aufklärungsgespräch über die verschiedenen Therapieoptionen in Bezug auf die sporttherapeutische Unterstützung eine besondere Bedeutung zu. Es gilt herauszufinden, welche Erfahrungen der Patient mit Sport bereits gemacht hat. Welche Vorlieben bestehen für bestimmte Sportarten, wo gibt es Ängste oder Widerstände? Ein erstes Ziel ist es, dem Patienten ein Bild über seine potenzielle Leistungsfähigkeit zu vermitteln. Strategien für eine möglichst nachhaltige Umsetzung eines Sportprogramms sollten im Rahmen einer partizipativen Entscheidungsfindung entwickelt werden. Hierbei ist ein niederschwelliger Einstieg in das Sport- und Bewegungsprogramm hilfreich, um belastungsinduzierten Erschöpfungszuständen vorzubeugen. Neben der Aufklärung

über die antidepressiven Effekte körperlicher Aktivität gehören aber auch motivationale Elemente zum Gesprächsprozess. Hilfreich kann die Gegenüberstellung von Vor- und Nachteil der Lebensstilveränderung im Rahmen der motivierenden Gesprächsführung sein, um eine Erhöhung der intrinsischen Motivation zum Sporttreiben zu erreichen.

> **C A V E**
>
> Ziel ist eine Stärkung der Selbstwirksamkeit als einem wesentlichen Faktor für eine erfolgreiche Verhaltensänderung. Diese Maßnahmen sollten im Verlauf regelmäßig wiederholt werden. Hierzu gehören auch Hilfen wie Aktivitätstagebücher, wo sportinduzierte Veränderungen der Affekte dokumentiert werden. Häufig erleben Patienten die von ihnen absolvierten Sporteinheiten als positiv und damit als eine Verstärkung zur Fortsetzung des Bewegungsverhaltens.

Trainingsmodalitäten

Aus den bislang verfügbaren Daten lassen sich bislang wenig detaillierte Vorgaben für ein Sport- und Bewegungsprogramm bei der Depression ableiten. Daher kann die allgemeine Bewegungsempfehlung als Grundlage zur Sporttherapie der Depression herangezogen werden. Zu beachten ist, dass die körperliche Leistungsfähigkeit von depressiven Patienten häufig im Vergleich zum Kontrollkollektiv aufgrund von Trainingsmangel und eingeschränkter körperlicher Verfassung reduziert ist. Daher sind Einheiten von geringer Dauer und Intensität als Einstieg in die Bewegungstherapie zu empfehlen, gefolgt von einer kontinuierlichen Progression. Schnelles Gehen oder Nordic Walking sind gute Eintrittssportarten. Aber gerade beim depressiven Patienten gilt, dass unbedingt solche Sportarten gewählt werden sollten, die den **Patienten motivieren und ihm Freude bereiten.** Sinnvoll erscheint eine gute Mischung aus Einzel- und Mannschaftsportarten. Ersteres kann in Eigenregie und gemäß den eigenen Planungen umgesetzt werden, erfordert aber natürlich auch ein gewisses Maß an Selbstdisziplin. **Sport in der Gruppe** hat neben der Hilfestellung einer terminlichen Verpflichtung auch positive soziale Aspekte. Allerdings setzt sich der Patient nicht selten aufgrund seiner häufig selbstkritischen Denkweisen selbst unter Druck, da er sich und seine Leistung als Hindernis für die Mannschaft sieht. Bedeutsam ist unabhängig vom genauen Trainingsregime die Notwendigkeit der kontinuierlichen Betreuung und Supervision. Dieses stetige Arbeiten und Ringen mit dem Patienten hilft, die häufig fehlende intrinsische Motivation gerade zu Therapiebeginn zu überwinden und zu einer nachhaltigen Änderung des Bewegungsverhaltens beizutragen.

9.7.4 Demenz

Aufgrund der sehr unterschiedlichen Krankheitsverläufe fällt es schwer, generelle Therapieempfehlungen zu geben. Das Training sollte daher sehr **individualisiert** sein und auch ent-

9

sprechend **überwacht** werden. Wesentliche Inhalte sollten darauf zielen, Gangbild und Gleichgewichtsfähigkeit inklusive einer Stärkung der Muskelkraft zu betonen.

9.8 Tumorerkrankungen

Für Tumorpatienten gilt eine generelle Empfehlung, körperliche Inaktivität während und nach der Behandlung zu vermeiden. Die Einhaltung gewisser Randbedingungen (s. u.) ermöglicht ein sicheres und nebenwirkungsfreies Training.

Ausdauertraining

Das Ausdauertraining wird in Abhängigkeit von den wesentlichen Symptomen – körperliche Leistungsfähigkeit, Fatigue, Schmerzen, Funktionseinschränkung etc. – und den sich daraus ergebenden Therapiezielen entwickelt. Von den Fachgesellschaften wird hierbei die allgemeine Bewegungsempfehlung von mindestens 2½ h moderater bis starker körperlicher Aktivität pro Woche gegeben. Angesichts der Heterogenität des Patientenkollektivs mit hohen Variabilitäten der individuellen Belastbarkeit ist aber nachvollziehbar, dass diese allgemeine Empfehlung entsprechend den individuellen Bedürfnissen angepasst werden muss. Bezüglich der Intensität ist bei moderater Belastung von einer Intensität von 60–75 % der maximalen Herzfrequenz und bei höherer Intensität von 75–90 % der maximalen Herzfrequenz auszugehen. Dies entspricht Werten auf der Borg-Skala von etwa 12–13 bzw. 15–16. Die genaue Umsetzung des Ausdauertrainings hängt dabei von vielen Randbedingungen ab. So kann bei leistungsschwachen Patienten das Ausdauertraining auch durch ein Intervalltraining ersetzt werden. Bei neuropathischen Veränderungen mit Einschränkung der Koordination sollte ein stationäres Ergometertraining gewählt werden.

Krafttraining

Das begleitende, dynamische Krafttraining sollte viele und große Muskelgruppen ansprechen. Beginn bei etwa 50–60 % des 1RM und langsame, kontinuierliche Steigerung auf 60–80 % des 1RM. Gerade dekonditionierte Patienten sollten nur mit einem Satz und 8–12 Wiederholungen starten, je nach individueller Situation kann das im Verlauf auf 2–4 Sätze gesteigert werden. Besonderes Augenmerk sollte hierbei auf drei mögliche Randbedingungen gelegt werden:

1. Bei **Patienten mit Knochenmetastasen,** hier insbesondere Mamma- und Prostatakarzinompatienten, muss das Krafttraining sehr sorgfältig geplant und vorsichtig durchgeführt werden, um möglichen Frakturen vorzubeugen.

2. Für **Patienten mit Z. n. Prostatektomie** stellt das Beckenboden- oder auch Schließmuskeltraining eine wesentliche Ergänzung des üblichen Krafttrainings dar und hat den Zweck, die häufig postoperativ bestehende Harninkontinenz zu verringern.

3. Bei **Kolonkarzinompatienten mit Z. n. Stoma-Anlage** sollte das Krafttraining bei geringen Lasten gestartet werden und nur vorsichtig gesteigert werden, um Stoma-Hernien zu vermeiden.

Phase der Immunsuppression

Bei Patienten in einem immunsupprimierten Stadium muss ein besonderes Augenmerk auf die Infektprävention gelegt werden. Hierzu gehört die Beachtung einschlägiger hygienischer Maßnahmen wie das Tragen eines Mundschutzes und Verwendung gut zu desinfizierender Trainingsgeräte. Die Intensität der Belastung sollte den moderaten Bereich nicht überschreiten, um eine zusätzliche Immunsuppression zu vermeiden. Ein Training in der Gruppe bzw. in der Öffentlichkeit ist unter diesen Bedingungen wenig ratsam. Bei Z. n. Stammzelltransplantation wird ein Gruppentraining erst ab dem 100. Tag nach Transplantation empfohlen. Schwimmsport ist für Patienten im immunsupprimierten Stadium nicht empfehlenswert.

Phase der Knochenmarksdepression

Bei erhöhtem Blutungsrisiko infolge von Thrombozytopenien und/oder Gerinnungsstörungen gibt es die folgenden empirischen Empfehlungen, bezogen auf die Thrombozytenzahl:
- < 50.000 pro/nl keine High-Impact-Sportarten, z. B. Sprungbelastungen
- < 20.000 pro/nl kein Krafttraining
- < 10.000 pro/nl Aussetzen auch von Ausdauertraining.

Eine relative Kontraindikation für die Sportausübungen stellen Anämien von < 8 g/dl dar. Absolute Kontraindikationen für den Sport bei Tumorpatienten ist eine Körpertemperatur von > 38 °C.

Weitere Trainingsformen

Alle Trainingsmaßnahmen sollten auch immer von einem Training der Beweglichkeit und Flexibilität begleitet werden. Deren Einschränkungen sind bei der Vielzahl der verschiedenen interventionellen bzw. therapeutischen Verfahren nicht selten. Beim Vorliegen von Polyneuropathien sollte ein propriozeptives Training Bestandteil des Trainingsprogramms sein. Das Training sollte möglichst jeden zweiten Tag für etwa 15 min erfolgen.

9.9 Organtransplantation

Für organtransplantierte Patienten sind zurzeit **keine spezifischen Bewegungsempfehlungen** verfügbar. Gemäß den allgemeinen Bewegungsempfehlungen sollte eine Kombination aus Ausdauer- und Krafttrainingseinheiten umgesetzt werden.

Aufgrund der häufig sehr ausgeprägten Dekonditionierung der organtransplantierten Patienten sollte das Training generell auf niedrigem Niveau beginnen und langsam progredient gesteigert werden.

Randbedingungen

Bei herztransplantierten Patienten ist die Sternotomie-bedingte Einschränkung von Kraft- und Beweglichkeitsübungen zu beachten. Das kontinuierliche Ausdauertraining kann bei dabei durch ein hochintensives Ausdauertraining mit Intensitäten > 90 % der maximalen Herzfrequenz ergänzt oder substituiert werden. Eine Steuerung der Belastungsintensität über die Herzfrequenz ist allerdings häufig sehr eingeschränkt aufgrund der transplantationsbedingten kardialen Denervierung. So ist die Ruheherzfrequenz um ca. 15–25 Schläge pro min erhöht und die Herzfrequenz erreicht aufgrund der verzögerten Katecholaminfreisetzung nur etwa 75 % der altersentsprechenden maximalen Herzfrequenz. Eine Belastungssteuerung geschieht sinnvollerweise über den Grad der subjektiven Erschöpfung oder den Atemrhythmus. Empfohlene RPE-Werte sind 11–14 für das kontinuierliche sowie 15–18 für das intervallartige Ausdauertraining.

Außerdem ist zu beachten, dass die kardiale Denervierung die Wahrnehmung einer kardialen Schmerzsymptomatik deutlich erschwert. Kontraindikationen für sporttherapeutische Maßnahmen nach Herztransplantation sind eine akute Abstoßungsreaktion, Infektionen und eine hypertone Belastungsreaktion.

Nierentransplantierte Patienten sollten besondere Vorsicht bei Kontaktsportarten einhalten, da hier ein erhöhtes Risiko auf Transplantatverletzungen besteht.

Für Patienten nach Organtransplantation allgemein gilt, dass aufgrund der immunsupprimierten Situation mit dem Schwimmsport erst nach einem Jahr begonnen werden sollte. Danach sollten auch zunächst Hallenbäder bzw. mikrobiologisch überwachte Seen besucht werden, um potenzielle Infektionen zu vermeiden.

C A V E
Beim Schwimmsport gilt auch, dass man sich unbedingt vor Unterkühlung schützen sollte und nasse Badebekleidung sofort gewechselt werden sollte zur Prävention möglicher Infektionserkrankungen, die eine Transplantationsabstoßung begünstigen.
Für immunsupprimierte Patienten gilt generell, dass sie sehr genau darauf achten sollten, ihre Sportgeräte gut zu desinfizieren. Dementsprechend gelten auch die allgemeinen Hinweise zur Infektprophylaxe.

9.10 Chronische Nierenerkrankung

Aufgrund der multiplen motorischen Einschränkungen der Patienten mit chronischen Nierenerkrankungen empfiehlt sich das **Setzen unterschiedlichster Bewegungsreize.** Grundlagen eines Trainings sollten daher in jedem Fall ein kombiniertes Ausdauer- und Krafttraining sein. Aufgrund der häufig eingeschränkten Leistungsfähigkeit empfiehlt sich eine moderate Intensität bei etwa 45–65 % der maximalen Sauerstoffaufnahme (12–13 auf der Borg-Skala). Je nach Leistungsfähigkeit können die Trainingseinheiten über einen kontinuierlichen Zeitraum von 20–60 min durchgeführt werden, bei geringer Leistungsfähigkeit auch unterteilt in kleinere Einheiten von 5–10 min. Das Ausdauertraining sollte möglichst an 4 Tagen in der Woche durchgeführt werden. Hinzu kommt an zwei nicht aufeinanderfolgenden Tagen in der Woche ein Krafttraining mit einem Satz und 12–15 Wiederholungen bei 40–60 % des 1RM (12–15 auf der Borg-Skala). Sowohl Ausdauer- als auch Krafttraining können bei Hämodialyse-Patienten auch während der Dialysebehandlung durchgeführt werden, z. B. als Bett-Fahrradergometrie oder als Kraftkoordinationstraining mit Thera-Band bzw. Gummiball. Das Training sollte bevorzugt im ersten Drittel der 4- bis 5-stündigen Behandlung durchgeführt werden. Gründe hierfür sind, dass zu diesem Zeitpunkt die Konzentrationen von Elektrolyten und Säureäquivalenten weitgehend normalisiert sind, der Flüssigkeitsentzug aber noch nicht fortgeschritten ist. Aus diesem Grund empfiehlt sich auch, nach einer Dialyse keine Trainingseinheit anzusetzen. Aufgrund der eingeschränkten Wirksamkeit des Trainings während der Hämodialyse ist ein Training zusätzlich an den dialysefreien Tagen nachdrücklich zu empfehlen (➤ Kap.8).

C A V E
Bei Patienten mit **zusätzlichen neuropathischen Veränderungen** sollten komplexe koordinative Übungsformen gemieden werden. Bei einer Beteiligung vegetativer Nerven muss auch mit autonomen Regulationsstörungen gerechnet werden. Daher sollten extreme Umgebungsbedingungen sowie schnelle Lagewechsel während des Trainings vermieden werden.
Bei **Patienten mit arteriovenösem Shunt** sollte der Schutz des Shunts im Vordergrund stehen. Sportarten mit Verletzungsgefahr sollten gemieden werden. Am Shunt-Arm sollten keine Pulsuhren zum Trainings-Monitoring getragen werden. Während der Dialyse sollte der Patient den Arm mit der arteriovenösen Fistel keinesfalls bewegen. Blutdruckmessungen erfolgen niemals am Shunt-Arm. Auch Peritonealdialyse-Patienten sollten Bewegungen vermeiden, welche den Katheter gefährden könnten. Schwimmsport ist bei Patienten mit Peritoneal-Katheter nur dann möglich, wenn Katheter und Kathetereintrittsstelle durch einen wasserdichten Verband geschützt sind.

9

LITERATUR

American Medical Society for Sports Medicine, American Orthopedic Society of Sports Medicine, Human immunodeficiency virus (HIV) and other blood borne pathogens in sports. 1995.

Bjarnason-Wehrens B, et al. Leitlinie körperliche Aktivität zur Sekundärprävention und Therapie kardiovaskulärer Erkrankungen. Clinical Res Cardiol Supplements volume, 2009; 4: 1–44.

Bosomworth NJ. Statin Therapy as Primary Prevention in Exercising Adults: Best Evidence for Avoiding Myalgia. J Am Board Fam Med, 2016 Nov 12; 29(6): 727–740.

Deutsche Gesellschaft für Angiologie/für Gefäßmedizin. S3-Leitlinie zur Diagnostik, Therapie und Nachsorge der peripheren arteriellen Verschlusskrankheit AWMF-Register Nr. 065/003. Stand: 30. November 2015.

Kassel M, et al. Arthrose. In: Mooren F, Reimers L (Hrsg.). Praxisbuch Sport in Prävention und Therapie. München: Elsevier, 2018.

Koczulla AR, et al. Chronisch obstruktive Lungenerkrankung. In: Mooren F, Reimers L (Hrsg.). Praxisbuch Sport in Prävention und Therapie. München: Elsevier, 2018.

Levine BD, et al. Eligibility and Disqualification Recommendations for Competitive Athletes With Cardiovascular Abnormalities: Task Force 1: Classification of Sports: Dynamic, Static, and Impact: A Scientific Statement From the American Heart Association and American College of Cardiology. JACC, 2015; 66(21).

Petridou A. Exercise in the management of obesity. Metabolism, 2019; 92: 163–169.

S2k-Leitlinie Koxarthrose, AWMF-Registernummer: 033–001, 2019, Federführende Fachgesellschaft Deutsche Gesellschaft für Orthopädie und Orthopädische Chirurgie (DGOOC).

Schmidt-Trucksäss A. Periphere arterielle Verschlusskrankheit. In: Mooren F, Reimers L (Hrsg.). Praxisbuch Sport in Prävention und Therapie. München: Elsevier, 2018. S. 99–105.

Schöffl V, Morrison A, Küpper T. UIAA MedCom Empfehlung Nr. 18: Blut-übertragene Infektionen im Klettersport, 2010.

Treat-Jacobson D, et al. Optimal Exercise Programs for Patients With Peripheral Artery Disease: A Scientific Statement From the American Heart Association. Circulation 2019 Jan 22; 139(4): e10–e33.

10 Sport und Medikation

━━━━━━━━━━ Kernaussagen ━━━━━━━━━━

- Die akute Belastungsreaktion als auch regelmäßiges körperliches Training interagieren mit der Pharmakokinetik bzw. der Pharmakodynamik unterschiedlichster Pharmaka.
- Akute Belastungen sind in der Lage, die Resorption sowie das Verteilungsvolumen für Pharmaka sowie deren Elimination zu beeinflussen.
- Kardiovaskuläre Pharmaka zeigen differenzierte Effekte hinsichtlich Leistungsfähigkeit und Trainierbarkeit des Organismus.
- Die Nebenwirkungen von Pharmaka können sämtliche motorischen Hauptbeanspruchungsformen beeinträchtigen. Von besonderer Relevanz sind die Beeinträchtigungen des Gleichgewichts und das damit verbundene erhöhte Sturzrisiko.
- Regelmäßige Sportausübung kann Änderung in der Dosierung einer Reihe von Medikamenten notwendig machen. Besonders ausgeprägt ist das für Antidiabetika bzw. Antihypertonika.

Wer Sport in der Therapie chronischer Erkrankungen einsetzen möchte, wird zwangsläufig mit der Frage konfrontiert werden, wie bestehende medikamentöse Therapien mit dem nichtmedikamentösen Ansatz der Sport- und Bewegungstherapie interagieren. Diese Interaktionen sind wechselseitig und können gemäß der pharmakologischen Grundlagen in zwei wesentliche Aspekte unterteilt werden. Aus **pharmakokinetischer Sichtweise** geht es darum, wie der Organismus das Pharmakon metabolisiert und eliminiert. Im Zusammenhang mit Sport- und Bewegungstherapie ist ein Einfluss akuter und vor allem chronischer Trainingsbelastung denkbar, da diese neben den Effekten auf die Skelettmuskulatur und das kardiovaskuläre System auch Entgiftungsorgane wie Leber und Niere in Struktur und Funktion modifizieren können. Aus **pharmakodynamischer Sicht** geht es um erwünschte und unerwünschte (= Nebenwirkungen) Effekte des Pharmakons auf die Funktionsweise des Organismus. Aus sporttherapeutischer Sicht stellt sich die Frage, ob das Pharmakon möglicherweise Parameter der Trainingssteuerung modifiziert oder die Trainierbarkeit des Organismus beeinflusst bzw. nach den Nebenwirkungen der Pharmaka auf Leistungs- oder Bewegungsfähigkeit, die Einfluss auf die Durchführung der sport- und bewegungstherapeutischen Maßnahmen haben können (➤ Abb. 10.1).

10.1 Pharmakokinetik

Akute Belastungen stellen eine bedeutende Herausforderung für die Homöostase des Organismus dar. Es kommt in Abhängigkeit von Intensität und Dauer der Belastung zu ausgeprägten Änderungen zahlreicher physiologischer Parameter und Funktionen, z. B. zu einer Minderperfusion des Gastrointestinaltrakts. Dies kann Auswirkungen auf die Resorption von oral zugeführten Pharmaka haben. Belastungsinduzierte Veränderungen des Plasmavolumens beeinflussen das Verteilungsvolumen für ein Pharmakon, wodurch entsprechende Konzentrationsschwankungen erwartet werden können. Sport und Trainingsstatus können damit als zusätzliche Einflussfaktoren pharmakokinetischer Prozesse betrachtet werden (➤ Abb. 10.1).

10.1.1 Einfluss akuter Belastungen auf die Pharmakokinetik verschiedener Pharmaka

Bezüglich des Einflusses akuter Belastungen auf die Pharmakokinetik sind einige Studien mit verschiedenen Wirkstoffen verfügbar, die jedoch teilweise auf alten Daten beruhen oder im tierexperimentellen Rahmen durchgeführt wurden.

Diese Ergebnisse lassen den Schluss zu, dass für überwiegend hepatisch eliminierte Substanzen, z. B. Propanolol oder

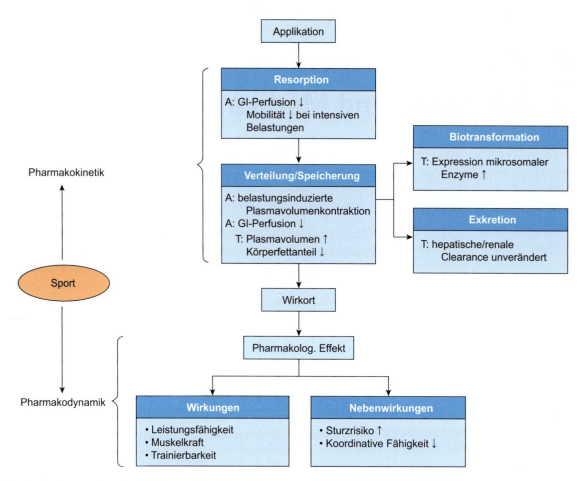

Abb. 10.1 Einfluss von akuter (= Akutbelastung, A) und chronischer sportlicher Belastung (= Training, T) auf pharmakokinetische und pharmakodynamische Prozesse. GI – gastrointestinal [L143]

Theophyllin, unter akuten Belastungen eher ein Konzentrationsanstieg zu verzeichnen ist. Hingegen ist bei Substanzen, die über die Niere bzw. über Leber und Niere eliminiert werden, z. B. Phenazon oder Phenylbutazon, kein Belastungseffekt nachweisbar.

10.1.2 Einfluss des Trainingsstatus auf die Pharmakokinetik verschiedener Pharmaka

Regelmäßige Trainingsbelastungen führen auch in der Leber auf molekularer Ebene zu Veränderungen, die vor allem mit dem Glukose- und Lipidmetabolismus zusammenhängen. Aber auch hinsichtlich der Entgiftungsfunktion gibt es Hinweise auf eine Adaptation des mikrosomalen Systems. Man unterscheidet Arzneistoffe, die vorwiegend hepatisch eliminiert werden, hinsichtlich ihrer Clearance in perfusionslimitierte **(High-Clearance Drugs)** und kapazitätslimitierte Substanzen **(Low-Clearance Drugs).** Fünf von sechs Studien konnten eine verbesserte Clearance dieser Low-Clearance-Arzneistoffe zeigen, z. B. Phenazon. Deren Clearance wird überwiegend durch die mikrosomale Kapazität sowie die Proteinbindung

bestimmt. Die verbesserte Clearance bei trainierten Organismen spricht daher für eine entsprechende Hochregulation der mikrosomalen Systeme.

Dagegen sind High-Clearance-Arzneistoffe perfusionslimitiert. Das bedeutet, dass deren Ausscheidung nahezu ausschließlich von der Leberdurchblutung abhängt. Für High-Clearance-Pharmaka, wie Propanolol, scheint kein Einfluss des Trainingsstatus zu bestehen. Gleiches gilt offensichtlich für Substanzen wie Dioxin, die überwiegend renal eliminiert werden. Inwieweit die geschilderten Einflüsse akuter bzw. chronischer sportlicher Belastungen auf Plasmaspiegel und Bioverfügbarkeit der jeweiligen Pharmaka überhaupt klinisch relevant sind, ist aufgrund der aktuellen Datenlage schwer einzuschätzen.

10.2 Pharmakodynamik

Anhand der relevantesten Krankheits- und Medikamentengruppen wird deren Einfluss auf Leistungsfähigkeit und Belastbarkeit des Patienten, seine Trainierbarkeit, auf das Trainings-monitoring sowie auf das Nebenwirkungsprofil hinsichtlich der Sportausübung dargestellt. Die Beziehung von Sport und Pharmakodynamik ist aber nicht nur einseitig, sondern wechselseitig. So kann Sport zu einer Wirkungsverstärkung blutzuckersenkender Medikamente führen.

10.2.1 Pharmaka bei kardiovaskulären Erkrankungen

Im Rahmen kardiovaskulärer Erkrankungen werden Pharmaka unterschiedlicher Substanzgruppen und Wirkstoffklassen mit entsprechend sehr variablen Effekten auf Parameter der kardiovaskulären Belastungsreaktion sowie der motorischen Hauptbeanspruchungsformen eingesetzt. Die bekannten Effekte auf Herz und Kreislauf, die Wirkungen auf Leistungsfähigkeit und Training sowie Nebenwirkungen mit Bezug zu bewegungsrelevanten Themen wie etwa Gleichgewicht und Sturzrisiko sind in ➤ Tab. 10.1 aufgelistet. Seit vielen Jahren werden in der Therapie des Bluthochdrucks Diuretika eingesetzt. Diese Medikamentengruppe zeichnet sich durch eher geringe Interaktionen mit der kardiopulmonalen Leistungsfähigkeit sowie der Trainierbarkeit aus, es sei denn, die Flüssigkeitsverluste treten innerhalb kurzer Zeit auf. Die Störungen im Elektrolythaushalt, vor allem Hypokaliämien und Hypomagnesiämien, können zu ausgeprägten muskulären Problemen wie Muskelkrämpfen oder Verminderung der Muskelkraft führen. Gerade zu Beginn einer Therapie können durch die Flüssigkeitsverschiebungen Probleme der Kreislaufregulation auftreten. Diese bedingen ein gesteigertes Sturzrisiko, das sich allerdings bei vielen kardiovaskulären Pharmaka findet, z. B. Betablockern, Alpha-1-Rezeptorenblockern, Antisympathotonika sowie arteriolären Vasodilatatoren. Ein eher geringes Sturzrisiko findet sich dagegen bei ACE-Hemmern und AT-1-Antagonisten. Diese Medikamentengruppen zeigen zusammen mit den Kalziumantagonisten auch ein günstiges Wirkungsprofil, bezogen auf die kardiovaskuläre Leistungsfähigkeit sowie auf die Trainierbarkeit (Predel 2007).

Aldosteronantagonisten   Für den Aldosteronantagonisten Spironolacton wurde bei Patienten mit Herzinsuffizienz eine Verbesserung der Belastungstoleranz beschrieben. Diese Funktionsverbesserung geht einher mit einer verbesserten linksventrikulären Funktion und bildet sich auch in reduzierten Mortalitätsraten bei mit Aldosteronantagonisten behandelten Patienten mit Herzinsuffizienz ab.

ACE-Hemmer   Für ACE-Hemmer finden sich Studien, die neben den positiven kardiovaskulären Effekten auch eine positive Wirkung auf die Skelettmuskulatur zeigen (Onder et al. 2006). In einer vergleichenden Studie konnte gezeigt werden, dass bei Frauen mit Hypertonie die Abnahme der Muskelkraft über einen Zeitraum von 3 Jahren in der Gruppe der mit ACE-Hemmer behandelten Frauen signifikant am

geringsten ausgefiel gegenüber Patientinnen, die unbehandelt waren oder mit anderen Antihypertonika behandelt wurden. Eine beachtenswerte Nebenwirkung der ACE-Hemmer ist der Reizhusten bei etwa 30 % der Patienten. Wenngleich üblicherweise ohne Effekt auf die Lungenfunktion, kann er dennoch die Sportausübung negativ beeinflussen.

Betablocker   Die ausgeprägtesten Wirkungen auf die motorischen Hauptanspruchsformen zeigen die Betablocker. Betablocker können die kardiopulmonale Leistungsfähigkeit über ihre negativen **chronotropen und inotropen Effekte** reduzieren. Beim kardial vorgeschädigten Patienten kann allerdings die durch die Betablocker hervorgerufene Ökonomisierung der Herzfunktion die Leistungsfähigkeit auch verbessern. Der leistungseinschränkende Effekt ist bei den nicht selektiven Betablockern noch ausgeprägter als bei den selektiven Beta-1-Rezeptorblockern. Hierfür scheinen zusätzlich Hemmungen der Muskelglykogenolyse verantwortlich zu sein. Für Betablocker der dritten Generation gibt es Hinweise, dass aufgrund der fehlenden prodiabetischen Wirkung wie auch der fehlenden intrinsischen Aktivität die Leistungsfähigkeit erhalten werden kann.

Die negativ chronotropen Effekte der Betablocker haben auch Auswirkungen auf die Trainingssteuerung. Hier empfiehlt sich unter Medikation eine Belastungsuntersuchung mit Bestimmung der maximalen Herzfrequenz sowie ggf. entweder der Laktat- oder der ventilatorischen Schwellen (Wonisch et al. 2003). Bei Veränderung der Betablockerdosis kann eine erneute Belastungsuntersuchung sinnvoll sein.

Ähnliche Veränderungen der Herzfrequenzen können sich zumindest initial bei Therapiebeginn auch unter **Kalziumantagonisten, arteriolären Vasodilatatoren** sowie den **Klasse-III-** und **-IV-Antiarrhythmika** zeigen. Die Trainierbarkeit unter Betablocker-Therapie scheint dagegen nicht beeinträchtigt zu sein.

Weitere Nebenwirkungen von Betablockern sind die Beeinträchtigung der Thermoregulation sowie eine mögliche Förderung von Hypoglykämien insbesondere bei Typ-2-Diabetes-Patienten, welche mit Insulin oder Sulfonylharnstoffen eingestellt sind. Dabei können sie auch das Ausmaß der Hypoglykämie verschleiern, indem sie die begleitende Tachykardie reduzieren.

Nitrate   Nitrate führen zu einer Verbesserung der Belastungstoleranz durch eine Senkung der Vorlast bei Patienten mit koronarer Herzerkrankung. Darüber hinaus findet sich keine Beeinflussung der körperlichen Leistungsfähigkeit oder der Trainierbarkeit. Es kann allerdings auch hier zu einer Reflextachykardie kommen, die durchaus die Trainingssteuerung über die Herzfrequenz **erschweren** kann. Darüber hinaus kann als Nebenwirkung eine Orthostase-Symptomatik auftreten, die mit einem erhöhten Sturzrisiko einhergeht. Durchaus häufig ist auch der „Nitrat"-Kopfschmerz, der sich unter Belastung verstärken kann.

10

Tab. 10.1 Wirkungen bzw. Nebenwirkungen kardiovaskulärer Pharmaka auf kardiovaskuläre Funktionsparameter/EKG und motorische Fähigkeiten

Medikation	Klinische Wirkungen bzw. Diagnostische Parameter				Wirkungen			Nebenwirkungen			
	Herzminutenvolumen	Herzfrequenz	Blutdruck	EKG-Veränderungen (Ruhe-/Bel.-EKG)	Kardiopulmonale Leistungsfähigkeit	Muskelkraft	Trainierbarkeit	Trainingssteuerung	Koordination/Motorik/Tremor	Kreislaufregulation	Sturzrisiko
Antihypertonika											
Diuretika	0/−	0	−	+ (Hypokaliämien)	+/0/−	0/−	0	0	+	+++	++
Betablocker	0/−	−	0/−	− (Ischämien)	−	0	0	−	0	+++	+/++
Kalziumantagonisten	0	0/− (Verapamil/Diltiazem)	−	0/−	0	0	0	0/−	++	++	++
ACE-Hemmer	0	0	−	0	0	0/+	0	0	+	+	+
AT₁-Antagonist	0	0/−	−	0	0	0/+	0	0	+	+	+
Alpha-1-Rezeptorenblocker	0	0/−	− (systolisch v.a. nach Belastung)	− (Ischämien)	0	0/−	0	0	++	+++	+++
Antisympathotonika	0	−	−	0	0	0	0	0	++	+++	+++
Antiarrhythmika											
Klasse I Natriumkanalblocker	0	0/− (Chinidin)/+ (Propafenon)	-	+ QRS- und QT-Verlängerung (Chinidin, Propafenon, Ajmalin)	0	0	0	0	++	+	++
Klasse II Betablocker	Siehe oben				-	0	0	−	+++	+++	+++
Klasse III Kaliumkanalblocker	0	−	0	+ QT-Verlängerung	0	0	0	0/−	++	++	+/++
Klasse IV Kalziumkanalblocker	Siehe oben				0	0	0	0/−	++	++	++
Sonstige											
Nitrate	0	+	−	− (Ischämien)	0/+	0	0	0/−	0	++	+/++
Phosphodiesterase-Hemmer	0/+	0	−	0	+	0	0	0	0	++	+

Wirkungen: + = Funktionsparameter/Nebenwirkungen erhöht/EKG Effekt vermehrt; 0 = neutrale Wirkung/Effekt; − = Funktionsparameter/Nebenwirkungen reduziert/EKG-Effekt seltener.
Wirkungsstärke bzw.-häufigkeit: + = leicht, selten, weniger als 1 von 1.000, aber mehr als 1 von 10.000 Behandelten; ++ = mittel, gelegentlich, weniger als 1 von 100, aber mehr als 1 von 1.000 Behandelten; +++ = stark, häufig, weniger als 1 von 10, aber mehr als 1 von 100 Behandelten.

10.2.2 Pharmaka bei pulmonalen Erkrankungen

In der Therapie obstruktiver Lungenerkrankungen wird gemäß der Beschwerdesymptomatik eskaliert. Neben die Basismedikation (= **Controller),** die darauf abzielt, das zugrunde liegende entzündliche Geschehen zu kontrollieren, tritt die bronchialerweiternde Medikation (= **Reliever).**

Beta-2-Agonisten   Zur letzteren Gruppe gehören Beta-2-Agonisten, die anhand ihrer Wirkungsdauer in kurz und lang wirkende Beta-2-Symphatomimetika unterschieden werden. Das Nebenwirkungsprofil beider Derivate ist vergleichbar. Neben einem Anstieg der Herzfrequenz, die mit einer pulsabhängigen Trainingssteuerung interferieren kann, kann es zu Hypokaliämien, Muskelschmerzen und vermehrtem Tremor kommen. Letzterer kann die Koordination und Feinmotorik beeinträchtigen und zu einem erhöhten Sturzrisiko beitragen.

Intensiv diskutiert wird in der Literatur die mögliche ergogene Wirkung von beta-2-adrenergen Agonisten, die allerdings zum jetzigen Zeitpunkt nicht abschließend beurteilt werden kann.

Antikolinergika   Ebenfalls als Bronchodilatatoren eingesetzt werden Antikolinergika. Auch hier kann es als Nebenwirkung zu Tachykardien kommen. Für Theophyllin können als wesentliche Nebenwirkungen ebenfalls die Tachykardie sowie der Tremor der Skelettmuskulatur benannt werden.

Leukotrieninhibitoren   Seit einigen Jahren werden zur Reduktion der Entzündungsprozesse in den Luftwegen Leukotrieninhibitoren verwendet. Ihre Anwendung scheint mit der Sportausübung sehr gut vereinbar zu sein, da das Wirkungs- und Nebenwirkungsprofil in Bezug auf die motorischen Hauptbeanspruchungsformen sehr begrenzt ist. Es gibt Hinweise, dass Montelukast im Vergleich zu einem Beta-2-Agonisten zu einer Verbesserung des Sauerstoffpulses und damit der Atemökonomie führt, wobei weitere Leistungsparameter wie Laufzeit, Laktatschwellen oder maximale Sauerstoffaufnahme nicht verändert waren.

Glukokortikoide   Als potente antiinflammatorische Pharmaka werden Glukokortikoide bei obstruktiven pulmonalen Erkrankungen und vielen weiteren chronisch-entzündlichen Erkrankungen eingesetzt. Die wesentlichen Nebenwirkungen sind neben dem Steroiddiabetes die katabolen Effekte auf Muskeln und Knochen.

Phosphodiesterase-5-Hemmer   Als letzte Substanz sei der Phosphodiesterase-5-Hemmer **Sildenafil** genannt. Als vasodilatierende Substanz ist sie selektiv für die pulmonalen Gefäße. Mittlerweile sind einige Untersuchungen publiziert worden, die bei Patienten mit idiopathischer pulmonaler Fibrose sowie mit **pulmonal-arterieller Hypertension** übereinstimmend darüber berichten, dass nach Anwendung von Sildenafil die Leistungsfähigkeit bzw. die Belastbarkeit der Patienten anstieg. Dies korreliert mit Untersuchungen, die eine Verbesserung des Herzminutenvolumens nach Gabe von Sildenafil dokumentieren konnten.

10.2.3 Pharmaka bei Stoffwechselerkrankungen

Statine   Zur Standardmedikation bei Erkrankungen des Cholesterinstoffwechsels gehören Statine. Es finden sich keine Hinweise darauf, dass diese Medikamentengruppe die Trainierbarkeit des Organismus beeinträchtigt. In der Vergangenheit wurde jedoch in Fallberichten über das Risiko von **Rhabdomyolysen** berichtet. Darüber hinaus wird in bis zu 5 % der Patienten von myalgischen bis hin zu myopathischen Beschwerden berichtet.

Fibrate   Auch für Fibrate wurde das seltene Risiko für Myositiden und Rhabdomyolysen beschrieben. In diesen Fällen sollten nach Diagnostik des Muskelzellzerfalls ein Ab-/Umsetzen oder zumindest eine Reduktion der Medikation erfolgen sowie eine kurzfristige Anpassung des Belastungsumfangs bis zur Besserung der Symptomatik.

Antidiabetisch wirkende Medikamente   Bei der Anwendung antidiabetisch wirkender Medikamente muss grundsätzlich berücksichtigt werden, dass körperliche Aktivität deren Effekt verstärkt. Muskelkontraktion per se führt zu einem vermehrten Einstrom von Zucker in die arbeitende Muskulatur und damit zu einer Reduktion des Blutzuckerspiegels. Das bedeutet vor allem für den Einsatz von **kurzwirksamem Insulin,** dass es zu einer massiven Verstärkung der blutzuckersenkenden Wirkung und damit vor allem bei längeren Belastungen zu Hypoglykämien kommen kann. Ähnliches gilt auch für den Einsatz der immer noch weit verbreiteten **Sulfonylharnstoffe.** Für die neuen Substanzgruppen der **DDP-4-Hemmer,** der **GLP-1-Rezeptor-Agonisten** sowie der **SGLT-2-Inhibitoren** ist das Hypoglykämierisiko bei alleiniger Anwendung gering. Anders sieht es wiederum aus, wenn die Substanzen mit Insulin oder Sulfonylharnstoffen kombiniert werden. Um dies zu vermeiden, sollte ein Diabetiker zu Trainingsbeginn engmaschige Blutzuckerkontrollen durchführen, um ein Gefühl für den individuellen, belastungsabhängigen, blutzuckersenkenden Effekt zu bekommen. Weitere Stellschrauben sind die Reduktion der Insulindosis oder eine vermehrte Kohlenhydrataufnahme vor Belastung (bei Trägern von Insulinpumpensystemen erfolgt entsprechend eine Reduktion der Basalrate bzw. eine kurzzeitige Unterbrechung).

> **C A V E**
> In diesem Zusammenhang ist auch auf den Injektionsort für Insuline zu achten, da eine Injektion in den Oberschenkel bei körperlicher Aktivität deutlich schneller resorbiert wird als zum Beispiel im Abdominalbereich.

10

10.2.4 Pharmaka bei neurologisch-psychiatrischen Erkrankungen

Zahlreiche neurologisch-psychiatrische Erkrankungen beruhen auf der Störung des Gleichgewichts der unterschiedlichsten Neurotransmitter, die per se häufig mit Bewegungsstörungen einhergehen. In der gleichen Art und Weise können aber auch Pharmaka, die die Verfügbarkeit der Neurotransmitter modifizieren, die motorischen Funktionen verändern, z. B. **Antipsychotika, Antidepressiva, Lithium und Antikonvulsiva sowie Dopaminvorstufen/-Agonisten.** Extrapyramidalmotorische Symptome, Dystonien, Akathesien sowie Tremor können auftreten. Gleichzeitig können die in der Behandlung der Parkinsonerkrankung verwendeten Substanzen Levodopa bzw. Carbidopa Veränderungen der Herzfrequenz mit Herz-Kreislauf-Störungen wie Schwindel induzieren.

Aufgrund der verschlechterten Bewegungsökonomie zeichnen sich Bewegungsstörungen neben den veränderten Bewegungsmustern auch durch eine reduzierte kardiopulmonale Leistungsfähigkeit aus. Eingeschränkte koordinative Funktionen sind schließlich gleichzeitig mit einem erhöhten Sturzrisiko verbunden.

CAVE

Viele pharmakainduzierte Bewegungsstörungen sind dosisabhängig. Nicht selten werden sie auch durch die Interaktion mit anderen Pharmaka oder aufgrund einer fehlenden Dosisanpassung aufgrund veränderter Ausscheidungsbedingungen, zum Beispiel im Rahmen einer Niereninsuffizienz, ausgelöst.

Der aufmerksame Sporttherapeut kann hier der erste sein, der ein verändertes Bewegungsmuster bzw. eine Bewegungsstörung wahrnimmt und so wertvolle Hinweise auf die notwendige Dosisanpassung geben kann.

10.2.5 Sonstige Pharmaka

Gerinnungshemmende Medikamente Diese Medikamente beeinflussen die körperlichen Leistungsfähigkeit oder Trainierbarkeit des Organismus nicht. Abhängig von der Reduktion der Gerinnungsfähigkeit sollten Sportarten mit Körperkontakt und erhöhtem Verletzungsrisiko konsequent gemieden werden.

Schmerzhemmende Medikamente Der Einsatz von schmerzhemmenden Medikamenten, z. B. Analgetika und nichtsteroidalen Antiphlogistika, ist sowohl bei Gesundheits- als auch Leistungssportlern recht häufig zu verzeichnen. Sie werden in einem nicht unbeträchtlichen Prozentsatz für das Auftreten von gastrointestinalen Mikroblutungen nach sportlichen Ausdauerbelastung verantwortlich gemacht. Daneben sollte aber auch beachtet werden, dass der Einsatz jeglicher Analgetika die Schmerzsymptomatik unterschiedlichster Genese, z. B. kardial, maskieren und es somit zu einer Gefährdung des Patienten kommen kann.

LITERATUR

Mooren FC. Diabetes mellitus Typ 2 und Sport – Blutzuckerkontrolle durch Ausdauer- und Krafttraining. Klinikarzt, 2013; 42(9): 406–410.

Onder G, et al. Effects of ACE inhibitors on skeletal muscle. Curr Pharm Des, 2006; 12(16): 2057–2064.

Predel HG. Bluthochdruck und Sport. Dt Zeitschr Sportmedizin, 2007; 58: 328–333.

Wonisch M, et al. Influence of beta-blocker use on percentage of target heart rate exercise prescription. Eur J Cardiovasc Prev Rehabil, 2003; 10(4): 296–301.

11

Alexander Muffert und Frank Mooren

Sportarten und Verletzungen

Kernaussagen

- Die Inzidenz von Sportverletzungen zeigt einen Bezug zu Alter (20- bis 29-Jährige am häufigsten betroffen) und Geschlecht (Männer am häufigsten betroffen).
- Sportarten mit Überverletzlichkeit sind vor allem Spielsportarten wie Fußball, Basketball oder Rugby sowie generell Sportarten mit häufigen Richtungswechseln wie Squash.
- Bei den vier großen Sportarten Fußball, Handball, Basketball und Volleyball dominiert in über 50 % der Verletzungen die untere Extremität, vor allem mit Knie- und Sprunggelenksverletzungen.
- Bei der Rückschlagsportart Tennis sowie beim Turnen betreffen akute Verletzungen überwiegend die untere Extremität (Kapselbandapparat des oberen Sprunggelenks sowie muskuläre Verletzungen), während chronische Überlastungssyndrome eher die obere Extremität und die Wirbelsäule betreffen.
- Beim Laufen kommt es aufgrund der gleichmäßigen, rhythmischen Bewegungswiederholungen weniger zu akuten traumatischen Verletzungen als vielmehr zu Überlastungssyndromen wie dem Läuferknie, dem Shin-Splint-Syndrom, der Achillodynie sowie der Fasziitis plantaris.
- Bei den Kampfsportarten dominieren Verletzungen am Kopf sowie der jeweils dominant eingesetzten Extremität (z. B. Boxen: Schlaghand/Taekwondo: untere Extremität).

Die Häufigkeit von Sportverletzungen hat in den letzten Jahren und Jahrzehnten kontinuierlich zugenommen. Hauptgrund hierfür ist ein stetig zunehmendes Interesse am Sport und der Sportausübung, nicht zuletzt auch aufgrund der kreativen Innovationskraft des Sportbereichs mit der Entwicklung immer neuer Fun-Sportarten.

EVIDENZ

Epidemiologische Untersuchungen zeigen, dass die häufigsten Verletzungen mit etwa 40 % im Alltagsbereich der 20- bis 29-Jährigen auftreten. Etwa drei Viertel aller Betroffenen sind Männer. Während in der Altersklasse bis 40 Jahre die meisten Sportunfälle bei den Spielsportarten zu finden sind, stehen bei den über 40-Jährigen Tennis und Skifahren im Vordergrund. Absolut gesehen, finden sich die meisten Verletzungen beim **Fußballsport.**

Insgesamt kommen die vier großen Spielsportarten Fußball, Handball, Volleyball und Basketball auf zwei Drittel aller Verletzungen (➤ Abb. 11.1). Da aber nur ein Drittel aller Sportler diese Sportarten betreiben, kann man von einer

„**Überverletzlichkeit**" dieser Sportarten ausgehen. Wenn man die Summe der behandelten Sportverletzungen zur Summe der organisierten Spieler in der jeweiligen Sportart in Bezug setzt, wird eine „Überverletzlichkeit" auch bei den Sportarten Squash, Eishockey, Rugby bzw. American Football deutlich. Verletzungsfördernde Faktoren dieser Sportarten sind die Schnelligkeit und die häufigen Richtungswechsel sowie der massive Körpereinsatz bei den Kontaktsportarten. Dagegen sind die Kampfsportarten eher im Mittelfeld zu finden. Hieraus lässt sich schließen, dass der geplante bewusste Körperkontakt aufgrund entsprechend eingeleiteter Abwehrmaßnahmen weniger gefährdet ist als Spielhandlungen, die einen Spieler unvorbereitet treffen, wie rücklings im Fußball oder American Football.

Ein wesentlicher Faktor in der **Prävention von Sportverletzungen** ist die körperliche Fitness und diese umfasst in Abhängigkeit vom Anforderungsprofil der jeweiligen Sportarten konditionelle als auch koordinative Fähigkeiten. Das **gezielte Training von Kraftfähigkeit** und beispielsweise der Rumpfstabilität zeigt klare Erfolge für die Verletzungshäufig-

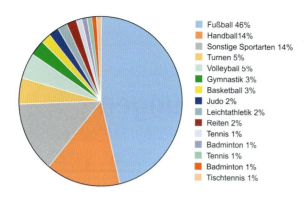

Fußball 46%
Handball 14%
Sonstige Sportarten 14%
Turnen 5%
Volleyball 5%
Gymnastik 3%
Basketball 3%
Judo 2%
Leichtathletik 2%
Reiten 2%
Tennis 1%
Badminton 1%
Tennis 1%
Badminton 1%
Tischtennis 1%

Abb. 11.1 Prozentualer Anteil der Sportverletzungen bei unterschiedlichen Sportarten [L143]

keit in Spielsportarten. Die folgende Darstellung gibt eine kurze Übersicht über die einschlägigen Verletzungen der jeweiligen Sportarten mit der höchsten Prävalenz.

11.1 Fußball

Fußball ist eine relativ verletzungsanfällige Sportart. Statistisch liegt Fußball sowohl in der in den Vereinen organisierten Sportausübung als auch im Freizeitsport an erster Stelle der Sportverletzungen in Deutschland und Europa. Das liegt insbesondere daran, dass Fußball als beliebte Sportart sehr häufig ausgeübt wird und der Deutsche Fußballbund der größte Fachverband innerhalb des Deutschen Sportbundes ist.

Hinsichtlich der Beteiligung der Körperregionen bei den Verletzungen im Fußballsport ist bei den **bis 14-Jährigen** noch ein **Überwiegen der Arm- und Schulterregion** vorhanden. **Ab dem 15. Lebensjahr** überwiegen dann **Verletzungen im Bereich der unteren Extremitäten,** insbesondere Sprunggelenksverletzungen und Knieverletzungen.

Trotz des intensiven Zweikampfverhaltens beim Fußball ist die Rate der direkten Verletzungen mit Prellung, Wunden oder auch Brüchen relativ gering.

Demgegenüber besteht eine Vielzahl von indirekten, ohne Kontakt mit dem Gegenspieler, aufgetretenen Verletzungen wie Muskelverletzungen und Kapselbadverletzungen (Hawkins und Fuller 1999).

11.1.1 Akute Verletzungen

Verletzungen des oberen Sprunggelenks

Am oberen Sprunggelenk sind häufig Bandverletzungen zu verzeichnen, insbesondere im Bereich des Außenbandapparats als **Außenbanddehnung** oder auch **Außenbandriss.** Circa 80 % der Kapselbandverletzungen betreffen den Außenband-

apparat und treten aufgrund von Supinationstraumata im Sprunggelenk auf. Nur ca. 20 % der Kapselbandverletzungen betreffen den Innenbandbereich am Sprunggelenk und entsprechen einer Pronationsverletzung.

Verletzungen des Kniegelenks

Ab dem 15. Lebensjahr ist neben dem oberen Sprunggelenk vor allem das Kniegelenk von Verletzungen betroffen. Im Rahmen von Verdrehbewegungen des Kniegelenks ist der Kapselbandapparat, speziell das vordere Kreuzband, gefährdet. Der Mechanismus der **Ruptur des vorderen Kreuzbandes** ist üblicherweise ein Flexions-Rotations-Trauma oder ein Valgusrotationstrauma. Dabei tritt die Verdrehbewegung des Kniegelenks nicht selten auch ohne Gegnerkontakt auf (Shafizadeh et al. 2014). Da beim Fußball bereits bei jungen Spielern zwischen 18. bis 22. Jahren eine erhöhte Rate von vorderen Kreuzbandverletzungen vorliegt, besteht der Verdacht, dass bei jungen Erwachsenen noch keine ausreichende muskuläre Stabilität und propriorezeptive Fähigkeit vorliegt.

Neben den Kreuzbandverletzungen ist auch eine **Gefährdung der Seitenbandstrukturen,** insbesondere des Innenbandes bei Valgusstress und des Außenbandkomplexes bei Varusstress vorhanden. Auch **Meniskusverletzungen** sind im Fußball gehäuft. Dabei ist der Innenmeniskus deutlich häufiger betroffen als der Außenmeniskus. Der Verletzungsmechanismus liegt in einer Flexions-Rotations-Bewegung, wobei der Innenmeniskus häufiger bei der Flexions-Außenrotations-Bewegung und der Außenmeniskus bei der Flexions-/Innenrotations-Bewegung betroffen ist.

In der Nachbehandlung kann nach Menikusteilresektionen relativ frühzeitig aufbelastet werden. Bei Meniskusrefixation ist eine vorübergehende Entlastung notwendig. Nach einer Meniskusteilentfernung besteht ein erhöhtes Risiko für eine Arthrose.

Muskuläre Verletzungen

EVIDENZ

Es findet sich aufgrund der häufigen Schnellkraftaktivitäten mit kurzen Sprints und Stop-and-go-Bewegungen eine erhöhte Rate von muskulären Verletzungen im Fußballsport, insbesondere im Bereich des Oberschenkels (Peterson et al. 2010). Dabei sind vor allem die ischiokrurale Muskulatur, aber auch die Quadricepsmuskulatur und die Adduktoren betroffen.

In zwei Dritteln der Fälle besteht eine Muskelverhärtung und in ca. einem Drittel eine Zerrung. Die Muskelfaserrisse treten ebenfalls bei einem Drittel der betroffenen Fälle auf. Weitergehende Muskelverletzungen im Sinne von Bündelrissen sind eher selten und mit einer Frequenz von ca. 5 % vorhanden.

Bei muskulären Verletzungen treten allerdings nicht selten **rezidivierende Beschwerden in der Oberschenkelmuskulatur** auf, insbesondere bei Schnellkraftaktivitäten wie beim Sprinten. Die Therapie und beschwerdeadaptierte Belastung müssen solange weitergeführt werden, wie ein Belastungsschmerz vorliegt, bevor mit dem Wettkampfsport begonnen wird.

Knorpelschäden

Ein Knorpelschaden kann durch direkte Krafteinwirkung mit Kontusion oder Abscherverletzungen auftreten. Häufig treten Knorpelschäden aber auch im Gefolge von anderen Primärverletzungen wie bei Z. n. Meniskusverletzungen und Bandinstabilitäten auf (Shafizadeh et al. 2014).

C A V E
Insbesondere nach ausgedehnten Meniskusteilresektionen ist die Gefahr einer sekundären Knorpelschädigung und Arthroseentwicklung im Verlauf erheblich. Das Gleiche gilt für persistierende Kapselbandinstabilitäten nach Bandverletzungen, insbesondere nach vorderer Kreuzbandverletzung (Jones et al. 2003).

11.1.2 Prävention

Aufgrund der schwerwiegenden Folgen einer Verletzung für Spieler und Vereine wurde ein Aufwärm- und Präventionsprogramm entwickelt und über die FIFA unter 11+ publiziert. Unter Anwendung dieses Programms konnte das Risiko insbesondere für schwere Verletzungen bis zu 50 % reduziert werden. Eine detaillierte Beschreibung der einzelnen Bestandteile des FIFA 11+-Programms findet sich unter https://www.dfb.de/fileadmin/_dfbdam/16988-Elf-Plus-Manual-Deutsch.pdf.

11.2 Handball

Beim Handballspiel findet sich aufgrund der sehr körperbetonten Spielweise eine hohe Anzahl von Sportverletzungen.

E V I D E N Z
In über 50 % der Verletzungen ist die untere Extremität betroffen. Knieverletzungen liegen in der Gesamthäufigkeit bei Männern bei 23 %, bei Frauen sogar bei über 31 % der Gesamtverletzungen. An zweiter Stelle treten Sprunggelenksverletzungen auf: bei Männern in über 18 %, bei Frauen in über 22 %. Danach kommen Handgelenksverletzungen mit einer Häufigkeit von 19 % bei Männern und Frauen. An vierter Stelle stehen Kopfverletzungen, bei Männern deutlich häufiger mit über 17 % als bei Frauen mit ca. 13 % (➤ Abb. 11.2).

Bei der **Verletzungsart** dominieren Bandverletzungen, gefolgt von Kontusionen, Muskelverletzungen, Frakturen und Sehnenverletzungen.

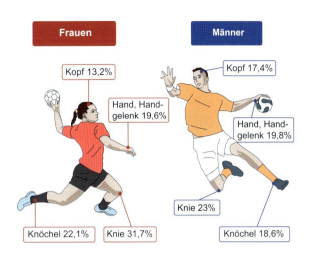

Abb. 11.2 Lokalisation akuter Verletzungen im Handballsport im Geschlechtervergleich [L157]

11.2.1 Akute Verletzungen

Bei **Kindern und Jugendlichen** dominieren beim Handball **Verletzungen von Kopf, Oberkörper und oberer Extremität,** vor allem Fingerverletzungen. Während bei den Kopfverletzungen durch direkte Krafteinwirkung Hämatome, Prellungen und in seltenen Fällen auch Frakturen, z. B. Jochbeinfrakturen, auftreten können, besteht bei den Handverletzungen in der Regel eine Verletzung des Kapselbandapparats der Finger durch fehlerhafte Ballannahme.

Bei **älteren Spielern** dominiert dagegen die **untere Extremität, schwerpunktmäßig Knie- und Sprunggelenk.** Bei den Knie- und Sprunggelenksverletzungen stehen die Läsionen im Kapselbandapparat im Vordergrund. Schwerwiegende Verletzungen im Kniegelenksbereich betreffen insbesondere das vordere und hintere Kreuzband durch eine Verdrehbewegung bei der Landung nach einem Sprung (Ueblacker et al. 2005). Ein deutlich erhöhtes Risiko besteht, wenn der Spieler im Sprung gestoßen wird. Rückraumspieler sind dabei mit dem höchsten Risiko behaftet. Sprunggelenksverletzungen treten häufig durch Wegknicken des Fußes durch ein Supinationstrauma auf.

Es besteht ein deutlich erhöhtes Verletzungsrisiko bei schlechter Koordinationsfähigkeit, z. B. bei unsicherem Einbeinstand. Ein zusätzliches Risiko besteht nach einer Vorverletzung in der Anamnese. Angreifer sind insgesamt im Spiel höher gefährdet als der verteidigende Spieler. Das Verletzungsrisiko steigt mit der Intensität des Spieles und ist bei professionellen Spielern höher als im Amateurbereich. Die Verletzungsquote ist bei Frauen höher als bei Männern, vor allem im Kniegelenksbereich.

11

11.2.2 Überlastungsreaktionen

Beschwerden durch Fehl- oder Überbelastung betreffen zu 30 % den Rücken, zu 20 % Schulter und Knie und zu 12 % das obere Sprunggelenk (Aasheim et al. 2018).

11.2.3 Prävention

Aufgrund der hohen Anzahl auch von schwerwiegenden Verletzungen, insbesondere im Bereich des Kniegelenks, sollte gerade im Training das **koordinative und propriozeptive Training** einen hohen Stellenwert einnehmen (➤ Kap. 13), da sich dadurch ein Teil der schwerwiegenden Knieverletzungen verhindern lässt (Achenbach et al. 2017). Des Weiteren muss insbesondere im Wettkampf das Stoßen des im Sprung befindlichen Spielers unterbunden werden, da dies ein wesentlicher Faktor bei schwerwiegenden Knie- und Sprunggelenksverletzungen darstellt. Grundsätzlich sollte in der Trainings- und Wettkampfplanung der Regeneration ausreichend Zeit eingeräumt werden, um Überlastungssyndrome zu verhindern.

> **C A V E**
> Verletzungen müssen vor der Wiederaufnahme des Wettkampfes vollständig ausgeheilt sein, da sonst das Risiko für Folgeverletzungen deutlich steigt.

11.3 Basketball

Basketball ist ein sehr athletisches Spiel mit großem Körpereinsatz. Dabei kommt es vermehrt zu Verletzungen **im Bereich des Korbes während der Rebound-Arbeit** (Siewert 2009). Die meisten Verletzungen resultieren aus direktem Kontakt mit anderen Spielern. Am häufigsten sind dabei Verletzungen im Bereich der unteren Extremität, weniger im Bereich der oberen Extremität und des Kopfes. Allerdings sind auch Kopf- und insbesondere Zahnverletzungen nicht selten.

11.3.1 Akute Verletzungen

Die häufigste Verletzung beim Basketball ist die **Supinationsverletzung des Sprunggelenks.** Da eine vorausgegangene Sprunggelenksverletzung als wesentlicher Risikofaktor für weitere Verletzungen gilt, ist die Präventionsarbeit (siehe unten) besonders zu beachten. **Kapselbandverletzungen** im Kniegelenksbereich sind häufig, vor allem die Verletzung des vorderen Kreuzbandes. Hierbei ist die Überstreckung im Kniegelenk bei der Landung nach einem Sprung ein möglicher Verletzungsmechanismus als auch das Verdrehtrauma nach der Landung. Kapselbandverletzungen im Bereich des Sprung-

gelenks und Kniegelenks sind bei Frauen deutlich häufiger als bei Männern, sodass als Ursache Defizite im neuromuskulären Bereich vermutet werden.

An den oberen Extremitäten treten am häufigsten Kapselbandverletzungen auf, führend im Bereich der Finger mit Luxationen der Fingergelenke und am Schultergelenk (Siebert 2009). **Frakturen** sind am häufigsten im Bereich der Hände, am Fuß und am Nasenbein lokalisiert.

11.3.2 Überlastungsreaktionen

Die häufigsten Überlastungsbeschwerden bestehen im Bereich des Kniegelenks an der Patellarsehne, als **„Jumpers Knee"** aufgrund der häufigen Sprungaktivitäten.

11.3.3 Prävention

Zur Verletzungsprophylaxe durch geeignete Methoden siehe ➤ Kap. 13. Des Weiteren ist eine Unterstützung insbesondere des oberen Sprunggelenks mittels Tapen oder Orthese sinnvoll. Der Sportschuh sollte üblicherweise mit hohen Schäften eine an das Körpergewicht des Spielers angepasste Torsionssteifigkeit besitzen (Graumann et al. 2007).

11.4 Volleyball

Neben Volleyball als Spitzensport ist das Volleyballspielen auch im Breiten- und Freizeitsportbereich sehr weit verbreitet. Die Inzidenz für Verletzungen beträgt 2,6 pro 1.000 Spielstunden (Verhagen et al. 2004). Obwohl das Volleyballspiel ohne direkten Körperkontakt mit dem Gegenspieler stattfindet, treten bei den Spielpositionen am Netz häufig Verletzungen durch direkte Gegenspielereinwirkungen auf, wenn ein Spieler nach dem Sprung auf dem Fuß eines Gegenspielers aufkommt.

11.4.1 Akute Verletzungen

Insgesamt sind ca. 50 % aller Verletzungen beim Volleyball im **Bereich der unteren Extremität mit Schwerpunkt Sprunggelenk** lokalisiert (Verhagen et al. 2004, Augustsson et al. 2006). Durch Umknicken des Fußes im Sinne eines Supinationstraumas bei der Landung nach dem Sprung, mit oder ohne Gegnerkontakt, kann es zu einer **Überdehnungen** oder zu **Rupturen im Bereich des Kapselbandapparats** kommen.

10 % der beim Volleyballspiel auftretenden Verletzungen sind **am Knie** lokalisiert. Dabei dominieren Verletzungen durch Verdrehen des Kniegelenks, häufig bei der Landung nach einem Sprung. Dabei können alle Formen von **Kapsel-**

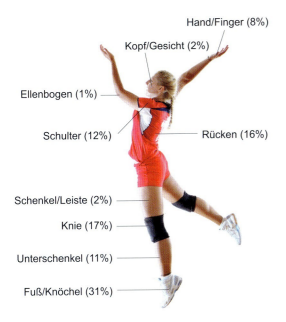

Hand/Finger (8%)

Kopf/Gesicht (2%)

Ellenbogen (1%)

Schulter (12%)

Rücken (16%)

Schenkel/Leiste (2%)

Knie (17%)

Unterschenkel (11%)

Fuß/Knöchel (31%)

Abb. 11.3 Lokalisation akuter Verletzungen im Volleyball [L143, Foto: J787]

bandverletzungen auftreten wie **Seitenbandverletzungen** und auch **vordere Kreuzbandverletzungen** sowie **Meniskusverletzungen.** Statistisch sind Frauen deutlich häufiger von Kapselbandverletzungen des Kniegelenkes betroffen als Männer.

Bis zu 20 % der beim Volleyball auftretenden Verletzungen sind im Bereich der oberen Extremität lokalisiert. Fingerverletzungen treten sowohl bei fehlerhafter Technik beim Pritschen als auch beim Blockspiel auf. Dabei sind vor allem Ungeübte und Hobbyspieler vermehrt gefährdet, da eine erhöhte Gefahr besteht, wenn der Ball von oben auf die Finger geschmettert wird, d. h. der Spieler bereits nach dem Blocksprung in der Abwärtsbewegung ist (➤ Abb. 11.3).

11.4.2 Überlastungsreaktionen

Überlastungssyndrome unterschiedlichster Lokalisationen sind bei Volleyballspielern häufig. Aufgrund der starken Schnellkraftbelastung durch die sehr häufigen Sprungaktivitäten kann es zu einer Reizung der Achillessehne kommen, im Sinne einer **Achillodynie.** Das **Patellarspitzensyndrom** oder Jumpers Knee ist auch beim Volleyballspiel häufig, da hier aufgrund der Sprungaktivität die Quadricepsmuskulatur stark aktiviert wird (de Vries et al. 2015). Auch bei der Landung werden durch die exzentrische Belastung der Kniestreckapparat und die Patellarsehne sehr stark belastet. Es bestehen lokale Beschwerden im Bereich der Patellarspitze durch Druck und Dehnung, aber auch bei sportlicher Aktivität. Aufgrund der häufigen Überkopfaktivität ist die Schulter beim Volleyballspiel besonders gefährdet. Häufig bestehen muskuläre Dysbalancen mit **subakromialem Impingement** aufgrund einer

Schwäche der Außenrotatoren, vor allem des M. supraspinatus (Ueblacker et al. 2005,).

Neben der muskulären Dysbalance mit Schwäche der Außenrotatoren kann es zu einer **Kompressionsneuropathie des N. suprascapularis** im Sulcus suprascapularis kommen mit dadurch bedingter Minderinnervierung des M. infraspinatus. Durch die asymmetrische Belastung über den Schlagarm kann sich eine muskulären Dysbalance im Bereich von Wirbelsäule und Rumpf entwickeln. Insbesondere beim Angriffsschlag kommt es zu einer vermehrten Belastung der Wirbelsäule durch eine Hyperlordose der LWS und anschließend einer vermehrten Kyphose der BWS. Zusätzlich wird bei der Landung regelmäßig die gesamte Wirbelsäule gestaucht, sodass häufig degenerative Veränderungen bei Volleyballspielern im Bereich der Wirbelsäule nachweisbar sind.

11.5 Beachvolleyball

Beachvolleyball ist eine populäre Trendsportart und wird zunehmend im Freizeitbereich ausgeübt. Da barfuß auf Sand gespielt wird und die Mannschaft zumindest im klassischen Sinne nur aus 2 Spielern besteht, unterscheidet sich das Verletzungsmuster im Vergleich zum Hallenvolleyball.

11.5.1 Akute Verletzungen

Die häufigste Akutverletzung im Beachvolleyball betrifft das **Kniegelenk** mit ca. 20–30 %. Dabei treten **Distorsionen, Meniskusverletzungen,** aber auch schwere Kapselbandverletzungen wie **Kreuzbandverletzungen** auf.

An zweiter Stelle stehen **Distorsionen im Bereich des Sprunggelenks** durch Supinationsstellung des Fußes beim Landen im Sand. Direkte Verletzungen durch den Kontakt des Gegenspielers am Netz sind eher selten. Inzidenzen von ca. 17 % finden sich bei **Fingerverletzungen,** infolge von Blockaktion oder Abwehraktionen. Hier bestehen im Wesentlichen Kapselbandverletzungen. **Schulterluxationen** sind im Beachvolleyball häufiger als in der Halle zu finden, insbesondere durch Steckenbleiben des Arms im Sand bei Abwehraktionen.

11.5.2 Überlastungsreaktionen

Die **Quadriceps-Tendopathie** ist das häufigste Überlastungssyndrom im Bereich des Kniegelenks bei Beachvolleyballern. Da der Absprung im Beachvolleyball mehr aus dem Kniegelenk erfolgt, kommt es durch den tieferen Absprung zu einem vergrößerten Flexionswinkel im Kniegelenk und einer etwas proximaleren Krafteinleitung an der Patella. Die Tendopathie der Quadricepssehne ist daher häufiger zu finden als eine Patellasehnen-Tendopathie. Auch besteht eine relative Hypotrophie der Wadenmuskulatur gegenüber der Hypertrophie der Quadriceps- und Hamstringsmuskulatur.

Aufgrund der vermehrten Plantarflexion im Sand, insbesondere im Bereich des Großzehengrundgelenks, werden Kapselbandstrukturen vermehrt gereizt und überlastet, im Sinne eines „Sand Toe". Dabei kommt es zu einer Einschränkung der dorsalen Extension im Großzehengrundgelenk, teilweise auch mit Instabilitäten.

Ähnlich wie beim Hallenvolleyball ist auch beim Beachvolleyball die Schulter aufgrund der häufigen Überkopfaktionen verletzungsanfällig. Aufgrund der muskulären Dysbalancen kommt es auch beim Beachvolleyball häufig zu einem **subakromialen Impingement** und einer Reizung der Rotatorenmanschette.

Aufgrund der häufig notwendigen Ausgleichbewegungen im Bereich der Wirbelsäule mit Hyperlordosierung der LWS und vermehrter Kyphosierung der BWS werden die kleinen Wirbelgelenke vermehrt belastet.

11.6 Tennis

Tennis kann als Einzelsportart oder auch im Doppel ausgeübt werden und wird auf unterschiedlichen Untergründen gespielt wie Hartplatz, Asche oder Rasen. Während bei akuten Verletzungen vorwiegend die untere Extremität betroffen ist, sind die chronischen Überlastungssyndrome eher im Bereich der oberen Extremität und der Wirbelsäule zu finden (Pluim et al. 2006).

11.6.1 Akute Verletzungen

Akute Verletzungen treten beim Tennis praktisch **ausschließlich im Bereich der unteren Extremitäten auf**, aufgrund der häufigen Stop-and-go-Bewegungen und der damit verbundenen starken Belastung des Kapselapparats. Es finden sich häufig muskuläre Verletzungen im Sinne von Zerrungen und Muskelfaserrissen, insbesondere auch im Bereich der Wadenmuskulatur).

> **DEFINITION**
> Das „Tennis Leg" beschreibt einen Einriss des M. gastrocnemius im distalen Bereich am Übergang zur Achillessehne (Kibler & Safran 2000).

Jede dritte akute Verletzung beim Tennis betrifft das **obere Sprunggelenk,** vor allem als **Distorsion mit Überdehnung des Kapselbandapparats** sowie **Kapselbandrupturen.** Am häufigsten tritt hierbei das Supinationstrauma auf mit Verletzungen des fibularen Kapselbandapparats.

> **CAVE**
> Es besteht ein Zusammenhang der Unfallfrequenz mit dem Bodenbelag und der Schuhversorgung.

Seltener sind **Kapselbandverletzungen am Kniegelenk,** z. B. Kreuzbandverletzungen. Diese sind dann in ihrer Auswirkung allerdings deutlich schwerwiegender, da sie meistens mit einer längeren Ausfallszeit verbunden sind. Meniskusverletzungen sind größtenteils degenerativ bedingt und betreffen überwiegend den Innenmeniskus.

Aufgrund der häufigen Stop-and-go-Bewegungen ist auch die **Achillessehne** sehr stark belastet. Gerade beim älteren Spieler kann es durch die repetitiven Mikrotraumata zu einer Ruptur der Achillessehne auf dem Boden einer Sehnendegeneration kommen.

11.6.2 Überlastungsreaktionen

An der oberen Extremität finden sich nahezu ausschließlich Überlastungssyndrome durch die repetitive einseitige Belastung. Etwa ein Viertel der Beschwerden beim Tennisspiel betrifft den Schultergürtel (Kibler & Safran 2000). Ursächlich sind oft muskuläre Dysbalancen mit entsprechender Veränderung der Biomechanik. Ein Beispiel ist das **posterior-superiore Impingement,** bei dem sich als Folge einer Kompression und Scherbelastung der Sehneninsertion am posterior-superioren Pfannenrand während extremer Außenrotation und Abduktion Teileinrisse im Bereich der Supra- und Infraspinatussehnen zeigen. Meist findet sich eine Schwäche der Außenrotatoren, insbesondere auch des M. infraspinatus mit vermehrter Außenrotationsbeweglichkeit und chronischer Überdehnung der vorderen Gelenkkapsel. Durch die Schwäche der Rotatorenmanschette kommt es zum funktionellen Impingement mit Einengung des Subakromialraums durch die fehlende Zentrierung des Humeruskopfes in der Pfanne. Des Weiteren besteht häufig eine mangelnde Stabilisierung der Scapula mit eingeschränkter Scapulakontrolle.

Am Ellenbogen finden sich insbesondere am lateralen, aber auch am medialen Epicondylus überlastungsbedingte Beschwerden.

> **CAVE**
> Der **Tennisellenbogen** (Epicondylitis humeri radialis) entspricht einer Reizung des Sehnenansatzes der Extensorenmuskulatur am lateralen Epicondylus. Es kommt zu einem lokalen Druckschmerz am Sehnenansatz sowie einem Belastungsschmerz bei muskulärer Aktivität.
> Es besteht ein Zusammenhang mit der Intensität der Sportausübung und Beschwerden treten gehäuft bei Spielern mit einer schlechten Rückhandtechnik auf. Auch eine zu harte Schlägerbespannung und eine falsche Griffstärke werden als Ursache gesehen (Ueblacker et al. 2005).

Die **Epicondylitis humeri ulnaris** ist deutlich seltener und entspricht einer Reizung der Flexorenansätze am Epicondylus ulnaris. Die Therapie entspricht der der Epicondylitis humeri radialis.

Beschwerden im Handbereich sind eher selten und betreffen in der Regel fehlerhafte Griffstärken des Schlägers. Es findet sich häufig eine Überreizung des M. flexi carpi ulnaris und eine Reizung der Sehnen im ersten Strecksehnenfach (M. extensor pollicis brevis und M. abductor pollicis longus). Bestimmte Schlagtechniken, wie die beidhändige Rückhand, und ein ausgeprägtes Topspin-Spiel sind häufiger mit Handgelenksbeschwerden verbunden.

Aufgrund der einseitigen Belastungen mit sehr starken Extension- und Flexionsbewegungen sowie der Rumpftorsion kommt es häufig im Bereich der **Wirbelsäule** zu **Überlastungssyndromen.** Dies betrifft besonders den thorako-lumbalen Übergang. Die Beschwerden sind in der Regel myofaszial ausgelöst durch muskuläre Dysbalancen und fasziale Fehlbelastungen, da sich eine Hypertrophie der Wirbelsäulenmuskulatur auf der Schlagarmseite ausbildet.

Ein typisches Überlastungssyndrom der unteren Extremität beim Tennis ist die **Tendinose der Patellarsehne,** welche durch die regelmäßige Schnellkraftbelastung auftritt. Die Beschwerden nehmen unter Belastung des Beines zu. Häufig finden sich strukturelle Veränderungen mit Kalkeinlagerungen und Verdickungen der Sehne, welche im Sonogramm oder auch in der MRT-Untersuchung sichtbar sind (Ueblacker et al. 2005).

Prävention

Sprunggelenksorthesen können nach einem Distorsionstrauma einer erneuten Distorsionsverletzung vorbeugen. Überlastungsreaktionen im Hand- und Ellenbogenbereich können ebenfalls durch entsprechende Orthesen präventiv angegangen werden. Muskelaufbauendes Training sollte nicht nur die Zielmuskeln der oberen Extremität umfassen, sondern durch Training von Rumpf und unterer Extremität zu einer besseren Kraftverteilung führen.

11.7 Turnen

In der Verletzungsstatistik beim Turnen ergibt sich bei den akuten Verletzungen, vor allem bei den schweren, eine Häufung im Bereich der unteren Extremitäten. Bei den Überlastungssyndromen dominieren dagegen die oberen Extremitäten.

11.7.1 Akute Verletzungen

An erster Stelle stehen **Verletzungen des oberen Sprunggelenks** mit über 30 % im Wesentlichen Kapselbandverletzungen durch Distorsionen im Bereich des oberen Sprunggelenks

(Kerr et al. 2015). Das Knie ist mit ca. 14 % deutlich weniger betroffen, ebenso wie die Hand mit 10 % und die Schulter mit ca. 8 %. Frauen erleiden häufiger Verletzungen als Männer und haben Verletzungen mit höherem Schweregrad. Dabei zeigen Frauen häufiger Verletzungen an den unteren Extremitäten, während bei Männern die obere Extremität mehr betroffen ist. Dies wird zurückgeführt auf die Gefährdung der Hände bei den speziellen Männerturngeräten wie Seitpferd und Ringen, während bei Frauen Verletzungen nach Sprüngen zu Verletzungen der unteren Extremität führen (Westermann et al. 2014).

Es dominieren **Kapselbandverletzungen.** Neben den Sprunggelenken sind auch die Kniegelenke gefährdet, durch Verdrehbewegungen Kapselbandverletzungen bis zu Sehnen- und Bandrupturen, vor allem **vordere Kreuzbandverletzungen,** zu erleiden. Auch im Bereich der Hände und der Schulter stehen Kapselband- und Weichteilverletzungen im Vordergrund.

Verletzungen an der Wirbelsäule entstehen meist durch Stürze nach verunglückten Geräteabgängen oder technisch mangelhaft ausgeführten Salti mit Abfangen über die HWS.

11.7.2 Überlastungsreaktionen

Bei den Überlastungsreaktionen überwiegen die oberen Extremitäten, vor allem Schulter und Handgelenk und Beschwerden an der Wirbelsäule.

Am Schultergelenk findet sich häufig eine **Hypermobilität** anterior und inferior mit Überlastung des M. supraspinatus und einer Tendinitis des M. supraspinatus und der langen Bizepssehne. Dabei besteht eine Verkürzung der ventralen Schultermuskulatur, wie dem M. pectoralis und eine Schwäche der Scapulafixatoren. Als Folge von Hypermobilität und rezidivierenden Subluxationen kann es zum **Dead-Arm-Syndrom** kommen mit Schwäche und Schweregefühl. Des Weiteren tritt häufig eine überlastungsbedingte Teilkapselsprengung im Schultereckgelenk bis zum Stadium Rockwood II auf. Im Bereich des Ellenbogens kann es zu einer **Epicondylitis radialis und ulnaris** kommen. Aufgrund der vermehrten Handbelastungen durch Abstützung, insbesondere am Seitpferd, mit entsprechenden Rotations- und Scherkräften, treten auch in diesem Bereich häufige Überlastungsbeschwerden auf (**Turnerhandgelenk,** Ueblacker et al. 2005). Gleichzeitig besteht oft eine Hypomobilität im Bereich der Handwurzel.

Ungeachtet dessen, dass akute Verletzungen im Bereich der Wirbelsäule bei Turnern nicht häufig sind, leiden viele Turner unter **chronischen Rückenbeschwerden** infolge von Überlastungen. Die Prävalenz wird mit bis zu 85 % der Athleten angegeben (Kruse & Lemmen 2009). Durch die starken Biegungs- und Kompressionskräfte besteht eine hohe Rate von Bandscheibenveränderungen thorakolumbal. Gleichzeitig findet sich häufig eine muskuläre Dysbalance mit Schwäche der Glutealmuskulatur und der Bauchmuskeln bei verkürzter ischiokruraler Muskulatur und verkürzten Rückenstreckern.

11

Der **Turnerbuckel** beschreibt eine vermehrte BWS-Kyphose mit Rundrücken bei Verkürzung des M. pectoralis und einer Schwäche der Scapula fixierenden Muskulatur (Ueblacker et al. 2005). Einige Wirbelsäulenerkrankungen sind bei Turnern gehäuft, wie z. B. die **Spondylolyse und Spondylolisthese,** welche auf eine häufige Überlastung der Wirbelsäule durch Hyperlordose der LWS zurückgeführt wird mit dadurch auftretenden Ermüdungsbrüchen im Bereich des Wirbelbogens .Für das Auftreten einer Skoliose wird ein 10-mal höheres Risiko bei Turnern angegeben aufgrund der asymmetrischen Belastungen, der allgemeinen Bandlaxalität und höheren Flexibilität. Auch ein **Morbus Scheuermann** mit Keilwirbelbildung und „Schmorl'schen Knötchen" (Bandscheibenhernien in die Wirbelkörper) ist bei Turnern gehäuft (Ueblacker et al. 2005).

11.7.3 Prävention

> **C A V E**
> Da häufig muskuläre Dysbalancen vorliegen, z. B. Verkürzung der ventralen Schultermuskulatur, eine Schwäche der Scapula fixierenden Muskulatur, Verkürzungen des M. iliopsoas und der ischiokruralen Muskulatur sowie eine Schwäche der Glutealmuskulatur und Bauchmuskulatur, muss im Training auf eine muskuläre Symmetrie und Ausbalancierung geachtet werden. Des Weiteren sollte die Flexibilität im Bereich der BWS verbessert werden, während die LWS eher stabilisiert werden muss.

Bei Jugendlichen sollte zudem auf Knorpel- und Verknöcherungsstörungen geachtet werden, welche zu 30 % im Bereich des Handgelenks und zu 20 % im Bereich der BWS und LWS auftreten.

11.8 Laufen

Laufen ist seit vielen Jahren eine der beliebtesten Sportarten weltweit. In Deutschland laufen ca. 18 Millionen Menschen regelmäßig (Hollander 2020).

> **E V I D E N Z**
> Das Laufen ist eine zyklische Sportart mit einer gleichmäßigen rhythmischen Bewegungswiederholung. Es treten daher weniger akute traumatische Verletzungen am Bewegungsapparat auf, sondern mehr Überlastungssyndrome (Lopes et al. 2012).

Die Ursache von laufbedingten Verletzungen sind multifaktoriell, wobei das Vorliegen von Vorverletzungen sowie der Laufumfang eine Rolle spielen.

Zuletzt wurde der Biomechanik des Laufens vermehrt Aufmerksamkeit gewidmet. Die zeitweise propagierte Laufschuhversorgung mit vermehrter Dämpfung oder Pronationselemen-

ten konnte allerdings keine Reduktion der Verletzungszahlen bewirken (Nigg et al. 2015).

Einige Hersteller von Laufschuhen versuchen daher mit neuen Modellen, mehr die **Biomechanik des Barfußlaufens** nachzuvollziehen. Auch die *foot strike patterns* sind Gegenstand der wissenschaftlichen Untersuchungen. Dabei wird zwischen einem **Rückfuß-, Mittelfuß- und Vorfußläufer** unterschieden, je nachdem, welcher Fußanteil beim Aufsetzen des Fußes zuerst den Boden berührt. Neben dem eigenen Laufstil wird die Belastung des Fußes auch durch die Laufgeschwindigkeit beeinflusst, indem bei höherer Geschwindigkeit eher der Vorfuß belastet wird, während bei niedrigen Geschwindigkeiten eher eine Rückfußbelastung vorliegt. Bei Vorfußläufern wird der Sprunggelenksbereich vermehrt belastet, wohingegen Rückfußläufer eine höhere Belastung im Bereich des Kniegelenks verzeichnen. Insgesamt konnte allerdings keine Korrelation zwischen dem Laufstil und der Verletzungsrate verzeichnet werden.

Prädispositionen für Beschwerden nach dem Laufen können vielschichtig sein. Eine mögliche Ursache kann eine Achsenfehlstellung im Sinne einer starken O- oder X-Bein-Fehlstellung sein.

Eine **Überpronation beim Laufen** begünstigt das Absenken des Fußlängsgewölbes und kann zu einer Fasziitis plantaris führen. Des Weiteren besteht eine vermehrte Beanspruchung des M. tibialis posterior und des M. soleus mit der möglichen Folge von Achillessehnenreizungen. Durch die vermehrte Spannung des M. tibialis posterior kann ein Schienbeinkantensyndrom auftreten.

Eine Lateralisierung der Patella bis zur lateralen Patellasubluxation wird durch eine Überpronation begünstigt. Aufgrund der Mehrbelastung im Bereich der Metatarsalia können in diesem Bereich Stressfaktoren auftreten.

Durch eine **verstärkte Supination** entsteht eine vermehrte Belastung des Fußaußenrandes, insbesondere der Metatarsalia IV und V mit der Möglichkeit von auftretenden Stressfrakturen. Außerdem können vermehrte Beschwerden durch vermehrte Spannungen im iliotibialen Band auftreten.

11.8.1 Akute Verletzungen

Akute Verletzungen sind insgesamt selten und betreffen im Wesentlichen die untere Extremität. Es können **Sprunggelenksdistorsionen** bis zu **Rupturen des fibularen Bandapparats** sowie Hautverletzungen auftreten. Häufiger sind muskuläre Beschwerden im Bereich der Wadenmuskulatur und im Bereich der Oberschenkelbeugeseite.

11.8.2 Überlastungsreaktionen

Läuferknie   Das Läuferknie (Iliotibiales Bandsyndrom) stellt eine mechanische Irritation am Tractus iliotibialis im Bereich des lateralen Femurkondylus dar. Prädisponierend können eine vermehrte Varusachse des Kniegelenks sein sowie eine Außenrotationsstellung der Tibia. Charakteristisch ist ein lokaler Druck- und Belastungsschmerz über dem Epicondylus lateralis am Kniegelenk mit möglicher Schwellung. Eine Schmerzverstärkung tritt auf bei aktiver Kniebeugung und -streckung (Noble-Test).

Shin-Splint-Syndrom Beim Shin-Splint-Syndrom (**Schienbeinkantensyndrom**) handelt es sich um eine Knochenhautreizung in den distalen zwei Dritteln der mediodorsalen Schienbeinkante durch Überlastung des M. tibialis posterior und/oder des M. flexor digitorum longus. Ursächlich ist häufig ein übermäßiger Muskel- und Faszienzug durch Überbelastung, insbesondere bei Hyperpronation des Fußes. Wegweisend ist ein Druckschmerz im Bereich der Tibiakante und im Bereich des Muskelverlaufs mit deutlicher muskulärer Verhärtung. Teilweise findet sich radiologisch eine sichtbare chronische Periostitis.

Achillodynie Ein belastungsabhängiger Schmerz im distalen Achillessehnendrittel mit ggf. begleitender Peritendinitis spricht für eine Achillodynie. Diese kann von einer Bursitis am Achillessehnenansatz begleitet sein. Symptomatisch sind ein lokaler Druck- und Bewegungsschmerz am Achillessehnenansatz sowie ein Dehnschmerz bei passiver Plantarflexion. Neben der klinischen Untersuchung finden sich häufig sonografisch sichtbare Veränderungen an der Achillessehne mit Schwellung des Sehnengleitgewebes und teilweise auch strukturellen Veränderungen der Achillessehne mit Verkalkungen und Nekrosezonen (Ueblacker 2005).

Fasziitis plantaris Hier kommt es zu einem Überlastungsschaden der plantaren Faszie mit Druck- und Belastungsschmerz und teilweise sichtbarer Schwellung. Häufige Ursache ist ein Absenken des Längsgewölbes durch Hyperpronation des Fußes. Meist besteht ein lokaler Druckschmerz am medialen Ansatz der Plantarfaszie am Calcaneus. Oft zeigen sich ein eingeschränktes Abrollverhalten des Fußes und eine teilweise knotige Verhärtung der Plantarfaszie.

11.8.3 Prävention

CAVE
Bei allen Überlastungssyndromen empfiehlt sich zunächst eine Reduktion der Belastungen mit Laufpause.

Unterstützend und leistungserhaltend kann ein vorübergehender Wechsel in andere Bewegungsformen wie Schwimmen oder Radfahren sein. Grundsätzlich empfehlen sich eine Überprüfung des Laufstils sowie eine Einlagenversorgung. Bestehende muskuläre Dysbalancen bzw. Muskelverkürzungen

sollten regelmäßig mit speziellen Dehnübungen behandelt werden.

11.9 Skifahren

Die Häufigkeit von Verletzungen im Skisport ist in den letzten Jahren eher leicht rückläufig, was auch am Rückgang der gefahrenen Pistenkilometer aufgrund schlechterer Schneeverhältnisse liegt.

Die häufigste Verletzungsart beim Skifahren ist die **Knieverletzung,** wobei sehr häufig Kapselbandverletzungen zu verzeichnen sind, vornehmlich sind das mediale Kollateralband und das vordere Kreuzband betroffen. Über den erhöhten Hebel durch die Ski sind die Kniegelenke stark gefährdet. Die Verletzungsmechanismen sind meist eine Flexions-, Valgus-, Außenrotationsverletzung, aber auch die Hyperextension im Kniegelenk beim Landen nach Sprüngen in Rücklage (Majewski et al. 2006).

An zweiter und dritter Stelle folgen Verletzungen im Bereich Schultergürtel und Rumpf mit ca. 20 bzw. 15 %.

Danach folgen Verletzungen am Kopf mit ca. 10 %. Nimmt man die Snowboardfahrer mit hinzu, so liegt die Quote der von Kopf- und Wirbelsäulenverletzungen von Ski- und Snowboardfahren insgesamt bei ca. 28 % (Tarazi et al. 1999).

CAVE
Die Häufigkeit von Kopfverletzungen ist beim Snowboarden ca. 3-fach höher als beim Skifahren, was auf die häufigeren Sprünge und Kunststücke zurückgeführt wird.

Verletzungen im Handbereich liegen bei 6–7 %. Eine typische Skiverletzung ist der **Skidaumen** mit Distorsion im Daumengrundgelenk und Verletzung des medialen Kollateralbandes.

11.9.1 Prävention

Mehrere Faktoren beeinflussen die Verletzungshäufigkeit. Viele Skifahrer verzichten beim Skifahren auf eine Sehhilfe, was neben äußeren Faktoren wie Nebel oder Schneefall zu Wahrnehmungsfehlern führen kann.

Da Skifahren nur in einem kurzen Zeitraum des Jahres durchführbar ist, sind viele Skifahrer auch hinsichtlich ihrer Fitness und körperlichen Konstitution oft nicht gut vorbereitet. Die Durchführung von **Skigymnastik und Technikschulung** ist in der Lage, Verletzungen zu reduzieren. Das **Tragen eines Helms** verringert das Risiko einer Kopfverletzung um bis zu 60 %. Schließlich ist auch der Untergrund ein wichtiger Faktor, da Kunstschnee technisch anspruchsvoller ist.

11

11.10 Kampfsportarten

11.10.1 Boxen

Beim Boxen versucht der Sportler, mit seinen Fäusten möglichst viele Treffer im Bereich des Kopfes und Oberkörpers seines Gegners zu landen. Daher konzentrieren sich die Verletzungen beim Boxen überwiegend auf den Kopf. Häufig treten **Verletzungen im Bereich des Gesichts** auf mit Riss- und Schürfwunden, insbesondere an den Augenbrauen, aber auch Frakturen der Nase, des Jochbeins und des Kiefers. Durch Blutergüsse im Bereich der Ohrmuschel kann durch Teilnekrose des Ohrknorpels ein **„Blumenkohlohr"** entstehen. Weiterhin können Trommelfellverletzungen, Zahnverletzungen und Augenverletzungen auftreten. Die Häufigkeit von Augenverletzungen variiert zwischen 2 und 5 % von leichten Einblutungen in die Bindehaut bis zur Linsenluxation (Bianco et al. 2005). Durch **Tragen eines Mundschutzes und eines Boxhelmes** sind zumindest im Amateurbereich signifikant weniger Verletzungen zu verzeichnen. Circa 10–25 % der Verletzungen stellen Schädelhirntraumata dar, am häufigsten die Commotio cerebri mit kurzfristiger Bewusstseinsstörung (Schmitt 2009). Intrazerebrale Blutungen, insbesondere subdurale Hämatome, treten selten auf, können aber zum Tode führen. Von mehreren Autoren wird eine sog. **Boxer-Enzephalopathie** bestätigt. Dabei scheint eine Assoziation zur Anzahl der Kämpfe bzw. der Häufigkeit der „Knockouts" zu bestehen. Im Rahmen dieses Krankheitsbildes kann eine Vielzahl von neurologischen Funktionsstörungen auftreten, wie eine Parkinson-Symptomatik und zerebelläre Manifestationen im Sinne eines **Punch-drunken-disease.**

Verletzungen im **Bereich der oberen Extremität** treten insbesondere an der Schlaghand auf. Hier kommt es zu Frakturen im Bereich der Finger und Mittelhand, gehäuft ist die subkapitale Fraktur des 5. Mittelhandknochens **(Boxer's fracture)** (Schmitt 2009).

Im Rahmen von eher chronischen Verletzungen im Handbereich kommt es beim **Boxerknöchel** zu einer Verletzung von Kapsel- und Streckapparat, bevorzugt am 3. sowie am 5. Strahl, teilweise mit Subluxation der Strecksehne. Durch rezidivierende Überstreckbewegungen im Ellenbogengelenk kann es zu einer **posterolateralen Impingement-Symptomatik** am Ellenbogen kommen.

Prävention

Zur Verletzungsprophylaxe sind generell das **Tragen eines Mundschutzes** und speziell im Amateurbereich zusätzlich das **Tragen von Kopf- und Genitalschutz** Pflicht. Auch die **Bandagierung der Hände** ist vorgegeben. Jeder Boxer sollte einmal jährlich eine Untersuchung der Augen, inklusive Messung des Augeninnendrucks und Messung der Sehschärfe, sowie die Durchführung eines EEGs und eines CTs des Gehirns prophylaktisch durchführen lassen.

> **CAVE**
> Auf jeden Fall sollte nach einem Kopf-Knockout die Kampffähigkeit des Boxers überprüft werden mit Einhaltung der entsprechenden Schutzsperre für Wettkampfbelastungen und Sparrings (Schmitt 2009).

11.10.2 Judo/Jiu-Jitsu

Das Ziel beim Judo ist, den Gegner zu Boden zu bringen und auf dem Boden mittels Halte- oder Würgegriffen zu fixieren und kampfunfähig zu machen. Verletzungen treten besonders durch missglückte Würfe bzw. das missglückte Abfangen beim Aufprall auf die Matte nach einem Wurf auf. Durch einen Sturz auf die Schulter bzw. den Hals-Kopf-Bereich können **Prellungen des Kopfes, HWS-Distorsionen und Schultereckgelenksprengungen** auftreten. Neben Sturzverletzungen kann ein Hämatom im Bereich der Ohrmuschel nach lokalem Druck, z. B. bei Haltegriffen, in der Folge zu einem **„Blumenkohlohr"** führen.

Bei Würgemanövern kann es zu einer zerebralen Minderperfusion und Abnahme des Herzschlagvolumens kommen.

Als Überbelastungssyndrom aufgrund der häufigen Griffansätze kommt es beim **„Judo-Finger"** zu Kapselverdickungen bis hin zur vermehrten Arthrose im Bereich der Fingerendgelenke im Sinne einer Heberden-Arthrose. Durch Überdehnung der Kapselbandstrukturen bei Hebelgriffen kann ein **„Judo-Ellenbogen"** auftreten mit möglichen degenerativen Veränderungen in der Folge (Scherbaum 1997).

Verletzungen an den unteren Extremitäten treten sowohl im Bereich der **Knie-, Sprunggelenk- als auch der Zehengelenke** auf. Meistens kommt es zu Distorsionen beim Umknicken der Zehen- bzw. Sprunggelenke beim direkten Hängenbleiben im Bereich der Bodenmatten (Scherbaum 1997). Kniebinnen-Traumata, inklusive Kreuzbandverletzungen, können durch Verdrehungen des Kniegelenks bei der Vorbereitung zu Würfen auftreten.

Beim **Jiu-Jitsu** können neben Würfe- und Haltegriffen auch Schläge eingesetzt werden. Das Verletzungsmuster ist allerdings im Wesentlichen geprägt durch die Wurf- und Haltetechniken und daher vergleichbar mit denen beim Judo.

11.10.3 Karate

Beim klassischen Karate gibt es eine **niedrige Verletzungsrate**, da üblicherweise kein Körperkontakt mit dem Gegner stattfindet. Verletzungen entstehen dann, wenn Bewegungen nicht rechtzeitig abgebremst werden können, und finden sich dann am häufigsten als Prellung im Bereich Kopf und Gesicht. Meistens treten Verletzungen durch Faustschläge auf (Müller-Rath et al. 2000). Neben den direkten **Verletzungen im Bereich des Kopfes, am Rumpf und den oberen Extremitäten** kommt es im Bereich der unteren Extremitäten im Wesentlichen zu **Distorsionen im Knie- und Sprunggelenksbereich** sowie **Muskelzerrungen** und **Verletzungen der Zehen** auf.

11.10.4 Taekwondo

Bei dieser Kampfsportart dominieren Fußtechniken mit Tritten, sog. Kicks, welche teilweise auch im Sprung ausgeführt werden. Daneben werden Fausttechniken angewandt. Hinsichtlich der Verletzungshäufigkeit steht die untere Extremität an erster Stelle, gefolgt von Rumpf, oberer Extremität und Kopf. Neben direkten Verletzungen wie **Hautverletzungen, Prellungen** sowie **Luxationen an Zehen oder Kniescheibe** treten auch **muskuläre Verletzungen im Bereich der Oberschenkelmuskulatur** in Form von Zerrungen bis zu Muskelrissen auf (Schmitt 2009). Durch die häufige Rotation im Kniegelenk kann es zu Kniebinnenschädigungen bis zum Kreuzbandriss kommen.

Im Rumpfbereich treten Thorax- und Rippenprellungen auf, wobei der Oberkörper durch eine Kampfweste geschützt ist.

Prävention

Aufgrund der häufigen hohen Fußtechniken sind beim Taekwondo eine intensive propriozeptive Gleichgewichtsschulung notwendig sowie regelmäßige Dehnübungen und Erhalt der Flexibilität, gerade in den Gelenken der unteren Extremität. Sowohl im Karate als auch im Taekwondo werden **Zahn-, Genital- und Kopfschutz** verwendet (Schmitt 2009).

LITERATUR

Aasheim C, et al. Prevalence and burden of overuse injuries in elite junior handball. BMJ Open Sport Exerc Med, 2018; 4(1): e000391.

Achenbach L, et al. Neuromuscular exercises prevent severe knee injury in adolescent team handball players. Knee Surg Sports Traumatol Arthrosc, 2018; 26(7): 1901–1908.

Augustsson SR, et al. Injuries and preventive actions in elite Swedish volleyball. Scand J Med Sci Sports, 2006; 16(6): 433–440.

Graumann L, et al. Sportverletzungen der unteren Extremität im Basketball in Abhängigkeit der Torsionssteifigkeit des Sportschuhs.

Sport-Orthopädie-Sport-Traumatologie-Sports Orthopaedics and Traumatology, 2007; 23(3): 174–177.

Hawkins RD, Fuller CW. A prospective epidemiological study of injuries in four English professional football clubs. Br J Sports Med, 1999; 33(3): 196–203. doi:10.1136/bjsm.33.3.196.

Hollander K. Biomechanik des Laufens – Implikationen für laufbedingte Verletzungen und zukünftige Forschungsfelder. Dtsch Z Sportmed, 2020; 71: 53–54.

Hulme A, et al. Risk and Protective Factors for Middle- and Long-Distance Running-Related Injury. Sports Med, 2017; 47(5): 869–886.

Jones HP, et al. Meniscal and chondral loss in the anterior cruciate ligament injured knee. Sports Med, 2003; 33(14): 1075–1089.

Kerr ZY, et al. Epidemiology of National Collegiate Athletic Association Women's Gymnastics Injuries, 2009–2010 Through 2013–2014. J Athl Train, 2015; 50(8): 870–878.

Kibler WB, Safran MR. Musculoskeletal injuries in the young tennis player. Clin Sports Med, 2000; 19(4): 781–792.

Kibler WB, Safran MR. Tennis Injuries. In: Caine, Maffulli (eds.). Epidemology of Pediatric Sports Injuries. Individual Sport. Med Sport Sci, 2005: 48: 120–137.

Kruse D, Lemmen B. Spine injuries in the sport of gymnastics. Curr Sports Med Rep, 2009; 8(1): 20–28.

Lopes AD, et al. What are the main running-related musculoskeletal injuries? A Systematic Review. Sports Med, 2012; 42(10): 891–905.

Majewski M, et al. Epidemiology of athletic knee injuries: A 10-year study. Knee, 2006; 13(3): 184–188.

Nigg BM, et al. Running shoes and running injuries: mythbusting and a proposal for two new paradigms: 'preferred movement path' and 'comfort filter'. Br J Sports Med, 2015; 49(20): 1290–1294.

Petersen J, et al. Acute hamstring injuries in Danish elite football: a 12-month prospective registration study among 374 players. Scand J Med Sci Sports, 2010; 20(4): 588–592.

Pluim BM, et al. Tennis injuries: occurrence, aetiology, and prevention. Br J Sports Med, 2006; 40(5): 415–423.

Schmidt-Wiethoff R, Dargel J. Tennis. In: Engelhardt M (Hrsg.). Sportverletzungen. Diagnose, Management und Begleitmaßnahmen, 2. Aufl. München: Elsevier, 2009: 577–581.

Siebert CH. Basketball. In: Engelhardt M. (Hrsg.). Sportverletzungen. Diagnose, Management und Begleitmaßnahmen, 2. Aufl. München: Elsevier, 2009: 515–522.

Shafizadeh S, et al. Injuries of the anterior cruciate ligament in athletes. Chirurg, 2014; 85 (10): 888–894.

Tarazi F, et al. Spinal injuries in skiers and snowboarders. Am J Sports Med, 1999; 27(2): 177–180.

Ueblacker P, Gebauer M, Ziegler M, et al. Verletzungen und Fehlbelastungen im Sport. Bundesgesundheitsbl – Gesundheitsforsch – Gesundheitsschutz 2005, 2005; (48): 927–938.

Verhagen EA, et al. A one season prospective cohort study of volleyball injuries. Br J Sports Med, 2004; 38(4): 477–481.

Westermann RW, et al. Evaluation of Men's and Women's Gymnastics Injuries: A 10-Year Observational Study. Sports Health, 2015; 7(2): 161–165.

12

Alexander Muffert und Frank Mooren

Traumatologie

Kernaussagen

- Sportverletzungen machen etwa 20 % aller Unfälle in Deutschland aus. Bei der Verteilung der Verletzungen auf die Körperregionen ist die untere Extremität am häufigsten betroffen, gefolgt von der oberen Extremität und den Kopfverletzungen.
- Akute Traumata der Wirbelsäule sind eher selten, es überwiegen Beschwerden aufgrund chronischer Überlastungen wie Spondylolisthese, Bandscheibenschädigungen und pseudoradikulärem Lumbalsyndrom.
- An der oberen Extremität sind neben Frakturen/Luxationen besonders Sehnenverletzungen (z. B. Rotatorenmanschette, Fingerstrecksehnen, Daumengrundgelenk) sowie Überlastungssyndrome (Epikondylitiden/Tendovaginitiden) zu beachten.
- An der unteren Extremität finden sich eine hohe Inzidenz muskulärer Verletzungen (Muskelriss/-abriss, Zerrung) sowie Überlastungsreaktionen im Bereich der Adduktoren, der rückwärtigen Oberschenkelmuskulatur sowie der Mm. iliopsoas und piriformis).
- Zu den Verletzungen, die auch häufig ohne Gegnerkontakt zustande kommen, gehören Verletzungen des Kapselbandapparats sowie Menisken in Knie und Sprunggelenk. Besonders häufig betroffen ist die vordere Kreuzbandverletzung, die nicht selten auch als Kombinationsverletzung zusammen mit Innenmeniskus und medialem Kollateralband auftritt. Die häufigste Bandverletzung im oberen Sprunggelenk betrifft das Lig. fibulotalare anterius.
- Häufige Überlastungssyndrome an der unteren Extremität sind das Springer- bzw. Läuferknie sowie die Achillodynie und Plantarfasziitis.
- Eine Vielzahl manueller Untersuchungstechniken steht zur Differenzialdiagnose der verschiedenen Verletzungstypen zur Verfügung.

Verletzungen im Sport sind relativ häufig. Sie machen etwa 20 % aller Unfälle in Deutschland aus (➤ Abb. 12.1a). Sportverletzungen verteilen sich zu etwa gleichen Teilen auf den Vereinssport, den Schulsport und den frei organisierten Sport. Dabei müssen grundsätzlich **akute, direkte Ereignisse durch Traumata** von **Überlastungssyndromen durch repetitive Mikrotraumata** unterschieden werden. Direkte Unfallfolgen sind insbesondere Frakturen und Prellungen. Diese Verletzungsformen treten gehäuft bei Kontaktsportarten auf. Gelegentlich entstehen Frakturen auch durch Überbelastungen, wie z. B. eine Stressfraktur im Mittelfußbereich. Distorsionen mit Bandverletzungen können sowohl durch direkte Gewalteinwirkungen als auch ohne Kontakt (indirekt) auftreten. Die Verteilung der Verletzungen auf die einzelnen Körperregionen bei breitensportlichen Aktivitäten zeigt ➤ Abb. 12.1b. Die untere Extremität ist mit 42 % am häufigsten betroffen, gefolgt von der oberen Extremität (31 %) und Kopfverletzungen (13 %). Grundsätzlich hat ein Trauma immer eine Auswirkung auf die Sportausübung, sodass zumindest eine Trainingspause erforderlich ist. Unter Umständen kann bei gravierenden Verletzungen aber auch die Aufgabe des Sports die Folge sein.

Nachfolgend werden die sport-traumatologisch relevanten Verletzungen und Überlastungsreaktionen sowie weitere Erkrankungen, getrennt nach den Körperregionen, dargestellt, ohne den Anspruch einer umfänglichen, lehrbuchartigen Darstellung.

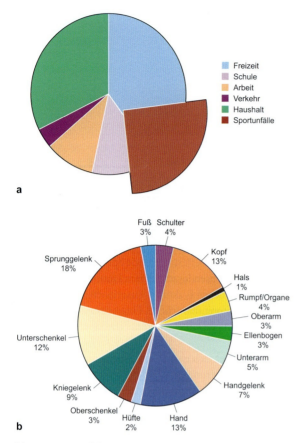

a

b

Abb. 12.1 Sportunfälle. a) Jährliche Unfallhäufigkeit (gesamt 9,73 Millionen) und Verteilung über verschiedene Lebensbereiche in Deutschland (2015) mit etwa 2 Millionen Betroffenen und damit einem Anteil von etwa 20 % allein im Sport. b) Verteilung der Sportunfälle auf die verschiedenen Körperregionen. (nach https://www.sicherheit.sport/informationen-fuer-die-sportpraxis/sportartenuebergreifende-informationen/sicherheit-im-breitensport/unfallpraevention-im-sport) [L143]

12.1 Kopf

Kopfverletzungen treten gehäuft bei **Kontaktsportarten wie Boxen oder Kampfsportarten** auf, aber auch **nach Stürzen**, wie z. B. beim Radfahren und beim Reiten. Es kommt dabei zu einer direkten Krafteinwirkung auf den Kopf. Dabei besteht ein Zusammenhang zwischen der Schwere der Verletzung und der Dauer der Bewusstlosigkeit bzw. dem Ausmaß des Gedächtnisverlusts. In der Diagnostik hat sich dabei der **Glasgow-Coma-Scale-Wert** bewährt, wobei Augenreaktionen, motorische Reaktionen und verbale Reaktionen abgefragt werden.

Neben den Schädelhirnverletzungen können weitere **Begleitverletzungen** auftreten, wie Frakturen im Bereich Ober- und Unterkiefer oder im Bereich des Jochbeins. Weiterhin können diverse Weichteilverletzungen vorliegen, wie Abschürfungen und Platzwunden. Strukturen wie das Auge und die Ohren sowie die Zähne können ebenfalls mitverletzt sein.

Therapie und Prävention   Bei schweren Schädelhirnverletzungen, insbesondere bei bestehender Bewusstlosigkeit, sind eine Intubation und Beatmung notwendig. Begleitend erfolgt eine weitere Diagnostik mittels Schädel-CT, um das Ausmaß der intrakraniellen Verletzung zu dokumentieren. Bei allen Schädelhirnverletzungen sind eine regelmäßige neurologische Kontrolle und Kontrolle der vegetativen Funktionen notwendig.

Offene Wunden, insbesondere Platzwunden und blutende Wunden, werden lokal versorgt, Begleitverletzungen insbesondere im Bereich der Augen, der Ohren und der Zähne werden entsprechend fachärztlich behandelt. Eine Ohrmuschelverletzung mit Othämatom muss wegen der Gefahr einer Nekrose des Ohrknorpels operativ entlastet werden. Halsverletzungen und Verletzungen der Mundhöhle, insbesondere der Zunge, müssen beachtet werden.

CAVE

Zur Prävention schwerer Schädelhirntraumen, insbesondere beim Ski- und Radfahren und Reiten, ist das Tragen von Helmen sinnvoll und empfehlenswert.

12.2 Wirbelsäule

12.2.1 Halswirbelsäule

Schläge gegen den Kopf und Stürze auf den Kopf können zu **Frakturen der Halswirbelsäule** führen. Bei den Frakturen ist die Unterteilung in stabile und nichtstabile Frakturen und eine eventuelle neurologische Begleitsymptomatik wesentlich. Eine Sonderform der akuten Halswirbelsäulenverletzungen ist die Peitschenschlagverletzung, welche durch eine akute schnelle Streckung in der Halswirbelsäule und anschließender Beugung ausgelöst wird (Renström & Peterson 2002). Diese tritt typischerweise bei Verkehrsunfällen auf, wenn ein Fahrzeug hinten auf das Fahrzeug des Verletzten auffährt.

Die Verletzungsmuster nach einer **Peitschenschlagverletzung** sind sehr unterschiedlich, insbesondere abhängig von der Stärke der einwirkenden Kraft und der Frage, ob der Verunfallte vorher das von hinten kommende Fahrzeug gesehen hat und sich auf den Aufprall vorbereiten konnte (Bischoff & Kinzl 2000).

Die Symptomatik ist daher sehr vielfältig und kann von sehr ausgeprägten neurologischen Symptomen bei ausgedehnten Kapselbandzerreißungen bis zu sehr milden Verläufen mit vorübergehenden leichten Kopfschmerzen und Unwohlsein reichen.

12.2.2 Brust- und Lendenwirbelsäule

Die **mechanische Belastung** ist im Bereich der **unteren Lendenwirbelsäule** am größten. Die Brustwirbelsäule ist aufgrund der Sicherung durch die Rippen und den Brustkorb mechanisch nicht so stark belastet.

Frakturen von Brust- und Lendenwirbelsäule sind selten, können allerdings bei starker axialer Krafteinwirkung auftreten. Auch bei diesen Wirbelverletzungen muss in stabile und instabile Frakturen unterschieden werden. Durch direkten Druck oder auch durch plötzliches Anspannen der Muskulatur können Querfortsatzfrakturen oder auch Dornfortsatzfrakturen auftreten (Renström & Peterson 2002).

Diagnostik   Die bildgebende Diagnostik erfolgt mittels Nativröntgen, MRT oder CT mit der Frage der Ausdehnung der Verletzung und Beteiligung von Ligamenten und Rückenmark. Außerdem ist eine klinisch-neurologische Diagnostik durchzuführen.

Therapie   Aus therapeutischer Sicht ist ein konservativer Ansatz bei stabilen Frakturen und bei Frakturen von Quer- und Dornfortsätzen möglich. Eine operative Therapie erfolgt bei offenen Verletzungen, neurologischem Defizit, Deformität und Instabilität.

12.2.3 Bandscheibenschädigungen

Traumatische Bandscheibenverlagerungen sind selten und setzen starke Scherkräfte durch eine Flexions-Kompressionsbelastung voraus. Dabei ist im Rahmen des Traumas eine Begleitverletzung ligamentärer oder knöcherner Art die Regel.

Klinik   Verlagerungen von Bandscheibengewebe im Sinne einer Protrusion oder eines Prolaps müssen nicht zwangsläufig zu einer Beschwerdesymptomatik führen. Häufig ist allerdings aufgrund der räumlichen Nähe zum austretenden Spinalnerv eine Kompression der Nervenwurzel vorhanden mit dann entsprechender radikulärer Symptomatik. Die häufigsten Bandscheibenverlagerungen bestehen im **Segment L4/5 und L5/S1** mit entsprechender Ausstrahlung in das entsprechende Dermatom des Beines. Bei einer radikulären Symptomatik kann im Extremfall neben den in das Dermatom ausstrahlenden Schmerzen und Sensibilitätsstörungen auch eine Lähmung des dazu gehörenden Kennmuskels auftreten.

Diagnostik   Diagnostische Maßnahmen umfassen eine neurologische Untersuchung sowie Bildgebung mit MRT bzw. CT.

Therapie   Die Behandlung erfolgt symptomatisch mittels Schmerzbehandlung und Physiotherapie. Bei neurologischen Ausfallssymptomen, insbesondere beim Cauda-Syndrom und bei akuter Lähmung ist die operative Behandlung indiziert (Wittenberg & Rubenthaler 2000).

12.2.4 Spondylolyse

Bei der Spondylolyse handelt es sich um einen Defekt im Bereich des Wirbelbogens, welcher in der Regel beidseits besteht und im Gefolge dann zu einem Wirbelgleiten (Spondylolisthese) führen kann.

Als Ursache werden eine angeborene Dysplasie im Bereich des Wirbelbogens und eine Stressfraktur durch Überlastung angenommen. Es besteht eine Häufung bei Sportlern, welche sehr stark in die Lendenlordose gehen, wie z. B. Turner und Leichtathleten, insbesondere beim Speerwurf (Renström & Peterson 2002). Die Spondylolyse tritt in der Kindheit auf, wobei das Wirbelgleiten ebenfalls in der Kindheit auftritt und mit Abschluss des Wachstums sistiert (Wittenberg & Rubenthaler 2000). Die Beschwerden reichen von lokalen Rückenschmerzen bis über beidseitige Ischialgien.

Diagnostik   Nativröntgen (seitliche Aufnahme der LWS) mit Feststellung des Ausmaßes des Wirbelgleitens nach Meyerding (I–IV), ergänzend CT oder MRT.

Therapie   Je nach Ausmaß der Listhese wird eine Ruhigstellung empfohlen bzw. bei extremem Wirbelgleiten auch eine Repositionsspondylodese.

12.2.5 Pseudoradikuläres Lumbalsyndrom

Beim pseudoradikulären Lumbalsyndrom handelt es sich um einen von der Wirbelsäule ausgehenden, in die Beine ausstrahlenden, lage- und bewegungsabhängigen Schmerz.

Ursächlich sind Affektionen der Iliosakral- und Facettengelenke mit Fehlstellung und Hypomobilitäten. Teilweise besteht eine variable Beinlängendifferenz und ein myofaszialer Schmerz mit Beteiligung des M. piriformis, ggf. auch des M. iliopsoas sowie der Glutealmuskulatur mit vermehrter Muskelspannung und Nachweis lokaler Triggerpunkte (➤ Abb. 12.2).

Therapie   Manuelle Mobilisation der ISG, Dehnung der Muskulatur und Beseitigung der Triggerpunkte, bei muskulären Dysbalancen entsprechendes Trainingsprogramm.

12.2.6 Funktionelle Wirbelsäulenveränderungen

Durch ruckartige Rotationsbewegungen, aber auch durch direkte Krafteinwirkungen, können Blockaden an der Wirbelsäule entstehen mit reaktiven muskulären Verspannungen. Weitere Ursachen für Schmerzen an der Wirbelsäule können eine kraniomandibuläre Dysfunktion (CMD) und Zahnherde sein. Bei der CMD kann es durch Fehlstellung im Kieferbereich zu ausstrahlenden Beschwerden in die HWS und die gesamte

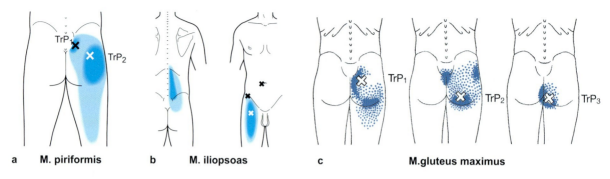

Abb. 12.2 Triggerpunkte am a) M. piriformis, b) M. iliopsoas, c) M. gluetus maximus [G1052]

Wirbelsäule kommen. Auch Zahnherde können Rückenschmerzen akut auslösen und unterhalten.

Therapie Manuelle Therapie an der Kaumuskulatur, kieferorthopädische Behandlung mit Bisskorrektur, ggf. Anpassen einer Bissschiene.

12.3 Schultergelenk

12.3.1 Schulterluxation

Wegen der relativ lockeren Kapselbandführung und der relativ schlechten knöchernen Führung kann es zu Ausrenkungen der Schulter (Luxation) kommen. Dabei ist die vordere Luxation bei weitem am häufigsten mit über 90 % gegenüber der hinteren Luxation. Der Mechanismus ist häufig eine forcierte Abduktion und Außenrotation der Schulter bzw. Sturz auf die nach hinten ausgestreckte Hand (Renström & Peterson 2002).

Diagnostik Nativröntgen. MRT zum Ausschluss von Begleitverletzungen.

Therapie Schonende Reposition, ggf. unter Kurznarkose. Danach ist mittels MRT-Diagnostik eine Verletzung der Gelenklippe bzw. des Pfannenrandes auszuschließen. Sollten Schäden im Bereich des Labrum bzw. der Gelenkpfanne persistieren, wäre dies eine Disposition zu rezidivierenden Luxationen (Bischoff & Kinzl 2001). Eine nachgewiesene Verletzung des Labrums (Bankart-Läsion) oder der Pfanne muss operativ beseitigt werden. Bei Fehlen von schwerwiegenden Begleitverletzungen wird zunächst eine Ruhigstellung durchgeführt mit anschließender physiotherapeutischer Bewegungstherapie.

Isolierte Einrisse des Labrum glenoidale können auch bei wiederkehrenden Überlastungen, insbesondere bei Überkopfsportarten auftreten. Ein wichtiges Beispiel für diese Labrumverletzung ist die **SLAP-Läsion.** Hier finden sich Labrumver-

letzungen von anterior nach posterior reichend im oberen Labrumanteil (engl. *superior labrum from anterior to posterior*). Diese werden in der Regel arthroskopisch fixiert (Renström & Peterson 2002). Sportausübungen sind je nach Disziplin nach 3–6 Monaten möglich.

12.3.2 Klavikulafraktur

Eine Klavikulafraktur tritt durch Sturz auf die Schulter bzw. direkte Krafteinwirkung auf. Es werden stabile und instabile, dislozierte Frakturen unterschieden.

Diagnostik Nativröntgen.

Therapie Konservatives Vorgehen mittels Rucksackverband bei stabilen Frakturen, wobei der Rucksackverband für ca. 4–6 Wochen getragen werden muss (Magosch et al. 2012). Eine Plattenosteosynthese erfolgt bei instabilen Frakturen.

12.3.3 AC-Gelenk-Sprengung

Eine Sprengung des Akromiolavikulargelenks entsteht durch einen Sturz auf die Schulter mit Verletzung der stabilisierenden Bänder. Dabei können das Lig. acromioclaviculare und/oder das Lig. coracoclaviculare beteiligt sein. Die geläufigste Einteilung der Schultereckgelenkssprengung besteht nach Rockwood Grad I–VI mit entsprechender Zunahme der Schwere der Verletzung (Magosch et al. 2012).

Klinik Klinisch besteht eine Schmerzhaftigkeit im Bereich des Akromiolavikulargelenks mit mehr oder weniger stark ausgeprägtem Hochstand der lateralen Clavicula (**Klaviertastenphänomen).**

Diagnostik Nativröntgen.

Therapie Die Rockwood-Verletzungen I und II können konservativ mittels Ruhigstellung und Tape-Verband und

12

begleitender Physiotherapie behandelt werden. Ab Rockwood III wird ein operatives Vorgehen mit entsprechender operativer Stabilisierung des Schultereckgelenks und Naht der zerrissenen Bandstrukturen empfohlen. Die Abduktion der Schulter ist in der Regel nach operativer Behandlung für 6 Wochen auf 90° begrenzt. Sollten Fremdmaterialien eingebracht worden seien, wie z. B. eine Hakenplatte oder Kirschner-Drähte, so sollten diese nach 6 Wochen entfernt werden (Magosch et al. 2012).

12.3.4 Rotatorenmanschettenverletzung

Die Rotatorenmanschette ist insbesondere für die Stabilisierung des Oberarmkopfes und die Zentrierung des Oberarmkopfes in der Gelenkpfanne verantwortlich (➤ Abb. 12.3a).

Schädigungen der Rotatorenmanschette können zusammen mit einer Schulterluxation auftreten. Des Weiteren kann eine plötzliche massive Rückwärtsbewegung bzw. das Heranführen des Armes bzw. der Sturz auf den nach hinten gestreckten Arm eine traumatische Rotatorenmanschettenverletzung auslösen. Aufgrund der anatomischen Lage der Supraspinatussehne unterhalb des Akromions besteht allerdings mit zunehmendem Alter auch eine häufige degenerative Sehnenschädigung (Magosch et al. 2012).

Klinik   Die Symptomatik der akuten Sehnenverletzung ist der lokale Schmerz, welcher bei aktiver Abduktion zunimmt. Die aktive Abduktion ist deutlich eingeschränkt bzw. nicht mehr durchführbar.

Diagnostik   Bei der Untersuchung sind der Nullgrad-Abduktions-Test und der Jobe-Test positiv (➤ Abb. 12.3b). Die apparative Diagnostik, auch hinsichtlich des Ausmaßes der Verletzung, wird mittels Sonografie und MRT geführt (Magosch et al. 2012).

Therapie   Rotatorenmanschettennaht und physiotherapeutische Nachbehandlung. Eine sportliche Aktivität ist in der Regel, insbesondere bei Überkopfsportarten, erst 4–6 Monate nach Operation wieder möglich.

12.3.5 Überlastungssyndrom

Impingement-Syndrom

Das Impingement beschreibt eine Einengung des subakromialen Raumes mit Einklemmen der Bursa subacromialis und der Sehne des M. supraspinatus.

Ursächlich kommen extrinsische und intrinsische Faktoren vor. Extrinsische Faktoren sind eine fehlerhaft verheilte Tuberculum-május-Fraktur mit Kranialisierung des Tuberculum május sowie ein nach kaudal geneigtes Acromion und eine Arthrose des Akromioklavikulargelenks mit kaudaler Osteophytenbildung. Intrinsische Faktoren sind eine Bursitis subacromialis oder eine Tendinitis der Supraspinatussehne mit entsprechender Raumforderung und dadurch bedingter räumlicher Enge bzw. eine Ruptur bzw. Teilruptur der Supraspinatussehne mit dadurch bedingtem Oberarmkopfhochstand (Renström & Peterson 2002). Dies führt zu einem schmerzhaften Bogen bei einer Armabduktion von 60 bis 130°.

Diagnostik   Positives Impingementzeichen bei forcierter Adduktion in der Schulter mit begleitender Innenrotation **(Impingementzeichen nach Hawkins).** Im Nativröntgenbild wird die Weite des subakromialen Raumes festgestellt. Dabei zeigt sich insbesondere bei Schultereckgelenksarthrosen mit osteophytären Anbauten eine entsprechende Einengung. Sonografisch ggf. Nachweis von strukturellen Veränderungen im Sinne von Rupturen oder Kalkeinlagerungen. Häufig findet sich eine Dysbalance zwischen einem starken M. deltoideus und einer abgeschwächten Rotatorenmanschette (Magosch et al. 2012).

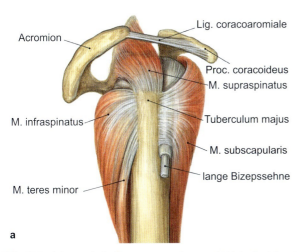

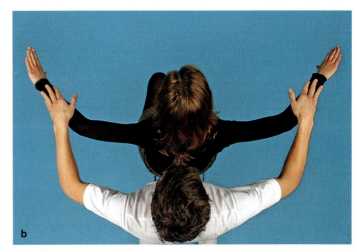

Abb. 12.3 a) Anatomie der Rotatorenmanschette und b) Jobe-Funktionstest [S700/M332]

Therapie   Auftrainieren der Rotatorenmanschette zur Zentrierung des Oberarmkopfes bei funktionellem Impingement. Ist dies nicht erfolgreich, kann bei einer erheblichen anatomischen Einengung des Subakromialraumes eine Akromioplastik durchgeführt werden. Teilrupturen oder Rupturen der Supraspinatussehne werden häufig durch Naht versorgt.

12.4 Ellbogen

12.4.1 Olekranonfraktur

Durch einen Sturz auf den Ellbogen kann es zu einer Olekranonfraktur kommen. Dabei ist durch den Zug des M. triceps der Bruchspalt in der Regel klaffend, da das proximale Fragment durch den M. triceps nach kranial gezogen wird. Es besteht eine fehlende Extensionsmöglichkeit im Ellbogengelenk.

Diagnostik   Nativröntgen.

Therapie   Kirschner-Draht-Osteosynthese mit begleitender Drahtzuggurtung, um die Zugkräfte des M. triceps in Druckkräfte auf den Frakturspalt umzuwandeln. Frühfunktionelle Nachbehandlung (Weise 1999).

12.4.2 Radiusköpfchenfraktur

Eine Fraktur des Radiusköpfchens entsteht beim Sturz auf die ausgestreckte Hand bei Abduktionsstellung des Ellbogens. Typisch ist der lokale Druckschmerz über dem Radiusköpfchen mit Bewegungsschmerz.

Diagnostik   Nativröntgen.

Therapie   Die Wahl der Therapie ist abhängig von der Dislokation des Fragments und der Beteiligung der Gelenkfläche. Bei großen Dislokationen ist die operative osteosynthetische Therapie Mittel der Wahl. Ansonsten kann auch eine konservative Therapie mittels Ruhigstellung durchgeführt werden (Weise 1999).

12.4.3 Ellbogengelenksluxation

Eine Ellbogengelenksluxation tritt beim Sturz auf die ausgestreckte Hand bei gestrecktem Ellbogen auf. Die Luxationsrichtung erfolgt in der Regel nach dorsal, da die hintere Kapsel den schwächsten Anteil der Ellenbogengelenkskapsel darstellt. In den meisten Fällen kommt es dabei auch zu einer Beteiligung der Seitenbänder, sodass nach erfolgter Reposition grundsätzlich die Stabilität der Seitenbänder überprüft werden muss (Pieper 2009).

Diagnostik   Standardröntgenbild des Ellbogens in 2 Ebenen. Ergänzend eventuell MRT-Untersuchung, um die Größe des Weichteilschadens zu ermitteln.

Therapie   Zunächst Reposition, danach weitere Diagnostik, wobei bei einem ausgedehnten Weichteilschaden mit Beteiligung des lateralen oder medialen Seitenbandapparats sekundär eine Refixation bzw. Rekonstruktion der Seitenbänder notwendig sein kann (Mehta & Bain 2004). Die Nachbehandlung ist dementsprechend abhängig von der postoperativen Stabilität.

12.4.4 Überlastungssyndrome

Epicondylitis humeri radialis

Der sog. **Tennisellenbogen** entsteht durch eine Überlastung der Unterarmstreckmuskulatur, insbesondere mit Beteiligung der Mm. extensor capi radialis brevis und longus, aber auch des M. brachioradialis. Durch eine Über- bzw. Fehlbelastung der Extensorenmuskulatur kommt es im Ansatzbereich zu einem Reizzustand mit Bewegungs- und Belastungsschmerz im radialen Ellenbogen und Unterarm.

Diagnostik   Lokaler Druckschmerz, aber auch Beschwerden bei forcierter Extension und Supination im Handgelenk gegen Widerstand (positiver **Mill- und Cozen-Test**). Gegebenenfalls MRT zur Dokumentation der entzündlichen Reizung.

Therapie   Sportpause bzw. Einschränkungen der schmerzhaften Bewegungen. Physiotherapeutische Behandlung mit Querfriktion und Dehnung der Extensorenmuskulatur. Gegebenenfalls unterstützend Ultraschallanwendungen, Iontophorese oder Stoßwellentherapie. Eine lokale Injektionstherapie, auch mit Kortisonpräparaten, kann kurzfristig eine Beschwerdebesserung erbringen, sollte allerdings nicht längerfristig eingesetzt werden. Zusätzlich können Hilfsmittel wie eine Epicondylitis-Bandage zum Umlenken der Extensorenkräfte im Unterarm eingesetzt werden. Eine Akupunkturbehandlung kann unterstützend wirksam sein. Nach Ausheilung sind ein **Präventionsprogramm** mit speziellem Muskeltraining und eine Überprüfung der Schlag- und Wurftechnik empfehlenswert (Renström & Peterson 2002). Die operative Behandlung mit Denervierung des Epicondylus radialis und Einkerbung der Extensorenmuskulatur (Operation nach Wilhelm) sollte nur in Ausnahmefällen notwendig sein.

Epicondylitis humeri ulnaris

Der sog. **Golferellenbogen** entsteht durch eine Fehl- bzw. Überbelastung der am Epicondylus ulnaris ansetzenden Handgelenksflexorenmuskulatur. Als Ursache wird ein rezidivierender Valgusstress insbesondere auf das Lig. collaterale mediale angesehen, mit strukturellen Veränderungen.

Diagnostik Lokaler Druckschmerz am Epicondylus ulnaris sowie ein auf den Ellenbogen projizierter Schmerz bei forcierter Handgelenksflexion gegen Widerstand (**umgekehrter Cozen-Test).**

Therapie Entsprechend der Epicondylitis humero radialis Sportkarenz und Behandlung des lokalen Reizzustands mit Physiotherapie, Querfriktion und Dehnung der überlasteten Muskulatur.

„Werferellenbogen"

Der Werferellenbogen resultiert aus rezidivierendem Valgusstress auf den medialen Bandapparat des Ellenbogens und kann zu Instabilität und Bildung von Osteophyten führen.

Diagnostik Zur klinischen Untersuchung werden Instabilitätstests in Abduktion und Außenrotation (bei unterschiedlicher Flexionsstellung) durchgeführt (**Test nach O'Driscoll und Safran).**

Therapie Konservativ mit Muskeltraining. Bei erheblicher Instabilität operative Stabilisierung.

12.4.5 Nervenengpasssyndrome

Supinatorsyndrom

Durch Kompression des R. profundus des N. radialis beim Durchtritt durch den M. supinator kommt es zu Schmerzen im radialen Unterarm mit Dysästhesien und Schweregefühl des Armes.

Diagnostik Lokaler Druckschmerz über dem N. radialis, distal des Ellenbogens. Schwäche und Schmerz bei Supination gegen Widerstand. Schwäche der Daumen- und/oder Handgelenksextension. Überprüfung der Handgelenksfunktion und Ausschluss einer Radiusköpfchensubluxation am Ellenbogen.

Kubitaltunnelsyndrom (Sulcus-ulnaris-Syndrom)

Hierbei handelt es sich um Affektion des N. ulnaris im Sulcus ulnaris mit Schmerzen und Kribbelparästhesien am ulnaren Unterarm.

Diagnostik Positives **Hoffmann-Tinel-Zeichen** über dem Sulcus ulnaris. Schwäche der Hypothenarmuskeln und Sensibilitätsstörungen der Finger D IV und V. **Positives Froment-Zeichen** durch Schwäche des M. adductur pollicis. Gegebenenfalls verkürzter M. triceps brachii.

Pronator-Teres-Syndrom

Kompression des N. medianus bei Durchtritt durch den M. pronator teres mit belastungsabhängigen Schmerzen in der Ellenbeuge nach Belastung.

Diagnostik Sensibilitätsstörungen im ventralen Unterarm und in den Fingern D I–III der Hand. Schwäche der Fingerbeugemuskulatur. Positiver **Pronator-Provokationstest.**

Üblicherweise werden alle Nervenengpasssyndrome neurologisch überprüft und über die Messung der Nervenleitgeschwindigkeit und Erstellung eines EMGs verifiziert. Gegebenenfalls Neurosonografie bzw. Neuro-MRT.

Therapie Grundsätzlich bei allen Nervenengpasssyndromen zunächst konservative Therapie mittels Schonung und temporärer Ruhigstellung, ggf. Antiphlogistika-Gabe. Beseitigung von muskulären Dysbalancen und Fehlstellung. Bei anhaltenden persistierenden Beschwerden ggf. operative Dekompression.

12.5 Hand

12.5.1 Distale Radiusfraktur

Epidemiologie Die Fraktur des distalen Radius ist die häufigste Fraktur des Menschen (Court Brown 2015). Überwiegend tritt eine Extensionsfraktur beim Sturz auf die dorsal extendierte Hand mit Abweichen des distalen Fragments nach dorsal auf (**Colles-Fraktur**) (Renström & Peterson 2002).

Weniger häufig ist die Flexionsfraktur mit Sturz auf die nach ventral gebeugte Hand mit einer Abweichung des distalen Fragments nach ventral (**Smith-Fraktur).**

Diagnostik Erfolgt mittels Nativröntgen.

Therapie Zunächst Reposition. Bei nicht wesentlich verschobenen Colles-Frakturen ist auch die konservative Therapie mittels Gipsruhigstellung über 3–6 Wochen möglich (van Delft 2019), ansonsten wird in der Regel zumindest eine Kirschner-Draht-Osteosynthese oder eine Plattenosteosynthese durchgeführt. Bei der Smith-Fraktur ist eine Plattenosteosynthese aufgrund der hohen Dislokationsgefahr obligat. Anschließend erfolgt die physiotherapeutische Nachbehandlung mittels

Bewegungstherapie, ggf. auch Ergotherapie. Die Freigabe der Bewegung ist abhängig von der Art der Stabilisierung.

12.5.2 Kahnbeinfraktur

Eine Fraktur des Os scaphoideum kann durch einen Sturz auf die gestreckte Hand bei dorsal extendiertem Handgelenk entstehen.

Diagnostik   Es bestehen eine Bewegungsschmerzhaftigkeit im radialen Handgelenksbereich sowie ein Druckschmerz in der Tabatière. Gesichert wird die Diagnose durch eine Röntgenuntersuchung, wobei häufig eine Röntgenuntersuchung in 2 Ebenen nicht ausreicht, sondern ein Naviculare-Quartett, auch mit Schrägaufnahmen, angefertigt wird. Da es sich bei den Kahnbeinfrakturen häufig um nicht wesentlich verschobene Frakturen handelt, können diese übersehen werden. Sollte das Nativröntgen keinen definitiven Frakturausschluss gewährleisten, ist ergänzend ein CT oder MRT sinnvoll.

Therapie   Bei nachgewiesener Kahnbeinfraktur kann eine konservative Therapie mittels Gipsruhigstellung erfolgen, unter Einschluss des Daumengrundgelenks. Dauer der Ruhigstellung 4–12 Wochen. Alternativ wird die operative Stabilisierung mittels Herbert-Schraube durchgeführt. Diese intraossär versenkbare Schraube hat sowohl distal als auch proximal ein Gewinde und kann dadurch den Gelenkspalt komprimieren. Durch dieses schonende operative Verfahren ist die Nachbehandlungszeit deutlich verkürzt. Das Handgelenk kann frühzeitig bewegt werden (Englert & Lukas 2009). Radrennfahrer können z. B. bereits nach 4 Wochen wieder ihren Sport ausüben.

Als mögliche Komplikation besteht die Pseudarthrosenbildung, insbesondere bei proximalen Frakturen, da die Durchblutung von distal erfolgt.

12.5.3 Zerreißungen des ulnaren Diskus

Der Diskus im ulnaren Handgelenksbereich ist Teil des triangulären fibrokartilaginären Komplexes (TFKK). Zerreißungen in diesem Bereich können durch ein Trauma, aber auch durch Überbelastungen entstehen.

Diagnostik   Es bestehen diffuse ulnare Handgelenksbeschwerden, insbesondere bei Kompression und Ulnarabduktion. Die Diagnose wird im Wesentlichen mittels MRT gestellt.

Therapie   Gegebenenfalls konservativer Therapieversuch mittels Sportkarenz und Ruhigstellung. Häufig ist eine arthroskopische Sanierung mit Teilresektion des Diskus notwendig (Englert & Lukas 2009).

12.5.4 Scapholunäre Dissoziation

Zerreißung des Bandapparats zwischen Os scaphoideum und Os lunatum nach Sturz auf das gestreckte Handgelenk oder Anpralltrauma beim Ballsport.

Diagnostik   Röntgenuntersuchung mit Nachweis eines vergrößerten Spaltes zwischen Os scaphoideum und Os lunatum. Gegebenenfalls MRT.

Therapie   Bei Teilzerreißung Ruhigstellung, bei ausgedehnter Verletzung Rekonstruktion des Bandapparats, da bei persistierender Instabilität eine frühzeitige Arthrose droht (Englert & Lukas 2009).

12.5.5 Verletzungen der Fingergelenke

Es gibt eine Vielzahl von Verletzungsmöglichkeiten im Bereich der Fingergelenke, welche durch Bänder gut gesichert sind. Es kann zu Luxationen kommen oder zu Distorsionen mit Kollateralbandverletzungen. Eine klassische Kapselbandverletzung ist der sog. **Skidaumen** mit Ruptur des ulnaren Seitenbands im Daumengrundgelenk, häufig durch Sturz mit Hängenbleiben des Daumens im Skistock und damit Aufklappen des Daumengrundgelenks.

Diagnostik   Es besteht ein Druckschmerz über dem betroffenen Gelenk. Es erfolgt eine Stabilitätsprüfung. Beim Skidaumen ist das Grundgelenk ulnar deutlich aufklappbar.

Therapie   Eine Luxation wird schonend reponiert und kurzzeitig ruhiggestellt. Eine Kapselbandverletzung kann konservativ behandelt werden, wenn es sich nicht um eine manifeste Instabilität handelt. Bei ausgedehnten Zerreißungen ist ggf. auch die Kapselbandrekonstruktion notwendig. Insbesondere beim Skidaumen ist aufgrund des Einschlagens des Bandes unter die Adduktorenaponeurose (**Stener-Läsion**) häufig eine operative Refixation notwendig (Englert & Lukas 2009).

12.5.6 Sehnenverletzungen

Eine typische Sehnenverletzung im Handbereich ist der Abriss der Strecksehne am Fingerendglied. Das kann durch ein direktes Trauma, aber auch durch plötzliche starke Beugungen des Endgelenks auftreten.

Diagnostik   Es besteht ein Streckdefizit im Endgliedbereich des Fingers von ca. 30°. Der Finger kann nicht komplett aktiv gestreckt werden. Im Röntgen finden sich manchmal auch feine Knochenfragmente im Sinne eines ossären Strecksehnenausrisses (Renström & Peterson 2002).

Therapie Es kann eine konservative Therapie mittels Ruhigstellung und Anpassen einer Stack-Schiene in Streckstellung des Gelenks durchgeführt werden. Bei größeren ossären Ausrissen kann eine operative Refixation sinnvoll sein. Eine Ruhigstellung ist für 6–8 Wochen erforderlich.

12.5.7 Fingerfrakturen

Frakturen im Bereich der Mittelhand und der Finger treten insbesondere durch direkte Krafteinwirkung auf. Dabei sind Schlagsportarten besonders häufig betroffen. Insbesondere beim Boxen und Kampfsportarten kann es durch einen direkten Schlag zu einer Mittelhandköpfchenfraktur, insbesondere im Bereich des 4. und 5. Strahls kommen.

Diagnostik Die Diagnose wird mittels Nativröntgen gestellt.

Therapie Bei nicht wesentlich dislozierten Frakturen kann eine konservative Therapie mittels Ruhigstellung über 4 Wochen erfolgen. Bei dislozierten Frakturen werden eine Reposition und osteosynthetische Stabilisierung durchgeführt (Englert & Lukas 2009).

12.5.8 Nervenengpass- und Überlastungssyndrome

Karpaltunnelsyndrom

Ein Karpaltunnelsyndrom entsteht durch die Kompression des N. medianus im Karpalkanal, häufig bei Überbeanspruchung des Handgelenks, insbesondere bei Abstützbewegungen, z. B. beim Radfahren, aber auch nach Stürzen auf das Handgelenk.

Diagnostik Hypästhesien, teilweise auch mit Taubheitsgefühl der Finger D I–III, auch unter Beteiligung der Hälfte des Ringfingers. Schwäche der Thenarmuskulatur, vor allem des M. abductor pollicis. **Phalen-Test** und **Hoffmann-Tinel-Zeichen** positiv. Neurologische Untersuchung und Durchführung eines EMGs und einer Nervenleitgeschwindigkeit. Bei Zustand nach Sturz auf das Handgelenk kann es zu einer Dysfunktion des M. pronator quadratus am Handgelenk kommen mit lokalem Hypertonus. Es sollte daher die Funktion des M. pronator quadratus überprüft werden.

Therapie Zunächst konservativ mit Ruhigstellung, ggf. mit Nachtschienen für die Handgelenke. Bei Dysfunktionen des M. pronator quadratus manuelle Therapie mit Detonisieren des Muskels. Bei persistierenden Sensibilitätsstörungen und therapieresistenten nächtlichen Parästhesien operative Neurolyse mit Durchtrennung des Lig. carpi transversum.

Loge-de-Guyon-Syndrom

Einklemmung des N. ulnaris in der Loge-de-Guyon am Handgelenk durch lokalen Druck, z. B. beim Radfahren, kann zu Dysästhesien und teilweise Sensibilitätsstörungen des kleinen Fingers und des hälftigen Ringfingers führen. Teilweise besteht eine Schwäche der Fingerspreizung.

Diagnostik **Hoffmann-Tinel-Zeichen** positiv. Positiver Intrinsic-Test mit Schwäche der Kleinfingeradduktion. Untersuchung und Durchführung eines EMGs und Nervenleitgeschwindigkeitsmessung.

Therapie Zunächst Ruhigstellung und Antiphlogistika. Bei anhaltenden Beschwerden operative Dekompression.

Überlastungssyndrom Tendovaginitis de Quervain

Entzündung in der Sehnenscheide des 1. Strecksehnenfachs mit Beteiligung der kurzen Streckersehne (M. extensor pollicis brevis) und der langen Abduktorsehne (M. abductor pollicis longus) des Daumens.

Diagnostik Lokaler Druck- und Bewegungsschmerz im Bereich des 1. Strecksehnenfachs. Positiver **Finkelstein-Test** mit vermehrten Beschwerden bei Ulnarduktion im Handgelenk mit fixiertem Daumen.

Therapie Antiphlogistika-Gabe und kurzzeitige Ruhigstellung. Bei anhaltenden Beschwerden ggf. operative Spaltung des 1. Sehnenfachs.

12.6 Hüfte und Becken

Frakturen des Schenkelhalses und des proximalen Femurs. Frakturen können im Bereich des Schenkelhalses oder auch peritrochantär auftreten.

Die Frakturen im Bereich des proximalen Femurs sind typischerweise eher Frakturen des älteren Menschen bei vorbestehender Osteoporose, können aber auch beim Sport, z. B. beim Radfahren, durch ein direktes Trauma auftreten. Die Schenkelhalsfrakturen werden nach Garden I–IV eingeteilt.

Diagnostik In der Regel findet sich eine verkürzte außenrotierte untere Extremität. Die genaue Diagnose wird durch Nativröntgen gestellt.

Therapie Die Garden-I-Fraktur kann unter Umständen konservativ behandelt werden. Garden-II–IV-Frakturen werden operativ behandelt mittels Zugschraubenosteosynthese DHS oder Gammanagel als kopferhaltende Osteosynthese oder bei deutlicher Dislokation und Gefahr der Hüftkopfnekrose mittels Hüftendoprothese. Vorrangiges Ziel ist eine möglichst schnelle Mobilisation des Patienten.

12.6.1 Muskuläre Verletzungen

Ruptur der Adduktorenmuskulatur

Muskelverletzungen im Adduktorenbereich betreffen insbesondere den M. adductor longus. Dabei kann durch plötzliche Anspannung der Muskulatur, z. B. beim Treten gegen einen Ball oder durch Wegrutschen des Beines, eine Muskelverletzung auftreten.

Klinik Wichtiges Symptom ist ein stechender Schmerz im Bereich des Muskelansatzes, welcher durch Belastungen verstärkt wird. Es bestehen in der Regel auch ein lokaler Druckschmerz im Sehnenansatzbereich und ein Dehnschmerz.

Diagnostik Neben der klinischen Diagnostik kann ein Ultraschall der Weichteile einen Hinweis auf eine größere Muskelverletzung zeigen, ggf. auch ergänzend Durchführung einer MRT-Untersuchung.

Therapie Lokale Kühlung, Kompression und Schonung. Je nach Ausdehnung der Muskelverletzung Sportkarenz und nur leichte Bewegungstherapie. Beginn der Belastung erst nach völliger Schmerzfreiheit. Gegebenenfalls ergänzendes Kinesio-Taping.

12.6.2 Überlastungssyndrome

Impingement-Syndrom

Ein Impingement-Syndrom an der Hüfte tritt insbesondere bei sportlich aktiven Menschen auf. Der Mechanismus ist noch nicht ganz geklärt. Es gibt zwei Formen des Impingements: das **Cam-Impingement** mit einer verminderten Taillierung des Schenkelhalses und das **Pincer-Impingement** mit einer zangenförmigen Einengung des Hüftkopfes durch die umfassende Hüftpfanne (➤ Abb. 12.4). Es bestehen belastungsabhängige Beschwerden im Bereich des Hüftgelenks mit Bewegungseinschränkungen, insbesondere hinsichtlich Innenrotation mit positivem Impingement-Test.

Diagnostik Nativröntgen, ggf. zusätzlich MRT. Neben den anatomischen Veränderungen kann es im Verlauf zu einer Schädigung des Labrum acetabulare und auch des Gelenkknorpels kommen, sodass in der Folge eine sekundäre Coxarthrose auftreten kann.

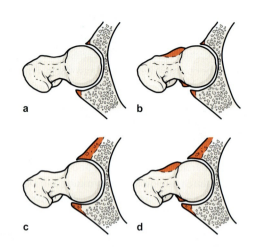

Abb. 12.4 Impingements der Hüfte [G1053]

Therapie Die Therapie ist bei einem symptomatischen Impingement in der Regel operativ mit Resektion der knöchernen Vorsprünge am Femur und/oder Acetabulum und Refixation des Labrum acetabulare (Hutterer 2020).

Coxa saltans

Die springende Hüfte tritt gehäuft bei Frauen auf. Hier kommt es zu einem Schnappen des Tractus iliotibialis über den Trochanter major. Begleitend kann auch eine Bursitis trochanterica auftreten (Hackenbroch 2001).

Diagnostik Tastbares, schmerzhaftes Schnappen des Tractus iliotibialis über dem Trochanter major bei Beugung in der Hüfte. Häufig auch lokaler Druckschmerz im Bereich der Bursa trochanterica.

Therapie Antiphlogistika und Vermeiden von schmerzhaften Bewegungen. Gegebenenfalls lokale Injektionen, auch mit Kortikoiden. Bei anhaltenden Beschwerden unter Umständen operative Tractusverlängerung und Sehnenplastik (Hackenbroch 2001).

12.6.3 Myofasziale Beschwerden

Im Hüft- und Leistenbereich sind einige Muskeln bei der Führung des Hüftgelenks beteiligt. Hier kann es zu einer Vielzahl von muskulären Fehl- und Überbelastungen im Sinne eines myofaszialen Schmerzes kommen.

Adduktorenschmerz

Durch eine Fehl- und Überbelastung der Adduktorenmuskulatur, insbesondere der Mm. adductor longus und adductor magnus, kann es zu anhaltenden Schmerzen, insbesondere im Bereich des Sehnenansatzes bei Schnellkraftsportarten, insbesondere beim Fußball und Laufsportarten, kommen.

Diagnostik   Bei vermehrter Aktivität der Adduktorenmuskulatur, insbesondere bei Schnellkraftbewegungen, treten vermehrte Beschwerden am Sehnenansatz auf. Es bestehen ein Dehnschmerz am Adduktorenansatz und Triggerpunkte mit lokalem Druckschmerz. Teilweise ISG-Blockaden, aber auch Hypermobilitäten und Beckenfehlstellung.

Therapie   Gezieltes Bewegungsprogramm mit Dehnübungen der Adduktorenmuskulatur und Abbau von muskulären Dysbalancen durch gezieltes Krafttraining der Glutealmuskulatur. Gegebenenfalls zusätzlich Antiphlogistika, unterstützend Iontophorese, Ultraschall und evtl. auch Stoßwellenbehandlung. Verbesserung der Beckenstabilität.

Überlastung des M. iliopsoas

Klinik   Druckschmerzen im Muskelbauch des M. iliopsoas mit lokalen Triggerpunkten (> Abb. 12.2). Verminderte Dehnfähigkeit des M. iliopsoas und Dysbalance mit der Erector-spinae-Muskulatur, so dass ein Durchbrechgefühl beim Wiederaufrichten des vorgeneigten Oberkörpers entsteht.

Therapie   Dehnübungen des M. iliopsoas. Manuelle Therapie mit Triggerpunktbehandlung. Kräftigung der Erector-spinae-Muskulatur.

Piriformis-Syndrom

Der M. piriformis ist ein kräftiger Außenrotator im Hüftgelenk. Im Rahmen einer Fehl- und Überbelastung kommt es häufig zu einem Hypertonus des M. piriformis mit lokalen Triggerpunkten. Auslöser ist oft eine Schwäche des M. gluteus maximus und/oder eine Beckenfehlstellung.

Diagnostik   Lokale Beschwerden im Bereich des dorsalen Beckens mit eingeschränkter Innenrotation im Bereich der Hüfte. Dehnschmerz des M. piriformis und lokaler Druckschmerz. Gegebenenfalls auch durch Affektionen des unter dem M. piriformis hindurchtretenden N. ischiadicus ausstrahlende Beschwerden in das Bein.

Therapie   Postisometrische Dehnübungen des M. piriformis und manuelle Therapie mit Beckenkorrektur.

12.7 Kniegelenk

12.7.1 Vordere Kreuzbandverletzung

Das vordere Kreuzband stabilisiert das Kniegelenk in der Sagittalebene. Verletzungsmechanismen, die zu einer Ruptur des vorderen Kreuzbands führen können, sind eine Innenrotation und Hyperextension sowie Außenrotation und Valgusstellung, aber auch eine isolierte Hyperextension im Kniegelenk (Krüger-Franke 2009). Meistens treten die vorderen Kreuzbandverletzungen nicht durch direkte Gewalteinwirkungen, sondern durch indirekt einwirkende Kräfte beim Landen nach einem Sprung, auf. Je nach Ausmaß können Begleitverletzungen der Gelenkkapsel und der Menisci auftreten (Shafizadeh et al. 2014).

Klinik   Die Symptomatik ist sehr unterschiedlich und kann einen plötzlichen erheblichen Schmerz beinhalten oder auch ein Knallen im Gelenk. Wegen der begleitenden Einblutung tritt fast immer eine Schwellung auf. Wird nach einem Trauma ein Hämarthros nachgewiesen, ist das ein relativ starker Hinweis auf eine Kreuzbandverletzung.

Diagnostik   Klinisch kann ein positiver **Lachmann-Test** in ca. 30° Knieflexion ausgelöst werden. Es zeigt sich eine vermehrte Beweglichkeit des Unterschenkels gegenüber dem Oberschenkel. Der vordere Schubladentest in 70–90° Kniebeugung ist gerade bei akuten Verletzungen nicht so verlässlich, da häufig in dieser Position eine vermehrte Muskelspannung auftritt. Der **Pivot-Shift-Test** ist bei akuten Verletzungen häufig nicht verwertbar, da schmerzbedingt eine erhebliche Muskelspannung vorliegt. Das Pivot-Shift-Zeichen ist bei chronischen Knieinstabilitäten positiv. Die apparative Diagnostik der Wahl ist das MRT.

Therapie   Bei sportlich aktiven Menschen ist die Therapie der Wahl die vordere Kreuzbandplastik mit einem autologen Sehnentransplantat. Als Transplantat kommen sowohl die Semitendinosussehne, Gracilissehne, das hintere Drittel der Patellarsehne sowie ein Teil der Quadricepssehne in Betracht (Shafizadeh et al. 2014).

In der Nachbehandlung ist zu beachten, dass in den ersten 9 Monaten nach der Operation eine Ligamentisierung des Transplantats erfolgt, mit vorübergehender Schwächung des Transplantats nach 3–6 Monaten, sodass in diesem Zeitraum vor einer Überlastung gewarnt werden muss. Eine zu frühe sportliche Aktivität kann daher zu einer Transplantatruptur führen.

12.7.2 Hintere Kreuzbandverletzung

Das hintere Kreuzband ist insbesondere bei Sportunfällen seltener verletzt als das vordere Kreuzband. Der Verletzungsmechanismus ist eine akute Krafteinwirkung auf den Unterschenkel mit Druck nach dorsal, z. B. der Sturz auf das gebeugte Knie. Es kann aber auch z. B. bei Autounfällen durch einen Anprall des Unterschenkels gegen das Armaturenbrett zu einer Kreuzbandverletzung kommen (**Dashboard-Injury**).

Klinik   Es kommt zu einem allgemeinen, unspezifischer Bewegungsschmerz, insbesondere bei Beugung über 90° mit schmerzhafter Schwellung.

Diagnostik   Klinisch ist der **hintere Schubladentest** positiv. Bei gestrecktem Knie kann es durch Quadricepsanspannung zu einer Reposition des nach hinten subluxierten Tibiakopfes kommen. Zur apparativen Diagnostik wird ein MRT durchgeführt.

Therapie   Im Gegensatz zur vorderen Kreuzbandverletzung ist eine isolierte hintere Kreuzbandverletzung die Domäne der konservativen Therapie mit muskulärem Aufbautraining und propriozeptivem Training. Nur bei anhaltenden Instabilitäten ist eine hintere Kreuzbandplastik sinnvoll. Hierbei wird ebenfalls ein autologes Sehnentransplantat verwendet (Krüger-Franke 2009).

12.7.3 Verletzungen des medialen Kollateralbandes

Eine Verletzung des medialen Kollateralbandes tritt durch eine direkte Krafteinwirkung von medial auf das Kniegelenk auf mit einem Valgusstress und damit verbundener medialer Aufklappung des Kniegelenks.

Klinik   Je nach Schwere des Traumas besteht eine lokale Schmerzhaftigkeit im Verlauf des medialen Kollateralbands ohne wesentliche Schwellung des Kniegelenkes.

Diagnostik   Klinisch besteht eine mehr oder weniger starke mediale Aufklappbarkeit bei Valgusstress, wobei die Überprüfung in leichter Beugestellung des Kniegelenks erfolgen sollte, da sonst die Gelenkkapsel des Kniegelenks gespannt ist.

Therapie   Eine isolierte mediale Seitenbandverletzung wird in der Regel konservativ mittels Anpassung einer Orthese behandelt, welche über ein Scharniergelenk bewegt werden kann. Die Behandlung mit der Orthese sollte ca. 4–6 Wochen durchgeführt werden. Eine operative Versorgung ist nur in Ausnahmefällen bei komplexen Kapselbandverletzungen sinnvoll.

12.7.4 Meniskusverletzungen

Verletzungen des Innenmeniskus

Verletzungen der Menisci treten häufig durch **Drehkrafteinwirkungen auf das Kniegelenk** auf, insbesondere bei ge-

beugtem Knie. Verletzungen des Innenmeniskus sind ca. 5-mal häufiger als Verletzungen des Außenmeniskus aufgrund der geringeren Mobilität durch die Verbindung zum medialen Seitenband. Innenmeniskusverletzungen entstehen oft bei relativer Außenrotationsbewegung von Fuß und Unterschenkel gegenüber dem Femur.

Klinik   Je nach Ausmaß der Meniskusverletzung treten Beschwerden bei Bewegungen mit möglichem Reizzustand und Schwellung auf. Bei Einklemmung von Meniskusanteilen, insbesondere bei einem eingeschlagenen Korbhenkelriss, kann es zu einer Blockierung des Bewegungsumfangs kommen.

Diagnostik   Klinisch stehen einige Provokationstests zur Verfügung, z. B. die **Meniskuszeichen** nach **Steinmann, Mc. Murray, Payr** etc. (➤ Abb. 12.5). Es besteht ein Druckschmerz im Bereich des medialen Gelenkspalts, verstärkt bei Beugung und Streckung. Vermehrte Schmerzhaftigkeit im medialen Kompartiment bei Beugung und Außenrotation im Unterschenkel. Die MRT-Untersuchung bestätigt häufig die Diagnose.

Therapie   Eine allgemeine Zermürbung und Auffaserung des Meniskus muss nicht generell operativ behandelt werden. Hier kann eine konservative Therapie mittels Muskelaufbautraining durchgeführt werden. Bei großen basisnahen Meniskusrissen wird eine Refixation bzw. Meniskusnaht durchgeführt, um möglichst viel Meniskusgewebe zu erhalten. Bei großen ein-

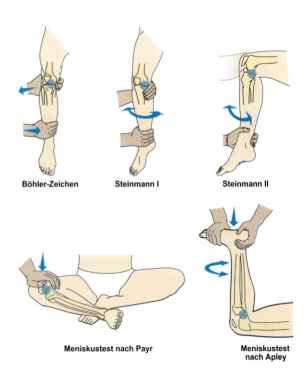

Abb. 12.5 Provokationstests zur Diagnostik von Meniskusverletzungen: a) Böhler-Zeichen, b) Steinmann 1, c) Steinmann 2, d) Meniskustest nach Payr und e) nach Apley [L106]

geschlagenen Korbhenkelrissen wird der eingeschlagene gerissene Anteil arthroskopisch entfernt. Da nur der basisnahe Anteil des Meniskus durchblutet ist, können nur in diesem Bereich Refixationen versucht werden. Grundsätzlich sollte so viel Meniskusgewebe wie möglich erhalten werden, da die Rate von fortschreitenden Gonarthrosen nach einem Verlust von Meniskusgewebe deutlich erhöht ist.

Verletzungen des Außenmeniskus

Die Verletzung des Außenmeniskus ist im Vergleich zum Innenmeniskus deutlich seltener. Der Außenmeniskus ist insbesondere bei forcierter Innenrotation des Fußes und Unterschenkels gefährdet. Schmerzen bestehen im Bereich des äußeren Gelenkspalts, auch unter Bewegung.

Diagnostik Vermehrte Schmerzhaftigkeit bei Innenrotation im Unterschenkel und Kompression des äußeren Gelenkspalts. Meniskuszeichen siehe oben. Apparative Diagnostik mittels MRT.

Therapie Die Therapie entspricht der Behandlung des Innenmeniskus.

12.7.5 Knorpelverletzungen

Bei direkten Krafteinwirkungen mit Kompression der Tibia und des Femur, aber auch bei Patellardislokationen, können Gelenkknorpelverletzungen auftreten. Abhängig vom Ausmaß der Verletzung können abgelöste Knorpelanteile zu Einklemmerscheinungen im Gelenk führen.

Klinik Es bestehen eine Gelenkreizung und ggf. Gelenkerguss mit Bewegungs- und Belastungsschmerz.

Diagnostik Aufgrund der unspezifischen klinischen Symptomatik ist eine MRT-Untersuchung sinnvoll, um das Ausmaß der Knorpelschädigung darzustellen.

Therapie Je nach Ausmaß der Knorpelschädigung kann bei oberflächlichen Aufrauhungen ohne Abschlagen eines Fragments zunächst konservativ behandelt werden. Bei größeren Fragmenten ist die arthroskopische Operation mit dem Versuch der Fragmentrefixation notwendig. Bei tieferen chondralen Defekten können mehrere operative Techniken zur Rekonstruktion des Knorpels angewendet werden, um einen fortschreitenden Schaden und das Auftreten einer Arthrose zu vermeiden. Über ein Anbohren des Defekts mit Eröffnen des Markraumes können omnipotente Zellen an die Oberfläche gelangen und einen Ersatzfaserknorpel bilden. Mit einem osteochondralen Knorpelknochentransfer können aus nicht belasteten Gelenkanteilen Knorpelknochenzylinder

in den Defekt transplantiert werden. Bei jüngeren Patienten können auch über die Anzüchtung von Knorpelzellen, welche in einem Zweiteingriff in das Gelenk zurückgegeben werden, entsprechende Defekte repariert werden (**autologe Chondrozytentransplantation**) (Redondo et al. 2018).

12.7.6 Patellaluxation

Die Patellaluxation ist selten traumatisch bedingt und tritt nahezu ausschließlich nach lateral auf (Krüger-Franke 2009). Es besteht eine Vielzahl von prädisponierenden Faktoren für eine Patellaluxation wie eine relativ kleine Kniescheibe mit flachem femoralen Sulcus (**patellofemorale Dysplasie**), ein Hochstand der Patella, eine verstärkte X-Achse des Kniegelenks, eine Malrotation mit vermehrter Innenrotation des Oberschenkels und Außenrotation des Unterschenkels und eine Schwäche des M. vastus medialis. Symptomatisch ist der Kraftverlust des Knie-Streck-Apparats. Häufig kommt es zu einer spontanen Reposition der Patella. Bei Subluxation kann auch ein Instabilitätsgefühl (*Giving way*) auftreten. Oft ist hierbei eine Reizung des retropatellaren Gelenkknorpels mit vermehrter Beschwerdesymptomatik bei belastetem und gebeugtem Kniegelenk assoziiert.

Diagnostik Bei akuter Patellaluxation sollte zunächst ein Nativröntgen durchgeführt werden. Gegebenenfalls erfolgt bei V. a. chondrale Frakturen oder freie Gelenkkörper ergänzend eine MRT.

Therapie Bei einer Erstluxation kann zunächst konservativ mittels Ruhigstellung und langsamem Bewegungsaufbau therapiert werden. Der M. vastus medialis sollte gekräftigt und die Patella nach medial mobilisiert werden. Bei ausgedehnten Zerreißungen des medialen patellofemoralen Bandes sollte dieses genäht werden. Bei chronischen Instabilitäten mit rezidivierenden Subluxationen und Insuffizienz des medialen patellofemoralen Bandes sollte eine Sehnenplastik durchgeführt werden. Alternativ kann die Tuberositas tibiae nach medial versetzt werden, was allerdings im Langzeitergebnis häufig zu einer patellofemoralen Arthrose führt.

12.7.7 Ruptur der Quadricepssehne

Die Quadricepssehne reißt eher selten. Der Mechanismus einer Quadricepssehnenruptur ist häufig die forcierte Extension des belasteten Beines, z. B. das Wegrutschen auf einem rutschigen Untergrund.

Diagnostik Es besteht die Schwierigkeit der Stabilisierung des verletzten Beines und eine Einschränkung der aktiven Streckung des Kniegelenks. Im Röntgen kann ein Tiefstand der Patella sichtbar sein. Bei Unklarheiten ist ein MRT beweisend.

Therapie   Die ausgedehnte Quadricepssehnenruptur wird operativ mittels Sehnennaht versorgt. Postoperativ Einschränkung der Beugung für ca. 4–6 Wochen.

12.7.8 Ruptur der Patellarsehne

Die Patellarsehne reißt insbesondere bei plötzlicher starker Überdehnung, insbesondere beim Aufkommen nach einem Sprung oder auch beim forcierten Absprung. Der Sportler verspürt einen Knall im Bereich der Sehne und akuten Schmerz.

Diagnostik   Es finden sich eine aufgehobene aktive Streckung des Kniegelenks sowie eine Proximalisierung der Patella. Im Rupturbereich ist häufig eine Lücke tastbar. Das Nativröntgen zeigt einen deutlichen Hochstand der Kniescheibe. Ergänzend kann ggf. noch ein MRT durchgeführt werden.

Therapie   Die Patellarsehne wird operativ behandelt mittels Sehnennaht mit zunächst eingeschränkter Beugung. Anschließend zunehmende Kräftigung der Quadricepsmuskulatur.

12.7.9 Überlastungssyndrome

Springerknie (Jumpers Knee)

Durch vermehrte Schnellkraftaktivitäten insbesondere bei Sprungsportarten kann es zu einer **Entzündung der Patellarsehne (Tendinitis patellaris)** kommen (de Vries et al. 2015).

Klinik   Es besteht ein lokaler Schmerz im Bereich der Patellarsehne sowohl an der Patellaspitze als auch teilweise im Bereich des Ansatzes an der Tuberositas tibiae mit Verstärkung bei muskulärer Aktivität des M. quadriceps.

Diagnostik   Mittels MRT oder auch Sonografie mit eventuellem Nachweis lokaler Verkalkungen.

Therapie   Sportpause und schmerzadaptierte Bewegungstherapie. Gabe von Antiphlogistika. Dehnübungen der Quadricepsmuskulatur. Lokale Anwendung von Ultraschall oder auch Stoßwellentherapie. Selten operative Revision.

Läuferknie (Iliotibiales Bandsyndrom)

Beim Läuferknie kommt es zu einer Reibung des Tractus iliotibialis am lateralen Femurkondylus bei vermehrter Tractusspannung. Prädisponierend sind eine Hyperpronation des Fußes und eine vermehrte Außenrotationsstellung der Tibia.

Diagnostik   Im Vordergrund steht ein belastungsabhängiger Schmerz am lateralen Kniegelenk, ggf. auch mit Ausstrahlung

nach distal und proximal. Die Beschwerden sind belastungsabhängig und werden durch Bergablaufen und Treppensteigen verschlimmert. Es besteht ein Druckschmerz über dem lateralen Kondylus mit Verstärkung bei aktiver Kniebeugung und -streckung (= positiver **Noble-Test**).

Therapie   Vermeidung von schmerzauslösenden Bewegungen. Dehnung des Tractus iliotibialis. Antiphlogistische Maßnahmen und ggf. lokale Kühlung. Lokale Injektionen mit Lokalanästhetika, ggf. auch mit Steroiden. Bei anhaltenden Beschwerden ggf. auch operative Einkerbung des Tractus iliotibialis.

12.8 Sprunggelenk und Fuß

12.8.1 Sprunggelenksfrakturen

Ursächlich für Malleolarfrakturen sind eine Subluxation und Luxation der Talusrolle aus der Knöchelgabel. Dies geschieht durch eine Supinations-, Adduktions- oder eine Inversions-Abduktionsbewegung. Die **Einteilung der Sprunggelenksfrakturen** erfolgt nach **Weber**:
- **Weber-A-Fraktur:** isolierte Fraktur des Außenknöchels. Die Syndesmose ist intakt.
- **Weber-B-Fraktur:** Die distale Fibula ist in Höhe der Syndesmose gebrochen, wobei die Syndesmose zumindest teilrupturiert ist.
- **Weber-C-Fraktur:** diaphysäre Fibulafraktur oberhalb der Syndesmose mit Ruptur der Syndesmose und auch teilweise der Membrana interossea. Begleitend ggf. Innenknöchelfraktur.

Diagnostik   Nativröntgen.

Therapie   Eine isolierte nichtverschobene Weber-A-Fraktur kann konservativ behandelt werden. Dabei ist eine sechswöchige Ruhigstellung erforderlich. Dislozierte Weber-A-Frakturen sowie Weber-B- und C-Frakturen werden operativ mittels Osteosynthese und Naht der Syndesmose versorgt. Zusätzlich ist bei Syndesmosenverletzung für ca. 6 Wochen das Einbringen einer Stellschraube notwendig, um die Syndesmose zu sichern. Die Stellschraube wird nach 6 Wochen entfernt.

12.8.2 Bandverletzungen am Sprunggelenk

Bandverletzungen im Sprunggelenksbereich sind sehr häufig. Es können Überdehnungen, Bandzerrungen oder auch Teilrupturen und Rupturen auftreten. Die häufigste Bandverletzung im oberen Sprunggelenk ist die fibulare Bandverletzung, wobei am häufigsten das **Lig. fibulotalare anterius** betroffen ist.

Die Verletzung entsteht durch ein Supinationstrauma mit Rotationsbewegungen des Sprunggelenks und Supination (Hintermann 1996). Je nachdem, wie stark die Ausdehnung der Bandverletzung ist und ob nur ein Band oder alle drei Bänder betroffen sind, kann es zu einer manifesten Instabilität kommen.

Diagnostik   Nicht selten Schwellung mit Druckschmerz im Bereich des verletzten Bandes. Klinisch kann das Ausmaß einer eventuellen Instabilität überprüft werden. Im Nativröntgen können knöcherne Absprengungen detektiert werden. Ergänzend wird bei Verdacht auf ausgedehnte Bandverletzung ein MRT durchgeführt, um das Ausmaß des Weichteilschadens und ggf. Begleitverletzungen des Knorpels festzustellen.

Therapie   Grundsätzlich zunächst Schonung, Hochlagern der Extremität und abschwellende Maßnahmen mit Kühlung und ggf. Antiphlogistikagabe. Anpassen einer U-förmigen Orthese für 5–6 Wochen, um die Supinationsbewegung auszuschließen. Bei Wiederaufnahme sportlicher Aktivität ggf. Anlage eines Tape-Verbands. Nur bei sehr ausgedehnten Bandverletzungen und nachgewiesener Instabilität sind eine operative Behandlung und Bandnaht sinnvoll.

Verletzungen des Lig. deltoideum treten sehr selten auf. Hier ist der Verletzungsmechanismus eine Pronationsbewegung.

Die Therapie ist immer konservativ mittels schmerzadaptierter Mobilisation und entsprechender Ruhigstellung, analog zur fibularen Bandruptur.

12.8.3 Achillessehnenruptur

Bei häufigen Stop-and-Go-Bewegungen kann es zu Degenerationen und zur Ruptur der Sehne kommen. Die Ruptur erfolgt häufig mit einem plötzlichen Knall, wobei der Sportler nicht mehr gehfähig ist bzw. die betroffene Extremität nicht voll belasten kann.

Diagnostik   Die aktive Plantarflexion im Sprunggelenk ist nicht mehr möglich. Eine Vollbelastung der entsprechenden Extremität ist ebenfalls nicht mehr möglich. Es besteht eine tastbare Delle im Bereich der Achillessehne. Der **Wadenkneiftest** ist positiv, d. h., das Kneifen in die Wade ergibt keine Plantarflexion im Fuß. Mittels Ultraschall kann das Ausmaß der Verletzung dokumentiert werden. Gegebenenfalls auch bei Unsicherheiten ergänzend MRT-Diagnostik.

Therapie   Bei nicht stark dehiszenten Achillessehnenrupturen kann auch eine konservative Therapie erfolgen. Hier wird in Spitzfußstellung eine Unterschenkelorthese angepasst und schrittweise der Spitzfuß reduziert. Hinsichtlich der operativen Behandlung stehen mehrere Verfahren zur Verfügung. Bei der transkutanen Achillessehnennaht ist das Weichteiltrauma verringert bei gutem Langzeitergebnis.

12.8.4 Überlastungssyndrome

Tendinose der Achillessehne (Achillodynie)

Bei der Achillodynie besteht ein Sehnenansatzschmerz der Achillessehne am Fersenbein, hervorgerufen durch starke Belastung, insbesondere bei Laufsportarten.

Diagnostik   Lokaler Druckschmerz und auch Schwellung im Bereich des Achillessehnenansatzes. Dehnschmerz bei passiver Plantarflexion. Verstärkung der Beschwerden bei Aktivität, insbesondere bei sportlichen Belastungen. Prädisponierend sind Fußfehlformen wie der Knick-Senk-Fuß. Die apparative Diagnostik erfolgt mittels Ultraschall mit Nachweis einer Schwellung des Sehnengewebes und Verbreiterung des Sehnenspiegels sowie teilweise auch degenerative Veränderungen mit Nekrosezonen. Gegebenenfalls ergänzend auch MRT.

Therapie   Vermeidung von schmerzauslösenden Belastungen, Sportpause. Lokale antiphlogistische Maßnahmen und Dehnübungen der Wadenmuskulatur. Begleitendes propriozeptives Training und ggf. Überprüfung des Laufstils und Schuhwerks.

Plantarfaszitis

Reizung der Plantarfaszie am Ansatz am plantaren Kalkaneus. Die Hauptbeschwerden bestehen im Bereich des medialen plantaren Fersenbeins. Ursächlich ist häufig eine Absenkung des Fußlängsgewölbes durch Überpronation.

Diagnostik   Lokaler Druckschmerz an der Plantarfaszie am Ansatz am Kalkaneus. Verstärkung der Beschwerden nach längerem Gehen und bei Sprung- und Laufsportarten. Der Abrollvorgang des Fußes ist schmerzhaft eingeschränkt, oft tastbare Triggerpunkte im M. quadratus plantae. Mittels Sonografie und MRT kann eine entzündliche Veränderung der Plantarfaszie nachgewiesen werden.

Therapie   Aufdehnung der Plantarfaszie und lokale manuelle Therapie mit Detonisierung der Plantarmuskeln. Anpassen des Schuhwerks, propriorezeptive Einlagen, ggf. auch lokale Injektionen. Eine operative Einkerbung der Plantaraponeurose ist nur in Ausnahmefällen notwendig.

12.8.5 Nervenengpasssyndrom

Tarsaltunnelsyndrom

Klinik   Einklemmung des N. tibialis posterior im Bereich des Innenknöchels mit Schmerzen an der Fußinnenseite mit Ausstrahlung in die Fußsohle bis zu den Zehen. Teilweise Dysästhesien und Sensibilitätsstörungen in der Fußsohle.

Diagnostik   Lokaler Druckschmerz im Verlauf des N. tibialis posterior. Gegebenenfalls auslösbare Dysästhesien durch Beklopfen im Nervenverlauf **(Tinel-Zeichen).** Häufig Vorliegen einer Hyperpronation mit Knick-Senk-Fuß und abgeflachtem Längsgewölbe des Fußes. Schwäche der kurzen Flexorenmuskulatur.

Therapie   Konservative Therapie mit Kräftigung der Fußsohlenmuskulatur und Unterstützung des Längsgewölbes, Anpassen proprirezeptiver Einlagen. Antiphlogistische Maßnahmen. Bei strukturellen Einengungen operative Neurolyse.

LITERATUR

Bischoff M, Kinzl L. Wirbelsäule. In: Wirth CJ (Hrsg.). Praxis der Orthopädie II. 3. Aufl. Stuttgart: Thieme, 2001. S. 73–74.

Biedert R. „Becken und Hüftgelenk" bzw. „Hüfte". In: Engelhardt M (Hrsg.). Sportverletzungen. Diagnose, Management und Begleitmaßnahmen, 2. Aufl. München: Elsevier, 2009. S. 265–276 sowie 277–284.

Brattstroem H. Shape of the Intercondylar Groove Normally and in Recurrent Dislocation of Patella. A Clinical and X-Ray-Anatomical Investigation. Acta Orthop Scand Suppl, 1964; 68(68): 1–148.

Court-Brown CM. The epidemiology of fractures and dislocations. In: Court-Brown (eds.). Rockwood and Green's Fractures in Adults. Vol 1. 8th ed. Philadelphia: Wolters Kluwer, 2015. S. 59–108.

Englert A, Lukas B. Hand und Handgelenk. In: Engelhardt M (Hrsg.). Sportverletzungen. Diagnose, Management und Begleitmaßnahmen, 2. Aufl. München: Elsevier, 2009. S. 249–264.

Hackenbroch MH. Erworbene Erkrankungen des Hüftgelenks. In: Wirth CJ (Hrsg.). Praxis der Orthopädie II. 3. Aufl. Stuttgart: Thieme, 2001. S. 454–497.

Hintermann B. Biomechanics of the ligaments of the unstable ankle joint. Sportverletz Sportschaden, 1996; 10(3): 48–54.

Hutterer Ch. Leistenschmerzen im Leistungssport. Dt Zeitsch Sportmed, 2020; 3: 55–57.

Magosch P, et al. Konservative Therapie und Rehabilitation von Schultererkrankungen. München: Elsevier, 2012.

Mehta JA, Bain GI. Posterolateral rotatory instability of the elbow. J Am Acad Orthop Surg, 2004; 12(6): 405–415.

van Delft EAK, et al. Duration of Cast Immobilization in Distal Radial Fractures: A Systematic Review. J Wrist Surg, 2019; 8(5): 430–438.

Redondo ML, Beer AJ, Yanke AB. Cartilage Restoration: Microfracture and Osteochondral Autograft Transplantation. J Knee Surg, 2018; 31(3): 231–238.

Renström P, Petersen L. Verletzungen im Sport. Köln: Deutscher Ärzteverlag, 2002.

13 Verletzungsprävention

Kernaussagen

- Unterschiedliche Übungsformen haben sich als präventiv wirksam erwiesen bezüglich der Inzidenz von Sportverletzungen. Hierbei unterscheidet man Einzelkomponenten- von Multikomponenten-Programmen.
- Ein Krafttraining der unteren Extremität ist wirksam in der Prävention von Überlastungsreaktionen, Muskelverletzungen als auch Bänderverletzungen, wie z. B. des vorderen Kreuzbands.
- Allgemeine Aufwärm- oder Dehnungsprogramme zeigen dagegen keinen verletzungspräventiven Effekt.
- Ein propriozeptives (oder sensomotorisches) Training reduziert die Inzidenz unspezifischer Rückenschmerzen sowie Verletzungen der unteren Extremität.
- Für ein plyometrisches Training sowie das Agilitätstraining finden sich aktuell zu wenige Daten hinsichtlich der Wirkung auf die Verletzungsprävention.
- Multimodale Trainingsinterventionen, die oftmals sportartspezifische Anforderungsprofile abbilden, zeigen eine Reduktion der Verletzungshäufigkeit bis zu 70 %.

Die epidemiologischen Daten zur Häufigkeit von Sportverletzungen begründen eindrücklich die Notwendigkeit präventiver Maßnahmen. Von Trainern und Betreuern wird eine Vielzahl von Methoden empfohlen und/oder durchgeführt. Inwieweit diese häufig auf Erfahrungen beruhenden Maßnahmen tatsächlich in der Breite wirksam sind, bedarf einer wissenschaftlichen Evaluation. Allerdings ist die Zahl der verfügbaren hochwertigen Studien sehr überschaubar. Viele Übersichtsarbeiten und Metaanalysen beklagen die eingeschränkte Qualität- und Fehleranfälligkeit der publizierten Daten. Gerade bezüglich des Zielparameters „Verletzungshäufigkeit" sind die Ergebnisse häufig nur eingeschränkt verwendbar.

Grundsätzlich kann man bei den verletzungspräventiven Interventionen zwischen Programmen unterscheiden, welche sich auf eine Übungsform konzentrieren (**Einzelkomponent-Programme**) oder die mehrere Übungsformen kombinieren (**Multikomponenten-Programme**). Zu den Übungsformen, die nachfolgend dargestellt werden, gehören Aufwärmen/Dehnen, Krafttraining, propriozeptives sowie plyometrisches Training. Multikomponenten-Programme integrieren, häufig mit sportartspezifischem Bezug, zwei oder mehrere dieser Übungsformen.

13.1 Aufwärmen und Dehnen

DEFINITION

Aufwärmen dient der Vorbereitung des Organismus auf die sportliche Aktivität. Mit der Anregung des Herz-Kreislauf-Systems soll eine verbesserte Perfusion der Organsysteme erfolgen, die neuromuskuläre Stimulation dient der Verbesserung von Muskeltonus, Bewegungsabläufen und -automatien.
Hierbei unterscheidet man **aktives** und **passives Aufwärmen** sowie **allgemeine** und **speziellen Aufwärmübungen.** Letztere dienen speziell nur der für die jeweilige Sportart oder Übungen besonders benötigten Muskeln.

Insgesamt sind allerdings die Inhalte von Aufwärmprogrammen keineswegs standardisiert. Im aktuellen Zusammenhang gehören zu einem allgemeinen Aufwärmprogramm überwiegend **dynamische Bewegungsabläufe** mit/ohne Spielgerät sowie kurze **Sprintübungen.** Neben einfachen Ausdauereinheiten, wie Radfahren oder Laufen, kommen auch **Übungen zur Kräftigung bzw. Dehnung der Muskulatur** zum Einsatz. Daher werden das Aufwärmen und das Dehnen auch in diesem Abschnitt gemeinsam besprochen, da es häufig nicht einfach ist, beide Übungsformen voneinander zu trennen. Dabei kommen verschiedene Formen des Dehnungstrainings zum Einsatz, statisches, dynamisches, ballistisches Dehnen sowie PNF-Methoden (propriozeptive neuromuskuläre Fazilitation).

Aufwärmprogramme vor dem Wettkampf führen durchaus zu einer Leistungssteigerung bei einer Reihe von Sportarten, vor allen bei hochintensiven kurzfristigen Belastungen, wie Sprint- und Sprungbelastungen. Die Effekte sind weniger eindeutig im längerfristigen Ausdauerbereich. Es gibt dagegen keine Hinweise auf leistungssteigernde Effekte von statischen Dehnungsübungen.

C A V E

Statische Dehnübungen können zwar die Flexibilität verbessern, sind allerdings **ohne Einfluss auf muskuläre Leistungsparameter.** Damit ein Aufwärmtraining einen leistungssteigernden Effekt erzielt, sollten dynamische Übungen mit höheren Lasten durchgeführt werden.
Dagegen wird die **Verletzungshäufigkeit** speziell der unteren Extremität durch allgemeine unspezifische **Aufwärm- bzw. Dehnungsprogramme nicht signifikant** beeinflusst (Behm et al 2016).

Die besten Effekte zeigen dabei noch Aufwärm- und Dehnungsübungen, welche das Anforderungsprofil der Sportart abbilden. Allerdings finden sich auch keine Hinweise, dass Dehnen nachteilige Wirkungen auf die Verletzungshäufigkeit hätte.

13.2 Krafttraining

Krafttraining zur Verletzungsprävention sollte die verschiedenen Elemente der **Kraft – Schnellkraft, Maximalkraft, Kraftausdauer –** adressieren. Hohe Kraftfähigkeiten sind zunächst Grundlage für Stabilität und damit für eine verringerte Sensibilität gegenüber das Gleichgewicht störenden Einflüssen. Eine hohe Schnellkraft ermöglicht rasche und gut abgestimmte Korrekturbewegungen, wenn der Körper aus der Gleichgewichtslage gebracht wurde. Wichtig erscheint also, Kraft und Muskulatur angemessen und verhältnismäßig zu entwickeln, um die für die Sportart und Spielposition optimale Leistungsfähigkeit zu erreichen.

Obwohl das Training der Rumpfstabilität sehr populär ist und häufig empfohlen wird, ist die verfügbare Evidenz, dass es zu einer Reduktion der Verletzungshäufigkeit beiträgt, eher limitiert.

E V I D E N Z

Dagegen gibt es sehr wohl Hinweise, dass ein Krafttraining der unteren Extremität hilfreich in der Prävention von Verletzungen ist. Dies betrifft auch Überlastungsreaktionen und es gibt Hinweise auf einen Dosis-Wirkungs-Effekt. Selbst das gezielte Trainieren nur

einzelner Muskelgruppen, wie der rückwärtigen Oberschenkelmuskulatur, ist in der Lage, das Verletzungsrisiko in besonderen Risikogruppen, wie Fußballspielern oder Sprintern, zu reduzieren. So kann ein gezieltes Training der rückwärtigen Oberschenkelmuskulatur bei verschiedenen Sportarten die Verletzungshäufigkeit um bis zu 50 % reduzieren. Schließlich scheint das Krafttraining der unteren Extremität auch effektiv in der Prävention von Verletzungen des vorderen Kreuzbands zu sein (Laursen et al. 2018).

13.2.1 Propriozeptives Training

Als **Propriozeptoren** werden die Rezeptoren der Tiefensensibilität bezeichnet. Diese geben Auskünfte über die Position, Haltung, Lage und Bewegung des Körpers und seiner Extremitäten im Raum. Die schnelle Verfügbarkeit dieser Informationen ist für das Gehirn von wesentlicher Bedeutung, um Entscheidungen über möglicherweise notwendige Positionsveränderungen bzw. Korrekturen zu treffen und auszuführen. Zu den Propriozeptoren gehören **Muskelspindeln, Golgi-Sehnen-Organe** sowie **Mechanorezeptoren** wie die Vater-Pacini-Körperchen. Aufgrund ihrer Informationen sendet das Gehirn effektorische Signale an die korrigierend eingreifenden Muskelfasern und schließt damit die Rückkopplungsschleife. Tiefensensibilität ist damit ein wichtiger Faktor für eine effektive Kontrolle der Bewegung. Sie ist damit eine wichtige Voraussetzung, um auf Störungen der Bewegungsausführung, beispielsweise ein sich plötzlich ändernder Untergrund oder Körperkontakt durch den Gegenspieler, adäquat reagieren zu können.

D E F I N I T I O N

Propriozeptives Training ist ein **Training auf instabilen Untergründen** (➤ Abb. 13.1). Dies beginnt beim Barfußlaufen auf Rasen oder Sand allein oder in Verbindung mit Übungen wie dem Einbeinstand.

Zusätzliche Hilfsmittel wie Wackelbretter, Schaumstoffmatten etc. schaffen Auslenkbewegungen, welche wiederum Korrekturbewegungen veranlassen zum Erhalt des Gleichgewichts. Hierdurch werden das neuromuskuläre Zusammenspiel und der Automatismus solcher Korrekturbewegungen gefördert.

E V I D E N Z

Ein propriozeptives Training (oder sensomotorisches bzw. neuromuskuläres Training) zeigt signifikante Effekte auf die Häufigkeit von unspezifischen Rückenschmerzen sowie Verletzungen des oberen Sprunggelenks bzw. des Knies. So kommt es abhängig von der Anamnese zu einer relativen Risikoreduktion bezüglich der Knöcheldistorsionen von etwa 40 %, wobei primär- und sekundär-präventive Effekte zu verzeichnen waren. Die Inzidenz von Knieverletzungen konnte um etwa 25 % gesenkt werden. Verletzungen des vorderen Kreuzbands konnten durchschnittlich sogar etwa um die Hälfte gesenkt werden (Dargo 2017).

dieser Übungsform. Hierbei profitieren Sprungkraft im Unterkörper bzw. Wurfkraft im Oberkörper. Besonders interessant ist plyometrisches Training für Sportarten wie z. B. Basketball, Fußball, Handball, Kampfsport und viele Leichtathletik-Disziplinen. In der einfachsten Form ohne Hilfsmittel kann plyometrisches Training als Hock (= Dehnung)-Streck-Sprung durchgeführt werden (= „Counter Movement Jump"). Mit Kästen oder Boxen wird ebenfalls geübt: entweder als Sprung auf die Box nach vorheriger Hocke oder als Tiefsprung von einem Kasten, gefolgt von einem Sprung auf einen höheren Kasten (= Form des „Drop Jump"). Die Bodenkontaktzeit sollte dabei möglichst kurz sein. Für die oberen Extremitäten können beispielsweise das Abfangen und Wegstoßen an einer Wand oder auch auf dem Boden geübt werden (➤ Abb. 13.1b). Ähnlich funktionieren auch die plyometrischen Liegestützen. Gemeinsam ist allen Übungen das Abfangen des eigenen Körpergewichts gegen die Schwerkraft.

Zum plyometrischen Training findet sich eine Reihe von Untersuchungen zu biomechanischen Parametern und Leistungsentwicklung. Studien zum Einfluss des plyometrischen Trainings auf die Verletzungsprävention sind jedoch Mangelware. In einer randomisiert-kontrollierten Studie mit 400 Fußballspielern konnte kein Effekt eines plyometrischen Trainings auf die Verletzungshäufigkeit der rückwärtigen Oberschenkelmuskulatur nachgewiesen werden (van de Hoef et al. 2019).

13.3 Agilitätstraining

DEFINITION

Agilität ist die Fähigkeit, auf wechselnde Reize mit adäquaten Änderungen der Bewegungsrichtung und/oder -geschwindigkeit zu reagieren. Damit wird deutlich, dass es eine Eigenschaft ist, die besonders **wertvoll für Teamsportarten** ist, aber auch für andere Sportarten wie Rückschlagsportarten etc. Neben den motorischen Komponenten wie Schnell-, Reaktiv- oder Maximalkraft spielen auch neuronale Wahrnehmungs-und Verarbeitungsprozesse eine wichtige Rolle. Spielsituation zu erkennen und die richtige Entscheidung zu treffen, sind wesentliche Elemente der Eigenschaft Agilität.

Im motorischen Kontext werden Übungen verwendet wie **Richtungswechsel, Stop-and-Go-Läufe** oder **COD („change of direction")-Bewegungen,** um Bewegungsabfolgen im neuromuskulären System zu verinnerlichen. Diese Übungen enthalten allerdings so gut wie keine unvorhersehbaren Elemente, welche perzeptiv-kognitive Prozesse ansprechen. Dies geschieht durch zusätzliche Übungen mit Gegenspielern bzw. Mitspielern sowie in Spielsituation mit variablen Aktionen des Spielgerätes. Studien zum Einfluss eines reinen Agilitätstrainings auf die Verletzungsprävention sind nicht bekannt. In Verbindung mit einem Gleichgewichtstraining zeigte sich bei Rekruten kein positiver Effekt des Agilitätstrainings auf Verletzungen der unteren Extremität.

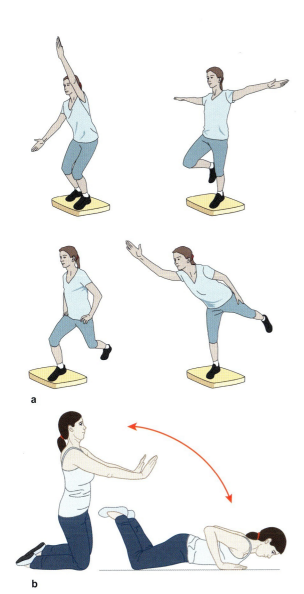

a

b

Abb. 13.1 Beispielübungen für ein propriozeptives (a) bzw. plyometrisches (b) Training der unteren Extremitäten [L157/L231]

13.2.2 Plyometrisches Training

DEFINITION

Plyometrisches Training ist ein **Training der Reaktivkraft.** Bei der Reaktivkraft erfolgt zunächst eine Dehnung, also exzentrische Bewegung des Muskels, bevor anschließend eine konzentrische Kontraktion der Muskulatur stattfindet. Diese Abfolge wird auch als **Dehnungs-Verkürzungs-Zyklus** bezeichnet. Hierbei sind neben den willkürlichen Kontraktionen unwillkürliche Reflexbögen in die Steuerung der Bewegung involviert.

Ziel dieser Trainingsform ist eine Optimierung der intermuskulären Koordination, um die **Explosivität einer Bewegung zu steigern.** Aber auch Sehnen und Bänder profitieren von

13

Tab. 13.1 Übersicht über kombinierte Trainingsinterventionen zur Verletzungsprävention: Inhalte, Anwendungen und Effekte

Intervention	Übungsformen	Sportart	Präventive Effekte
FIFA 11+	Laufübungen, Kraft, plyometrisches Training, propriozeptives Training, Agilität	Fußball	• Verletzungen gesamt 33–57 % ↓ • Knieverletzungen 50 % ↓ • Knöchelverletzungen 22 % ↓ • Rückwärtige Oberschenkelverletzung 50 % ↓ • Leiste 12 % ↓
HarmoKnee	Laufübungen, Kraft, propriozeptives Training	Fußball	• Knieverletzungen 78 % ↓
Prevent Injury Enhance Performance (PEP)	Laufübungen, Dehnen, plyometrisches Training, Agilität, Kraft	Fußball, Basketball,	• Verletzungen vorderes Kreuzband 82 % ↓
Knäkontroll	Kraft, plyometrisches Training, propriozeptives Training	Fußball	• Akute Verletzungen allgemein 45 % ↓ • Verletzungen vorderes Kreuzband 64 % ↓

13.4 Kombinierte Trainingsintervention

Eine Reihe von präventiven Trainingsinterventionen wurde entwickelt, welche mehrere der oben genannten Trainings- bzw. Übungsformen kombiniert haben. ➤ Tab. 13.1 gibt eine Übersicht über die verbreitetsten Programme, ihre Inhalte und Einsatzgebiete. Jede Trainingseinheit dauert etwa 20–30 min. Eine bekannte kombinierte, multimodale Trainingsintervention ist das **FIFA11+-Programm.** Im Vordergrund stehen Übungen zur Kräftigung der Bein- und Rumpfmuskulatur, Gleichgewichtsübungen, plyometrische Übungen sowie Übungen zur Gewandtheit und Agilität (Thorborg et al. 2017). Eine detaillierte Beschreibung der einzelnen Bestandteile des FIFA 11+-Programms findet sich unter https://www.dfb.de/fileadmin/_dfbdam/16988-Elf-Plus-Manual-Deutsch.pdf.

EVIDENZ

Studien zum FIFA 11+-Aufwärm-Trainingsprogramm zeigen eine Verringerung der Verletzungshäufigkeit zwischen 30 und 70 % (Thorborg et al. 2017). Je besser die Compliance in der Durchführung des Programms, umso ausgeprägter die präventiven Effekte. Die Kombination von Krafttraining und plyometrischem Training zeigte sehr gute präventive Effekte bezüglich Verletzungen des vorderen Kreuzbandes bei weiblichen Athleten.

Auch andere multimodale Trainingsprogramme, wie **Harmo-Knee, Knäkontroll** oder das **PEP-(Prevent Injury Enhance Performance)-Programm** sind in der Lage, das Verletzungsrisiko signifikant zu senken (➤ Tab. 13.1). Alle kombinierten Interventionen adressieren verschiedene motorische Fähigkeiten wie Balance, Gleichgewicht, Stabilität, Beinkraft, Sprintfähigkeiten und sportartspezifische Fähigkeiten, wobei die Einzeleffekte allerdings nur gering sind. Vermutlich kommt es jedoch zu einem Synergie-Effekt, welcher für die Effektivität der Trainingsprogramme in der Verletzungsprävention sorgt. Allerdings sollte beachtet werden, dass nach Durchführung der Trainingsinterventionen kurzfristig eine Leistungsverschlechterung in Teilbereichen möglich ist. So kam es sowohl

nach FIFA 11+ als auch HarmoKnee zu Verschlechterungen der 10-m- und 20-m-Sprintzeiten. Diese Interventionen sollten daher im Rahmen des Trainings und nicht unmittelbar vor Spielen bzw. Wettkämpfen durchgeführt werden.

Zusammenfassend lässt sich damit feststellen, dass eine effektive Verletzungsprävention auf **mehrere Trainingsformen** setzten sollte, also **multimodal** aufgebaut sein sollte. Hierzu gehören im Bereich der Spielsportarten schwerpunktmäßig Kräftigungsübungen der Muskulatur der unteren Extremität und des Rumpfes sowie Interventionen zur Förderung des Gleichgewichts- und der Balancefähigkeit im Rahmen eines propriozeptiven Trainings (Brunner et al. 2019). Zur Optimierung der Schnell- bzw. Reaktivkraft sollte ein plyometrisches Training integriert werden. Die Wahl der präventiven Maßnahme sollte abhängig vom Anforderungsprofil der Sportart sein. Je kontrollierter die Bewegungsausführung und Bewegungsabläufe, desto spezifischer kann ein Training auf bestimmte Strukturen ausgerichtet sein. Je unkontrollierter allerdings die Bewegungsausführung wird, z. B. durch Gegner-Kontakt, Verwendung von Spielgeräten wie Bällen, die zu abrupten Richtungswechseln führen können, umso höher und vielseitiger sind die Anforderungen an ein präventives Trainingsprogramm. Hier empfiehlt es sich, ein Agilitätstraining zu berücksichtigen.

LITERATUR

Behm DG, et al. Acute effects of muscle stretching on physical performance, range of motion, and injury incidence in healthy active individuals: a systematic review. Appl Physiol Nutr Metab, 2016 Jan; 41(1): 1–11.

Brunner R, et al. Effectiveness of multicomponent lower extremity injury prevention programmes in team-sport athletes: an umbrella review. Brit J Sports Med, 2019; 53(5): 282–288.

Dargo L, et al. Prevention of knee and anterior cruciate ligament injuries through the use of neuromuscular and proprioceptive training: an evidence-based review. J Athletic Train, 2017; 52(12): 1171–1172.

Laursen JB, et al. Strength training as superior, dose-dependent and safe prevention of acute and overuse sports injuries: a systematic review, qualitative analysis and meta-analysis. Br J Sports Med, 2018 Dec; 52(24): 1557–1563.

Thorborg K, et al. Effect of specific exercise-based football injury prevention programmes on the overall injury rate in football: a systematic review and meta-analysis of the FIFA 11 and 11+ programmes. Br J Sports Med, 2017; 51(7): 562–571.

14 Sport mit besonderen Zielgruppen

————————————————— Kernaussagen —————————————————

- Die Entwicklung der aeroben Leistungsfähigkeit im Kindes- und Jugendalter resultiert sowohl aus der Organentwicklung, vor allem Herzgröße und Skelettmuskulatur, als auch einer gesteigerten Bewegungsökonomie.
- Die koordinative Leistungsfähigkeit führt bereits im Schulkindalter zu einer guten Körperbeherrschung, die bis zur Pubertät stetig gefördert werden sollte.
- Mit dem Eintritt des Längenwachstums sind koordinative Entwicklungen zunächst gebremst, es verschiebt sich der Fokus auf die Entwicklung der konditionellen Fähigkeiten.
- Sport bietet bei chronisch kranken Kindern die Möglichkeit, den begleitenden biopsychosozialen Teufelskreis aus Hypoaktivität, Dekonditionierung, Minderwertigkeit und fehlender Teilhabe zu durchbrechen.
- Die durchschnittliche Leistungsfähigkeit von Frauen bei verschiedenen sportlichen Disziplinen liegt etwa 10 % unterhalb einer männlichen Vergleichsgruppe. Die Gründe hierfür liegen u. a. in unterschiedlicher Anthropometrie und Körperzusammensetzung. Dagegen zeigt der weibliche Energiestoffwechsel eine vermehrte Fettsäureutilisation mit positiven gesundheitlichen Folgen, wie z. B. der Insulinsensitivität.
- Eine Schwangerschaft bedeutet insgesamt einen energetischen Mehraufwand für die Sporttreibende. Die Aufnahme oder Fortführung eines Trainingsprogramms während der Schwangerschaft in moderater Intensität und Umfang sollte keine Nachteile für Mutter und Fetus mit sich bringen.
- Altern ist ein multifaktorieller Prozess, der zu einer kontinuierlichen Reduktion sämtlicher motorischer Fähigkeiten führt.
- Ausdauer- bzw. Kraftleistungsfähigkeiten verändern sich etwa um 1 bzw. 2 % pro Lebensjahr. Gründe hierfür sind ein differenzierter Muskelmassenverlust, Einschränkungen der kardialen Funktion, hormonelle Umstellungen sowie die neuronale Informationsübermittlung.
- Die Trainierbarkeit und Adaptationsfähigkeit des Organismus bleibt jedoch auch im Alter erhalten und zeigt gleiche relative Stimulierbarkeit wie bei jüngeren Kollektiven.

14.1 Kindes- und Jugendalter

Leistungsfähigkeit und die Entwicklung von Fähigkeiten (gleich Trainierbarkeit) sind Eigenschaften, welche von vielen Faktoren abhängen. Besondere Einflüsse haben dabei das Alter und das Geschlecht des Menschen.

Sport und Trainierbarkeit sind beim kindlichen Organismus notwendigerweise mit dessen körperlicher Entwicklung verknüpft. Diese ist aber nicht nur rein quantitativ, sondern auch qualitativ unterschiedlich vom Erwachsenen. Ein Kind sollte daher nie als ein kleiner Erwachsener betrachtet werden.

14.1.1 Kindesentwicklung

Die Entwicklung der kindlichen Anthropometrie verläuft nicht linear, sondern in Schüben. So ist die Wachstumsgeschwindigkeit in den ersten beiden Lebensjahren am größten, um im weiteren Verlauf in den Phasen des Vorschul- bis späten Schulkindalters auf Werte von 6–3 cm/anno abzufallen. Mit Beginn der Pubertät kommt es erneut zu einem verstärkten Wachstumsschub mit jährlichen Zuwächsen von etwa 6–12 cm/anno. Dabei zeigen einzelne Körpersegmente bzw. Skelettabschnitte in verschiedenen Altersstufen auch unterschiedliche Wachstumsintensitäten. Der Gestaltwandel vollzieht sich aber nicht nur über Veränderungen der Körpergröße, sondern auch des Körpergewichts.

EVIDENZ

Längen- und Breitenwachstum sind gegeneinander versetzt. Vor den eigentlichen Streckphasen kommt es zu entsprechender Zunahme des Körpergewichtes.

14.1.2 Organentwicklung

Die Entwicklung der einzelnen Organsysteme im Kindes- und Jugendalter verläuft mit unterschiedlichen zeitlichen Kinetiken.

Nervensystem   Eine sehr rasche Entwicklung zeigt das zentrale Nervensystem. Bis zum Alter von 8–10 Jahren werden etwa 95 % der späteren Substanz erreicht. Lediglich die Ausreifung, d. h. die Verknüpfung auf synaptischer Ebene, wird im weiteren Verlauf noch intensiviert. Vergleichbar rasch wie das ZNS entwickelt sich auch das lymphatische Gewebe. Es kommt sogar zu einem überschießenden Wachstum aufgrund der Thymusentwicklung mit Prägung des adaptiven Immunsystems. Mit der Thymusinvolution wird etwa um das 20. Lebensjahr herum das endgültige Gewebegewicht erreicht.

Lunge   Herz und Lunge entwickeln sich nahezu analog der Entwicklung des Körpergewichts in nichtlinearer Form. Lungengewicht und Volumen verdreifachen sich nahezu im ersten Lebensjahr. Das Wachstum der Lunge führt zu einer Zunahme des Atemvolumens und auch einer entsprechenden Vergrößerung der alveolären Austauschfläche für die Atemgase. In der Pubertät sind Veränderungen der Körperdimension deutlich ausgeprägter bei Jungen als bei Mädchen, sodass es entsprechend auch zu größeren Ausprägungen der unterschiedlichen Lungenvolumina bzw. -kapazitäten beim männlichen Geschlecht kommt.

Herz   Auch das Herzwachstum zeigt einen proportionalen Anstieg zum Körperwachstum. Demzufolge bleibt das Verhältnis kardialer Dimensionen wie dem Herzvolumen zum Anstieg der Gesamtkörpermasse nahezu unverändert. Die wachsenden Ventrikel ermöglichen ein erhöhtes Schlagvolumen. Dagegen kommt es im weiteren Verlauf der kindlichen Entwicklung zu einer Abnahme der Ruheherzfrequenz. Insgesamt kommt es unter Ruhebedingungen jedoch in Summe zu einer Zunahme des Herzminutenvolumens. Aufgrund einer Zunahme der Gefäßelastizität, verbunden mit einer Senkung des peripheren Widerstands, steigt der Blutdruck trotz des erhöhten Herzminutenvolumens nur sehr mäßig an.

Muskulatur   Vor der Pubertät zeigen sich keine besonderen Geschlechtsunterschiede bezüglich Muskelmasse und Muskelkraft. Dabei bleibt das Muskelwachstum zunächst hinter dem des Gesamtorganismus zurück. So beträgt der Muskelanteil an der Gesamtkörpermasse zunächst nur zwischen 25 und 30 %. Erst im Laufe der Pubertät aufgrund der veränderten hormonellen Situation kommt es zu einer geschlechtsspezifischen Entwicklung mit einem vermehrten Anteil der Muskelmasse im männlichen Geschlecht. So zeigen Jungen einen Muskelanteil von durchschnittlich 40–44 % gegenüber etwa 36 % bei den Mädchen. Besonders bedeutsam sind auch die qualitativen Unterschiede.

EVIDENZ

Der Anteil der schnellen Typ-II-Fasern ist im Kindesalter unterrepräsentiert. Erst im weiteren Verlauf des Kindes- und Jugendalter kommt es zu einer deutlichen Zunahme des Anteils der schnellen Typ-II-Fasern mit entsprechender Verbesserung der anaeroben Kapazitäten. Die Werte der Typ-II-Fasern steigen von etwa 25–30 % im Kindesalter auf etwa 45–50 % im jungen Erwachsenenalter an. Passend zu dieser Fasertypverteilung ist die Laktatbildung von Kindern eingeschränkt. Anders als Erwachsene brechen sie daher bei intensiven Belastungen früher ab, da ihnen die Reservekapazität des anaeroben Metabolismus fehlt. Möglicherweise handelt es sich hierbei auch um einen natürlichen Schutzmechanismus, der Kinder vor Überlastungen schützt. Andererseits zeigen Kinder verkürzte Regenerationszeiten und eine höhere Erholungsfähigkeit nach Belastungen als Erwachsene.

Die Halbwertzeiten für die Herzfrequenz, aber auch für die Laktatelimination sind bei Kindern deutlich niedriger.

Beim passiven Bewegungsapparat ist hervorzuheben, dass sich **die Vulnerabilität des Gewebes proportional zur Wachstumsgeschwindigkeit** verhält (**Mark-Jansen-Gesetz**). Kinder und Jugendliche sind daher besonders während der puberalen Wachstumsschübe der Gefahr von Belastungsschäden ausgesetzt. Aufgrund des zeitlich unterschiedlichen Eintritts in die Wachstumsschübe kann daher die Belastungsverträglichkeit bei kalendarisch Gleichaltrigen sehr unterschiedlich sein.

CAVE

Die Anpassungen des passiven Bewegungsapparats an erhöhte Belastungen vollziehen sich im Vergleich zum aktiven Bewegungsapparat nur sehr langsam. Dementsprechend muss dem passiven Bewegungsapparat als schwächstem Glied in der Kette besondere Aufmerksamkeit zur Vermeidung von Überlastungsschäden durch Sport und Training gewidmet werden.

Durch die Einlagerung von weichem organischen Material zeigt der Knochen im Kindes- und Jugendalter eine erhöhte Biegsamkeit bei gleichzeitig reduzierter Zug- und Druckfestigkeit. In Summe ist damit das Skelettsystem durch eine verminderte Belastbarkeit charakterisiert. Ähnliches gilt auch für Sehnen und Bänder. Nicht geschlossene Epiphysenfugen sind besonders gefährdet gegenüber Druck- und Scherkräften.

14.1.3 Entwicklung der motorischen Leistungsfähigkeit im Kindes- und Jugendalter

Ausdauer   Die Entwicklung der aeroben Ausdauer kann anhand verschiedener Indikatoren beschrieben werden. So zeigt die VO_{2max} absolut gesehen eine signifikante Zunahme über die ersten 18 Lebensjahre. Diese ist deutlich ausgeprägter bei Jungen als bei Mädchen. Das hängt zusammen mit der vermehrten Körpermasse und den damit korrelierenden Veränderungen der Gewebe, wie Herz und Muskulatur, welche für die VO_{2max} maßgeblich sind. Bezogen auf das Körpergewicht, zeigen sich allerdings keine Veränderungen der VO_{2max} in den Kinder- und Jugendjahren. Bei Mädchen kommt es sogar zu einem Abfall der maximalen Sauerstoffaufnahme aufgrund der Veränderungen der Körperkomposition mit einem geringeren Anstieg der fettfreien Körpermasse und gleichzeitig einem vermehrten Anstieg des Körperfetts.

EVIDENZ

Obwohl die Veränderungen der relativen VO_{2max} eher gleichbleibende bis leicht fallende Leistungsfähigkeit suggerieren, zeigen athletische Leistungen, wie beispielsweise Laufzeiten, eine deutliche Verbesserung über den Altersbereich.

Diese Verbesserungen der Laufleistungen, welche für beide Geschlechter nachweisbar ist, haben vor allem mit einer Verbesserung der Bewegungsökonomie zu tun wie einer reduzierten Variabilität der Schrittfrequenz oder verringerten Kokontraktionen der beteiligten Muskulatur. Die Optimierung dieser koordinativen Faktoren mit zunehmendem Kindesalter führt zu geringerem Sauerstoffverbrauch bei gleicher Laufgeschwindigkeit.

Schnelligkeitsausdauer   Die Schnelligkeitsausdauer oder das Stehvermögen zeigt bei Kindern und Jugendlichen sowohl absolut als auch relativ signifikante Anstiege, genauso wie die Kraft und ihre unterschiedlichen Komponenten wie Maximalkraft und Schnellkraft. Die Ursachen hierfür sind vielfältig: Vermehrung der Muskelmasse, eine bessere intramuskuläre Koordination, vermehrter Anteil von Typ-II-Muskelfasern, verbunden mit erhöhter glykolytischer Kapazität. Mit dem Eintritt in die Pubertät kommt es vor allen Dingen beim männlichen Geschlecht zu einer Beschleunigung der Kraftfähigkeiten. Neben den oben beschriebenen Gründen spielen auch veränderte bio-

mechanische Bedingungen wie Hebel-Arm-Verhältnisse aufgrund der veränderten Körperproportionen eine wichtige Rolle.

Flexibilität   Bei Kindern und Jugendlichen ist die Flexibilität gegenüber den Erwachsenen deutlich ausgeprägter. Vermehrte Flüssigkeitseinlagerung und insgesamt höhere Elastizität der Gewebe führen zu einem erhöhten Bewegungsausmaß in den Gelenken.

Koordination   Die Entwicklung der koordinativen Funktionen hängt eng zusammen mit der Reifung des zentralen Nervensystem und auch der peripheren Anteile, hier insbesondere der Fülle von Sensoren wie Gleichgewichtssinn, visuelles System, Propriozeption etc., deren Informationen notwendig sind für koordinative Funktionen wie Reaktions- und Gleichgewichtsfähigkeit. Daher ist es nicht verwunderlich, dass bereits vor der Pubeszenz im Schulkindalter eine Körperbeherrschung erreicht wird, die dem Erwachsenen nicht nachsteht (➤ Tab. 14.1).

14.1.4 Trainierbarkeit von Kindern und Jugendlichen

Bevor es im Detail um das Training von Kindern und Jugendlichen geht, sollte besonders betont werden, dass es gerade bei der Altersgruppe der Kinder und Jugendlichen bedeutsam ist, **Sport- und Bewegungsangebote entsprechend der jeweiligen Entwicklungsphase** zu gestalten. Der Leistungsgedanke sollte hinten anstehen und die vielfältigen positiven Wirkungen von Sport auf Psyche und soziale Interaktion im Vordergrund stehen.

CAVE

Die oben beschriebenen Änderungen der motorischen Leistungsfähigkeit in den einzelnen Entwicklungsphasen bedingen, dass insbesondere beim kindlichen Organismus das **Trainingsprinzip der Altersgemäßheit** beachtet wird.

Der natürliche Bewegungsdrang von Kindern sollte gefördert werden mit reichhaltigen und vielfältigen Bewegungsangeboten. Dies bezieht sich auf die Quantität des Bewegungsangebots als auch auf die Qualität.

EVIDENZ

Die zunehmende Verbreitung der neuen Medien hat zu einer besorgniserregenden Abnahme der körperlichen Aktivität auch im Kindes- und Jugendalter geführt. Fernsehen und Computer führen zu einem mehr und mehr bewegungsarmen Lebenswandel.
Daher hat sich im Laufe der letzten Jahrzehnte körperliche Leistungsfähigkeit von Kindern und Jugendlichen verschlechtert. In eigenen Untersuchungen kam es zu einem durchschnittlichen Abfall der maximalen Leistungsfähigkeit von etwa 3 % pro 10 Jahre. Die Ausmaße sind bei weniger sportlich ambitionierten Subgruppen noch deutlich ausgeprägter. Über einen Zeitraum von knapp 15 Jahren kam es beim Sechs-Minuten-Lauf zu Abnahmen der zurückgelegten Distanz zwischen 14 und 20 %.

14

Tab. 14.1 Übersicht der kindlichen Entwicklungsphasen und deren Bezug zu motorischen Eigenschaften und Trainierbarkeit des Organismus

Phasen	Alter	Körperliche Entwicklung	Motorische Eigenschaften und Trainierbarkeit
Säuglings- und Kleinkindalter	1–3 Jahre	Starke Entwicklung des zentralen Nervensystems	Erste koordinative Bewegungen; Kräftigung Rumpf- und Extremitätenmuskulatur zur Vorbereitung des Aufrichtens bzw. Stehen/Gehen
Vorschulalter	3–6/7 Jahre	Körpergröße mit 4 Jahren verdoppelt, Körpergewicht verfünffacht	Ausgeprägter Sport- und Bewegungsdrang; vielfältige spaßbetonte Bewegungsangebote, motorische Fähigkeiten bedeutsam für soziale Interaktionen
Frühes Schulkindalter	6/7–10 Jahre	Etwa gleiche Entwicklung von Mädchen und Jungen, Größenzuwachs ca. 5 cm/anno und Gewichtszuwachs ca. etwa 3 kg/anno. Spätere Größe des ZNS nahezu erreicht. Erster Gestaltwandel abgeschlossen.	Hohes Niveau der Bewegungssensoren im ZNS, daher Phase einer sehr guten motorischen Lern- und Leistungsfähigkeit
Spätes Schulkindalter	10/11–14 Jahre	Optimierung der Körperproportionen, Verbesserung der Hebelarme (Last-Kraft-Verhältnisse)	Beste Lernphase für motorisch anspruchsvolle Bewegungsabläufe bzw. Technik; Schlüsselphase für spätere Bewegungskompetenz
Erste puberale Phase (= Pubeszenz)	Mädchen 11/12–13/14 Jahre Jungen 12/13–14/15 Jahre	Wachstumsschub (zweiter Gestaltwandel). Veränderte Hormonkonzentrationen mit verzögerter Wirkung auf die Ausprägung der sekundären Geschlechtsmerkmale. Gestaltwandel bei Mädchen früher als bei Jungen, Größenänderung etwa 10 cm/anno, Gewicht bis etwa 10 kg/anno. Psychische Labilität.	Ausdauer gut trainierbar; Technik, Koordination kaum entwickelbar. Der Erhalt technischer bzw. koordinativer Leistungsfähigkeit steht im Vordergrund.
Zweite puberale Phase (= Adoleszenz)	Mädchen 13/14–17/18 Jahre Jungen 14/15–18/19 Jahre	Verlangsamung des Wachstums bis zum Stillstand, Harmonisierung der körperlichen Proportionen (= Breitenwachstum vor Längenwachstum)	Zweite Lernphase für koordinative/technische Anforderungen bei guter intellektueller Auffassungsgabe und verbesserter Bewegungsökonomie

Vielfältige Bewegungsreize sollten daher gesetzt werden. Kinder als metabolische Generalisten sollten wenige Einschränkungen bzw. Spezialisierungen in ihrer Bewegungsausübung erfahren. Dabei sollte berücksichtigt werden, dass das Bewegungsmuster aufgrund **schlechterer Laufökonomie und geringeren Erholungszeiten** anders ist als beim Erwachsenen. Das Trainieren einseitiger Bewegungsformen ist häufig mit dem vulnerablen kindlichen Organismus nicht vereinbar.

Koordination   Abgestimmt auf die kindliche Entwicklung ergibt sich, dass in den Phasen vor der Pubertät vor allem auf die Entwicklung der koordinativen Fähigkeiten geachtet werden sollte. Das Erlernen unterschiedlichster Bewegungsabläufe ist wesentlich für die Bewegungsfähigkeit im Erwachsenenalter (was Hänschen nicht lernt, lernt Hans nimmer mehr) (➤ Tab. 14.1).

Ausdauertraining   In der Pubertät verschiebt sich der Fokus des Trainings auf die Entwicklung der konditionellen Fähigkeiten. Ein guter Zeitpunkt zum Beginn eines Ausdauertrainings ist etwa **ab dem 12. Lebensjahr**. Natürlich ist Ausdauer auch vorher trainierbar, doch ist der Trainingszuwachs verglichen mit Erwachsenen deutlich geringer. Hierbei gibt es allerdings auch Hinweise auf ein Schwellenphänomen.

Krafttraining   Ein Krafttraining ist grundsätzlich auch im Kindesalter schon möglich. Die Anpassung im Sinne einer Maximalkrafterhöhung ist primär Ausdruck veränderter neuronaler Adaptionen. Zu einer Muskelmassenveränderung kommt es so gut wie nicht. Eine Veränderung der Muskelmasse infolge des Krafttrainings findet sich erst mit dem Eintritt in die Pubertät.

Im Vorschulalter ist ein spezielles Krafttraining nicht angebracht. Es erfolgt eine vielseitige Schulung durch normale Reizsetzung wie Klettergärten oder Hindernisturnen. Im frühen Schulkindalter steht im Vordergrund die Kräftigung des Haltungs- und Bewegungsapparats. Vielseitige spielerische und abwechslungsreiche Übungen stehen im Mittelpunkt. Hierzu kann auch ein Kreis- oder Zirkeltraining gehören. Die Maßnahmen dienen vor allen Dingen der Kräftigung der Rumpfmuskulatur. Im späten Schulkindalter wird viel gegen das eigene Körpergewicht gearbeitet, aber auch geringe Zusatzlasten sind erlaubt.

Grundsätzlich gilt für Kraftbelastungen, dass auf eine sehr **gute Instruktion und eine optimale Abstimmung auf den kindlichen Organismus** geachtet wird.

Kraftübungen gegen das eigene Körpergewicht stellen eine gute Trainingsmöglichkeit dar, denn sie haben positive Auswirkungen, beispielsweise auf Haltungsschäden etc.

Die Form des Trainings sollte dabei dynamisch angelegt sein. Aufgrund der geringeren Druck- und Biegefestigkeit ist der kindliche Knochen mechanisch nur vermindert belastbar. Überbelastungen können zu verlangsamtem Körperwachstum, Knochenaufbaustörung und zu Risiken für die Wachstumszonen in Wirbelkörpern und Epiphysenfugen werden.

14.1.5 Sport mit chronisch-kranken Kindern

Etwa 5–10 % aller Kinder leiden unter einer chronischen Erkrankung. Hierzu zählen korrigierte/nichtkorrigierte Herzfehler, atopische Erkrankungen wie Asthma bronchiale bzw. Neurodermitis, Diabetes mellitus Typ 1, Epilepsien, ADHS, rheumatische Erkrankungen etc. Dabei ist ihr kognitiver Entwicklungsstand üblicherweise vergleichbar dem von gesunden Kindern. Ausnahmen betreffen einzelne Erkrankungen, z. B. zyanotische Herzfehler. Sehr häufig kommt es zu krankheitsbedingten Einschränkungen der körperlichen Leistungsfähigkeit. Ursachen hierfür sind ein Muskelmassenverlust, organbedingte Reduzierungen der VO_{2max}, Einschränkungen der Bewegungsökonomie, welche in eine Hypoaktivität münden. Nicht selten ist der Leistungsverlust aber auch eine Folge der **Hypoaktivität, welche ihrerseits den Prozess der Dekonditionierung verstärkt.** Hypoaktivität fungiert tatsächlich auch als ein diagnostisches Kriterium für eine chronische Erkrankung. Die Hypoaktivität kann dabei sowohl direkte Krankheitsfolge sein als auch Folge einer übertriebenen Ängstlichkeit bzw. ein Überbehüten durch die Familie. Die fehlende Teilhabe, zum Beispiel auch am Sportunterricht, führt zu zunehmender sozialer Isolation. Die Gefühle von Unterlegenheit und Minderwertigkeit werden verstärkt. Ein bio-psycho-sozialer Teufelskreis wird angestoßen mit negativen Auswirkungen auf den gesamten Menschen (➤ Abb. 14.1). Dagegen zeigt eine Reihe von Beispielen, dass Sport und Bewegung bei chronischen Erkrankungen mit entsprechender Beachtung der Randbedingungen nahezu gefahrlos möglich ist, beispielsweise bei herzkranken Kindern. Wichtig sind wie bei anderen Risikopatienten eine **genaue Beurteilung der Sporttauglichkeit** sowie gut **strukturierte und überwachte Übungseinheiten** mit einem sinnvollen Wechsel von Bewegungs- und Pauseneinheiten. Im Schulsport gilt für die beteiligten Sportlehrer, dass eine intensive Auseinandersetzung mit dem Krankheitsbild und der dadurch veränderten Leistungsfähigkeit stattfindet. Hierzu gehört auch die Kompetenz, im Notfall die richtigen Maßnahmen zu ergreifen.

14.2 Frauen

Ein Vergleich der körperlichen Leistungsfähigkeit zwischen Frauen und Männern wird ermöglicht beim Blick auf die erzielten Leistungen bzw. Rekorde bei Wettkämpfen. Die Daten aus den letzten zwei Jahrzehnten geben recht gut die unterschiedlichen Leistungsverhältnisse wieder, da es in diesem Zeitraum keine wesentlichen sozio-kulturellen Hindernisse mehr für

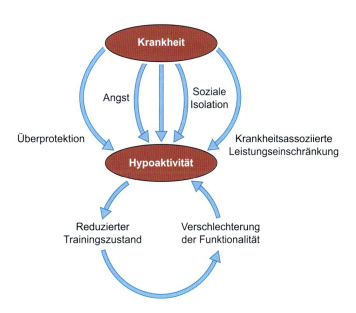

Abb. 14.1 Hypoaktivität als Krankheitsfolge und Motor weiterer funktioneller Leistungseinbußen [x]

Frauen gab, an Training und Wettkämpfen teilzunehmen. Der durchschnittliche Unterschied bei den verschiedenen Lauf-, Sprung- und Wurfwettbewerben liegt etwa bei 8–12 %. Die Differenz ist deutlich größer, wenn die Sportdisziplin besonders von der Kraft der oberen Extremität abhängt. Umgekehrt ist der Unterschied teilweise geringer als 5 %, wenn man auf das Langstreckenschwimmen schaut (➤ Abb. 14.2) (Sandbakk et al. 2018).

14.2.1 Ursachen der unterschiedlichen Leistungsfähigkeit der Geschlechter

Die Gründe für die unterschiedliche Leistungsfähigkeit der Geschlechter liegen zum einen in den unterschiedlichen anthropometrischen Daten und der Körperzusammensetzung (➤ Abb. 14.3). Unterschiede in Leistungsparametern wie der Maximalkraft oder der Schnellkraft sind dann nicht mehr nachweisbar, sofern sie auf die Muskelmasse bzw. die fettfreie Körpermasse bezogen werden.

EVIDENZ

Ein **erhöhter Anteil an Körperfett,** wie er bei Frauen vorliegt, ist wiederum vorteilhaft für das Langstreckenschwimmen, da es hier, gerade bei kälteren Temperaturen, zu einer besseren Wärmeisolation kommt.

Die Leistungsunterschiede in Ausdauersportarten wie dem Laufen bleiben allerdings trotz Normalisierung auf die fettfreie Masse bestehen. Dies hat seine Ursache sowohl in einem verringerten Herzminutenvolumen aufgrund der kleineren kardialen Dimensionen als auch einer verringerten Sauerstofftransportkapazität aufgrund eines niedrigeren Hämoglobin- bzw. Hämatokritwerts bei Frauen.

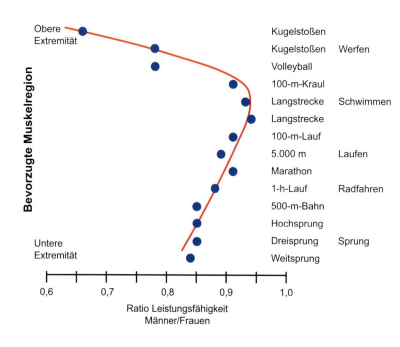

Abb. 14.2 Vergleich der Leistungsfähigkeit der Geschlechter in Abhängigkeit unterschiedlicher Sportarten und den jeweils bevorzugt eingesetzten Muskelregionen [L157]

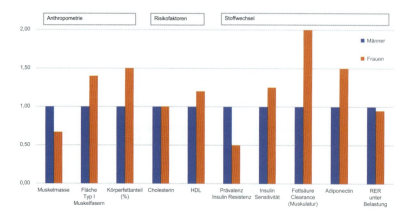

Abb. 14.3 Geschlechterunterschiede wesentlicher Marker für Gesundheit und Leistungsfähigkeit. Dargestellt sind die Veränderungen/Abweichungen des weiblichen Organismus in Relation zum männlichen, der als Bezugspunkt mit 1 bewertet wurde. (nach www.strongerbyscience.com/gender-differences-in-training-and-diet/)

Die **Verteilung der Muskelfasertypen** zeigt entgegen früheren Annahmen keinen Geschlechterunterschied. Allerdings ist der Querschnitt aller Fasertypen bei Männern im Durchschnitt größer als bei Frauen. Auch sind die Fasern mit der größten Querschnittsfläche bei Männern die Typ-IIa-Fasern, während es bei Frauen die Typ-I-Fasern sind. Ein Vergleich der ausgeübten Kraft, bezogen auf die Querschnittsfläche, zeigt jedoch gleiche Ergebnisse für Männer und Frauen.

Hinsichtlich des **Belastungsstoffwechsels** zeigen Frauen bei gleicher relativer Belastungsintensität bei Ausdauerbelastungen einen niedrigeren respiratorischen Quotienten als Männer. Sie verstoffwechseln damit für die Ausdauerbelastung deutlich mehr Fettsäuren. Dabei zeigt der weibliche Organismus auch hohe Umsatzraten für den intramuskulären Lipidspeicher. Außerdem korrelieren diese Daten mit ultrastrukturellen Ergebnissen, die zeigen, dass Frauen über größere intramuskuläre Lipidspeicher verfügen, die darüber hinaus vermehrt mit Mitochondrien vergesellschaftet sind (Devries 2016).

Durch die **vermehrte Fettutilisation** spart der weibliche Organismus Kohlenhydratvorräte ein. Dies betrifft beide Kohlenhydratspeicher, die Glykogenvorräte in Leber und Muskulatur. Bezogen auf den Kohlenhydratstoffwechsel in Ruhe zeigt sich eine höhere Insulinsensitivität bei Frauen als bei Männern. Auch werden in der postprandialen Phase neben der vermehrten Glukoseaufnahme in die Zelle auch vermehrt Kohlenhydrate für die Energiegewinnung herangezogen. Insgesamt erscheint die metabolische Flexibilität bei Frauen besser ausgeprägt zu sein als bei Männern.

Die unterschiedliche Utilisation der Makronährstoffe hat offensichtlich auch gesundheitliche Bedeutungen. So ist die direkte Infusion von freien Fettsäuren mit deutlich geringeren Veränderungen in der Insulinsensitivität in Frauen als in Männern verbunden. Insgesamt ist also offensichtlich der **Lipidstoffwechsel in Frauen effizienter** als bei Männern. Ursächlich verantwortlich für diese metabolischen Unterschiede der Geschlechter sind vermutlich vor allem hormonelle Unterschiede, wobei nicht nur Östrogene, sondern auch zirkulierende Adipokine wie Adiponectin und Leptin eine Rolle spielen. Die Bedeutung der Osteoporose ergibt sich daraus, dass die beschriebenen Unterschiede im Stoffwechsel bei Frauen erst mit Eintritt in die Pubertät auftreten und bei postmenopausalen Frauen zunehmend geringer ausgeprägt sind.

Die **Adaptationen gegenüber Ausdauer- als auch Krafttraining** zeigen beim weiblichen Organismus die gleichen relativen Veränderungen hinsichtlich funktioneller als auch struktureller Parameter. Wenngleich es erste Hinweise gibt, dass das regeneratorische Potenzial der Muskelfaser, die Satellitenzelle, zumindest bei weiblichen Typ-II-Muskelfasern geringer ausgeprägt ist, scheint dies keinen Einfluss auf die Trainingsantworten zu haben. Darüber hinaus finden sich auch keine Hinweise, dass bei prämenstruellen Frauen der Menstruationszyklus Einflüsse auf Trainierbarkeit bzw. Leistungsfähigkeit hätte. Dies gilt natürlich nicht, wenn es in der Menstruationsphase zu einem ausgeprägten Blutverlust oder sonstigen Einschränkungen kommt.

Umgekehrt gehört körperliche Aktivität zu den menstruationsbeeinflussenden Faktoren. Allerdings ist häufig schwer zu unterscheiden, ob nicht auch andere Faktoren wie psychologischer Stress oder Ernährungsumstellungen hieran beteiligt sind. Je umfangreicher das Training, umso ausgeprägter auch die Wirkungen auf Menstruationsunregelmäßigkeiten bis hin zur Amenorrhö (➤ Kap.5, Syndrom des relativen Energiemangels).

14.3 Schwangerschaft

Aus physiologischer Sicht bedeuten die Schwangerschaft und die damit verbundene Gewichtszunahme der Mutter einen **energetischen Mehraufwand.** Die Gewichtszunahme schwankt dabei zwischen 11 und 16 kg, was in einem energetischen Mehraufwand von etwa 15–20 % bei körperlichen bzw. sportlichen Aktivitäten führt. Die kardiopulmonalen Funktionsparameter wie Herzminutenvolumen, Schlagvolumen und Herzfrequenz sind zumindest im submaximalen Bereich während der Schwangerschaft erhöht. Ein Grund hierfür ist das erhöhte Blutvolumen von etwa 40 %. Aufgrund erhöhter, venöser Kapazitäten kommt es aber üblicherweise zu keinem signifikanten Blutdruckanstieg. Ein Teil der venösen Kapazitäten wird durch eine bessere Hautdurchblutung bereitgestellt, was wiederum auch zu einer besseren Thermoregulation der Schwangeren führt. Mit zunehmender Dauer der Schwangerschaft kommt es zu steigenden Werten für Ventilation und Atemäquivalent, was die vermehrte Atemarbeit dokumentiert.

14.3.1 Training und Schwangerschaft

Die Trainierbarkeit des schwangeren Organismus scheint unverändert gegeben zu sein. Die Verbesserung der VO_{2max} nach einem Trainingsprogramm ist in absoluten Werten vergleichbar zwischen schwangeren und nicht schwangeren Probandinnen. Aufgrund des Gewichtsanstiegs lassen sich relative Verbesserungen der VO_{2max} nicht nachweisen. Die Stimmungsschwankungen in der Schwangerschaft, insbesondere auch eine ausgeprägte Morgenmüdigkeit, führen allerdings häufig zu Motivationsproblemen und zur Unterbrechung von Trainingsprozessen.

Beim schwangeren Organismus ist die aerobe Leistungsfähigkeit bei Sportarten gegen die Schwerkraft, wie z. B. im Laufen, reduziert. Der Sauerstoffverbrauch steigt um ca. 10–15 %. Geringer bzw. kaum nachweisbar ist der Einfluss der Schwangerschaft auf die Leistungsfähigkeit bei Sportarten wie Radfahren oder Schwimmen. Eine Schwangerschaft ist insgesamt jedoch kaum vereinbar mit der Erbringung von Spitzenleistungen (außer vielleicht in einer sehr frühen Phase, hierzu siehe unten die Risiken für den Fetus). Schließlich finden sich keinerlei Hinweise, dass eine Schwangerschaft die Leistungsfähigkeit im späteren Leben positiv oder negativ beeinflusst.

14.3.2 Vor- und Nachteile der Sportaus-übung während der Schwangerschaft

Es gibt keine Hinweise, dass eine moderate Sportausübung während der Schwangerschaft Nachteile für Mutter und Fetus mit sich bringen würde.

EVIDENZ

Auch wenn die Studienlage inkonsistent ist, gibt es Hinweise auf eine positive Korrelation des Fitnesszustands und des Schwangerschaftsverlaufs. Konkret bedeutet dies, dass regelmäßiges Training und bessere Fitness mit einer geringeren Gewichtszunahme während der Schwangerschaft assoziiert sind, die Geburt im Durchschnitt 5–8 Tage früher stattfindet und der Geburtsvorgang häufig beschleunigt ist. Es finden sich Hinweise, dass weniger Aborte, Eklampsien, Frühgeburten und Kaiserschnitte auftreten. Tatsächlich ist körperliche Aktivität während der Schwangerschaft geeignet, die Inzidenz des Schwangerschaftsdiabetes zu reduzieren. Schließlich gibt es sogar Hinweise, dass ein Training der Mutter auch positive Auswirkungen auf die kardiale Funktion des Fetus bzw. des Kindes im weiteren Leben hat (Meah et al. 2020).

Das Geburtsgewicht des Neugeborenen ist bei trainierenden Schwangeren durchschnittlich etwas niedriger. Untergewichtige Neugeborene finden sich, wenn überhaupt, in der Regel ausschließlich bei Hochleistungs- und Ausdauersportlerinnen mit hohem Trainingsumfang. Die genaue Ursache hierfür ist ungeklärt.

Zu einer Gefährdung des Fetus kommt es vor allen Dingen durch die folgenden Umstände:
- Trauma
- Hypoglykämie
- Hyperthermie
- Hypoxie

CAVE

Alle Sportarten mit Schlag- oder Stoßeinwirkung, mit erhöhtem Sturzrisiko und besonderen Sprungeinheiten sind zu vermeiden. Auch der Tauchsport mit Druckänderungen und der Möglichkeit des plötzlichen vaginalen Wassereintritts sollte vermieden werden.

Eine fetale Herzfrequenz niedriger als der Normbereich zwischen 120 und 160 Schlägen/min kann ein Anzeichen für eine Hypoxämie sein. Präventive Gegenmechanismen des Fetus umfassen eine verbesserte plazentare Sauerstoffausschöpfung sowie die deutlich höhere Sauerstoffaffinität des fetalen Hämoglobins. Bergsteigen oder sonstige körperliche Aktivitäten in einer Höhe über 2.500 m sollten wegen des geringeren Sauerstoffpartialdrucks dennoch vermieden werden.

Von besonderer Bedeutung ist die **fetale Hyperthermie,** die zu Defekten am zentralen Nervensystem führen kann. Da diese Anlagen bereits sehr früh in der Schwangerschaft gelegt werden, sollte dieser Punkt gerade bei Leistungssportlerinnen mit hohem und intensivem Training bedacht sein. Üblicherweise ist die Körpertemperatur des Fetus etwa 0,5 °C höher als bei der Mutter.

Intensive Sportausübung kann die Körpertemperatur um bis zu 2 °C erhöhen. Daher ist auch ein Saunabesuch gerade zu Beginn der Schwangerschaft nicht zu empfehlen.

14.3.3 Kontraindikationen

Eine Reihe von Kontraindikationen für die Sportausübungen in der Schwangerschaft wurde formuliert. Diese Empfehlungen beruhen überwiegend auf Expertenmeinungen. Dabei zeigt eine aktuelle Übersichtsarbeit, dass hier dringend eine Überarbeitung notwendig ist. Bestimmte Komplikationen, wie die Schwangerschaftshypertonie sowie Zwillingsschwangerschaften, scheinen durchaus von regelmäßiger körperlicher Aktivität zu profitieren und sollten nicht länger als Kontraindikationen formuliert werden.

Die folgenden Krankheitsbilder sollten aber weiterhin als **absolute Kontraindikationen** für eine Sportausübung in der Schwangerschaft betrachtet werden:
- Schwere kardiorespiratorische Erkrankung (z. B. Herzklappenerkrankungen oder koronare Herzerkrankungen)
- Vasa praevia
- Unkontrollierter Typ-1-Diabetes
- Präeklampsie
- Zervikale Insuffizienz
- Wachstumsverzögerung des Fetus
- Vorzeitige Wehen

(Meah et al. 2020)

Folgende Symptome sollten auch immer Anlass geben, die Belastungen bzw. das Training zu unterbrechen:
- Schmerzen im Bereich des Schambeins bzw. des Rückens
- Erhöhte Herzfrequenzen, Kurzatmigkeit
- Unzureichende Gewichtszunahme
- Anhaltende Kopfschmerzen bzw. Visusstörungen
- Palpitationen bzw. Schwindel

CAVE

Bei Blutungen, vermehrten Uteruskontraktionen und fehlenden Fetusbewegungen sollte unmittelbar ein Arzt konsultiert werden.

14.4 Senioren

Der Anteil der älteren Personen oder Senioren an der Gesamtbevölkerung hat in letzten Jahrzehnten kontinuierlich zugenommen. Dabei ist der Begriff des Seniors altersmäßig nicht eindeutig klassifiziert. Als spätester Eintrittstermin in die Gruppe der Senioren gilt der Eintritt ins Rentenalter bzw. in den Ruhestand. In anderen Zusammenhängen wird aber bereits ab einem Alter von 55 Jahren von Senioren gesprochen. Die demografische Entwicklung macht die Gruppe der Senioren zu einer immer wichtigeren Zielgruppe für sportliche Aktivitäten. Sport ist dabei ein wichtiges Mittel, den Zeitraum eines behinderungsfreien Lebens mit Selbstständigkeit und Autonomie als auch die mittlere Lebenserwartung zu verlängern. Dies bedeutet einerseits den altersassoziierten Verlust motorischer und kognitiver Leistungen durch Sport und Bewegung hinauszuzögern. Aufgrund der vermehrten Inzidenz chronischer Erkrankungen in dieser Altersklasse hat Sport andererseits auch therapeutische Funktion, wie sie in den vorherigen Kapiteln beschrieben wurden. Obwohl die äußeren Rahmenbedingungen im Seniorenalter oft einen höheren Grad an Eigenbestimmung zulassen, nimmt die körperliche Aktivität mit zunehmendem Alter deutlich ab. Dies hat nicht nur etwas mit körperlichen Einschränkungen zu tun, sondern offensichtlich auch mit einem abnehmenden Bewegungsantrieb im Alter, wie sich auch bei anderen Säugetieren beobachten lässt. Umso wichtiger sind einschlägige Maßnahmen zur Motivation und Förderung von Bewegung im Seniorenalter.

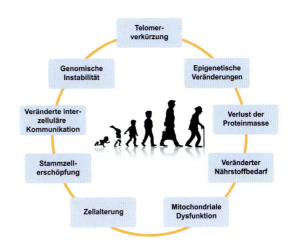

Abb. 14.4 Multifaktorieller Prozess des Alterns [H227-001, Zeichnerin: L157 und Bild: J787]

14.4.1 Alterungsprozess

Aus biologischer Sicht ist Altern ein **multifaktorieller Prozess** (➤ Abb. 14.4) (Rebelo-Marques et al. 2018). Verschiedene Theorien wurden entwickelt, um diesen Prozess ursächlich zu verstehen. Genregulationstheorien gehen davon aus, dass ähnlich wie bei anderen Entwicklungsphasen des Menschen, beispielsweise die Fortpflanzungsphase, der Eintritt in die Altersphase durch die **Aktivierung bzw. Deaktivierung von bestimmten Genen** festgelegt ist. Dafür spricht die familiäre Häufung beispielsweise von Langlebigkeit. So finden sich bestimmte Genpolymorphismen besonders in der Gruppe der über 100-Jährigen, wie das E2-Allel des Apolipoproteins E. Grundsätzlich ist allerdings eine polygene Regulation der Altersphase zu erwarten mit der Wechselwirkung einer Reihe von Genen.

Metabolische Theorien sehen die Ursachen des Alterns in **veränderten Stoffwechselprozessen.** So kommt es im Alter zu einer Akkumulation von Stoffwechselendprodukten, die in der Lage sind, Zellfunktionen zu beeinträchtigen und auch genetische/epigenetische Veränderungen zu induzieren. Involviert in diesen Prozess ist auch eine erhöhte Bildung freier Radikale mit destruktiven Auswirkungen auf Zellstrukturen, intrazelluläre Signalübertragungsprozesse und genetisches Material (= **zelluläre Seneszenz).** Schon seit vielen Jahren ist bekannt, dass die Expression radikal entsorgender Mechanismen mit der Altersspanne verschiedener Säugetierspezies korreliert. Über den Faktor **oxidativer Stress** wird vermutlich auch der Einfluss der Ernährung auf die Lebensspanne modifiziert. Regelmäßige Einschränkungen der Nahrungsaufnahme (= Fasten) führen zu einer Verlängerung der Lebensspanne im Laborexperiment. Es wurde diskutiert, ob hierfür die niedrigere Stoffwechselrate, welche zu einem geringeren Anfall freier Radikale führt, verantwortlich ist. Neuere Daten zeigen, dass es eher die **Förderung des mitochondrialen Stoffwechsels** sowie eine **veränderte Balance intrazellulärer Sensoren des Energie- und Substrathaushalts** sind, welche die Lebensspanne fördern

(Anti-Aging: AMP-aktivierte Kinase, Transkriptionsfaktor FOXO; Aging: Proteinkinase B [Akt], mTOR). Dies erklärt auch die altersabhängigen Veränderungen im Proteinstoffwechsel mit Änderung des anabol-katabolen Gleichgewichts.

Schließlich gibt es eine Reihe von systemischen Theorien, die den Alterungsprozess erklären. Hierzu gehören **Änderungen im vegetativen Regel- und Steuerzentrum des Hypothalamus.** Die Taktung biologischer Signale hängt hier auch von zeitlichen Rhythmen ab, deren Regulation im Alter offenbar eingeschränkt ist. So kommt es zu Störungen in der Temperaturregulation und der Steuerung von Stoffwechselprozessen. Zu den systemischen Theorien gehören auch **Veränderungen der Immunkompetenz.** Im zunehmenden Alter kommt es zu einem vermehrten Auftreten von Autoantikörpern, der Abnahme von naiven, noch zu prägenden Zellen des adaptiven Immunsystems, einer Stammzellerschöpfung und gleichzeitig zu einer Zunahme von reifen Immunzellen, deren immunologische Adaptionsfähigkeit herabgesetzt ist. Es treten im Alter vermehrt chronische Entzündungen und Malignome im Alter auf. Schließlich gehört zu den systemischen Theorien auch die **Telomertheorie.** Telomere befinden sich an den Enden der Chromosomen und fungieren als biologische Uhr der Zelle. Mit jeder erfolgten Teilung nimmt ihr Umfang geringfügig ab. Der vollständige Verlust der Telomere bedeutet gleichzeitig auch einen Verlust der Teilungsfähigkeit und damit der Regenerationsfähigkeit der Zelle, des Gewerbes bzw. des Organismus.

14.4.2 Altern und Körperfunktionen

Ausdauer

Die altersassoziierte Abnahme der Organfunktionen zeigt eine hohe intra- und interindividuelle Variabilität. Dabei erreichen beispielsweise renale Funktionsparameter, wie glomeruläre Filtrationsrate und renaler Plasmafluss, ihr Maximum zwischen dem 5. und 20. Lebensjahr, pulmonale Funktionsparameter, wie Vitalkapazität und maximales Atem-Zeitvolumen, zwischen dem 15. und 25. Lebensjahr. VO_{2max} und Herzminutenvolumen zeigen einen Maximalwert zwischen dem 20. und 30. Lebensjahr, das Maximum der Nervenleitgeschwindigkeit liegt um das 30. Lebensjahr und fällt auch nur sehr langsam ab. Die VO_{2max} als Indikator der Ausdauerleistungsfähigkeit fällt im Schnitt etwa um 1 %/Lebensjahr. Dabei gibt es allerdings Unterschiede zwischen Quer- und Längsschnittstudien. Die Ursachen für den Abfall der VO_{2max} sind vielfältig. Zunächst finden sich Einschränkungen der kardialen Funktion mit einem Rückgang der maximalen Herzfrequenz aufgrund Veränderungen im Reizbildungs- und Reizleitungssystems des Herzens. Dagegen ist die Herzfrequenz bei gegebenen submaximalen Belastungsstufen vom Alterseinfluss nahezu unbeeinflusst. Außerdem kommt es zu einem Rückgang des Schlagvolumens im Alter als Reaktion auf eine reduzierte muskuläre Kontraktionskraft und einen erhöhten peripheren Wiederstand aufgrund eines Elastizitätsverlusts der Gefäße. Bei den altersassoziierten, pulmonalen Funktionseinschränkungen zeigt sich eine Abnahme der Vitalkapazität. Ebenso kommt es zu einer Abnahme der exspiratorischen Einsekundenkapazität (FEV1). Dagegen steigt das Residualvolumen an, das insgesamt schlechtere Ventilationsbedingungen mit einer eingeschränkten funktionellen Reservekapazität bedeutet. Gründe hierfür sind unter anderem eine Elastizitätsabnahme von Lunge und Brustkorb, was zu einer erhöhten Atemarbeit führt.

Kraft

Neben der Ausdauerleistungsfähigkeit zeigen sich bedeutsame **Einschränkungen der Muskelmasse und Muskelkraft** im Alter. Die Reduktion der Muskelmasse beginnt bereits im Alter von etwa 30 Jahren und beschleunigt sich im Verlauf speziell oberhalb von 60 Jahren. Die strukturellen Veränderungen sind von entsprechenden funktionellen Veränderungen begleitet. So kommt es zu einem Kraftverlust nach einem Erreichen der maximalen Kraft im Alter von etwa 30 Jahren von jährlich etwa 2–2,5 %. Dies beeinflusst gerade die Alltagsbelastungen, denn Kraft ist hier die bedeutendste motorische Hauptbeanspruchungsform. Während Ausdauerbelastungen aufgeteilt werden können, verlangen Kraftbelastungen häufig Spitzenkräfte, wie z. B. das Aufstehen aus sitzender Position (➤ Kap. 1). Die Ursachen des Kraftverlusts sind vielfältig. Zunächst ist die ablaufende Sarkopenie Ausdruck einer zunehmenden Nichtbeanspruchung (*use it or loose it*). Der Muskelmassenverlust ist dabei differenziert. Er ist deutlich ausgeprägter bei Typ-II-Fasern als bei Typ-I-Fasern und geht mit einem vermehrten Verlust der Maximalkraft bzw. Kraftschnelligkeit einher und weniger der Kraftausdauer. Bewegungen, welche von der Schnellkraft bzw. der Schnelligkeit abhängig sind und die für die Sturzprophylaxe bedeutsam sind, wie beispielsweise Reaktiv- oder Ausgleichsbewegungen,

können dadurch eingeschränkt sein. Hierbei kommt es auch zu einer Reduktion kompletter motorischer Einheiten. Daneben scheinen aber Einschränkungen der Satellitenzellen am Verlust der Muskelmasse beteiligt zu sein. Obwohl die ausdauernden Typ-I-Fasern relativ gesehen zunehmen, kommt es auch zu einer Verminderung der zellulären Energiespeicher. So ist der ATP-Gehalt durchschnittlich um 30 % reduziert, der Gehalt an Glykogen sogar durchschnittlich halbiert. Der **altersbedingte Hypogonadismus** mit Beziehung zum metabolischen Syndrom, Adipositas, chronischen Erkrankungen und Lebensstilfaktoren zeigt eine durchschnittliche Prävalenz von etwa 39 % oberhalb von 50 Jahren. Eine reduzierte Testosteronausschüttung ist entsprechend bei Männern auch mit einer reduzierten Trainierbarkeit der Muskelkraft verbunden.

Beweglichkeit, Koordination

Schließlich findet sich im Alter auch Einschränkung von Beweglichkeit/Flexibilität sowie der Koordination. Beide Faktoren spielen eine wichtige Rolle beim Thema **Sturzprophylaxe.** Daneben ist ein ausreichender Bewegungsradius in den Gelenken wichtig für die **Bewältigung einer Vielzahl von Alltagsaufgaben** wie z. B. das Ankleiden etc. Der Verlust der Beweglichkeit ist Ausdruck eines allgemeinen Elastizitätsverlusts im Bindegewebe sowie auch degenerativer Veränderungen durch entweder zu intensive oder zu geringe Belastungen. Der Verlust der Beweglichkeit vollzieht sich mit zunehmendem Lebensalter nahezu linear. Zur Aufrechterhaltung und zur Stabilisation der aufrechten Körperposition benötigt das posturale System Informationen aus einer Reihe von sensorischen Organen – dem Vestibularorgan, dem visuellen System, den Propriozeptoren und dermalen Mechano- bzw. Schmerz- oder Temperaturrezeptoren. Nahezu alle diese Systeme als auch die neuronale Leitungsgeschwindigkeit nehmen im Alter zunehmend ab. Auch die efferente Seite ist aufgrund der Einschränkungen der muskulären Reaktionen, insbesondere der oben beschriebenen altersassoziierten Minderungen der Muskelkraft, beeinträchtigt. Die Gesamtheit dieser altersassoziierten Einschränkungen beeinflusst auch das Gangbild im Alter. Es kommt zu kürzeren Schrittlängen, einer geringeren Geschwindigkeit, längeren Standzeiten auf den Füßen, geringerer Federung in den Bewegungen, eingeschränkten Abrollbewegungen des Fußes, einem vornüber gebeugtem Rumpf sowie zu einer reduzierten Kopplung zwischen Arm- und Beinbewegungen. Reduzierte Leistungen bei komplexen Aufgabenstellungen (z. B. Dual-task-Aufgaben) weisen daneben auch auf eine Einschränkung der Informationsverarbeitungskapazität hin.

Körperdimension und Körperzusammensetzung

In Bezug auf Körperdimension und Körperzusammensetzung zeigt sich bei der **Körpergröße** ein kontinuierlicher

Abfall über die Lebensdauer. Dies hängt zusammen mit der Kompression der Zwischenwirbelscheiben, osteoporotischen Prozessen sowie Haltungsschwächen. Bezüglich des Gewichts zeigt sich zunächst eine Zunahme des Körpergewichts im Alterungsprozess.

Der Gewichtsanstieg ist Ausdruck sowohl von Bewegungsmangel als auch vermehrter Energiezufuhr bei falscher Ernährung. Damit ist der Gewichtsanstieg überwiegend Ausdruck einer Zunahme des Körperfetts.

Im weiteren Verlauf kommt es allerdings bei beiden Geschlechtern etwa ab dem 60. Lebensjahr zu einer zunehmenden Gewichtsreduktion aufgrund einer Abnahme der fettfreien Masse aufgrund von Bewegungsmangel und gestörtem anabol-katabolen Gleichgewicht bei hormonellen Veränderungen, z. B. von Wachstumshormonen und IGF-1.

14.4.3 Training und Adaptation im Alter

EVIDENZ

Die Trainierbarkeit und damit die Anpassungsfähigkeit des Organismus bleiben auch im Alter erhalten und zeigen vergleichbare Adaptationen zu jüngeren Kollektiven.

Dies betrifft sowohl die motorischen Hauptbeanspruchungsformen als auch gesundheitsrelevante Parameter. Die Zunahme der VO_{2max} als auch die Veränderung von endothelialer Dysfunktion bzw. Hypertonie sind bei unterschiedlichen Alterskollektiven vergleichbar. Gleiches gilt auch bei neueren Untersuchungen im Bereich Kraft- und Fitnesssport. Selbst bei der Verwendung zusätzlicher Trainingsformen wie der Elektromyostimulation, finden sich keine signifikanten Unterschiede zwischen den unterschiedlichen Altersgruppen. Erwartungsgemäß gibt es auch bei älteren Personen die einschlägig bekannte Variabilität der Trainingsantwort, die durchaus sehr ausgeprägte interindividuelle Unterschiede zeigt. Vereinzelt beschriebene geringere Anpassungen des älteren Organismus können ihre Ursache auch in der Applikation eines häufig zu geringen Trainingsreizes haben.

Phänomen der anabolen Resistenz

Speziell bezüglich der Wirkungen eines Krafttrainings wurde das Phänomen der anabolen Resistenz beschrieben. Erstmalig wurde das Phänomen im Zusammenhang mit einer parenteralen Eiweißapplikation untersucht. Hierbei zeigten ältere Studienteilnehmer gegenüber jüngeren Personen deutlich reduzierte Stimulation der Muskelproteinsynthese. Mittlerweile wird der Begriff aber auch auf andere anabole Stimuli wie das Krafttraining ausgedehnt. Es bezeichnet damit allgemein die Unfähigkeit des Organismus, trotz Anwesenheit eines anabolen Stimulus, die Muskelmasse zu vermehren. Körperliche Inaktivität, Adipositas, chronische Entzündungen gehören zu den Faktoren, die eine anabole Resistenz befördern. Inwieweit die anabole Resistenz ein generelles Phänomen bei älteren Personen ist oder ob es mit bestimmten Subgruppen assoziiert ist, ist aktuell nicht geklärt. Dabei gibt es erste Hinweise, dass eine Änderung des Trainingsprogramms, speziell des Trainingsvolumens und nicht Steigerung der Intensität, in der Lage ist, die anabole Resistenz zu überwinden. Neben der Bewegung gibt es eine Reihe von Untersuchungen, die den **Einfluss spezieller Ernährungsstrategien** zur Überwindung der anabolen Resistenz untersucht haben. Hierzu gehörten Molkeprodukte, Aminosäuren-Supplementation mit verzweigtkettigen Aminosäuren (insbesondere Leucin), Kreatin, Vitamin D und Omega-3 Fettsäuren. Für die Einzelsubstanzen sind die Ergebnisse eher uneinheitlich.

EVIDENZ

Die besten Effekte werden erzielt durch die Proteinsupplementation bzw. durch die Kombination eines proteinbasierten Supplements mit multiplen Ingredienzien (O'Bryan et al. 2020). Hier zeigt eine aktuelle Metaanalyse, dass gerade ältere Personen sowohl von einer Verbesserung der fettfreien Masse als auch der Oberkörperkraft profitieren, wenn zusätzlich mit einer Proteinsupplementation bzw. angereicherter Proteinsupplementation zum Krafttraining supplementiert wird. Weitere Therapiestrategien umfassen den Einsatz von nichtsterodialen Antiphlogistika sowie von Testosteron bzw. Wachstumshormon IGF-1, welche allerdings bislang keine eindeutigen Effekte erbracht haben. Stattdessen sind aber gravierende Nebenwirkungen zu beachten, weshalb diese Ansätze nicht empfohlen werden können (Endo et al. 2020).

Trainingsprinzipien

Ein Training im Alterssport wird grundsätzlich den gleichen Trainingsprinzipien wie in ➤ Kap. 4.4 beschrieben. Besonders hervorzuheben ist das **Prinzip der Individualisierung und Altersgemäßheit.** Bezogen auf den Leistungszustand und Gesundheitsstatus, der vorher entsprechend ermittelt werden sollte, erfolgen die Trainingsempfehlungen hinsichtlich Intensität, Häufigkeit, Dauer etc. Das **Prinzip der richtigen Belastungsfolge** ist gerade im Alterssport wichtig. Motorisch anspruchsvolle Übungen mit dem Fokus auf Koordination und Gleichgewicht sollten immer zu Beginn der Übungsstunden trainiert werden, da die Lernfähigkeit mit zunehmender Ermüdung abnimmt.

CAVE

Zu berücksichtigen ist, dass die Regenerationszeiten im älteren Organismus verlängert sind.
Allgemein sollte sich die Umsetzung des Trainings nach dem biologischen Alter und nicht nach dem kalendarischen Alter richten. Dennoch muss man auch hierbei berücksichtigen, dass die verschiedenen Organsysteme unterschiedlich altern können. So kann bei einem 60-Jährigen das kardiopulmonale Alter durchaus dem eines 50-Jährigen entsprechen, gleichzeitig aber der Bewegungsapparat wesentlich älter eingeschätzt werden.

Solche intraindividuellen Abweichungen sollten bei der Ausarbeitung des Trainingsprogramms Berücksichtigung finden.

Die 4 B´s

Die Ziele des Alterssports gehen jedoch über die rein körperlich motorisch-gesundheitlichen Funktionen hinaus. Sie lassen sich mit den **4 B´s** gut beschreiben:
- **Bewegen**
- **Begegnen**
- **Begreifen**
- **Behalten**

Bewegen und Begegnen   Neben der Bewegung, welche für das körperliche Training steht, sind im Alterssport auch **psychosoziale Ziele** zu berücksichtigen. Die Interaktion in der Gruppe ist gerade für den älteren Menschen bedeutsam, da sich mit zunehmenden Alter die Sozialkontakte deutlich verringern.

Begreifen   Schließlich gilt es auch, die **kognitive Seite** zu stärken. Dies umfasst einerseits die Punkte Lernen und Gedächtnis, aber es erfasst auch Bereiche wie Achtsamkeit und Selbstwirksamkeit, die mit Körperwahrnehmung und autonomen Lebensstil assoziiert sind.

Behalten   Und auch für den Alterssport gilt, dass er Teil des Lebensstils wird und damit eine Kontinuität und Nachhaltigkeit erreicht, um Einschränkungen eines autonomen Lebensstils möglichst lange hinaus zu zögern.

14.4.4 Sportpraktische Empfehlungen

Die Trainingsempfehlungen für Senioren weichen zunächst nicht ab von den allgemeinen Empfehlungen der WHO (Ausdauertraining, moderate Belastung mindestens 150 min/Woche – besser 300 min/Woche bzw. intensive Belastung 75 min/Woche bzw. besser 150 min/Woche; Krafttraining mindestens 2-mal/Woche).

Besonders hervorgehoben wird allerdings im aktuellen Positionspapier des ACSM das Training des Gleichgewichts (Chodzko-Zajko et al. 2009). Allerdings fehlen hier konkrete Dosisangaben, stattdessen werden einzelne Aktivitäten wie Einbeinstand oder das Stehen mit geschlossenen Augen benannt. Ein praktisches Beispiel sind auch die Bewegungspackungen der Bundeszentrale für Gesundheitliche Aufklärung, in der auf 25 Karten einfache Bewegungsübungen vorgestellt werden (https://www.bzga.de/infomaterialien/gesundheit-aelterer-menschen/bewegungspackung/).

CAVE

Bei den Trainingseinheiten sollte beachtet werden, dass die Auf- und Abwärmphasen im Alterssport verlängert werden. Eine mindestens 10-minütige Dauer ist hierbei zu empfehlen.

Ausdauertraining   Hinsichtlich der Sportarten empfiehlt sich im Ausdauerbereich vor allen Dingen **Gehen, Wandern und Nordic Walking.** Eine hohe Akzeptanz erfährt auch der **Schwimmsport.** Laufen und Radfahren können auch durchgeführt werden, sind aber erfahrungsgemäß bei Senioren nicht mehr so verbreitet. Das Nordic Walking bietet über den Einsatz der Stöcke eine zusätzliche Bewegungsunterstützung. Außerdem gelingt über einen verstärkten Stockeinsatz auch eine Steuerung der Belastungsintensität.

Krafttraining   Beim Krafttraining bieten sich die unterschiedlichsten Übungen an, angefangen vom Training gegen das eigene Körpergewicht über **Mini-Hanteln** und **elastische Bänder** bis zum Einsatz an **Fitnessgeräten.** Wichtig ist hierbei die gute Instruktion durch den **Übungsleiter.** Bewegungen sollten gleichmäßig sowie technisch korrekt durchgeführt werden. Die Atmung sollte regelmäßig und ruhig sein, jegliche Pressatmung ist zu vermeiden. Gerade das Arbeiten mit elastischen Bändern bietet über die verschiedene Steifigkeit der Bänder eine gute Möglichkeit, die Intensität zu steuern. **Gymnastische Übungen** werden sehr gerne im Seniorensport eingesetzt. Sie stimulieren neben Kraft auch Beweglichkeit und Koordination, die allesamt in der Sturzprävention von Bedeutung sind.

EVIDENZ

Eine aktuelle Übersicht belegt, dass multimodale Bewegungsinterventionen – Gleichgewichtsübungen, Gymnastik, Krafttraining – die Sturzhäufigkeit zu etwa 30–35 % reduzieren (Sherrington et al 2020). Eine Sportart, die neben vielfältigen motorischen Reizen auch sozial affektive und kognitive Ziele bedient, ist das **Tanzen.** Während die Einflüsse des Tanzens auf die Sturzrate nicht eindeutig sind, gibt es sehr wohl positive Evidenzen für eine Steigerung der kognitiven Funktionen.

LITERATUR

O'Bryan K R, et al. Do multi-ingredient protein supplements augment resistance training-induced gains in skeletal muscle mass and strength? A systematic review and meta-analysis of 35 trials. Brit J Sports Med, 2020; 54(10): 573-581.

Chodzko-Zajko W J, et al. Exercise and physical activity for older adults. Med Sci Sports Exerc, 2009; 41(7): 1510-1530.

Devries MC. Sex-based differences in endurance exercise muscle metabolism: impact on exercise and nutritional strategies to optimize health and performance in women. Exp Physiol, 2016; 101(2): 243-249.

Endo Y, et al. Optimizing Skeletal Muscle Anabolic Response to Resistance Training in Aging. Front Physiol, 2020; 11.

Meah V L, et al. Why can't I exercise during pregnancy? Time to revisit medical 'absolute' and 'relative' contraindications: systematic review of evidence of harm and a call to action. Brit J Sports Med, 2020; 54(23): 1395-1404.

Rebelo-Marques A, et al. Aging Hallmarks: The Benefits of Physical Exercise. Front. Endocrinol, 2018; 9: 258.

Sherrington C, et al. Exercise for preventing falls in older people living in the community: an abridged Cochrane systematic review. Brit J Sports Med, 2020; 54(15): 885-891.

Sandbakk Ø, et al. Sex differences in world-record performance: The influence of sport discipline and competition duration. Int J Sports Physiol Perform, 2018; 13(1): 2-8.

15 Sport und Ernährung

Kernaussagen

- Eine normale Mischkost mit einem durchschnittlichen Energiegehalt von 1.800–2.400 kcal pro Tag deckt neben Grundumsatz, Thermogenese und Alltagsaktivitäten auch normale freizeitsportliche Aktivitäten ab.
- Erhöhte Bewegungsumfänge bzw. -intensitäten müssen durch eine entsprechend erhöhte Zufuhr von Kalorien gedeckt werden. Umfangreiche und intensive Trainings- bzw. Wettkampfbelastungen können eine Energieaufnahme bis zu 200 kcal/kg KG und Tag notwendig machen. Dies gelingt u. a. durch Verwendung von Nahrungsmitteln mit hoher Energiedichte und mehreren über den Tag verteilten Mahlzeiten.
- Ein ausgeglichener Energiehaushalt ist eine wesentliche Voraussetzung für die Entwicklung der Leistungsfähigkeit und optimale Adaptationsprozesse.
- Die Zusammensetzung der Makronährstoffe variiert je nach Trainingsstatus, -umfang, -intensität und -phase.
- Der überwiegende Anteil von Nahrungsergänzungsmitteln zeigt sowohl bezüglich gesundheitlicher als auch leistungssteigernder Effekte keine Wirkung. Lediglich im Falle von Mangelsituationen finden sich ergogene Effekte für Mikronährstoffe.
- Ab einer Belastungsdauer von 60 min empfiehlt sich eine Flüssigkeitssubstitution, um belastungsassoziierte Verluste des Körpergewichts von mehr als 2 % und damit eine Leistungsabnahme zu verhindern.

15.1 Energiebedarf des Sportlers – Makronährstoffe

Abhängig von Umfang und Intensität der sportlichen Aktivität kommt es zu spezifischen Anforderungen an die Ernährung. Dies betrifft u. a. die ausreichende Aufnahme von Makronährstoffen zum Gleichgewicht in der Energiebilanz, eine adäquate Flüssigkeitsaufnahme sowie qualitative Aspekte einer Supplementation mit Mineralien, Spurenelementen, Vitaminen und ggf. weiterer Nahrungsergänzungsmitteln. Dabei muss der Ernährungsplan nicht zwangsläufig eine konstante Größe sein. Vielmehr sollte es analog zum Aufbau des Trainingsprogramms in verschiedenen Zyklen mit Phasen unterschiedlicher Belastungsumfänge bzw. -intensitäten auch zu einer Anpassung der Nahrungsbestandteile sowohl in quantitativer als auch qualitativer Hinsicht kommen.

Der Energiebedarf des menschlichen Organismus setzt sich aus verschiedenen Komponenten zusammen: **Grundumsatz, Thermogenese und Bewegungsumsatz.** Unter diesen ist der Bewegungsumsatz der variabelste Teil. Er kann in die alltäglichen Aktivitäten inklusive Freizeitaktivitäten sowie in die sportbezogenen Aktivitäten differenziert werden. Zur Bestimmung des **Ruheenergieumsatzes** stehen verschiedene Formeln zur Verfügung (Braun et al 2020). Für die aktuelle Betrachtung werden Thermogenese und Alltagsaktivitäten ausgeklammert, da sie im Normalfall größenordnungsmäßig häufig nur eine geringe Rolle spielen.

INFO

➤ Tab. 15.1 gibt eine einfache Übersicht, wie sich der Gesamtenergieumsatz eines Sportlers (ca. 80 kg) in Abhängigkeit seiner sportlichen Aktivität verändert. Der Grundumsatz wurde hierbei nach der **Cunningham-Formel** berechnet: GU = 500 + (22 × fettfreie Körpermasse). Die Angaben zum Bewegungsumsatz beziehen sich hierbei auf die Sportart Radfahren mit unterschiedlichen Zeitumfängen bzw. Intensitäten. Eine freizeitsportliche Aktivität von 30 min Radfahren bei einer Geschwindigkeit von 10 km/h führt zu einem zusätzlichen Energieumsatz von etwa 360 kcal. Der Gesamtenergieumsatz mit ca. 2.300 kcal/Tag liegt damit in der Spanne von 1.800–2.400 kcal/Tag, die durch eine normale Mischkost üblicherweise gedeckt ist. Bei einer durchschnittlichen Zusammensetzung der Kost von etwa 50–55 % Kohlenhydraten, 15 bis ca. 20 % Proteinen und 25–30 % Fett bedarf es einer Gesamtmenge von etwa 400 g dieser Makronährstoffe, um den Energiebedarf zu decken (unter der Annahme, dass jeweils pro 100 g Kohlenhydrat/Protein bzw. Fett 410 bzw. 910 kcal Energie bereitgestellt werden). Der Anteil der Kohlenhydrate beträgt dabei 3,5 g/kg KG pro Tag.

Mit zunehmendem Bewegungsumfang bzw. Intensität kommt es zu einer Steigerung des Gesamtenergieumsatzes, der durch eine entsprechend erhöhte Zufuhr von Kalorien gedeckt werden muss. Für den Kohlenhydratanteil bedeutet dies eine stetige Steigerung bis auf Werte von 8–12 g/kg Körpergewicht/Tag bei Trainingseinheiten von hohem Umfang (4–5 h/Tag) und hoher Trainingsintensität (Braun et al. 2020; Tiller et al. 2019). In dieser Art und Weise kann nun für jedes beliebige Trainingsprogramm der Energieverbrauch näherungsweise bestimmt werden. Die sportartspezifischen Werte des Energieverbrauchs können einschlägigen Normwerttabellen entnommen werden.

Natürlich können die täglichen Energieumsätze noch deutlich höhere Werte annehmen. Für Teilnehmer der Tour de France wurden beispielsweise Werte zwischen 150 und 200 kcal/kg KG pro Tag bestimmt (Kerksick et al. 2018). Die Aufnahme solcher Energiemengen über die Nahrung ist angesichts des umfangreichen Trainings- bzw. Wettkampfkalenders eine Herausforderung. So sind intensive Trainingsphasen nicht selten mit einem reduzierten Appetit verbunden. Die Aufnahme größerer Nahrungsmengen wiederum führt dagegen häufig zu gastrointestinalen Beschwerden wie Völlegefühl, Magenkrämpfen etc. Daher werden über den Tag verteilt 4–6 Mahlzeiten inklusive Snacks empfohlen, bestehend aus Nahrungsmitteln mit hoher Energiedichte.

Die Kompensation des sportabhängigen Energiemehrverbrauchs durch eine adäquate Nährstoffzufuhr ist eine wesentliche Vorraussetzung für eine positive Entwicklung und optimale Anpassungs- und Adaptationsprozesse im Rahmen des Trainingsprogramms.

CAVE

Werden umgekehrt die energetischen Bedürfnisse des Organismus nicht ausreichend gedeckt, kommt es zu Maladaptionen mit Verlust von Muskelmasse und Muskelkraft, verringerter Knochensubstanzdichte sowie zu Veränderungen im Immunsystem und Hormonhaushalt, verbunden mit erhöhter Krankheits- und Verletzungsanfälligkeit (Syndrom des relativen Energiemangels, ➤ Kap. 5). Zu den Sportlern, welche ein hohes Risiko für eine negative Energiebilanz haben, gehören Läufer, Radfahrer, Schwimmer, Triathleten, Boxer, Wrestler aber auch Athleten, die von einem niedrigen Gewicht profitieren wie Turner.

Die für eine ausreichende Energieverfügbarkeit adäquate Versorgung mit den drei Makronährstoffen wird nachfolgend im Detail dargestellt.

15.1.1 Kohlenhydrate

Eine adäquate Versorgung des Sportlers mit Kohlenhydraten ist wesentlich für den Erhalt der Leistungsfähigkeit, vor allem in Ausdauer- und Teamsportarten. Nach einem Ausdauertraining kommt es zu einer Vermehrung der intramuskulären Glykogenspeicher. Voraussetzung hierfür ist allerdings auch eine ausreichende Versorgung mit Kohlenhydraten, die vornehmlich in Form von Vollkornprodukten, Gemüse und Früchten zugeführt werden sollten. In Abhängigkeit von Trainingsaufwand und Intensität ist die tägliche Zufuhr von Kohlenhydraten anzupassen (➤ Tab. 15.1). Der Anteil der Kohlenhydrate an der Makronährstoffversorgung kann dabei bis auf 60 % ansteigen. Neuerdings werden allerdings auch Abweichungen von dieser Regelung empfohlen. So gibt es Hinweise, dass Training in einem Fastenzustand bzw. unter glukosereduzierter Diät oder mit nicht aufgefüllten Glykogenspeicher zu einer verbesserten Anpassung der mitochondrialen Biogenese führt. Dies kann beispielsweise durch zwei Belastungseinheiten pro Tag erreicht werden. Bei einer entsprechenden zeitlichen Taktung ist zu Beginn der zweiten Einheit die Auffüllung der Glykogenspeicher

Tab. 15.1 Zusammenhang zwischen belastungsabhängigem Energieverbrauch und täglicher Kohlenhydratzufuhr

Ruheumsatz[1]	Trainingsbelastung[2]	Energieumsatz (absolut)		Energieumsatz (relativ)	Anteil Kohlenhydrate[3]	Zufuhr Kohlenhydrate g/kg/Tag[4]
		Training/kcal	Gesamt/kcal	kcal pro kg KG		
1.908	30 min/10 km/h	360	2.280	28,5	14,25	3,5
1.908	120 min/10 km/h	1.440	3.360	42	21	5,1
1.908	300 min/10 km/h	3.600	5.520	69	34,5	8
1.908	120 min/15 km/h	2.240	4.160	52	26	6,3

[1] Beispielrechnung für eine männliche Person, Gewicht 80 kg, Körperfettanteil 20 %
[2] Dargestellt sind Dauer und Intensität eines Lauftrainings.
[3] Angenommen wird eine Deckung des Gesamtenergiebedarfs zu 50 % über Kohlenhydratzufuhr.
[4] Tägliche relative Kohlenhydratzufuhr in Gramm pro kg KG und Tag unter der Annahme, dass 100 g Glukose 410 kcal Energie bereitstellt

noch nicht abgeschlossen. Für eine abschließende Bewertung dieser Maßnahmen sind aber weitere Studien erforderlich. Aktuell sollten sie nur zu Beginn eines Trainingszyklus und unter Begleitung eines erfahrenen Ernährungsphysiologen durchgeführt werden (Tiller et al. 2019).

Kohlenhydratversorgung unter Wettkampfbedingungen

Der Ernährungsplan vor einem Wettkampf sollte sicherstellen, dass die Glykogenspeicher des Athleten in Leber und Muskulatur optimal gefüllt sind. Gerade vor intensiveren bzw. umfangreicheren Wettkämpfen wird eine **Übersättigung der Kohlenhydratspeicher** angestrebt. Verschiedene Strategien werden hier angewendet:

1. Zusätzliche Kohlenhydratgabe von 2–4 g/kg Körpergewicht pro Tag für einen Zeitraum von 2–3 Tagen vor dem Wettkampf („Kohlenhydrate-Loading")
2. Kombination der zusätzlichen Kohlenhydratgabe mit einer Reduktion von Trainingsumfang und Trainingsintensität
3. Erschöpfende Belastungseinheit ca. 3 Tage vor Wettkampf zur weitgehenden Entleerung der Kohlenhydratspeicher, gekoppelt mit vermehrter Kohlenhydrataufnahme wie unter 1. beschrieben

Am Wettkampftag sollte die letzte umfangreichere Mahlzeit etwa 3–4 h vor dem Wettkampf eingenommen werden, um den beteiligten Prozessen wie Magenentleerung, Nahrungsverdauung mit Nährstoffresorption sowie hormonellen Regulationsmechanismen genügend Zeit einzuräumen. Etwa 30–60 min vor Wettkampfbeginn kann noch ein Kohlenhydrat-(50 g)-Protein-(5–10 g)-Snack zugeführt werden. Dieser hat sich als vorteilhaft für die Aufrechterhaltung der Leistungsfähigkeit und Verhinderung des Muskelschadens erwiesen.

Die **Kohlenhydratgabe während eines Wettkampfes** hängt von der Dauer des Wettkampfes ab. Bis zu einer Wettkampfdauer von etwa 45 min ist eine Kohlenhydratsupplementation nicht notwendig. Im Bereich von 45–75 min kann eine Supplementation erwogen werden, insbesondere bei hohen Wettkampfintensitäten. Etwa ab einer Belastungsdauer von 60 min sollte eine Kohlenhydratsupplementation regelmäßig erfolgen. Bis zu einer Wettkampfdauer von 2,5 h wird eine Dosierung von 30–60 g Kohlenhydrate/h empfohlen, darüber hinaus sogar bis zu 90 g/h empfohlen (➤ Abb. 15.1) (Thomas et al. 2016). Insbesondere die hohen Dosierungen sind allerdings nicht unumstritten, da sie bei nicht wenigen Athleten mit gastrointestinalen Problemen verbunden sind. Für längerfristige Ausdauerbelastungen wie einem Ultramarathon wird daher zusätzlich die Aufnahme von Nahrungsmitteln mit höherem Fettanteil empfohlen (Tiller et al. 2019). Die Kohlenhydrataufnahme erfolgt gerne in Form von glukose- und elektrolythaltigen Getränken, um gleichzeitig eine adäquate Flüssigkeitssubstitution zu gewährleisten. Für eine Aufnahme von umfangreicheren Kohlenhydratmengen empfiehlt sich die kombinierte Gabe von Monosacchariden, da hierfür unterschiedliche Transportsysteme in der Darmwand zur Verfügung stehen. Dies beschleunigt die Aufnahme und reduziert die gastrointestinalen Probleme.

> **CAVE**
> Grundsätzlich gilt, dass alle diese allgemeinen Empfehlungen immer im individuellen Fall geprüft und getestet werden müssen. Dies betrifft beispielsweise den Faktor der Nahrungsverträglichkeit. Interindividuelle Unterschiede bedingen hier auch persönliche Lösungsstrategien.

15.1.2 Eiweiße

Die Empfehlungen zur Eiweißsupplementation der Fachgesellschaften umspannen einen großen Bereich von 1,2–2,2 g/kg pro Tag (Kerksick et al. 2018; König et al. 2020). Die genaue

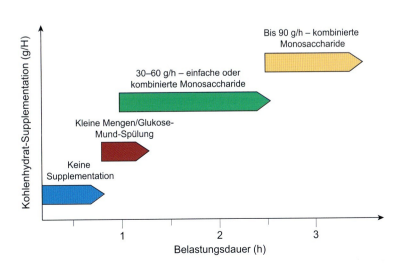

Abb. 15.1 Empfohlene Kohlenhydratsupplementation in Abhängigkeit von der Belastungsdauer [L143]

15

Menge richtet sich nach Trainingsstatus und Trainingsumfang bzw. -intensität.

Gute Proteinquellen sind mageres Hühner- oder Rindfleisch, Fisch sowie Magermilch. Proteinsupplemente können sowohl aus tierischen als auch pflanzlichen Quellen stammen, wobei sich bislang kein Hinweis auf die Überlegenheit der einen oder anderen Herkunft ergibt. Unter qualitativen Gesichtspunkten ist zu beachten, dass der Anteil essenzieller Aminosäuren mindestens 25 % betragen sollte. Die Verteilung der Proteine sollte gleichmäßig über den Tag in 3–4 Mahlzeiten erfolgen. Praktisch bedeutsam für die Proteinsupplementation erscheint die Kinetik des Proteinaufschlusses im Verdauungsprozess. Leicht verdaubare Proteine empfehlen sich in der Anwendung unmittelbar nach der Belastung, während schwer verdauliche Proteine eingesetzt werden sollten, wenn längere Ruhephasen bevorstehen.

Die Proteinsupplementation empfiehlt sich dabei nicht nur für kraftorientierte Sportarten wie Boxen, Ringen etc. Auch für **ausdauerbetonte Sportarten** wie Langstreckenläufer, Radfahrer, Schwimmer etc. ist eine Supplementation sinnvoll, da Proteine ab Belastungszeiträumen von etwa 2 h bis zu einem Anteil von etwa 10 % an der Gesamtenergiebereitstellung beteiligt sind. Eine entsprechende regelmäßige Substitution zum Ausgleich des belastungsinduzierten Katabolismus ist daher sinnvoll. Dementsprechend hat die Proteinsupplementation nicht das Ziel der Leistungsverbesserung, sondern dient der optimierten Regeneration der belastungsinduzierten Muskelschäden sowie der Verhinderung von Substanzverlust. Generell muss aber gesagt werden, dass die Effektstärken der Proteinsupplementation zur Verbesserung der Muskelmasse nur sehr moderat sind (Morton et al. 2019).

Bezüglich des **optimalen Zeitpunkts der Supplementation** nach Belastung geht man mittlerweile von einem deutlich längeren Zeitfenster von mindestens 24 h aus. Trainingsbelastung und Proteinsupplementation beeinflussen sich synergistisch in der Stimulation der Muskelproteinsynthese. Dabei kann die Proteingabe auch vor Belastungsbeginn erfolgen.

15.1.3 Lipide

Der Anteil der Lipide in der Nahrung zur Deckung des Energiebedarfs sollte bei etwa 30 % liegen. Für den Fall einer angestrebten Gewichtsreduktion kann der Anteil auf 20 % an den gesamt aufgenommen Kalorien herabgesetzt werden. Für den Fall eines besonders ausgeprägten Energiebedarfs bei umfangreichen und intensiven Trainingseinheiten kann der Bedarf auch zwischenzeitlich auf 50 % des täglichen Kalorienbedarfs erhöht werden. Dabei sollte aber berücksichtigt werden, dass es bislang keine belastbare Evidenz gibt, dass die Leistungsfähigkeit durch einen höheren Fettanteil in der Nahrung verbessert werden kann.

Neben dem Anteil, den Fette zum Energiebedarf beitragen, ist aber auch die qualitative Zusammensetzung der unterschiedlichen Lipide zu beachten.

Omega-6-Fettsäuren finden sich in verschiedenen Ölen wie Olivenöl, Rapsöl, Walnussöl als auch in Avocados oder Chia-Samen. Die **Omega-3-Fettsäuren** Alpha-Linolensäure, Eicosapentaensäure (EPA) und Docosahexaensäure (DHA) finden sich vor allen Dingen in Meeresfischen wie Makrele, Hering, Thunfisch und Lachs. Ebenso ist auf einen hohen Anteil einfach ungesättigter Fette zu achten, die sich in Avocados, Erdnüssen und Oliven finden sowie in den weiter verarbeiteten Produkten wie Erdnussbutter und Olivenöl.

15.2 Mikronährstoffe

Der Markt für Nahrungsergänzungsmittel (NEM) hatte allein in Deutschland 2018 nur in den Apotheken ein Volumen von etwa 2,1 Mrd. Euro mit jährlichen Steigerungsraten von etwa 6 %. Einen großen Anteil hieran haben Sportler. So konsumieren im Breitensport etwa 50–85 % und im Leistungssport sogar 35–100 % der Befragten NEM (Parr et al. 2017).

Der Wunsch des Athleten, seine Leistung zu maximieren, hat dazu geführt, den Einsatz der unterschiedlichsten NEM mit Bezug zum Energie- und Muskelstoffwechsel bzw. dem kardiovaskulären System auf ihre leistungsverbessernde Wirkung hin zu untersuchen. Von der Vielfalt der eingesetzten Substanzen kann aber nur bei einem geringen Teil von einer **leistungssteigernden Wirkung** ausgegangen werden, so z. B.:

- Für Kohlenhydrate/Kohlenhydratgemische bei Belastungen > 90 min
- Für Koffein, Kreatin bei repetitiven, hochintensiven Intervallbelastungen
- Für β-Alanin/Carnosin bei hochintensiven Kurzzeitbelastungen (2–6 min)

- Für Nitrat bei Ausdauerbelastungen und vor allem leistungsschwächeren Athleten (VO_{2max} < 55 ml/kg KG/min)
- Für Natriumbikarbonat bei anaeroben Kurzzeitbelastungen

Der überwiegende Anteil von NEM, Substanzen und Inhaltsstoffen erweist sich dagegen als wirkungslos nicht nur für den leistungssteigernden, sondern oft auch für den gesundheitlichen Effekt. Ergogene Effekte finden sich für Mikronährstoffe üblicherweise nur bei Vorliegen von Mangelsituationen. Deren Inzidenz ist aber bei Verzehr einer gesunden Mischkost mit adäquaten Anteilen von Obst, Gemüse, pflanzlichen Eiweißlieferanten sowie Seefischen äußerst gering. Die Liste der Substanzen und Inhaltsstoffe, bei denen sich bislang keine eindeutigen Hinweise auf ergogene Effekte ergeben haben, ist daher lang (Castell et al. 2015). Ihre vor allem regelmäßige Anwendung ist konsequenterweise kritisch zu hinterfragen.

CAVE
Der Einsatz von NEM ist daher immer im Einzelfall zu prüfen und kann kein Ersatz für ein adäquates Training sowie eine ausgewogene Ernährung sein (Parr et al. 2017).

15.2.1 Vitamine

Es gibt keine Hinweise, dass eine Vitaminsupplementation bei Sportlern mit ausgeglichenem Vitaminhaushalt zusätzliche positive Effekte auf Gesundheitsparameter oder die Leistungsfähigkeit hat. Bei einer ausgewogenen Mischkost mit ausreichendem Obst- und Gemüseanteil sollte die Inzidenz eines Vitaminmangels eher selten sein. Bei höheren Trainingsumfängen und dem damit verbundenen erhöhten Energiebedarf sollte entsprechend auch aufgrund der erhöhten Zufuhr an Makronährstoffen automatisch eine erhöhte Zufuhr von Mikronährstoffen gewährleistet sein. Lediglich bei sehr hohen Trainingsumfängen und Aufnahme energiedichter Nahrung ist hier eine Mangelversorgung denkbar, die mittels zusätzlicher Vitaminsupplementation zu besonderen Trainingsphasen erfolgen könnte.

CAVE
Die **Gefahr einer Überdosierung** besteht am ehesten bei der Zufuhr fettlöslicher Vitamine (Vitamin A, D, E und K), während dies bei wasserlöslichen Vitaminen (Vitamine B und C) aufgrund der leichteren renalen Ausscheidung nicht zu befürchten ist.

Bei Vorliegen einer Vitaminmangelsituation ist für einige Vitamine wie D und C in vereinzelten Studien ein ergogener Effekt gezeigt worden. Für **Vitamin D** besteht nicht nur bei Sportlern aufgrund des immer höheren Anteils an Lebenszeit, welcher in geschlossenen Räumen verbracht wird, eine generell hohe Inzidenz von Mangelsituationen. Im Sportbereich betrifft dies vor allem Athleten, deren Sportart primär in Hallen durchgeführt wird.

15.2.2 Mineralien

Vergleichbar mit den Vitaminen stellt sich die Situation auch für die Mineralien dar. Bei einem ausgeglichenen Mineralienstatus gibt es keinen Hinweis, dass eine Supplementation leistungssteigernde Effekte hat. Dagegen gibt es sehr wohl Hinweise, dass Mangelsituationen bei einzelnen Mineralien wie **Eisen oder Magnesium** mit Leistungseinschränkungen verbunden sind. Eine Substitution führt in diesen Fällen zu einer Leistungsverbesserung. Über die Effekte der belastungsinduzierten Hyponatriämie wurde bereits detailliert berichtet (➤ Kap. 3). Für die **Zinksupplementation** gibt es metaanalytische Hinweise, dass Inzidenz und Verlauf von Viruserkrankungen der oberen Luftwege positiv moduliert werden. Die Applikation von **Nitraten** zeigt in einigen Studien einen ergogenen Effekt. Der Effekt steht im Zusammenhang mit einer optimierten Bewegungsökonomie, bei gleicher Leistung kam es zu einer geringeren Sauerstoffaufnahme. Allerdings zeigte der Effekt einen Bezug zur Leistungsfähigkeit der Probanden. So kommt es bei Nichtsportlern bzw. Freizeitsportlern zu deutlich ausgeprägteren Verbesserungen als bei Topathleten, bei denen sich bislang keine eindeutigen Belege finden lassen.

15.2.3 Koffein

Koffein ist eine ergogene Substanz. Die Hauptwirkungen sind eine verbesserte Konzentrations- und Reaktionsfähigkeit, reduzierte Ermüdbarkeit und verbesserte Ausdauerleistungsfähigkeit. Diese Effekte werden bei moderaten Dosen von 2–3 mg/kg KG erreicht. Exzessive Koffeindosen führen dagegen zu ausgeprägter Nervosität, Muskelzittern und kardiovaskulären Nebenwirkungen, insbesondere Tachykardien. Für einen moderaten Koffeinkonsum, auch über längere Zeit, gibt es keinen Hinweis auf negative gesundheitliche Effekte.

15.2.4 Kreatin

Eine Kreatinsupplementation führte zu einer Verbesserung der Leistungsfähigkeit bei repetitiven hochintensiven Sprintbelastungen, aber auch bei stärkeren Kraftbelastungen. Die Hinweise auf potenzielle Nebenwirkungen, insbesondere auf die Leber- und Nierenfunktion, sind nicht gänzlich ausgeräumt. Eine **regelmäßige Laborwertkontrolle** erscheint daher ratsam.

EVIDENZ
Die Europäische Nahrungsmittelsicherheitsbehörde (EFSA European Food Safety Authority) hält regelmäßige Kreatinsupplementationen von weniger als 3 g pro Tag für gesundheitlich unbedenklich.

15.2.5 Probiotika

Probiotika enthalten lebende Mikroorganismen, welche zu einer transienten Veränderung der Darmflora führen können. Die am häufigsten eingesetzten Bakterienstämme sind **Laktobazillen** bzw. **Bifidobakterien.** Werden sie als Arzneimittel eingesetzt, spricht man auch von **lebenden biotherapeutischen Produk**ten (LBP-Living Biotherapeutic Products). Ein Beispiel hierfür ist der *E.-coli*-Stamm Nissle 1917. Der Einsatz von Mikrobiotika zeigt **immunmodulatorische Effekte** sowie eine **Normalisierung der gastrointestinalen Permeabilität** („Leaky Gut"), wie sie bei verschiedenen gastrointestinalen Krankheitsbildern, aber auch nach maximalen körperlichen Belastungen beschrieben wurden (Mooren et al. 2020). Neuere randomisiert kontrollierte Studien zeigen eine Verbesserung der aeroben Ausdauerleistungsfähigkeit nach Probiotika-Supplementation (Huang et al. 2019). Für eine endgültige Bewertung ist die Studienlage allerdings noch zu uneinheitlich.

15.3 Flüssigkeitshaushalt und Trinkmanagement

CAVE

Der belastungsassoziierte Verlust von Körperflüssigkeit, vor allem durch den Faktor Schweißproduktion, hat negative Auswirkungen sowohl auf die körperliche als auch die mentale Leistungsfähigkeit des Athleten. Flüssigkeitsverluste von mehr als 2–4 % des Körperwichts sollten daher unbedingt vermieden werden, was die Bedeutung eines guten Trinkmanagements betont. Dieses sollte ausbalanciert sein, da sowohl ein zu geringer als auch eine überschüssige Flüssigkeitssubstitution gesundheitliche Risiken birgt.

Der wesentliche Faktor für den Flüssigkeitsverlust ist die **Schweißrate.** Sie ist abhängig von den Umweltbedingungen wie Temperatur, relative Luftfeuchtigkeit, Windgeschwindigkeit, Sonneneinstrahlung etc. und deren Einfluss auf die Körpertemperatur. Ein Anstieg der Außentemperaturen von 15 auf 28 °C beispielsweise führt je nach Laufgeschwindigkeit zu einer Steigerung der Schweißrate von 8–20 %. Mit zunehmender Laufgeschwindigkeit als auch mit zunehmendem Körpergewicht kommt es zu einem nahezu linearen, proportionalen Anstieg der Schweißrate. Da die Schweißrate allerdings auch einer hohen interindividuellen Variabilität unterliegt, empfiehlt sich die **Bestimmung der individuellen Schweißrate** unter verschiedenen Trainings- und Umweltbedingungen. Dies gelingt relativ einfach durch die vergleichende Bestimmung des Körpergewichts vor und nach der Belastung. Die Differenz des Körpergewichts entspricht der verlorenen Flüssigkeitsmenge in Litern und muss nur noch auf einen Belastungszeitraum von 1 h normiert werden.

Flüssigkeitssubstitution vor der Belastung

Das **Trinkmanagement** des Athleten beginnt bereits **vor Wettkampfbeginn** (McDermott et al. 2017). Bereits zu Trainings- bzw. Wettkampfbeginn sollte mit ausgeglichenem Flüssigkeitshaushalt gestartet werden. Eine hellgelbe Urinfarbe kann hier als ein Indikator gelten. Eine entsprechende Trinkempfehlung lautet, in den Stunden 2–4 vor dem Wettkampf, etwa 5–10 ml Flüssigkeit/kg Körpergewicht aufzunehmen. Eine stärkere Hydration vor Belastungsbeginn wird kritisch gesehen, weil sie das Risiko einer Hyponatriämie erhöht. Eine geringe Hyperhydration (weniger als 2 % des Körpergewichts) kann allerdings bei bestimmten Wettbewerbs- und Umgebungsbedingungen sinnvoll sein. Sie sollte allerdings dem erfahrenen und gut betreuten Athleten vorbehalten sein.

Flüssigkeitssubstitution während der Belastung

Die Flüssigkeitssubstitution während der Belastung hat das Ziel, dass der belastungsinduzierte Verlust an Körpergewicht möglichst 2 % nicht überschreitet. Natürlich sollte auch eine Zunahme des Körpergewichts unbedingt vermieden werden zur Prävention einer belastungsinduzierten Hyponatriämie. In Abhängigkeit von der Belastungsdauer lassen sich damit folgende Szenarien festlegen (➤ Abb. 15.2c):
1. Bis zu einer Belastungsdauer von 60 min ist normalerweise kein Flüssigkeitsersatz während der Belastung notwendig. Der Flüssigkeitsersatz findet in der Nachbelastungsperiode statt.
2. Ab einer Belastungsdauer von 60 min empfiehlt sich ein Flüssigkeitsersatz während der Belastung.
3. Bei Belastungen oberhalb von 90 min empfiehlt sich ein Flüssigkeitsersatz, verbunden mit der Supplementation von Kohlenhydraten.
4. Ab einer Belastung von 2 h Dauer sollte zusätzlich zur Wasser- und Kohlenhydratsupplementation auch Natrium supplementiert werden.

Bei **hohen Schweißraten** von mehr als 1,2 l/h kann die Natriumsupplementation auch schon vorher beginnen. Die Dosierungen für Kohlenhydrate bzw. Natrium liegen bei 60–80 g/l bzw. 500–700 mg/l. Die Steuerung der Flüssigkeitsaufnahme sollte primär über das Durstgefühl erfolgen. Eine gesteuerte, planmäßige Flüssigkeitsaufnahme bleibt dem erfahrenen und sehr leistungsorientierten Athleten vorbehalten. Es setzt eine genaue Kenntnis der individuellen belastungsassoziierten Veränderungen des Flüssigkeitshaushalts voraus.

Die **Menge der während einer langen Ausdauerbelastung aufgenommenen Flüssigkeit** kann folgendermaßen bestimmt werden: Die maximale obere Grenze der Rehydratation unter Belastung entspricht 80 % des nach einem Wiegeversuchs kalkulierten Flüssigkeitsverlusts (➤ Abb. 15.2a, b). Hiervon wird noch der vom Athleten als tolerabel eingestufte Flüssigkeitsverlust abgezogen. Dieser sollte 2–3 % des Körpergewichts

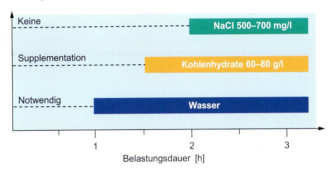

a Kalkulation der Schweißrate

$$\Delta = 1,6 \text{ kg} \sim \frac{1,6 \text{ l}}{1,42 \text{ h}} = 1,3 \text{ l/h}$$

Ausdauerlauf 85 min bei Geschwindigkeit entspricht 75 % der VO$_{2max}$, Außentemperatur 20° C

b Kalkulation der Flüssigkeitssubstitution bei Außenwettbewerb, z.B. Marathonlauf; Außentemperatur 18° C.

Angestrebte Laufzeit: 2 h 55 min
Berechneter Flüssigkeitsverlust: Schweißrate × Laufzeit:
80%-Grenze der maximalen Flüssigkeitssubstitution:
2,5%-Grenze des tolerablen Gewichtsverlusts:
Zu substituierende Flüssigkeitsmenge während des Laufs:

1,3 l/h × 2,92 h = 3,8 l
3,8 l × 0,8 = 3,04 l
70 kg × 2,5 % ~ 1,75 l
3,04 l − 1,75 l = 1,29 l
→ 0,44 l/h oder 110 ml alle 15 min

c Beginn der Flüssigkeits- und Nährstoff-Supplementation

Keine	NaCl 500–700 mg/l
Supplementation	Kohlenhydrate 60–80 g/l
Notwendig	Wasser

Belastungsdauer [h]: 1 2 3

Abb. 15.2 Flüssigkeitssubstitution während Ausdauerbelastungen. a) Kalkulation der Schweißrate durch Wiegeversuch bei einem Trainingslauf. b) Umrechnung der Trainingsdaten auf die Wettkampfsituation. c) Qualitative und quantitative Flüssigkeitssubstitution in Abhängigkeit der Belastungsdauer. [L157]

nicht überschreiten. Die Differenz ergibt die resultierende Trinkmenge, welche auf eine Belastungszeit von einer Stunde normiert werden sollte und in Intervallen zugeführt werden sollte (Mosler et al. 2019). Die Dauer der Trinkintervalle richtet sich letztlich nach der individuellen Schweißrate. Bei Schweißraten ab 1,5 l/h empfiehlt sich ein 10-Minuten-Intervall.

Flüssigkeitssubstitution nach der Belastung

Der Umfang der Flüssigkeitssubstitution **nach** der Belastung richtet sich nach dem Ausmaß der belastungsinduzierten Körpergewichtsreduktion. Pro Kilogramm Gewichtsverlust sollten etwa 1,5 l Flüssigkeit substituiert werden. Dieser vermehrte Umfang erklärt sich aus der flüssigkeitsgetriebenen Diurese im Rahmen der Rehydratation. Eine schnelle Rehydratation ist bei einem Körpergewichtsverlust von mehr als 5 % anzustreben sowie aufgrund eines verkürzten Rehydratationszeitraums bei wiederholten Wettkampf- oder Trainingsbelastungen. Die Flüssigkeitsresorption ist in **Anwesenheit von Salzen**

und **Kohlenhydraten,** die ebenfalls benötigt werden, um die Körperspeicher wieder aufzufüllen, erleichtert. Neben Natrium sollte auch an den Ersatz von Kalium gedacht werden, da es bei der Glykogenresynthese benötigt wird. Fruchtsäfte, Früchte und Milchprodukte sind daher ideale Möglichkeiten, die notwendigen Substrate zu ergänzen.

LITERATUR

Braun H, et al. Position of the Working Group Sports Nutrition of the German Nutrition Society (DGE): Energy Needs in Sports. Dtsch Z Sportmed, 2020; 71: 171–177.

Castell LM, et al. Nutritional supplements in sport, exercise and health: An AZ guide. Routledge, 2015.

McDermott BP, et al. National Athletic Trainers'Association Position Stand: Fluid Replacement for the Physically Active. J Athletic Training, 2017; 52: 877–895.

Huang WC, et al. Effect of Lactobacillus plantarum TWK10 on Exercise Physiological Adaptation, Performance, and Body Composition in Healthy Humans. Nutrients, 2019; 11(11): 2836.

Kerksick CM, et al. ISSN exercise & sports nutrition review update: research & recommendations. Journal of the International Society of Sports Nutrition, 2018; 15(1): 38.

König D, et al. Position of the Working Group Sports Nutrition of the German Nutrition Society (DGE): Protein Intake in Sports. Dtsch Z Sportmed, 2020; 71: 192–198.

Mooren FC, et al. Effects of Escherichia coli strain Nissle 1917 on exercise-induced disruption of gastrointestinal integrity. Eur J Appl Physiol, 2020; 120(7): 1591–1599.

Morton RW, et al. The effect of protein supplementation on resistance training-induced gains in muscle mass and strength. Br J Sports Med, 2019, 53: 1552.

Mosler S, et al. Fluid replacement in sports. Flüssigkeitsmanagement im Sport. Position of the Working Group Sports Nutrition of the German Nutrition Society (DGE). Ernährungsumschau, 2019; 66(3): 52–59.

Parr MK, et al. Nahrungsergänzungsmittel im Sport – Sinn, Unsinn oder Gefahr? Bundesgesundheitsblatt – Gesundheitsforschung – Gesundheitsschutz, 2017; 60: 314–322.

Tiller N B, et al. International Society of Sports Nutrition Position Stand: nutritional considerations for single-stage ultra-marathon training and racing. Journal of the International Society of Sports Nutrition, 2019; 16(1): 50.

Thomas DT, et al. American College of Sports Medicine Joint Position Statement. Nutrition and Athletic Performance. Med Sci Sports Exerc, 2016 Mar; 48(3): 543–68.

16 Doping

Kernaussagen

- Doping ist nicht nur ein Problem des Leistungssports, sondern vermehrt auch des Breiten- und Freizeitsports.
- Hierzu gehört die Anwendung bzw. auch nur der Besitz leistungssteigernder Substanzen und Methoden.
- Zu den am häufigsten verwendeten Substanzen gehören anabole Wirkstoffe, Peptidhormone und Stimulanzien.
- Sollte ein Krankheitsfall die Behandlung eines Athleten mit einem Präparat notwendig machen, welches auf der Dopingliste verzeichnet ist, kann eine medizinische Ausnahmegenehmigung (TUE) beantragt werden.
- Das Vorliegen bestimmter personaler als auch umweltbedingten Faktoren begünstigt die Dopinganwendung. Zu den personalen Faktoren gehören u. a. ein geringes Selbstwertgefühl, eine erhöhte Risikobereitschaft sowie ein hohes Bedürfnis nach Anerkennung.
- Zwischen dem Medikamentenmissbrauch, speziell dem Schmerzmittelgebrauch, sowie der Verwendung von Dopingmitteln besteht eine enge Korrelation. Die Einnahme dieser Substanzen begünstigt das Auftreten von belastungsinduzierten Schäden und Funktionseinschränkungen.

Langläufig und im engeren Sinne versteht man unter Doping die Verwendung von verbotenen Methoden und/oder Substanzen zur Leistungssteigerung. Die Welt-Anti-Doping-Agentur (WADA), die im Jahr 1999 gegründet wurde, hat erstmals im Jahr 2013 den sog. **Welt-Anti-Doping-Code** erlassen. Dieser Code hat das Ziel, Antidopingprogramme und Dopingkontrollen auf internationaler als auch auf nationaler Ebene in bestmöglicher Art und Weise zu koordinieren und zu harmonisieren.

DEFINITION

In Deutschland ist für den Anti-Doping-Code die **Nationale Anti-Doping-Agentur (NADA)** verantwortlich, die analog zum WADA-Code den eigenen NADA-Code zuletzt 2009 aktualisiert hat. Doping ist hierbei definiert worden als ein- oder mehrmaliger Verstoß gegen die gültigen Anti-Doping-Bestimmungen. Gemäß diesen Bestimmungen versteht man unter Doping:
1. Die Anwendung bzw. auch nur der Besitz bestimmter leistungssteigernder Substanzen bzw. Methoden (siehe unten)
2. Das In-Verkehr-Bringen oder das Verabreichen von bestimmten leistungsteigerden Substanzen und/oder Methoden
3. Die Verweigerung bzw. die Manipulation von Dopingproben
4. Das Versäumnis von Meldepflichten, z. B. Reisen etc.

Zu den **Doping-Methoden** gehören Methoden zur Verbesserung der Sauerstofftransportkapazität (M1) die Probenmanipulation (M2) sowie Methoden des Gendopings (M3). Bei den verbotenen Substanzen unterscheidet man solche welche immer verboten sind, von solchen, welche lediglich im Wettkampf verboten sind.

Zu den **jederzeit verbotenen Substanzen** gehören u. a. Anabolika (S1), Peptidhormone und Wachstumsfaktoren (S2), Beta-2-Agonisten (S3), Hormonantagonisten und -modulatoren (S4), Diuretika und andere Maskierungsmittel (S5).

Lediglich **im Wettkampf verbotene Substanzen** sind Stimulanzien (S6), Narkotika (S7), Cannabinoide (S8) und Glukosteroide (S9). Betablocker (P2) sind zudem bei **bestimmten Sportarten im Wettkampf nicht erlaubt.**

Zu den Sportarten, bei denen die meisten positiven Dopingproben gefunden werden, gehören die Leichtathletik, der Radsport, Gewichtheben sowie American Football.

16.1 Substanzklassen

Nachfolgend wird ein kurzer Überblick über die Inhaltsstoffe der einzelnen Substanzklassen und ihre Wirkungen bzw. Nebenwirkungen gegeben. Besonders hervorgehoben werden dabei die **kardiovaskulären Nebenwirkungsprofile** einer

Tab. 16.1 Kardiovaskuläre Nebenwirkungen von Dopingsubstanzen/-methoden (modifiziert/erweitert nach Wonisch & Pokan 2014)

	Hypertonie	Arrhythmien	LVH	KHK	MI	HF	SCD	T/E	SA
Anabole Steroide	+	+	+	+	+	+	+	+	+
hGH	+	+	+			+	+		+
EPO	+					+	+	+	+
Diuretika		+			+	+	+		
Amphetamine		+			+	+	+		
Kokain	+	+		+	+	+	+		
Ephedrin	+	+		+	+		+		
Narkotika						+			
Cannabis		+			+		+		
Glukokortikoide	+			+					
Alkohol	+	+			+	+	+		
Beta-2-Agonisten	+	+			+	+	+		
Blutdoping	+				+	+	+	+	+
SÖRM								+	+

LVH: linksventrikuläre Hypertrophie; KHK: koronare Herzkrankheit; MI: Myokardinfarkt; HF: Herzinsuffizienz; SCD: plötzlicher Herztod (*sudden cardiac death*); T/E: Thrombosen und Embolien; SA: Schlaganfall; SÖRM: selektive Östrogenrezeptor-Modulatoren; SA: Schlaganfall

Reihe von Dopingsubstanzen/-methoden, welche mit einem besonderen gesundheitlichen Risiko für den Athleten verbunden sind. Spätestens hieran wird ersichtlich, dass Doping massiv die Gesundheit des Athleten schädigt und nicht als Bagatelle betrachtet werden kann (➤ Tab. 16.1) (Wonisch & Pokan 2014).

CAVE

Neben den direkten pathologischen Wirkungen, welche den Substanzen/Methoden zugeschrieben werden können, sollten allerdings auch die **indirekten Wirkungen** bedacht werden. Diese können dadurch entstehen, dass Athleten aufgrund des Dopings höhere Trainingslasten erreichen. Hierdurch werden die beteiligten Gewebe höheren, eigentlich supraphysiologischen Belastungsreizen ausgesetzt mit möglicherweise pathologischen Anpassungsformen, wie Mikrotraumata und interstitiellen Fibrosen. (Gerche & Brosnan 2017).

16.1.1 Anabole Wirkstoffe (S1)

Die Gruppe der anabolen Wirkstoffe wird unterteilt in **anabol-androgene Steroide** (AAS) sowie **andere anabole Stoffe.**

Anabol-androgene Steroide (AAS)

Wirkstoffe Die anabol-androgenen Steroidhormone umfassen dabei sowohl die endogen-anabolen Steroide auf Basis des Testosterons als auch synthetisch hergestellte AAS, wie z. B. Nandrolon oder Stanozolol.

Wirkungen **Testosteron** entfaltet seine Wirkung über den Androgenrezeptor, welcher auf einer Vielzahl von Organen

wie den Reproduktionsorganen der Niere, dem Knochen, dem Skelettmuskel, dem Gehirn, der Prostata und der Leber exprimiert ist. Daneben wirkt Testosteron als Prohormon, wobei seine Umwandlung in die eigentlich aktiven Hormone, wie z. B. Dihydrotestosteron, abhängig von der Enzymausstattung der Gewebe ist. Auch Dihydrotestosteron bindet an den Androgenrezeptor, allerdings mit deutlich höherer Affinität als Testosteron.

Der Wirkung der anabol-androgenen Steroide wird aber neben der direkten Wirkung über den Androgenrezeptor auch eine **Blockade des Glukokortikoidrezeptors** zugeschrieben und die damit verbundenen antikatabolen Wirkungen. Zu den anabolen Wirkungen gehört die Zunahme der Skelettmuskelmasse, aber auch eine Zunahme der Hämoglobinkonzentration bzw. der roten Blutkörperchen. Eine Verbesserung der submaximalen Ausdauerleistung unter anabolen Steroiden wurde bislang allerdings nur im Tierversuch nachgewiesen. Ein Kraftzuwachs infolge der Muskelmassenvermehrung lässt sich in einzelnen Studien zeigen. Allerdings gibt es auch viele unzureichende Studien, die Parameter wie Ernährung, Trainingsprogramme bzw. Androgendosen nur eingeschränkt kontrolliert haben. Eine Wirkung wird auch nur erzielt, wenn die Testosteron-Dosen im supraphysiologischen Bereich appliziert werden.

Nebenwirkungen Die Nebenwirkungen der anabol-androgenen Steroide betreffen einerseits die androgenen Wirkungen. Hier kommt es bei Frauen zu teilweise irreversiblen Virilisierungen mit Hirsutismus, Alopezie und Akne. Bei Männern zum Wachstum von Penis, Hoden sowie einer Gynäkomastie. Bei beiden Geschlechtern zu einer Zunahme von Geschlechtstrieb als auch Aggressivität und schließlich bei Jugendlichen einem vorzeitigen Epiphysenfugenschluss und Beendigung des sekundären Längenwachstums. Darüber hinaus sind eine Vielzahl von Nebenwirkungen der anabol-androgenen Steroide in anderen Organen und Systemen beschrieben. Die kardiovaskulären Nebenwirkungen umfassen eine linksventrikuläre Hypertrophie, Myokardinfarkte, Hypertonien sowie möglicherweise auch Aortendissektionen (➤ Tab. 16.1). Im Gerinnungssystem zeigt sich eine Hyperkoagulabilität mit Embolien in Lunge und Gehirn. In der Leber wurden Cholestasen, Hepatitiden, Adenome und Karzinome beschrieben. Zu den **psychischen Auffälligkeiten** gehören neben dem erhöhten Aggressionspotential Dysphorien und Psychosen. Bei einer Applikation der Steroide per Injektion besteht natürlich darüber hinaus auch ein erhöhtes Hepatitis- bzw. HIV-Infektionsrisiko. Im Bewegungsapparat kommt es auch über Wirkungen auf die extrazelluläre Matrix zu einem erhöhten Verletzungsrisiko am aktiven Bewegungsapparat.

Andere anabole Stoffe

Wirkstoffe　Zu anderen anabolen Wirkstoffen gehören die Beta-2-Agonisten Clenbuterol und Zilpaterol, das synthetische Steroidhormon Tibolon, das Mykotoxin Zeranol sowie die selektiven Androgen-Rezeptor-Modulatoren. Zur letzteren Gruppe gehören Substanzen wie Andarin oder Enobosarm, bei denen die anabole von der androgenen Wirkung sehr weitgehend getrennt werden konnte. Während die SARMSs eine deutlich höhere Affinität zu den Androgen-Rezeptoren aufweisen als Testosteron, beeinflussen sie androgene Gewebe deutlich weniger.

16.1.2 Peptidhormone und Wachstumsfaktoren (S2)

Die Gruppe der Peptidhormone umfasst eine Vielzahl von Substanzen. Ein großer Teil von ihnen wird physiologischerseits vom Organismus in der hormonellen Signalübertragung eingesetzt und sie kommen damit natürlich vor. Deshalb gestaltet sich ihr Nachweis deutlich aufwendiger.

Erythropoetin

Wirkungen　Ein wichtiger Vertreter dieser Gruppe ist das Erythropoetin, welches beim Abfall des Sauerstoffpartialdrucks im Blut in der Niere vermehrt produziert und sezerniert wird und im Knochenmark an den hämatopoetischen Stammzellen die vermehrte Erythrozytenproduktion induziert. Die mit der Zunahme der Sauerstoffträger erhöhte Sauerstoffbindungskapazität führt zu einer Verbesserung der allgemeinen Ausdauerleistungsfähigkeit, welche sich mit zunehmender Laufdistanz in höheren Effektstärken der Erythropoetin-Ap-

plikation niederschlägt. Der erhöhte Hämatokrit ist verbunden mit einem deutlichen Anstieg der Viskosität des Blutes, vermehrter Herzarbeit und schließlich einer erhöhten Gefahr für Hypertonie, Herzinfarkt und Thrombosen (➤ Tab. 16.1).

Nachweis　Ein Hinweis auf einen Erythropoetin-Missbrauch findet sich im individuellen Blutpass als indirekten Dopingnachweis. Daneben gibt es direkte Methoden zum Nachweis der unterschiedlichen Erythropoetin-Präparate. Beim gentechnisch hergestellten Erythropoetin werden die mit der Aminosäurekette verbundenen Zuckerreste näher analysiert. Bei den rekombinanten Erythropoetin-Präparaten finden sich Unterschiede in der Aminosäuresequenz, welche mit entsprechender Proteinanalytik nachweisbar sind.

Die Freisetzung von Erythropoetin beruht auf einem wichtigen intrazellulären Signalmolekül, dem Hypoxie-induzierbaren-Faktor-Alpha (HIF-1-alpha). Unter normalen physiologischen Bedingungen wird der Faktor regelmäßig der Proteindegradation zugeführt. Unter Hypoxie ist der Faktor jedoch stabilisiert und wirkt als Transkriptionsfaktor am Erythropoetin-Gen sowie weiteren Genen, welche an der Angiogenese und dem anaeroben Energiestoffwechsel beteiligt sind. Die artifizielle Aktivierung von HIF-1-alpha über sog. HIF-Stabilisatoren wie Roxadustat, wird auch in diese Substanzklasse eingeordnet.

Fortpflanzungs- und Wachstumshormone

Daneben gehören in die Gruppe der Peptidhormone **Fortpflanzungshormone** wie luteinisierendes Hormon oder Choriongonadotropin (stimuliert bei Männern die Synthese von Testosteron). Daneben gehören in diese Gruppe verschiedenste **Wachstumshormone** vom eigentlichen als Somatotropin bekannten Wachstumshormon hin bis zu Wachstumsfaktoren wie Insulin-ähnlicher Wachstumsfaktor (IGF-1) oder *Vascular Endothelial Growth Factor* (VEGF). Wachstumshormone führen zu einer Vermehrung der Körpersubstanz, vor allem in Muskeln, Knochen und Bindegewebe und unterstützen den Energiestoffwechsel. Dies zeigt sich in vermehrten Lipolysen als auch Glykogenolyse erhöhten Blutzucker- und Fettwerten. Dagegen wird das Körperfett eher reduziert. Die Effekte von Wachstumshormonen werden direkt aber auch indirekt über *Insulin-like Growth Factor* (IGF) vermittelt.

16.1.3 Beta-2-Agonisten (S3)

Wirkungen　Agonisten am Beta-2-Rezeptor üben ihre Wirkung abhängig von der Verteilung der Rezeptoren aus. Sie sind leistungsrelevant üblicherweise bei Leistungen, die über Zeiträume von länger als 25–30 min erbracht werden. Zugrunde liegen eine Steigerung des Herzminutenvolumens, eine verbesserte Glukosebereitstellung durch die Leber sowie eine Weitstellung der Atemwege.

Nebenwirkungen   Wesentliche Nebenwirkungen sind Myokardhypertrophien, Hypertonien, Elektrolytentgleisungen mit Arrhythmien sowie Muskelkrämpfe (➤ Tab. 16.1).

16.1.4 Hormone und metabolische Modulatoren (S4)

Antiöstrogene

Wirkungen   Diese Substanzgruppe hat in den letzten Jahren eine kontinuierliche Veränderung erfahren. In diese Gruppe gehören zunächst Substanzen mit Wirkung auf den Östrogenstoffwechsel wie **Aromataseinhibitoren** und **selektive Östrogenrezeptormodulatoren.** Diese werden auch als Antiöstrogene bezeichnet. Ihre Anwendung dient weniger der Leistungssteigerung als der Verschleierung der Nebenwirkungen einer missbräuchlichen Anabolikaeinnahme. Aromatasehemmer verhindern die Umwandlung anaboler Steroide in Östrogene, Antiöstrogene und deren Wirkung am Östrogenrezeptor. Über beide Wege soll einer Entstehung einer Gynäkomastie vorgebeugt werden.

Nebenwirkungen   Wesentliche Nebenwirkungen sind Thrombosen und Schlaganfälle (➤ Tab. 16.1).

Myostatininhibitoren

Wirkungen   Außerdem gehören in die Gruppe S4 Myostatininhibitoren. Das körpereigene Hormon Myostatin hemmt das Muskelwachstum. Eine Inaktivierung durch entsprechende Inhibitoren oder Myostatin-bindende bzw. -neutralisierende Substanzen führt zu einem vermehrten Muskelwachstum.

Stoffwechselmodulatoren

Wirkstoffe und Wirkungen   Schließlich gehören in die Gruppe S4 noch Stoffwechselmodulatoren. Hierzu zählen das **Insulin** sowie Substanzen, welche gezielt Schrittmacherenzyme im Energiestoffwechsel adressieren. Hierzu gehören **Aktivatoren der AMP-aktivierten Proteinkinase,** wie z. B. Aicar, oder Agonisten des Peroxisom-Proliferator-aktivierten-Rezeptors-delta, welche die Expression von Enzymen im Fettsäuremetabolismus steigert.

16.1.5 Diuretika und andere Maskierungsmittel (S5)

Wirkstoffe und Wirkungen   Maskierungsmittel sind per se nicht leistungsfördernd. Ihr Zweck ist es, die **Dopinganalyse zu erschweren.** So sorgen **Plasmaexpander** für eine Senkung der Erythrozytenkonzentration. **Probenecid** hemmt Transportprozesse an den proximalen Tubuluszellen der Niere und inhibiert so die renale Medikamentenausscheidung. **Diuretika** erhöhen das Urinvolumen und führen so zu einem Verdünnungseffekt. Darüber hinaus spielen der flüssigkeitsverlierende und damit gewichtsreduzierende Effekt der Diuretika eine wesentliche Rolle bei Sportarten, die in Gewichtsklassen durchgeführt werden oder auch, in denen ein niedriges Gewicht die Leistung steigert wie beispielsweise im Skispringen.

16.1.6 Stimulanzien (S6)

Wirkstoffe   Wichtigster Vertreter der Gruppe der Stimulanzien ist **Amphetamin** und seine Abkömmlinge sowie Substanzen wie **Ephedrin** oder **Strychnin.**

Wirkungen   Neben den zentral-nervösen Wirkungen finden sich Effekte überall dort, wo Neurotransmitter involviert sind, z. B. auch an der glatten Muskulatur im Gefäßsystem. Die Substanzen wirken vigilant und subjektiv leistungssteigernd. Sie unterdrücken die Wahrnehmung von Müdigkeit und ermöglichen so den Zugriff auf geschützte Leistungsreserven.

Nebenwirkungen   Durch die rekonstruktorischen Effekte finden sich die wesentlichen Nebenwirkungen im Herzkreislaufsystem. Es kommt zu Blutdrucksteigerungen, Herzinfarkten, Herzrhythmusstörungen, aber auch Krampfanfällen und Atemlähmungen (➤ Tab. 16.1).

16.1.7 Narkotika (S7)

Wirkstoffe und Wirkungen   Zur Gruppe der Narkotika gehören Gruppen von **stark wirksamen Analgetika** aus der Gruppe der Opioide bzw. Opioid-artigen Substanzen. Durch die Unterdrückung der Schmerzempfindung wird eine stärkere Leistungsentwicklung ermöglicht. Sie werden gerne bei Kampfsportarten verwendet, finden sich aber auch im Radsport. In den letzten Jahren ist der Anteil der Narkotika-positiven Dopingproben jedoch deutlich zurückgegangen.

Nebenwirkungen   Neben der bekannten Abhängigkeit bei chronischer Anwendung kommt es bei der akuten Anwendung von Narkotika zu Nebenwirkungen wie Atemlähmung, Kreislaufdysregulation bis zum akuten Herztod sowie zerebralen Krampfanfällen.

16.1.8 Cannabinoide (S8)

Wirkstoffe und Wirkungen Die Gruppe der Cannabinoide umfasst neben den **natürlichen Cannabinoiden** wie Haschisch oder Marihuana auch **synthetische Produkte.** Über seine beruhigende und enthemmende Wirkung können Cannabinoide die Leistungsfähigkeit indirekt beeinflussen. Darüber hinaus können sie aber über ihren Einfluss auf Koordination und Reaktionsschnelligkeit die sichere Sportausübung beeinträchtigen. Letztere Effekte sind eher nicht als leistungssteigernd zu bewerten. Cannabinoide werden daher auch selten zum Zweck der Leistungssteigerung eingenommen, da die Einnahme in den meisten Fällen unabhängig vom Sport stattfindet.

16.1.9 Glukokortikoide (S9)

Wirkungen Glukokortikoide zeigen eine Vielzahl von Wirkungen. Die synthetischen Glukokortikosteroide zeigen gegenüber dem körpereigenen Glukokortikosteroiden Cortison und Cortisol deutliche Unterschiede hinsichtlich Wirkdauer und Wirkungsstärke. Vor allem ihre schmerz- und entzündungshemmende Wirkung begünstigt die Gefahr, den Körper über die natürliche gesundheitliche vertretbare Grenze hinaus zu belasten. Eine unmittelbare Leistungssteigerung durch die Effekte auf den Energiestoffwechsel ist eher nicht zu erwarten. Auch sind ihre katabolen Eigenschaften eher förderlich für einen Muskelmassenverlust. Neben der schmerzstillenden Wirkung zeigt sich allerdings auch eine euphorisierende Wirkung, welche ebenfalls Müdigkeitsgefühle unterdrücken kann.

> **CAVE**
> Die systemische Anwendung von Glukokortikoiden ist verboten, nicht jedoch die Anwendungen auf inneren oder äußeren Körperoberflächen bzw. die intraartikuläre Injektion.

16.2 Doping-Methoden

16.2.1 Manipulationen von Blut und Blutbestandteilen (M1)

Zu den in dieser Gruppe verwendeten Methoden gehört das Blutdoping. Man unterscheidet das **Eigenblutdoping** vom **Fremdblutdoping.** Neben den Nebenwirkungen durch den erhöhten Hämatokrit mit verschlechterten Fließeigenschaften des Blutes und Thrombosen bzw. Embolien, besteht gerade beim Fremdblutdoping die Infektionsgefahr mit Hepatitis- oder HIV-Viren bzw. einem allergischen Schock (> Tab. 16.1). Außerdem gehört in diese Gruppe die **Applikation von Blut-**

ersatzstoffen. Die fungieren als künstliche Sauerstoffträger und erhöhen hierdurch die Sauerstofftransportkapazität bzw. die aerobe Ausdauerleistungsfähigkeit.

16.2.2 Chemische und physikalische Manipulation (M2)

Hierunter fallen Methoden, welche das Ziel haben, die genommene Dopingprobe zu verändern. Hierzu gehört auch der simple **Probenaustausch.** Außerdem zählen hierzu **intravenöse Infusionen** von mehr als 50 ml innerhalb eines Zeitraums von 6 h. Hiervon ausgenommen sind natürlich medizinisch notwendige und dokumentierte Behandlungen.

16.2.3 Gendoping (M3)

Beim Gendoping handelt es sich um eine vorsorglich aufgenommene Methodik, die **aktuell noch nicht verfügbar** ist. Hierbei geht es um Methoden bzw. Verfahren, die genetisches Material in den genetischen Pool eines Organismus einbringen oder um Verfahren, welche die Genexpression beeinflussen. Dementsprechend unterscheidet man **gentherapeutische Verfahren** (= Gendoping im engeren Sinne) von einer **Beeinflussung der Genexpression** (= Gendoping im weiteren Sinne). Die gezielte Veränderung der Expression der Phosphoenolpyruvat-Carboxykinase im Mausmuskel führt beispielsweise zu einer deutlich verbesserten Ausdauerleistungsfähigkeit und damit verlängerten Laufdauer.

Chronischer Alkoholabusus führt u. a. zu Einschränkungen der Gedächtnisleistung, Kardiomyopathien sowie Leberzirrhose und -tumoren.

16.3 Bei bestimmten Sportarten verbotene Substanzklasse: Betablocker

16.3.1 Betablocker (P1)

Betablocker **hemmen die stimulierenden Wirkungen der Stresshormone** an den Betarezeptoren. Sie wirken dadurch beruhigend auf den Sympathikus und das Herzkreislaufsystem. Hierdurch verringern sich beispielsweise Nervosität oder auch Muskelzittern. Ihre Anwendung im Wettkampf der folgenden Sportarten ist daher verboten: Bogenschießen, Motorsport, Billard, Dart, Golf, im Schießsport sowie im Ski- und Tauchsport.

16.4 Wirkungen von Doping auf motorische Fähigkeiten

Die Doping-Substanzklassen zeigen unterschiedliche Wirkungen auf die motorischen Fähigkeiten (> Abb. 16.1):

- **Anabole Substanzen** wirken vor allem auf Kraft und Schnellkraft bzw. Schnelligkeit.
- Bei den **Peptidhormonen** kann man zwischen kraftsteigernden Substanzen wie dem Wachstumshormon oder dem *Insulin-like Growth Factor* 1 sowie ausdauersteigernden Substanzen wie dem die roten Blutkörperchen stimulierenden Erythropoetin unterscheiden.
- Ausdauersteigernde Wirkung wird auch durch eine vermehrte Sauerstofftransportkapazität im Rahmen von **Bluttransfusionen** erreicht.
- Während die medizinische Anwendung von **Beta-2-Agonisten,** z. B. Salbutamol, in der Erweiterung der Atemwege begründet ist, so zeigen sich bei dieser Substanzklasse auch muskelaufbauende Effekte, zumindest bei nichtinhalativer, systemischer Einnahme von z. B. Clenbuterol etc.
- **Diuretika,** als Dopingmittel meist zur Gewichtsreduktion und zum Verschleiern von anderen Substanzen im Urin missbraucht, zeigen darüber hinaus keine leistungsfördernden Effekte.
- **Betablocker,** medizinisch indiziert bei Herz-Kreislauf-Erkrankungen, führen zu beruhigenden körperlichen Effekten und somit in manchen Sportarten zu erhöhten koordinativen Leistungen, z. B. in Form einer „ruhigeren Hand" beim Golfspiel oder Schießen.
- Über ihren entspannenden und Nervosität abbauenden Effekt zeigen auch **Amphetamine** und **andere Stimulanzien** Leistungssteigerungen der Koordination. Schmerzmittel können über ihren indirekten Effekt die Leistung sowohl in Kraft- als auch Ausdauer betonten Sportarten verbessern.

Die folgende Abbildung veranschaulicht noch einmal den Zusammenhang der genannten Substanzen und den motorischen Hauptbeanspruchungsformen.

16.5 Medizinische Ausnahmegenehmigung (Therapeutic Use Exemption; TUE)

Liegen bei Athletinnen und Athleten Krankheitsbilder vor, die eine medikamentöse Behandlung mit einer Substanz oder einer Methode nötig machen, welche auf der Dopingliste verzeichnet ist, so besteht die Möglichkeit, eine Medizinische Ausnahmegenehmigung zu beantragen. Dies betrifft vor allem die Verwendung von Beta-2-Agonisten, Glukokortikoiden sowie Insulin. TUE-Anträge für Athletinnen und Athleten, welche auf nationaler Ebene starten, werden üblicherweise von der NADA bearbeitet. Der Internationale Sportverband ist dagegen zuständig, sofern die Athletinnen und Athleten auf internationaler Ebene Wettkämpfe bestreiten. Dem Antrag ist ein **ärztliches Gutachten inklusive diagnostischer Ergebnisse** beizufügen. Sofern die Notwendigkeit und die Art und Weise der Applikation der Medikamente mit den Regularien übereinstimmen, wird eine Genehmigung erteilt. Für einige besonders häufige Erkrankungen wie **Asthma bronchiale** oder **Diabetes mellitus** listet die NADA entsprechende Diagnosekriterien auf.

Für Sportler, welche keinem Testpool zugeordnet sind, genügt bei einem nationalen Wettkampf die ärztliche Bescheinigung des behandelnden Arztes. Eine Medizinische Ausnahmegenehmigung muss dann im Falle einer positiven Dopingprobe umgehend rückwirkend beantragt werden.

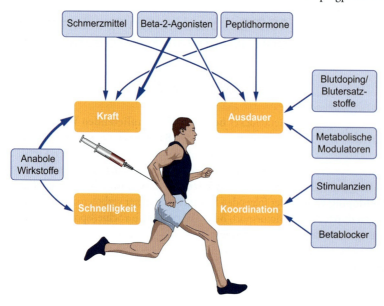

Abb. 16.1 Dopingsubstanzgruppen und -methoden und ihre Wirkung auf die motorischen Hauptbeanspruchungsformen [L157]

16.6 Doping im Freizeit- und Breitensport

EVIDENZ

Befragungen in den unterschiedlichsten Settings zeigen, dass Doping in der Gesellschafft insgesamt verbreitet ist. So finden sich beispielsweise bei 6–8 % aller Jugendlichen Erfahrungen in der Anwendung von Anabolika und anderen Dopingsubstanzen. Dabei sind Jungen deutlich häufiger betroffen als Mädchen und es besteht eine Korrelation zum Drogenmissbrauch. Befragungen in Fitnessstudios in verschiedenen Ländern Europas belegen die Anwendung von Anabolika zwischen 10 und 40 %. Wenn als Zielgruppe Bodybuilder befragt werden, dann ergeben sich Missbrauchsraten von 20 bis über 60 % (Müller-Platz et al. 2006). Alarmierend ist daneben der Prozentsatz derjenigen, welche einen allgemeinen Arzneimittelmissbrauch angeben. Dieser liegt im Schnitt bei etwa 10–15 % (siehe unten).

16.7 Doping – die Rolle des Arztes

Die Rolle des Arztes innerhalb der Dopingproblematik ist durchaus ambivalent – natürlich als wichtiger Verhinderer, manchmal allerdings leider auch als Förderer. So wird ein nicht geringer Anteil von verschreibungspflichtigen Präparaten mit Inhaltsstoffen, die auf der Dopingliste stehen, durch den Arzt verschrieben. In vielen Fällen erschleicht sich der angebliche Patient die Verschreibung durch falsche Angaben zu Beschwerden und Symptomen.

CAVE

Üblicherweise sollte eine Verschreibung allerdings immer eine suffiziente Diagnostik voraussetzen. Ein Rezept auf Zuruf entspricht nicht dem ärztlichen Ethos. Eine wissentliche Verschreibung von Dopingmitteln durch den Arzt stellt einen schweren Verstoß gegen die ärztliche Ethik dar und kann strafrechtliche Folgen haben.

Viel bedeutsamer erscheint allerdings die Rolle des Arztes in **der Prävention und Aufdeckung von Dopingmissbrauch.** Daher ist bei Kontakt und Behandlung zu Sportlern wichtig, auf indirekte Anzeichen eines Dopingmissbrauchs zu achten.

➤ Tab. 16.2 gibt hierbei eine Übersicht über die wesentlichen Auffälligkeiten, die mit Dopingmissbrauch assoziiert sind. Hat der Arzt Kenntnis von der Dopingpraxis eines Patienten, dann ist er allerdings weder verpflichtet noch berechtigt, dies anzuzeigen. In diesem Fall ist das offene und aufklärende Gespräch mit dem Sportler zu suchen. Etwas anders gelagert ist der Fall dann, wenn der Arzt Kenntnis von Dopingmissbrauch bei Kindern und Jugendlichen Kenntnis erlangt. Der Bruch der Schweigepflicht kann hier als ein höherwertiges Rechtsgut gerechtfertigt sein.

Tab. 16.2 Häufigkeit von Leitsymptomen/-diagnosen im Zusammenhang mit Dopingmissbrauch bei Sportlern

Häufigkeit	Leitsymptom/-diagnose
> 50 %	Akne, Wasserretention, Ödeme, Menstruationsstörungen (Frauen)
> 25–50 %	Hodenatrophie, Gynäkomastie, gesteigerte Aggressionsbereitschaft, Schlaflosigkeit, Hypertonie, vermehrter Haarwuchs, Tachykardien, Klitorisvergrößerung/Brustverkleinerung (Frauen)
> 10–25 %	Stimmvertiefung (vor allem Frauen), Epistaxis
< 10 %	Depressionen, Schlafstörungen, Infektneigung

16.8 Psychosoziale Aspekte des Dopings

Die Anwendung von Substanzen und/oder Methoden zur Veränderung von Leistung und/oder Befinden ist nicht auf den Sport begrenzt. Sie ist auch kein Problem der Neuzeit, sondern schon in antiken Überlieferungen beschrieben. Die Häufigkeit, mit der dies neuerdings passiert, weist allerdings auf eine gefährliche Entwicklung der Gesellschaft hin. So zeigt der Report der DAK Gesundheit aus dem Jahr 2015, dass fast 3 Millionen Menschen in Deutschland verschreibungspflichtige Medikamente einnehmen, um den Herausforderungen des Arbeitsplatzes zu begegnen. Ziele sind eine Verbesserung der geistigen und kreativen Leistungsfähigkeit oder auch der bessere Stressabbau. Offenbar hinterlässt unsere Leistungsgesellschaft ihre Spuren in den unterschiedlichsten Lebensbereichen. Der Übergang zur Anwendung von Drogen und Rauschmitteln ist dabei häufig schleichend und es besteht somit eine Korrelation zwischen der Einnahme von Dopingsubstanzen und dem Konsum von Alkohol, Nikotin und weichen Drogen. Dabei finden sich auch Parallelen, was die Ursachen zur Anwendung von Doping- oder Rauschmitteln angeht, wobei mindestens zwischen personalen und umweltbedingten Faktoren unterschieden werden kann. Zu solchen personalen Faktoren gehören beispielsweise:

- Geringes Selbstwertgefühl
- Übertriebene Ängstlichkeit
- Hohes Bedürfnis nach Anerkennung
- Erhöhte Risikobereitschaft (*sensation seeking*)
- Hohe innere Leistungserwartungen

Die Ursachen lassen sich aber nicht auf personale Faktoren begrenzen. Sie sind mehrdimensional und umfassen ebenso Umweltfaktoren. Hierzu gehören der sozioökonomische Status, das soziale Umfeld mit Familie, Trainer, Fan etc., ein Zugang zu Dopingmitteln genauso wie Prägungen zu Werten und Normen.

C A V E

Als besondere Risikofaktoren wurden das männliche Geschlecht, bestimmte Altersphasen (z. B. Gruppe der 13- bis 15-Jährigen) sowie instabile Lebensphasen identifiziert.

16.9 Medikamentenmissbrauch

Auch wenn es zwischen der Verwendung von Dopingmitteln und Medikamenten eine enge Korrelation gibt, so sind der Medikamentengebrauch und -missbrauch im Sport danach auch als eigene Entität zu betrachten. Im Vordergrund steht hierbei besonders der **Schmerzmittelgebrauch bzw. –missbrauch.** Ein hoher Konsum von Schmerzmitteln findet sich in Sportarten wie Fußball, American Football und auch der Leichtathletik. Dies betrifft nicht nur die Einnahme von Schmerzmitteln vor bzw. nach Wettkämpfen, sondern auch im Trainingsprozess. Das Problem ist aber nicht auf den Leistungssport beschränkt. Auch im Breitensport greift ein hoher Prozentsatz der Sportausübenden mehr oder weniger regelmäßig zu Schmerzmitteln. Befragungen vor Marathonläufen zeigten, dass ca. 50 % der Teilnehmer bereits vor dem Start Schmerzmittel konsumiert haben, die mit Sicherheit für einen Teil der laufinduzierten Mikrohämorrhagien verantwortlich sind (Brune et al. 2009). Hierbei geht es vor allen Dingen um die nichtsteroidalen Antirheumatika wie Diclofenac und Ibuprofen, aber auch selektive COX-2-Hemmer, Acetylsalicylsäure, Paracetamol und Metamizol.

C A V E

Der Einsatz dieser Substanzen beim Auftreten von Schmerzen sollte aus mehreren Gründen **nur auf kurzfristige Gaben** beschränkt werden:
- Schmerzmittel wirken häufig nur symptomatisch und bekämpfen üblicherweise nicht die Ursachen von Fehl- bzw. Überlastungen sowie muskulärer und koordinativer Defizite.
- Schmerz ist ein wichtiges Warnsignal des Körpers, dessen Ignoranz durch die Verabreichung von Schmerzmitteln zu vermehrten belastungsinduzierten Schäden und Funktionseinschränkungen führen kann.
- Die Einnahme von Schmerzmitteln stellt keine die Regeneration fördernde Maßnahme dar.
- Die Einnahme von Schmerzmitteln verbessert nicht die Entwicklung der körperlichen Leistungsfähigkeit im Rahmen von Trainingsprozessen.
- Die Einnahme von Schmerzmitteln ist mit erheblichen gesundheitsbeeinträchtigenden Nebenwirkungen verbunden, wie gastrointestinalen Schleimhautschädigungen mit Mikro- und Makroblutungen, Niereninsuffizienz bis hin zum Nierenversagen sowie Gerinnungsstörungen (Küster et al. 2013).

In der Prävention der Chronifizierung von Schmerzen und des damit einhergehenden Medikamentenmissbrauchs sollte die **sportmedizinische Untersuchung** eine wichtige Rolle spielen (➤ Kap. 2). Neben der Diagnostik von Fehlbelastungen gehört hierzu auch die Trainingsanamnese mit der Frage nach einem Missverhältnis zwischen Belastung und Belastbarkeit. Dies umfasst auch Details des Trainingsprogramms und der notwendigen Regenerationszeiten. Bei Sportlern, die ihre Trainingsreize aufgrund der bereits verbesserten Herz-Kreislauf-Funktion zu schnell hintereinander oder zu intensiv steigern, besteht die Gefahr, die Strukturen des Körpers chronisch zu schädigen, da nicht ausreichend Regenerationszeit eingeräumt wird. Ein besonderes Augenmerk sollte in der Untersuchung auf Überlastungszeichen gerichtet sein und entsprechende Empfehlungen zur Vorbeugung gesundheitlicher Schäden gegeben werden.

LITERATUR

Brune K, et al. Schmerzmittel – fataler Einsatz im Breitensport. DAZ, 2009; 43: 68–73.

La Gerche A, Brosnan MJ. Cardiovascular Effects of Performance-Enhancing Drugs. Circulation, 2017; 135: 89–99.

Küster M, et al. Consumption of analgesics before a marathon and the incidence of cardiovascular, gastrointestinal and renal problems: a cohort study. BMJ Open, 2013; 3: e002090.

Müller-Platz C, et al. Doping beim Freizeit- und Breitensport. Gesundheitsberichterstattung des Bundes. Heft 34. Berlin: Robert Koch-Institut Berlin, September 2006.

Wonisch M, Pokan R. Doping und Herz: Was der Facharzt wissen muss. J Kardiol, 2014; 21 (5–6): 139–143.

17 Motivation zur Bewegung

Kernaussagen

- Zur Bekämpfung des Risikofaktors Bewegungsmangel sind ärztlicherseits die Information und Beratung des Patienten nicht ausreichend.
- Gesundheitsmodelle beschreiben die Multidimensionalität von Gesundheit und wie aus dem Gleichgewicht aus Belastungen und Ressourcen eine Gesundheitsförderung gelingen kann.
- Theorien des Gesundheitsverhaltens versuchen zu erklären, warum Menschen einen ungesunden Lebensstil führen und wie ein gesundheitsfördernder Lebensstil praktiziert werden kann. Hierbei werden kontinuierliche von diskontinuierlichen Modellen unterschieden.
- In der Umsetzung eines gesundheitsfördernden Lebensstils spielen motivationale und volitionale Faktoren eine wichtige Rolle. Ein zentraler Begriff hierbei ist die Selbstwirksamkeitserwartung, deren Ausprägungsgrad von hoher Bedeutung für die Änderung des Gesundheitsverhaltens ist.

EVIDENZ

Neue Untersuchungen zeigen, dass Bewegungsmangel mittlerweile der zweitwichtigste Risikofaktor bei Patienten mit kardiovaskulären Erkrankungen ist. Noch bedeutsamer ist lediglich der Nikotinabusus. Eine Verbesserung des Bewegungsverhaltens gemäß der WHO-Empfehlungen würde zu einer durchschnittlichen Verlängerung der Lebenszeit bis zu etwa 5 Jahren führen. Trotz dieser positiven Perspektive fällt es den Betroffenen schwer, den Umfang ihrer körperlichen Aktivität zu erhöhen. Dabei nimmt der Bereich der Bewegung keine Sonderstellung ein, sondern zeigt ähnlich schlechte Werte hinsichtlich Compliance/Adhärenz, wie andere Risikofaktoren der Bereiche Ernährung, Stressmanagement und Genussmittelkonsum.

Veränderungen des Lebensstils und damit auch der Bewegung als einem wichtigen Teilaspekt sind eine der wesentlichen, gesellschaftlichen Herausforderungen in der Prävention von Erkrankungen. Dabei handelt es sich nicht um ein Erkenntnisproblem, sondern um ein Umsetzungsproblem. Daten zur Effektivität von Sport und Bewegung sind auch in diesem Buch ausführlich dargestellt worden. Sie sind mittlerweile sowohl systemisch wie auch auf allen Betrachtungsebenen des menschlichen Körpers von der spezifischen Risikofaktorenkonstellation über die Organstruktur/-funktion bis hin zur molekular-zellulären Ebene nachvollziehbar belegt. Und auch wenn es noch eine Reihe offener Fragen gibt, sind viele Empfehlungen zur Art und Weise der Umsetzung körperlicher Aktivität wissenschaftlich gut untermauert. Dieses Wissen alleine ist allerdings nicht ausreichend, um Menschen in Bewegung zu bringen. Genauso wenig wie Angstappelle die

Einstellung eines gesundheitsschädlichen Verhaltens nur unzureichend bewirken. Es ist daher gerade für den Mediziner, der solche Beratungsleistungen erbringt, sinnvoll und notwendig zugleich, sich mit den Hintergründen der Veränderung des Gesundheitsverhaltens zu beschäftigen (Brinkmann 2004).

17.1 Gesundheitsmodelle

Gesundheit und Krankheit stellen die beiden Extrempunkte eines Kontinuums dar. Die vollkommene Gesundheit als Ausdruck der Definition der Weltgesundheitsorganisation ist ein Idealbild, welche Wenigen vorbehalten ist. Umgekehrt ist der Zustand völliger Krankheit, der jegliche Form des Wohlbefindens ausschließt, auch selten. **Krankheitsmodelle** wie das **Biomedizinische Modell** haben mit ihrer Blickweise im letzten Jahrhundert den Fokus auf die Entstehung von Erkrankungen mit großem Erfolg gerichtet. Hierzu gehört die Aufklärung der Pathomechanismen übertragbarer Erkrankungen und ihrer extrakorporalen Bedingungen wie beispielsweise in Infektiologie, Epidemiologie und Sozialhygiene.

Dies betrifft ebenso die Ätiologie und Pathogenese nichtübertragbarer Erkrankungen und die Aufschlüsselung der mechanistischen Ursachen von Fehlfunktionen von Geweben und Organen von funktionell/makroskopischer Ebene, bis hin zur zellulären/molekularbiologischen Ebene. Im Gegensatz dazu richten **Gesundheitsmodelle** den Blick darauf, wie Gesundheit erhalten, gefördert und neu gewonnen werden kann. Während Krankheitsmodelle Risikofaktoren und ihren Einfluss in der Krankheitsentstehung definieren, versuchen Gesundheitsmodelle **Ressourcen** in den Vordergrund zu stellen, mit deren Hilfe der Mensch seinen Gesundheitszustand verbessern kann. Ein wichtiges Modell in diesem Zusammenhang ist das **Salutogenetische Modell von Antonovsky** (Antonovsky 1997). Seine Beobachtungen an Menschen mit extremen Herausforderungen – Überlebende aus nationalsozialistischen Konzentrationslagen – ließen ihn den Kohärenzsinn als eine wesentliche gesundheitliche Ressource beschreiben. Dieser setzt sich aus drei Komponenten zusammen:

1. **Verstehbarkeit:** Ereignisse sind mithilfe von Informationen strukturiert, geordnet bzw. nachvollziehbar.
2. **Machbarkeit:** Das Individuum verfügt über Ressourcen, um den Herausforderungen zu begegnen.
3. **Sinnhaftigkeit:** Ereignisse können für das Individuum mit einer Bedeutung versehen werden, um derentwillen sich ein Engagement lohnt.

Das **Anforderungs-Ressourcen-Modell** von Becker und Mitarbeitern sieht Gesundheit als resultierend aus den Anforderungen/Belastungen an das Individuum einerseits und den ihm zur Verfügung stehenden Ressourcen andererseits. Das Modell beruht auf einem systemischen Ansatz, indem es die bio-psycho-sozialen Gesundheitsdimensionen des Menschen voraussetzt. Sowohl Anforderungen als auch Ressourcen speisen sich aus internen und externen Quellen. Zu den **externen Anforderungen** gehören beispielsweise Erwartungen von Familie oder Vorgesetzten als auch finanzielle Nöte. Zu den **internen Anforderungen** gehören Werte und Normen, aber auch eigene Erwartungen wie Perfektionswunsch oder der Wunsch nach Anerkennung. Zur Bewältigung der Anforderungen werden externe Ressourcen aktiviert, wie Anerkennung, Bildung oder auch finanzielle Zuwendungen bzw. interne Ressourcen wie körperliche Fitness oder Sozialkompetenz. Die Bewertung von Anforderungen und Ressourcen ist dabei subjektiv und entsprechend individuell sehr variabel. Sie können sich auch im Zeitverlauf als wenig stabil herausstellen. Ein Überwiegen von Anforderungen führt zur Beanspruchung des Organismus mit negativen gesundheitlichen Folgen. Umgekehrt sind ausreichende Ressourcen in der Lage, diese Auswirkungen zu kompensieren und die Belastbarkeit zu verbessern.

17.2 Theorien des Gesundheitsverhaltens

Das reine Wissen über ein gesundheitsförderliches Verhalten reicht zumeist nicht aus, damit es zur praktischen Ausprägung kommt. Es gehört zum ärztlichen Alltag, dass ein bedeutender Anteil der Menschen einen gesundheitsabträglichen Lebens-

Tab. 17.1 Übersicht über kontinuierliche, motivationale Modelle des Gesundheitsverhaltens

Das Modell gesundheitlicher Überzeugung (Health Belief Model)
→ Verhaltensänderung als Resultat zweier Abwägungsprozesse:
1. Wahrgenommene Bedrohung (Verwundbarkeit und Schweregrad einer Erkrankung)
2. Kostenanalyse

Theorie der Schutzmotivation (Protection Motivation Theory)
→ Intentionsbildung als Resultat zweier kognitiver Prozesse:
1. Bedrohungseinschätzung
2. Einschätzung der Bewältigbarkeit (Selbstwirksamkeit, Handlungswirksamkeit sowie Handlungskosten)

Theorie des geplanten Verhaltens (Theory of Planned Behavior)
→ Einstellungen subjektiver Normen sowie wahrgenommene Verhaltenskontrolle sind wesentlich für die Intentionsbildung. Dabei kann die wahrgenommene Verhaltenskontrolle (Vergleich bei der Selbstwirksamkeitserwartung) auch direkt das Verhalten beeinflussen.

Sozialkognitive Theorie (Social Cognitive Theory)
→ Selbstwirksamkeitserwartung als zentrale Komponente zur Intentionsbildung bzw. Verhaltensänderung. Zusätzliche Komponenten sind die Ergebniserwartung bzw. soziokulturelle Faktoren.

stil führt, obwohl die negativen Konsequenzen allgemein bekannt sind. Andererseits gibt es auch genügend Beispiele, dass Menschen bestrebt sind, einen gesundheitsfördernden Lebensstil zu praktizieren. Die Theorien des Gesundheitsverhaltens versuchen zu erklären, warum dies so ist und wie eine Änderung des Gesundheitsverhaltens gelingen kann (Lippke & Renneberg, 2006) (➤ Tab. 17.1). Denn obwohl der Mensch ein „Gewohnheitstier" ist, gibt es Mittel und Mechanismen, gewohnte Verhaltensmuster zu ändern.

17.2.1 Kontinuierliche Modelle

Eine geläufige Unterteilung der Theorien des Gesundheitsverhaltens ist die in kontinuierliche bzw. statische Modelle oder diskontinuierliche bzw. Prozessmodelle. Kontinuierliche Modelle gehen davon aus, dass sich das Gesundheitsverhalten stetig verändert. Das Ausmaß der Veränderungen hängt hierbei davon ab, wie stark kognitive und affektive Faktoren, wie die wahrgenommene Bedrohung, Bewältigungsmöglichkeit, Einstellungen, Normen, u. a. wahrgenommen werden. ➤ Tab. 17.1 gibt eine kurze vergleichende Übersicht der verschiedenen kontinuierlichen Modelle.

Kontinuierliche Modelle fokussieren vor allen Dingen auf die **Intention oder Absichtsbildung** als wesentliche Auslöser der Verhaltungsänderung. Faktoren, welche die Absichtsbildung beeinflussen können, sind Risikowahrnehmung, Ergebniserwartung oder auch Selbstwirksamkeitserwartung. Dabei zeigt sich jedoch, dass eine Absichtsbildung alleine nicht genügt, um dauerhafte Verhaltensänderungen zu erreichen

(Intensions-Verhaltens-Lücke). Hierbei sind vielmehr Modelle gefragt, welche eine **Aufrechterhaltung einer Verhaltensänderung** erklären können.

Das **Rubikon-Modell** wurde entwickelt, um die Intentionsverhaltenslücke zu überbrücken. Neben der **Motivation** als Faktor der Intentionsbildung stellt es die **Volition** (gleich Willenskraft, welche notwendig ist, eine Verhaltensänderung = Aktion umzusetzen). Dabei unterscheidet das Modell verschiedene Handlungsphasen:

- Prädezisional
- Postdezisional
- Aktional
- Postaktional

Diese Unterteilung in Handlungsphasen zeigt bereits Ähnlichkeiten mit den im Folgenden zu besprechenden Stadien-Modellen. Für die postdezisionale und aktionale Phase spielt die Volition eine besondere Bedeutung. Sie wird gefördert durch Handlungs- und Bewältigungsplanung. Handlungsplanung betrifft Fragen, „Wann? Wo? Wie?" es zu einer Verhaltungsänderung kommt. Die Bewältigungsplanung versucht darüber hinaus, potenzielle Barrieren zu antizipieren und wie diese zu überwinden sind.

17.2.2 Stadien-Modelle

Diskontinuierliche oder Stadien-Modelle betrachten die **Veränderungen des Gesundheitsverhaltens** als einen **stufenförmigen Prozess,** bei dem sich die Betroffenen je nach Stufe bezüglich ihrer Gedanken, Gefühlen und Verhaltensmuster unterscheiden.

Transtheoretisches Modell

Zu den bekanntesten Stadienmodellen gehört das Transtheoretische Modell. Es definiert die folgenden Stadien/Stufen:

1. **Sorglosigkeit**	Keine Absicht, das Verhalten zu verändern
2. **Bewusstwerdung**	Überlegungen und Abwägungen finden statt, ob sich neu verhalten werden soll.
3. **Vorbereitung**	Absichtsbildung für das Neue wird getroffen, mit vorbereitenden Handlungen/Plänen.
4. **Handlungs-aufnahme**	Das neue Verhalten wird seit weniger als 6 Monaten gezeigt.
5. **Handlungs-aufrechterhaltung**	Das neue Verhalten wird seit mehr als 6 Monaten gezeigt.
6. **Stabilisierung**	Das neue Verhalten wird nicht mehr hinterfragt und automatisch ausgeführt.

Der Übergang zwischen den einzelnen Stufen wurde zunächst bei der Modellentwicklung weniger berücksichtigt. Im weiteren Verlauf wurden die Konzepte der Veränderungsstrategien, die Entscheidungsbalance sowie die Selbstwirksamkeitserwartung als wichtige Faktoren für die Stufenübergänge charakterisiert und ins Modell implementiert.

Die Beschreibung von Stufen bzw. Stadien der Gesundheitsänderung geht davon aus, dass jeweils auch unterschiedliche Strategien auf den jeweiligen Stadien angewendet werden. So

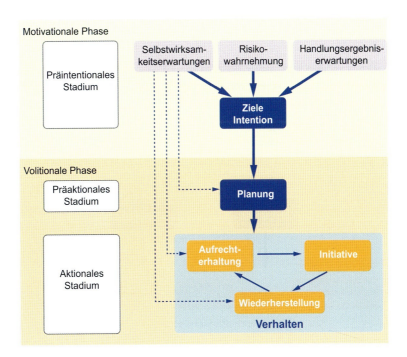

Abb. 17.1 Sozial-kognitives Prozessmodell gesundheitlichen Handelns (Health Action Process Aproach, HAPA) [T616]

sind im TTM in den ersten 3 Stadien kognitiv-affektive Strategien von besonderer Bedeutung, während verhaltensorientierte Strategien in den späteren Stadien zum Einsatz kommen.

17.2.3 Hybrid-Modelle

HAPA-Modell

Das HAPA-Modell (Health Action Process Approach) ist ein sog. **Hybrid-Modell.** Es vereinigt Aspekte sowohl der kontinuierlichen als auch der diskontinuierlichen Gesundheitsmodelle (➤ Abb. 17.1). Im Gegensatz zu den anderen Modellen ist es als Gesamtheit bislang nicht evaluiert worden. Dennoch hat es sich für die praktische Umsetzung als sehr nützlich erwiesen. Die Stadien sind im Gegensatz zum transtheoretischen Modell übersichtlicher aufgeteilt in ein prä-intentionales Stadium, ein prä-aktionales Stadium sowie das aktionale Stadium. Diese sind den motivationalen oder den volitionalen Phasen zugeordnet. Daneben greift das HAPA-Modell sozial-kognitive Faktoren der kontinuierlichen Gesundheitsmodelle auf wie die Risikowahrnehmung, Handlungsergebniserwartung und Selbstwirksamkeitserwartung. Eine zentrale Stellung bekommt die Selbstwirksamkeitserwartung, da sie sowohl in der motivationalen als auch der volitionalen Phase bedeutsam ist.

> **DEFINITION**
>
> **Selbstwirksamkeitserwartung**
>
> Mit Selbstwirksamkeitserwartung beschreibt man den Grad der Überzeugung eines Menschen, bestimmte Herausforderungen effizient und erfolgreich bewältigen zu können. Sie wird in absteigendem Grad von den folgenden Faktoren positiv beeinflusst: eigene Erfolgserfahrungen, stellvertretende Erfahrungen, verbale Verstärkung, mündliche Information oder Überredung, emotionale Erregung.

Ähnlichen anderen volitionalen Modellen kommt im prä-aktionalem Stadium der Planung von Verhaltensänderung als auch der Antizipation von Barrieren und Ressourcen eine wichtige Rolle zu. Auch für das HAPA-Modell gilt, dass die Intervention an die jeweilige Verhaltensstufe des Betroffenen angepasst sein sollte. So ist die Risikowahrnehmung bedeutsam für die Intentionsbildung, eine Planung wiederum erst sinnvoll, wenn die Intentionsbildung erfolgt ist. Im HAPA-Modell spielen im Ablauf der Verhaltensänderung motivationale Faktoren im ersten Stadium eine Rolle, während volitionale Elemente in den späteren Stadien der Verhaltensänderung von Bedeutung sind. ➤ Abb. 17.2 zeigt die Determinanten und Prozesse, welche für die Motivation und Volition von Bedeutung sind.

17.2.4 Motivationale Techniken

Zu den motivationalen Techniken im Bereich Bewegungsförderung gehören unter anderem vielfältige Informationen über die optimale Dosis-Wirkungs-Beziehung, die Konsequenzen von Aktivität bzw. Inaktivität etc. Das Rezept für Bewegung (➤ Kap. 9) kann hier eine wirksame Unterstützung in der Absichtsbildung von Patienten sein. Hierzu gehören auch die **Objektivierung von Bewegungsverhalten und Leistungsfähigkeit** und der **Vergleich mit der Altersgruppe bzw. Bewegungsempfehlungen.** Schließlich geht es um eine Verbesserung der Achtsamkeit und Wahrnehmung des eigenen Körperverhaltens, inklusive der Vermittlung einer differenzierten Bewertung zwischen adäquaten und nicht adäquaten Reaktionen.

In der Motivationsbildung bedeutsam ist auch der **Spaßfaktor.** Sport funktioniert häufig nur, wenn er mit positiven Gefühlen verbunden wird. Auch der **Zeitfaktor** ist nicht zu unterschätzen. Manchmal muss man das Gehirn einfach austricksen.

> **CAVE**
>
> Das Gehirn bzw. das Unterbewusstsein scheut Veränderungen. Daher werden immer wieder Ausreden entwickelt. Die Entscheidung für den Sport sollte manchmal schnell und überraschend fallen, um dem Gehirn die Zeit für Ausreden zu nehmen.

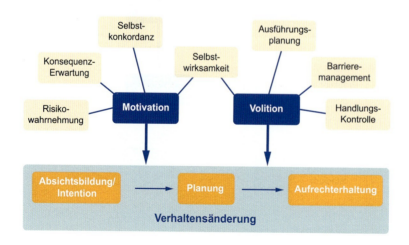

Abb. 17.2 Sozio-kognitive Determinanten und Prozesse der Verhaltensänderung [L157]

Zu den volitionalen Techniken gehören Hilfestellungen, die die Planung und Umsetzung von Bewegungsmaßnahmen verbessern. Hierzu gehört auch die **Sicherstellung einer sozialen Unterstützung,** beispielsweise in der Familie oder über Absprachen mit einem Trainingspartner. Die **Erstellung von Ausführungsplänen** umfasst auch die Identifizierung potenzieller Barrieren und wie diesen begegnet werden kann.

Motivational Interviewing (MI)

Neben den für jede Stufe optimalen Interventionstechniken, gehen die Stufenmodelle aber auch davon aus, dass auch die **Arzt-Patienten-Kommunikation** stufenabhängig ist. Grundsätzlich sollte die früher häufig durchgeführte instruktive Ansprache einem partizipativen Gespräch Platz machen. Die Intension des ärztlichen Gesprächs geht über reine Information hinaus und hat das Ziel, die Adhärenz des Patienten bezüglich neuer Verhaltensweisen zu optimieren. Eine wichtige Gesprächsstrategie stellt hierbei das Motivational Interviewing (MI) dar.

DEFINITION

Motivational Interviewing ist eine Beratungsstrategie zur Verbesserung der intrinsischen Motivation und damit zur Initiierung einer Verhaltensänderung. Verharren oder Verändern sind die beiden Möglichkeiten, denen der Mensch sich in Bezug auf sein Verhalten gegenüber sieht (Miller & Rollnick 1991).

Im Laufe der Jahre haben sich häufig wenige gesundheitsförderliche Verhaltensmuster ausgeprägt, die wie ein ausgetretener Pfad immer wieder begangen werden. Andererseits sind sich die Betroffenen ebenso häufig darüber im Klaren, dass sie eine Veränderung des Lebensstils einleiten sollten.

MI versucht, diese Ambivalenz offenzulegen und dahingehend aufzulösen, dass die intrinsische Motivation verstärkt wird. MI steht dabei für ein **kooperatives Vorgehen,** bei dem sich die Beteiligten auf Augenhöhe begegnen. Aufgabe des Interviewers ist es, beim Betroffenen vorhandene Potenziale zu fördern. Dies betrifft die **Stärkung der Änderungsmotivation** als auch, **Hilfen bei der Zielfestlegung und den Planungsprozessen** zu geben. Diese beiden Ziele des MI werden üblicherweise hintereinander in zwei Phasen durchlaufen. Die folgenden vier Prinzipien liegen dem Motivational Interviewing zugrunde:

1. **Empathie** – Einfühlen in die Situation des Patienten, Verstehen und Akzeptanz der Situation ohne Bewertung
2. **Diskrepanzen erzeugen** – Kontrastierung des aktuellen Verhaltens des Patienten mit seinen Zielen und Werten
3. **Widerstand umlenken** – Ambivalenz oder Widerstand akzeptieren als normalen Teil des Veränderungsprozesses, konfrontative Strategien vermeiden. Patienten nicht bedrängen oder überreden zur Verhaltensänderung. Autonomie des Patienten in seinen Entscheidungen bewahren.
4. **Selbstwirksamkeit stärken** – Zuversicht des Patienten in seine eigene Verhaltensänderungskompetenz

Die Prinzipien des MI werden über verschiedene Gesprächstechniken umgesetzt, wie die offene Fragestellung, ein reflektierendes Zuhören oder wertschätzende Ansprache.

LITERATUR

Antonovsky A. Salutogenese. Zur Entmystifizierung der Gesundheit. Tübingen: dgvt, 1997.

Brinkmann R. Angewandte Gesundheitspsychologie. Pearson, 2014.

Lippke S, Renneberg B. Theorien und Modelle des Gesundheitsverhaltens. Gesundheitspsychologie. Berlin/Heidelberg: Springer, 2006. S. 35–60.

Miller WR, Rollnick S. Motivational interviewing: Preparing people to change addictive behavior. New York: Guilford Press, 1991.

17

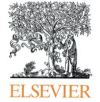

Register